HANDBOOK

MEDIDAS DE DESEMPENHO FÍSICO E FUNCIONAL DE PESSOAS IDOSAS

HANDBOOK

MEDIDAS DE DESEMPENHO FÍSICO E FUNCIONAL DE PESSOAS IDOSAS

Organizador

Juleimar Soares Coelho de Amorim

Fisioterapeuta pela Pontifícia Universidade Católica de Minas Gerais (PUC-Minas).
Especialista em Gerontologia pelo Conselho Federal de Fisioterapia e Terapia Ocupacional (COFFITO).
Residência Multiprofissional em Saúde do Idoso pelo Hospital das Clínicas da Universidade Federal de Minas Gerais (HC-UFMG). Mestrado em Ciências da Reabilitação pela Universidade Estadual de Londrina (UEL). Doutorado em Saúde Coletiva, ênfase em Epidemiologia do Envelhecimento pela Fundação Oswaldo Cruz (FIOCRUZ). Docente no Instituto Federal do Rio de Janeiro (IFRJ).

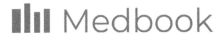

HANDBOOK – MEDIDAS DE DESEMPENHO FÍSICO E FUNCIONAL DE PESSOAS IDOSAS
Direitos exclusivos para a língua portuguesa
Copyright © 2022 by Medbook Editora Científica Ltda.

Os organizadores e a editora não podem ser responsabilizados pelo uso impróprio nem pela aplicação incorreta de produto apresentado nesta obra. Apesar de terem envidado esforço máximo para localizar os detentores dos direitos autorais de qualquer material utilizado, os organizadores e a editora estão dispostos a acertos posteriores caso, inadvertidamente, a identificação de algum deles tenha sido omitida.

Editoração eletrônica: Futura
Capa: Adielson Anselme

Reservados todos os direitos. É proibida a duplicação ou reprodução deste volume, no todo ou em parte, sob quaisquer formas ou por quaisquer meios (eletrônico, mecânico, gravação, fotocópia, distribuição na Web ou outros), sem permissão expressa da Editora.

CIP-BRASIL. CATALOGAÇÃO NA PUBLICAÇÃO
SINDICATO NACIONAL DOS EDITORES DE LIVROS, RJ

M442

Medidas de desempenho físico e funcional de pessoas idosas / organizador Juleimar Soares Coelho de Amorim. - 1. ed. - Rio de Janeiro : Medbook, 2022.
432 p. ; 24 cm.

Apêndice
Inclui bibliografia e índice
ISBN 9788583690955

1. Gerontologia. 2. Envelhecimento. 3. Idosos - Reabilitação. 4. Fisioterapia para idosos. I. Amorim, Juleimar Soares Coelho de. II. Título.

22-79279
CDD: 615.820846
CDU: 615.8-053.9

Gabriela Faray Ferreira Lopes - Bibliotecária - CRB-7/6643
04/08/2022 09/08/2022

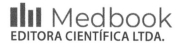

Avenida Treze de Maio 41/sala 804 – Cep 20.031-007 – Rio de Janeiro – RJ
Telefone: (21) 2502-4438 – www.medbookeditora.com.br – instagram: @medbookoficial
contato@medbookeditora.com.br – vendasrj@medbookeditora.com.br

Agradecimentos

A cada um dos autores que gentilmente contribuíram com suas expertises para a construção desta obra. Obrigado por terem apoiado essa iniciativa, abraçado com empenho e dedicação a elaboração de cada capítulo e, juntos comigo, apostado em uma prática clínica cada vez mais baseada em evidência científica na avaliação multidimensional da pessoas idosa.

O organizador

Colaboradores

Adnaldo Paulo Cardoso

Terapeuta Ocupacional. Mestre em Ciências da Reabilitação pela UFMG. Especialista em Gerontologia pela Sociedade Brasileira de Geriatria e Gerontologia. Especialista em Bioética pela PUC-Minas. Terapeuta Ocupacional da Clínica Geros – Geriatria e Gerontologia.

Agnaldo José Lopes

Médico. Mestrado em Medicina pela UFF. Doutorado em Ciências Médicas pela UERJ. Docente da Faculdade de Medicina da UERJ e Ciência da Reabilitação na Unisuam.

Aline Moreira Ribeiro

Fisioterapeuta. Mestre e Doutora em Ciências. Especialista Profissional em Fisioterapia na Saúde da Mulher e Fisioterapia em Oncologia.

Amanda Aparecida de Oliveira Leopoldino

Fisioterapeuta. Mestre, Doutora e Pós-Doutora pelo Programa de Pós-Graduação em Ciências da Reabilitação da UFMG. Estágio Pós-Doutoral na Universidade de Sydney, Austrália. Professora da FCMMG.

Anabela Correia Martins

Doutora em Psicologia. Professora Adjunta na Escola Superior de Tecnologia da Saúde do Instituto Politécnico de Coimbra – ESTeSC-IPC – Portugal.

Ana Carolina Lopes Ferreira

Fisioterapeuta. Mestrado em Ciências da Reabilitação (UFMG). Especialista em Fisioterapia Neurofuncional do Adulto e do Idoso (ABRAFIN/COFFITO), Rede SARAH de Hospitais de Reabilitação – Unidade Belo Horizonte-MG.

Anna Paula Bueno Brambilla

Enfermeira. Mestranda em Enfermagem pela UEL. Especialista em Gestão Clínica pelo Sírio Libanês.

Annie Stephanie de Castro e Paula

Acadêmica do Curso de Fisioterapia da UFMG.

Arthur de Sá Ferreira

Fisioterapeuta. Mestrado e Doutorado em Engenharia Biomédica pela UFRJ. Docente da Unisuam.

Bárbara Zille de Queiroz

Fisioterapeuta. Mestrado e Doutorado em Ciências em Reabilitação pela UFMG. Especialista em Gerontologia pelo COFFITO. Docente da Faculdade Pitágoras.

Bruno Costa Poltronieri

Terapeuta Ocupacional. Especialista em Psicogeriatria e Saúde da Pessoa Idosa. Mestre em Saúde Pública e Docente do Instituto Federal do Rio de Janeiro.

Camila Astolphi Lima

Fisioterapeuta. Mestrado e Doutorado em Ciências em Reabilitação pela UNICID.

Carolina Rebellato

Doutora em Educação Especial pela Universidade Federal de São Carlos. Professora Especialista em Gerontologia pela Sociedade Brasileira de Geriatria e Gerontologia. Adjunta do Departamento de Terapia Ocupacional da UFRJ.

Christina Danielli Coelho de Morais Faria

Mestre e Doutora em Ciências da Reabilitação. Professora Associada do Departamento de Fisioterapia da UFMG.

Cíntia Monteiro Carvalho

Terapeuta Ocupacional. Mestre em Saúde, Interdisciplinaridade e Reabilitação. Doutoranda em Ciências Morfológicas pela UFRJ.

Claudia Pignatti Frederice Teixeira

Fisioterapeuta. Especialista em Saúde da Mulher. Mestre e Doutora em Ciências da Saúde, Clínica PelviCare. Docente do Centro Universitário Unimetrocamp.

Dângelo José de Andrade Alexandre

Graduação em Fisioterapia (UNESA). Doutorado em Ciências Médicas pela UFRJ. Pós-Doutorado em Saúde Baseada em Evidências (UNIFESP). Mestrado em Ciências Morfológicas (UFRJ) e Saúde Pública (ENSP/FIOCRUZ). Fisioterapeuta *staff* e Chefe da Área de Fisioterapia do Instituto Nacional de Traumatologia e Ortopedia (INTO / Ministério da Saúde / Brasil). Idealizador, Professor e Coordenador Nacional da Pós-Graduação Master em Fisioterapia Traumato-Ortopédica e Desportiva do IPOG.

Daniel Pereira Redes de Rezende

Acadêmico de Fisioterapia (FRASCE).

Daniela Dalpubel

Mestre em Ciências da Saúde e Doutoranda em Clínica Médica pela Faculdade de Medicina de Ribeirão Preto, Universidade de São Paulo.

Danielle Aparecida Gomes Pereira

Fisioterapeuta. Especialização em Geriatria e Gerontologia pela UFMG. Doutora em Ciências da Reabilitação pela UFMG. Docente da UFMG.

Daniele Sirineu Pereira

Fisioterapeuta. Mestre e Doutora em Ciências da Reabilitação. Docente do Departamento de Fisioterapia da UFMG.

Elyonara Mello de Figueiredo

Fisioterapeuta. Doutorado em Movement and Reahabilitátion Sciences pela Boston University. Docente da UFMG.

Erica Woodruff

Psicóloga. Especialista em Neuropsicologia. Mestre em Saúde Mental. Doutora em Ciências Morfológicas e Docente da Universidade Estácio de Sá.

Ericka Kristhine Valentin

Fisioterapeuta. Especialista em Saúde da Mulher. Mestre em Ciências Médicas, Núcleo de Disfunção Miccional da UERJ.

Fabianna Resende de Jesus-Moraleida

Fisioterapeuta. Doutora em Ciências da Reabilitação pela UFMG. Professora Adjunta do Departamento de Fisioterapia e do Programa de Pós-Graduação em Fisioterapia e Funcionalidade da Faculdade de Medicina da Universidade Federal do Ceará.

Fernanda Nelli Gomes Giuliani

Fisioterapeuta. Mestrado em Gerontologia pela UCB. Doutoranda pela UCB.

Fernanda Saltiel Barbosa Velloso

Fisioterapeuta. Mestre, Doutora pela UFMG. Especialista em Saúde da Mulher. Docente da Faculdade Ciências Médicas de Minas Gerais.

Francis Trombini-Souza

Graduado em Fisioterapia pela Universidade de Alfenas. Mestrado em Ciências da Reabilitação pela FMUSP. Doutorado em Fisiopatologia Experimental pela FMUSP. Pós-Doutorado no Laboratório de Biomecânica do Movimento e Postura Humana da FMUSP.

Gisele de Cássia Gomes

Fisioterapeuta. PhD. Professora Adjunta do Departamento de Fisioterapia da UFMG.

Jackeline Barbosa Matarazo

Fisioterapeuta. Especialista em Fisioterapia Cardiorrespiratória. Mestre em Gerontologia pela UCB. Doutorando em Gerontologia.

Juleimar Soares Coelho de Amorim

Fisioterapeuta. Especialista em Gerontologia. Residência Multiprofissional em Saúde do Idoso. Mestre em Ciências da Reabilitação. Doutor em Saúde Coletiva. Docente do IFRJ.

Juliana Magalhães Machado Barbosa

Fisioterapeuta da Clínica Elza Baracho Fisioterapia. Mestre e Doutoranda em Ciências da Reabilitação pela UFMG. Docente dos Centros Universitários UNIBH e UNA.

Juliana Melo Ocarino

Fisioterapeuta. Mestre e Doutora em Ciências da Reabilitação pela UFMG. Professora do Curso de Fisioterapia e do Programa de Pós-Graduação em Ciências da Reabilitação da UFMG.

Karla Helena Coelho Vilaça e Silva

Doutora pela UCB.

Leani Souza Máximo Pereira

Fisioterapeuta. Especialista em Gerontologia pela SBGG. Mestre e Doutora pelo Instituto de Ciências Biológicas da UFMG. Docente da UFMG. Pós-Doutorado no The George Institute for Global Health, Sydney University, Austrália. Membro da Comissão de Educação da ABRAFIGE. Professora e Orientadora do Programa de Pós-Graduação em Ciências da Reabilitação da UFMG. Bolsista de Produtividade do CNPq.

Lilian Dias Bernardo

Ph.D. Terapeuta Ocupacional. Mestre em Saúde Pública. Especialista em Gerontologia. Docente do IFRJ.

Lorena de Oliveira Camargo

Acadêmica do Curso de Fisioterapia da UFMG.

Luci Fuscaldi Teixeira-Salmela

Mestre e Doutora em Ciências da Reabilitação pela Queen´sUniversity, Canadá. Professora Titular do Departamento de Fisioterapia da UFMG.

Luciana de Oliveira Assis

Doutora em Neurociências pela UFMG. Especialista em Gerontologia pela Sociedade Brasileira de Geriatria e Gerontologia. Professora Adjunta do Departamento de Terapia Ocupacional da UFMG.

Mara Solange Gomes Dellaroza

Enfermeira. Mestre e Doutora pela USP. Docente UEL.

Marcela Ferreira de Andrade Rangel

Fisioterapeuta. Mestranda em Ciências da Reabilitação pela UFMG.

Marcela Grigol Bardin

Fisioterapeuta. Especialista em Saúde da Mulher. Mestre em Ciências da Saúde. Doutora sanduíche em Ciências da Saúde, Setor de Fisioterapia do Centro de Atenção Integral à Saúde da Mulher.

Marcella Guimarães Assis

Doutora em Demografia pela UFMG. Especialista em Gerontologia pela Sociedade Brasileira de Geriatria e Gerontologia. Professora Titular do Departamento de Terapia Ocupacional e Docente do Programa de Pós-Graduação em Ciências da Reabilitação da UFMG.

Maria do Carmo Correia de Lima

Doutorado pela Université du Québec à Chicoutimi, QC, Canadá.

Maria Helena da Silva Pitombeira

Bacharelado em Fisioterapia pela Faculdade de Medicina da Universidade Federal do Ceará.

Mariana Asmar Alencar

Fisioterapeuta. Professora do Departamento de Fisioterapia da UFMG.

Mariana Luciano de Almeida

Mestra e Doutora em Ciências da Saúde pela Escola de Enfermagem de Ribeirão Preto/USP.

Mariana Maia de Oliveira Sunemi

Fisioterapeuta. Especialista em Saúde da Mulher. Mestre e Doutora em Ciências da Saúde. Docente do Departamento de Fisioterapia da UFMG.

Mariane Marques Luiz

Fisioterapeuta. Mestre e Doutoranda em Fisioterapia pela UFSCar.

Mirian Nunes Moreira

Fisioterapeuta. Mestra em Fisioterapia – UNICID. Doutoranda do Programa de Pós-Graduação em Ciências Médicas da UERJ. Pesquisadora do GeronLab – UERJ.

Monica Rodrigues Perracini

Fisioterapeuta. Mestre e Doutora em Ciências da Reabilitação. Professora do Programa de Mestrado e Doutorado em Fisioterapia da UNICID. Pós-Doutorado pela UNICID e UNICAMP.

Natalia Martinho

Fisioterapeuta. Especialista em Saúde da Mulher. Mestre em Biociências Aplicada à Saúde e Doutora em Ciências. Professora do Curso de Fisioterapia da Unipinhal e do Curso de Medicina da Unifae.

Paulo Giusti Rossi

Mestre e Doutor em Fisioterapia. Pós-Doutorando em Clínica Médica pela Faculdade de Medicina de Ribeirão Preto, Universidade de São Paulo.

Patrícia Oliveira da Silva

Mestre em Fisioterapia pela Unisuam.

Patrícia Parreira Batista

Fisioterapeuta. Mestre e Doutora em Ciências da Reabilitação pela UFMG.

Rafael Rêgo Caldas

Fisioterapeuta. Doutorado pela RWTH Aachen University. Mestrado pela UPE.

Rayssa de Vilhena Moreira

Acadêmica de Fisioterapia pelo IFRJ.

Renato Barbosa dos Santo

Fisioterapeuta. Mestrado em Ciências da Reabilitação pela UNICID.

Roberta Berbert Lopes

Fisioterapeuta. Especialista em Fisioterapia Respiratória – FCMMG. Mestre em Ciências da Reabilitação – UFMG.

Roberta de Oliveira Máximo

Fisioterapeuta com Especialização em Fisioterapia em Neurologia. Mestre e Doutora em Fisioterapia pela UFSCar com período sanduíche na University College, London.

Samantha Gomes de Alegria

Fisioterapeuta. Mestre em Ciências da Reabilitação pela Unisuam.

Sara de Souza Silva

Nutricionista da Secretaria Municipal de Saúde da Prefeitura Municipal de Belo Horizonte. Especialista em Nutrição Enteral e Parenteral e Nutrição Clínica. Mestre e Doutora em Saúde Coletiva (Fiocruz Minas). Docente na Faculdade Claretiano.

Sherindan Ayessa Ferreira de Brito

Mestre e Doutoranda em Ciências da Reabilitação pela UFMG. Fisioterapeuta Consultora do Hospital Sírio-Libanês.

Taiuani Marquine Raymundo

Terapeuta Ocupacional. Ph.D. Mestre em Ciências. Especialista em Gerontologia. Docente pela UFPR.

Thiago Ribeiro Teles Santos

Fisioterapeuta. Especialista em Fisioterapia na área de Ortopedia e Esportes pela UFMG. Mestre e Doutor em Ciências da Reabilitação pela UFMG. Professor do UniBH e do Centro Universitário Una.

Tiago da Silva Alexandre

Fisioterapeuta. Especialista em Gerontologia pela UNIFESP e pela SBGG. Especialista em Fisioterapia em Gerontologia pela ABRAFIGE. Mestre em Reabilitação pela UNIFESP. Doutor em Epidemiologia e Saúde Pública pela USP com treinamento no Sealy Center on Aging na University of Texas Medical Branch. Pós-Doutorado em Epidemiologia e Saúde Pública na University College London e Docente do Departamento de Gerontologia da UFSCar.

Vitor Tigre Martins Rocha

Fisioterapeuta. Mestre e Doutorando em Ciências da Reabilitação pelo Programa de Pós-Graduação em Ciências da Reabilitação da UFMG.

Yasmin Guedes de Oliveira

Psicóloga. Especialista em Neurociências Aplicadas à Reabilitação. Mestre em Ciências Morfológicas pela UFRJ.

Apresentação

Este livro reúne os principais – mas não todos – componentes da avaliação física e funcional das pessoas idosas, incluindo testes e escalas para instrumentalização da prática clínica.

Cabe reforçar que a avaliação da saúde de uma pessoa idosa, especialmente de seu desempenho, não se trata de uma coletânea de dados, mas de uma seleção criteriosa de informações que possibilitarão o rastreio, o acompanhamento, a definição e o alcance dos objetivos terapêuticos.

O rápido envelhecimento populacional no Brasil e a expansão cada vez maior da Geriatria e Gerontologia demandam a qualificação dos profissionais para assistir a pessoa idosa em seu diferente contexto de saúde e de vida. Um dos principais desafios da atenção à pessoa idosa certamente consiste no processo de levantamento de necessidades e demandas, implicando diretamente uma avaliação objetiva e precisa. A avaliação geriátrica/gerontológica é ampla e por vezes de difícil manejo pelos clínicos, principalmente em razão do grande número de instrumentos de avaliação disponíveis na literatura. Assim, profissionais clínicos podem encontrar-se confusos ou dispersos para escolha de um teste ou escala capaz de detectar o que se observa.

Este *handbook* nasce de um desejo dos autores, mas também da escassez de materiais didáticos capazes de sintetizar os instrumentos da avaliação clínica do desempenho físico e funcional das pessoas idosas. A demanda por conteúdos de orientação para a prática, com o recorte proposto nesta obra, é salutar na preparação de estudantes e profissionais para avaliação baseada em evidências. O objetivo aqui é instrumentalizar os profissionais que assistem as pessoas idosas para uma melhor avaliação do desempenho físico e funcional.

Neste livro, discutimos questões relacionadas com o significado da avaliação das pessoas idosas, apresentamos a filosofia de um processo de avaliação contextual centrado nessas pessoas, delineamos um processo de tomada de decisão para orientar os profissionais no processo de avaliação, apresentamos algumas síndromes silenciosas que as cercam e detalhamos as principais medidas do desempenho utilizadas tanto na prática clínica como nas pesquisas com pessoas idosas.

O livro está organizado, inicialmente, em dois grandes eixos: (1) área temática – abordagem conceitual de temas principais relacionados com o desempenho das pessoas idosas; e (2) instrumentalização – abordagem dos principais métodos de aferição da condição física e funcional da pessoa idosa por domínios da funcionalidade humana.

Nesta obra são discutidas questões especificamente relacionadas com a avaliação do desempenho funcional – incluindo a necessidade de identificar quem é o cliente, o foco ampliado de avaliação, muito além das atividades da vida diária, e fatores gerais e específicos no processo de avaliação. Focamos nos métodos de avaliação usados em idosos, incluindo métodos padronizados e individualizados, quali e quantitativos, na normatização de testes, bem como na necessidade de avaliação contextual e autorrelato *versus* observação.

Assim, os capítulos são apresentados a partir de uma seleção cuidadosa de instrumentos padronizados, cientificamente validados e adaptados para a população idosa – tanto instrumentos classicamente presentes na prática clínica e que sofreram alguma modificação como instrumentos novos que revelam um futuro promissor na prática da avaliação clínica do desempenho físico e funcional.

A obra reúne autores renomados, especialistas na área de conhecimento e com os mais diversos níveis de qualificação acadêmica. Os capítulos foram redigidos cuidadosamente, considerando as críticas, a viabilidade, a utilidade e a aplicabilidade dos instrumentos na prática clínica dos profissionais.

Assim, desejamos bons estudos e que este livro seja relevante para o processo de trabalho com a população idosa.

Juleimar Soares Coelho de Amorim
Ph.D. – IFRJ

Prefácio

Cícero escreveu, em 44 a.C., a obra *Catão, o velho, ou diálogo sobre a velhice*. Nela, o filósofo, estadista e orador romano faz uma reflexão extraordinária sobre a velhice e exalta aquilo que é próprio da natureza humana, razão pela qual é uma estupidez achar ruim a velhice, pois: "Todos os homens desejam alcançá-la, mas, ao ficarem velhos, lamentam-se. Eis aí a inconsequência da estupidez!"

Refletir, analisar, investigar e dialogar sobre a velhice deveria ser tão comum quanto o desejo de envelhecer. Entre todos os textos e ensaios com o tema velhice que já li, nenhum me sensibiliza mais do que essa citação do filósofo romano – a vontade de viver e consequentemente envelhecer faz parte do meu dia a dia e do que penso sobre a atuação do profissional com as pessoas idosas.

Ao atuar, sábios são aqueles profissionais que se preparam para sentir o que ainda não sentem, compreender o que ainda não vivem e apresentar soluções para problemas que ainda não são seus. Não compreendemos a falta de força muscular como eles, não sentimos os tremores e a dispneia como eles, não nos desequilibramos como eles, nem convivemos com tantas perdas físicas, funcionais, emocionais e familiares como eles.

Mas há um modo muito especial de ser como eles: estudar cada vez mais para compreender e atuar verdadeiramente no servir a eles. Especialmente os profissionais que se ocupam de cuidar de pessoas idosas devem buscar solucionar com o máximo de dedicação os problemas por elas vividos. Só o olhar holo pode resultar em um tratamento efetivo.

Gostaria de ressaltar a importância no cenário atual desta obra que reúne tantos profissionais capacitados. Vivemos recentemente dias difíceis, em que a reclusão, as perdas, o medo e a incerteza estavam presentes e norteavam as relações profissionais, e acredito que, especialmente nesta fase pós-pandemia, sobreviverá o profissional que apresentar resultados. Todos de algum modo sofreram, mas as pessoas idosas estiveram especialmente muito vulneráveis, e neste momento em que a sociedade inicia o processo de retomada, há de se olhar com cuidado para essa população e a demanda por serviços de saúde e reabilitação.

A avaliação é soberana! A clínica é soberana! O indivíduo e sua vida são soberanos! Tratar sem avaliar corretamente impede a confiança no plano terapêutico, e os resultados serão empíricos. Sem métricas não é possível analisar perdas e ganhos, sem métricas não se prescreve corretamente e sem prescrição adequada não se obtêm resultados. Ao viver esse ciclo, de que outra forma a não ser pela atualização um profissional acompanha as evoluções técnico-científicas de sua profissão?

Especialmente neste livro, cujo objetivo maior é fundamentar cientificamente práticas profissionais, tanto acadêmicos como profissionais encontrarão instrumentos que os capacitarão para investigar e tratar as afecções relacionadas com o envelhecimento de maneira atual e sobretudo com segurança. Ao lerem e praticarem os ensinamentos aqui contidos, serão mais senhores e senhoras que muito se beneficiarão de um cuidar humano e científico.

Juleimar, prefaciar seu primeiro livro é um presente que jamais imaginei receber, e serei sempre grata pela consideração e carinho com sua "velha professora".

Desejo que, ao envelhecer, cada um de nós reconheça a beleza contida nessa fase da vida e que limitações não sejam mais percebidas como falhas, para que assim possamos receber os cuidados de profissionais que buscam excelência e atualização em sua jornada profissional.

Bons estudos!

Roberta Bruno
Fisioterapeuta.
Professora Adjunta da Faculdade de Minas – Muriaé / MG.

Sumário

Lista de siglas e abreviaturas xxvii

SEÇÃO I • AVALIAÇÃO DA CONDIÇÃO FÍSICA E FUNCIONAL

Capítulo 1
Avaliação da pessoas idosa 3
Juleimar Soares Coelho de Amorim

Capítulo 2
Tomada de decisão da avaliação abrangente 11
Juleimar Soares Coelho de Amorim

Capítulo 3
Sarcopenia 20
Tiago da Silva Alexandre
Roberta de Oliveira Máximo
Mariane Marques Luiz

Capítulo 4
Dor em pessoas idosas 27
Leani Souza Máximo Pereira
Daniele Sirineu Pereira

Capítulo 5
Padrão de marcha 34
Mariana Asmar Alencar
Marcela Ferreira de Andrade Rangel

Capítulo 6
Mobilidade em idosos 42
Monica Rodrigues Perracini

SEÇÃO II • INSTRUMENTOS DE AVALIAÇÃO – MEDIDAS DE DESEMPENHO BASEADAS EM RELATO

Capítulo 7

Medidas de desempenho baseadas em relato 53

Juleimar Soares Coelho de Amorim

Capítulo 8

Teste de atividade de vida diária Glittre 61

Agnaldo José Lopes
Samantha Gomes de Alegria
Arthur de Sá Ferreira

Capítulo 9

Índice de Barthel 68

Juleimar Soares Coelho de Amorim

Capítulo 10

Perfil de atividade humana para avaliação do nível de atividade e aptidão física de pessoas idosas 74

Sherindan Ayessa Ferreira de Brito
Luci Fuscaldi Teixeira-Salmela
Christina Danielli Coelho de Morais Faria

Capítulo 11

Medida canadense de desempenho ocupacional 85

Marcella Guimarães Assis
Carolina Rebellato
Luciana de Oliveira Assis
Adnaldo Paulo Cardoso

Capítulo 12

Activity card sort e lista de identificação de papéis ocupacionais 94

Lilian Dias Bernardo
Taiuani Marquine Raymundo

Capítulo 13

Índice de Katz e medida de independência funcional 111

Taiuani Marquine Raymundo
Lilian Dias Bernardo

Capítulo 14

SARC-F 118

Patrícia Parreira Batista
Daniele Sirineu Pereira
Leani Souza Máximo Pereira

Capítulo 15

Questionário da dor de McGill e inventário breve de dor 126

Leani Souza Máximo Pereira
Ana Carolina Lopes Ferreira
Amanda Aparecida de Oliveira Leopoldino

Capítulo 16

Escala Tampa de cinesiofobia 133

Fabianna Resende de Jesus-Moraleida

Capítulo 17

Escala de faces de dor... 140

Fabianna Resende de Jesus-Moraleida
Maria Helena da Silva Pitombeira

Capítulo 18

Medida de dor geriátrica e escalas de descritores e *pain assessment checklist for senior with limited ability to communicate.* 147

Mara Solange Gomes Dellaroza
Anna Paula Bueno Brambilla

Capítulo 19

Western Ontario and McMaster osteoarthritis index.. 154

Dângelo José de Andrade Alexandre
Rayssa de Vilhena Moreira
Daniel Pereira Redes de Rezende

Capítulo 20

Performance-oriented mobility assessment... 160

Gisele de Cássia Gomes
Lorena de Oliveira Camargo
Annie Stephanie de Castro e Paula

Capítulo 21

Life-space assessment... 168

Maria do Carmo Correia de Lima
Monica Rodrigues Perracini

Capítulo 22

Questionário de atividade física planejada e incidental.. 175

Camila Astolphi Lima
Renato Barbosa dos Santos

xxii Sumário

Capítulo 23
Questionário *active Australia* 184
Vitor Tigre Martins Rocha

Capítulo 24
Escala de avaliação de fragilidade de Edmonton 189
Mirian Nunes Moreira

Capítulo 25
Palliative performance scale 195
Mirian Nunes Moreira

SEÇÃO III • INSTRUMENTOS DE AVALIAÇÃO –
MEDIDAS DE DESEMPENHO BASEADAS NA OBSERVAÇÃO

Capítulo 26
Medidas de avaliação do desempenho físico e funcional 205
Juleimar Soares Coelho de Amorim

Capítulo 27
Avaliação do desempenho muscular com dinamômetro isocinético 214
Thiago Ribeiro Teles Santos
Juliana Melo Ocarino

Capítulo 28
Velocidade de marcha 223
Karla Helena Coelho Vilaça e Silva
Jackeline Barbosa Matarazo
Fernanda Nelli Gomes Giuliani

Capítulo 29
Índice de marcha dinâmica 228
Mariana Asmar Alencar
Marcela Ferreira de Andrade Rangel

Capítulo 30
Sensores inerciais vestíveis para análise da marcha 235
Francis Trombini-Souza
Rafael Rêgo Caldas

Capítulo 31
Timed up and go – TUG teste e TUG modificado 242
Paulo Giusti Rossi
Mariana Luciano de Almeida
Daniela Dalpubel

Capítulo 32
Teste de caminhada de 6 minutos 250
    Arthur de Sá Ferreira
    Patrícia Oliveira da Silva
    Agnaldo José Lopes

Capítulo 33
Fallsensing 258
    Anabela Correia Martins

Capítulo 34
Physiological profile assessment 265
    Daniele Sirineu Pereira
    Leani Souza Máximo Pereira
    Bárbara Zille de Queiroz

Capítulo 35
STRATIFY – risco de queda hospitalar 273
    Juleimar Soares Coelho de Amorim

Capítulo 36
Teste de sentar e levantar da cadeira 279
    Juleimar Soares Coelho de Amorim

Capítulo 37
Short physical performance battery 289
    Gisele de Cássia Gomes
    Lorena de Oliveira Camargo
    Annie Stephanie de Castro e Paula

Capítulo 38
Observação e palpação digital do assoalho pélvico 304
    Aline Moreira Ribeiro

Capítulo 39
Perineometria e dinamometria do assoalho pélvico 311
    Aline Moreira Ribeiro

Capítulo 40
Exame das funções sensoriais e motoras dos músculos do assoalho pélvico 319
    Juliana Magalhães Machado Barbosa
    Elyonara Mello de Figueiredo
    Fernanda Saltiel Barbosa Velloso

Capítulo 41

Teste da almofada – *Pad test*...328

    Juliana Magalhães Machado Barbosa

Capítulo 42

Eletromiografia e *biofeedback* dos músculos do assoalho pélvico.................................334

    Claudia Pignatti Frederice Teixeira
    Ericka Kristhine Valentin
    Mariana Maia de Oliveira Sunemi

Capítulo 43

Ultrassonografia dos músculos do assoalho pélvico...343

    Marcela Grigol Bardin
    Natalia Martinho
    Mariana Maia de Oliveira Sunemi

Capítulo 44

Ergoespirometria – princípios básicos...355

    Danielle Aparecida Gomes Pereira

Capítulo 45

Medidas da função muscular respiratória...363

    Roberta Berbert Lopes

Capítulo 46

Montreal cognitive assessment..372

    Bruno Costa Poltronieri
    Cíntia Monteiro Carvalho
    Yasmin Guedes de Oliveira
    Erica Woodruff

Capítulo 47

Avaliação nutricional...382

    Sara de Souza Silva

Índice remissivo 395

Lista de siglas e abreviaturas

AAVD: Atividades Avançadas de Vida Diária

ABC: Escala de Confiança no Equilíbrio Específica de Atividade

ABVD: Atividades Básicas de Vida Diária

ACS-Brasil: *Activity Card Sort* – Brasil

ADM: Amplitude De Movimento

AGR: Avaliação Geriátrica Rápida

AIVD: Atividades Instrumentais de Vida Diária

AMB: Área Muscular do Braço

AP: Assoalho Pélvico

ASG: Avaliação Subjetiva Global

ATS: American Thoracic Society

AVE: Acidente Vascular Encefálico

AVD: Atividades de Vida Diária

AWGS: *Asian Working Group for Sarcopenia*

BACE: *Back Complaints in the Elders*

BFB: *Biofeedback*

BIA: *Bioelectrical Impedance Analysis*

BN: Balanço Nitrogenado

bpm: batimento por minuto

Br-MPQ: Questionário de Dor de McGill – versão brasileira

CB1: receptores canabinoides-1

CCI: Coeficiente de Correlação Intraclasse

CCL: Comprometimento Cognitivo Leve

CF: Capacidade Funcional

CID-10: Classificação Internacional de Doenças – 10

CIF: Classificação Internacional de Funcionalidade, Incapacidade e Saúde

CIF/OMS: Classificação Internacional de Funcionalidade, Incapacidade e Saúde da Organização Mundial da Saúde

CIF-A: *Canadian Initiative on Frailty and Aging*

CIVM: Contração Isométrica Voluntária Máxima

CMB: Circunferência Muscular do Braço

cmH$_2$O: centímetros de água

CMOP-E: Modelo Canadense de Desempenho Ocupacional e Engajamento

CMSG: Cochrane Musculoskeletal Group

COPM: Medida Canadense de Desempenho Ocupacional

CP: Circunferência da Panturrilha

CP: Cuidados Paliativos

CPT: Capacidade Pulmonar total

CRF: Capacidade Residual Funcional

CT: colesterol total

CTL: Contagem Total de Linfócitos

CV: Coeficiente de Variação

CVM: Contração Voluntária Máxima

DA: Doença de Alzheimer

DCT: Dobra Cutânea Tricipital

DGI: *Dynamic Gait Index*

DMCI: Diferença Mínima Clinicamente Importante

DP: Doença de Parkinson

DPOC: Doença Pulmonar Obstrutiva Crônica

dOR: *Diagnostic Odds Ratio*

DTC6min: Distância percorrida no TC6min

DXA: *Dual energy X-ray Absorptiometry*

EAA: Escore Ajustado de Atividade

EDCP v2: Escala de Desempenho Paliativo – versão 2

EFS: *Edmonton Frail Scale*

EFSMAP: Exame das Funções Sensoriais e Motoras dos Músculos do Assoalho Pélvico

EIH: Hipoalgesia Induzida pelo Exercício

ELA: Esclerose Lateral Amiotrófica

ELSI: Estudo Longitudinal da Saúde dos Idosos Brasileiros

EMA: Escore Máximo de Atividade

EMG: eletromiografia

EMGs: eletromiografia de superfície

EP: Erro Padrão

EPESE: *Established Populations for Epidemiological Studies of the Elderly*

EPM: Erro Padrão da Medida

EWGSOP: *European Working Group on Sarcopenia in Older People*

EWGSOP2: *European Working Group on Sarcopenia in Older People 2*

F-A-C-S: *Find cases-Assess-Confirm-Severity*

FC: Frequência Cardíaca

FES-I: *Falls Efficacy Scale International*

FM: Força Muscular

FPS: Escala de Faces de Dor

FR: Frequência Respiratória

FRT: *Functional Reach Test*

GDS: Escala de Depressão Geriátrica

GPM: *Geriatric Pain Measure*

GUG: *Get Up and Go*

HAS: Hipertensão Arterial Sistêmica

HAQ: *Health Assessment Questionnaire*

HB: hemoglobina

HES: *Home Environment Survey*

HOOS: *Hip Disability and Osteoarthritis Outcome Score*

HT: hematócrito

IASP: International Association for the Study of Pain

IB: Índice de Barthel

IC95%: Intervalo de Confiança de 95%

ICA: Índice Creatinina-Altura

ICOPE: *Integrated Care for Older People*

ICS: International Continence Society

ICSFR: *International Conference on Sarcopenia and Frailey Research*

ICT: Índice de Capacidade para o Trabalho

IGF-1: Fator de Crescimento Insulina-Símile tipo 1

IL-6: Interleucina-6

IL-10: Interleucina-10

ILPI: Instituições de Longa Permanência para Idosos

IMC: Índice de Massa Corporal

IMMEA: Índice de Massa Muscular Esquelética Apendicular

IPAQ: *International Physical Activity Questionnaire*

IPEQ: *Incidental and Planned Exercise Questionnaire*

ISWT: *Incremental Shuttle Walking Test*

IU: Incontinência Urinária

IWGS: International Working Group on Sarcopenia

JCI: Joint Commission International

KOOS: *Knee injury and Osteoarthritis Outcome Score*

KPS: *Karnofsky Performance Status*

LEFS: *Lower Extremity Functional Scale*

LA: Limiar Anaeróbio

LSA: *Life Space Assessment*

LSM: *Life-Space Mobility*

MAN: Miniavaliação Nutricional

MAP: Músculos do Assoalho Pélvico

mDGI: *Dynamic Gait Index* – versão modificada

MEEM: Miniexame do Estado Mental

MEMS: microeletromecânicos

MET: Equivalente Metabólico da Tarefa

MIF: Medida de Independência Funcional

MM: Massa Muscular

MMD: Mudança Mínima Detectável

MMEA: Massa Muscular Esquelética Apendicular

mmHg: milímetros de mercúrio

MPQ: Questionário de Dor de McGill

MoCA: *Montreal Cognitive Assessment*

NA: não se aplica

NICE: National Institute for Health and Care Excellence

NWC: Número de Palavras Escolhidas

OARSI: Osteoarthritis Research Society International

OMS: Organização Mundial da Saúde

OR: *Odds Ratio*

PACSLAC: *Pain Assessment Checklist for Senior with Limited Ability to Communicate*

PAD: Pressão Arterial Diastólica

PAG: Substância Cinzenta Periaqueductal

PAH: Perfil de Atividade Humana

PAINAD-Brasil: *Pain Assessment in Advanced Dementia* – Brasil

PAPM: Perfil de Atividade e Participação relacionado com a Mobilidade

PAS: Pressão Arterial Sistólica

PAUM: Potenciais de Ação da Unidade Motora

PCR: Proteína C-Reativa

PCR: Ponto de Compensação Respiratória

PEmáx: Pressão Expiratória máxima

PEQ: *Prosthesis Evaluation Questionnaire*

PImáx: Pressão Inspiratória máxima

PO$_2$: Pulso de Oxigênio

POMA: *Performance-Oriented Mobility Assessment*

PPA: *Physiological Profile Assessment*

PPI: Intensidade da Dor Presente

PPS: *Palliative Performance Scale*

PPSv2: *Palliative Performance Scale* – versão 2

PRI: Índice de Avaliação da Dor

PRM: Pressões Respiratórias Máximas

R^2: coeficiente de determinação

RCS: *Rapid Cognitive Screen*

RER: Razão de Troca Respiratória

RM: Ressonância Magnética

RMS: *Root Mean Square*

ROC: *Receiver Operating Characteristic*

RVM: rostroventromedial

SAOF: Autoavaliação do Funcionamento Ocupacional

SatO$_2$: saturação periférica de oxigênio

SBGG: Sociedade Brasileira de Geriatria e Gerontologia

SBED: Sociedade Brasileira para o Estudo da Dor

SCWD: Society of Sarcopenia, Cachexia and Wasting Disorders

Se: sensibilidade

SF-36: *36-Item Short Form Health Survey*

SF-BPI: *Short-Form Brief Pain Inventory*

SF-MPQ: *Short-Form McGill Pain Questionnaire*

SNAQ: *Simplified Nutritional Assessment Questionnaire*

Sp: especificidade

SPPB: *Short Physical Performance Battery*

STRATIFY: *St. Thomas Risk Assessment Tool in Falling elderly inpatients*

TAPES: *Trinity Amputation and Prosthesis Experience Scales*

TC: Tomografia Computadorizada

TC6min: Teste de Caminhada de 6 minutos

TC10m: Teste de Caminhada – 10 metros

TECP: Teste de Esforço Cardiopulmonar

TGlittre: Teste de AVD-Glittre

TNF: Fator de Necrose Tumoral

TNF-α: Fator de Necrose Tumoral alfa

TSL30s: Teste Sentar e Levantar – 30 segundos

TSL5X: Teste Sentar e Levantar 5 vezes

TSK: Escala Tampa de Cinesiofobia

TST: Teste de Sentar e Levantar da cadeira

TUG: *Timed Get Up and Go*

TUGT: *Timed Get Up and Go Test*

TUG-ABS: *Timed Up and Go-Assessment of Biomechanical Strategies*

UAB: University of Alabama at Birmingham

UAB-LSA: *University of Alabama Life-Space Assessment*

UMI: Unidade de Medida Inercial

USG: ultrassonografia

VCO$_2$: produção de dióxido de carbono

VE: ventilação pulmonar

VE/VO$_2$: equivalente ventilatório de oxigênio

VE/VCO$_2$: equivalente ventilatório de dióxido de carbono

VMS: Ventilação Máxima Sustentável

VO$_2$: consumo de oxigênio

VO$_2$máx: consumo máximo de oxigênio

VPP: Valor Preditivo Positivo

VPN: Valor Preditivo Negativo

VR: Volume Residual

VVM: Ventilação Voluntária Máxima

WOMAC: *Western Ontario and McMaster Universities Arthritis Index*

SEÇÃO I

AVALIAÇÃO DA CONDIÇÃO FÍSICA E FUNCIONAL

Capítulo 1

AVALIAÇÃO DA PESSOA IDOSA

Juleimar Soares Coelho de Amorim

INTRODUÇÃO

O exponencial crescimento absoluto e proporcional do número de pessoas idosas no Brasil tem repercutido como desafios adicionais ao sistema de saúde, especialmente no que tange à prestação de cuidados[1,2]. O modelo de cuidado da pessoa idosa é centrado no paradigma da *capacidade funcional*, o que implica compreender a pessoa idosa além da doença e de suas características senis, tornando também essencial o direcionamento da atenção para o desempenho em atividades de vida diária[3]. De acordo com a Política Nacional de Saúde da Pessoa Idosa, instrumentos gerenciais baseados em inventários e em medidas de capacidade funcional devem ser implementados nos serviços de saúde públicos e privados de modo tão abrangente a ponto de compreender a complexidade da saúde da pessoa idosa[3].

SIGNIFICADO DA AVALIAÇÃO

Avaliar é um processo que envolve a coleta de dados por meio de métodos qualitativos e/ou quantitativos, os quais serão convertidos em informações para categorizar, estimar e julgar os desfechos de saúde. O principal objetivo da avaliação é subsidiar a tomada de decisão para intervenção e não ser meramente uma compilação dos dados. Embora seja comumente considerada o início do processo terapêutico, a avaliação é uma atividade que pode e deve ocorrer antes, durante e após a pessoa receber qualquer intervenção ou ser admitida nos serviços de promoção, prevenção e/ou reabilitação[4]. Assim, a avaliação é um processo contínuo que não se extingue no primeiro contato com o cliente.

Todo o modelo teórico de avaliação do desempenho físico e funcional é apoiado pela Classificação Internacional de Funcionalidade, Incapacidade e Saúde (CIF) da Organização Mundial da Saúde[5]. De acordo com a CIF, a incapacidade inclui múltiplas dimensões: autocuidado (atividades básicas e instrumentais de vida diária [AIVD]), emoção, cognição, participação social, capacidade física, habilidade sensorial e comunicação, entre outras[5,6]. Uma avaliação detalhada e múltipla da capacidade funcional possibilita aos profissionais de saúde tanto a discriminação de pessoas idosas com baixo ou alto risco de declínio como a graduação do nível de limitação instalado. Assim, podem ser propostas intervenções individualizadas para prevenção, particularmente para aquelas com alto risco, e de recuperação e reabilitação, para as que já têm algum comprometimento instalado[7].

É impossível criar um instrumento único que englobe todas as dimensões, mesmo com os esforços da Avaliação Geriátrica-Gerontológica Ampla. No entanto, parece ser razoável e prático o desenvolvimento de ferramentas que abranjam um ou mais componentes de todas as dimensões da CIF. Esse esforço tem sido cada vez mais frequente, de modo que os instrumentos mais recentes estão sobrepondo os domínios, pois a falta de qualquer uma das quatro dimensões – estrutura e função, atividade, participação e barreiras e facilitadores pessoais e ambientais – pode acarretar a subestimação da funcionalidade[4,5,8]. A Figura 1.1 apresenta alguns exemplos de instrumentos para cada uma dessas dimensões dentro do modelo interativo entre os componentes da CIF.

O diagrama interativo apresentado na Figura 1.1 mostra a importância da coleta de dados sobre todas as dimensões de maneira independente para a subsequente exploração das associações e ligações causais entre eles. Se a intenção é avaliar da maneira mais abrangente possível, multidimensional, todos os componentes são úteis. Assim, a avaliação pode:

- conter uma bateria de exames e testes, mesmo diante de uma condição de saúde aparentemente saudável, cuja intenção seja monitorar o declínio funcional;
- conter um instrumento de rastreio cognitivo (Miniexame do Estado Mental [MEEM]), mesmo que a condição de saúde seja uma doença articular;
- conter um teste de desempenho de membros inferiores (Teste Sentar e Levantar) associado à mobilidade nos espaços de vida;
- conter instrumento específico para avaliação ambiental (*Home Environment Survey* [HES]) para uma pessoa idosa vivendo em instituição de longa permanência com baixa autoeficácia para quedas (*Falls Efficacy Scale International* [FES-I]);
- conter diferentes composições de acordo com o público-alvo de interesse do clínico ou com os problemas prevalentes no serviço.

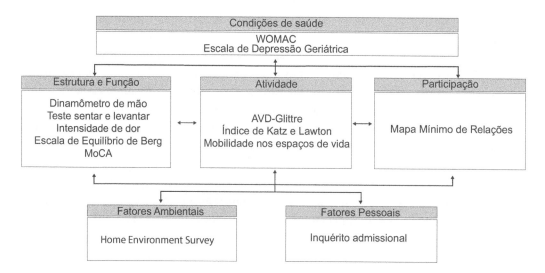

Figura 1.1 Classificação Internacional de Funcionalidade, Deficiência e Saúde (CIF) para organização da avaliação. (WOMAC: *Western Ontario and McMaster Universities Arthritis Index*; MoCA: *Montreal Cognitive Assessment*.)

ESTRUTURA CONCEITUAL PARA AVALIAÇÃO DO DESEMPENHO E DA CAPACIDADE

A melhor avaliação é aquela capaz de garantir que sejam identificadas as atividades que as pessoas idosas desejam, precisam ou devem realizar, bem como que sejam estabelecidos os motivos das dificuldades, limitação ou incapacidade no desempenho. As interações dos componentes do modelo da CIF permitem que os profissionais identifiquem atributos para avaliação, garantem que esse processo se desenvolva de maneira lógica e se concentrem apenas em áreas realmente importantes e significativas para avaliação das pessoas idosas e de suas famílias. A Figura 1.1 exemplifica como a estrutura da CIF é usada para compreensão do modelo com instrumentos para avaliação em diferentes situações clínicas.

A partir de um esquema conceitual que conjuga os tempos da funcionalidade, as pessoas idosas podem referir sobre o que podem fazer (nível hipotético), o que fazem em condições controladas (nível experimental) e o que fazem em seu ambiente cotidiano (nível estabelecido)[9]. Assim, desempenho e capacidade são usados como qualificadores para limitação em atividades e restrição de participação tanto em ambiente real (do cotidiano) como em simulado (ambulatorial ou laboratorial).

O conceito de capacidade funcional da Política Nacional de Saúde da Pessoa Idosa[3] reflete exatamente os aspectos positivos e negativos da atividade e participação das pessoas idosas em tarefas, comunicação, mobilidade, autocuidado, vida doméstica, relações interpessoais, vida comunitária, social e cívica. Assim, os instrumentos apresentados neste livro revelam a aptidão das pessoas idosas em executar e/ou referir sobre as tarefas cotidianas, com ou sem dispositivo de auxílio ou assistência pessoal. Os questionários, por exemplo, buscarão compreender a aptidão na tarefa envolvendo uma situação de vida, enquanto que os testes proporcionam situações do cotidiano em um ambiente padronizado.

As implicações desse modelo para os clínicos e pesquisadores são: (1) é importante considerar o que as pessoas idosas podem fazer e também o que fazem; (2) é fundamental medir os resultados funcionais que incluem o desempenho em vez de apenas perguntar sobre a aptidão hipotética; (3) deve ser considerado em que contexto elas participam, bem como a importância de estratégias compensatórias já utilizadas para manter a atividade e a participação; e (4) as limitações e restrições servem de orientação útil sobre o que pode ser feito para a pessoa idosa de modo a melhorar seu desempenho.

PROPÓSITOS DA AVALIAÇÃO

Existem diferentes propósitos para avaliação de pessoas idosas, incluindo triagem, descrição, previsão e avaliação de resultados[4,10]. O Quadro 1.1 sintetiza esses propósitos da avaliação com as pessoas idosas.

A triagem pode identificar pessoas idosas que precisariam de mais avaliação ou intervenção, ou de ambas. A triagem deve ser fácil de fazer, levar pouco tempo e identificar com precisão aqueles que necessitam de avaliação adicional para intervenção específica. Em geral, ela é bem aceita para organizar os processos de trabalho de uma equipe multiprofissional em serviços de referência. No entanto, ela também é útil individualmente: os profissionais podem selecionar instrumentos de triagem para compor sua avaliação e,

Quadro 1.1 Objetivos do rastreamento

Acesso direto: profissionais de primeiro contato precisam levantar suspeitas de alterações mais graves ou detectar precocemente o declínio funcional

Detecção precoce de quadros sindrômicos: os pacientes podem ser encaminhados para serviços de reabilitação com um conjunto de sinais e sintomas que se referem a uma síndrome e não apenas problemas isolados

Especialização: os especialistas podem não reconhecer o declínio funcional sistêmico subjacente

Progressão de uma doença e/ou declínio funcional: os primeiros sinais e sintomas são difíceis de reconhecer ou os sintomas podem não estar presentes no momento do exame clínico

O paciente não relata sintomas ou preocupações ao clínico por esquecimento, medo ou constrangimento

Presença de uma ou mais bandeiras amarelas (cuidado) ou vermelhas (aviso)

Intervenções precoce e preventiva: detecção de fatores de risco e implementação de serviços para reduzir riscos secundários ao declínio

Sinais e sintomas silenciosos: idosos podem não apresentar sintomas atuais, mas estar em alto risco de desfechos adversos (por exemplo, sarcopenia, fragilidade, quedas e imobilidade)

Encaminhamento: a triagem pode detectar síndromes ou sinais que requerem encaminhamento para avaliação específica e diferencial

Fonte: adaptado de Goodman, Heick & Lazaro, 2018.

quando identificada qualquer alteração, pode ser necessário um exame mais específico ou, a depender da condição, o encaminhamento para um especialista.

Exemplos clássicos de avaliações de triagem incluem o MEEM[11], a Escala de Depressão Geriátrica (GDS na sigla em inglês)[12] e o teste *Timed Up and Go* (TUG)[13]. Nessa etapa, a presença de fatores de risco e bandeiras amarelas ou vermelhas alerta o clínico para a necessidade de uma avaliação específica[14,15].

A triagem inicial pode não detectar uma causa sistêmica ou sindrômica subjacente aos relatos das pessoas idosas ou perceber alguma limitação da capacidade funcional. Por isso, esse processo não é necessariamente uma avaliação única, mas um ato contínuo[15]. Uma boa oportunidade é durante uma intervenção prolongada, como na reabilitação fisioterapêutica, em que o terapeuta pode ouvir o cliente relatar novos sintomas que não estavam presentes inicialmente. Isso exige uma escuta ativa e qualificada do terapeuta, e a triagem pode ter de ser repetida.

As avaliações para fins descritivos concentram-se na coleta de informações para especificação das características dos indivíduos e para possibilitar a diferenciação das pessoas quanto à característica que está sendo medida[10]. Por exemplo, uma breve avaliação de incapacidade relacionada com a dor lombar fornece informações sobre o desempenho funcional de um indivíduo com dor lombar aguda ou crônica e ajuda a pessoa, sua família e o prestador de serviços a decidirem se há incapacidade e se a intervenção é necessária.

As avaliações para fins descritivos, como o Questionário de Incapacidade de Roland-Morris[16], incluem itens que discriminam pessoas idosas com incapacidade relacionada com a dor lombar. A FES-I é outro questionário de atividade que pode ser usado para identificar os níveis de autoeficácia para quedas de pessoas idosas[17]. Ela descreve pessoas idosas com medo de queda, mesmo que problemas de equilíbrio e mobilidade ainda não tenham surgido.

A característica comum dos instrumentos descritivos é ajudar o clínico a compreender mecanismos subjacentes ao desempenho físico e funcional. Mas, cuidado, porque em muitos casos as avaliações que funcionam bem para fins descritivos podem não ter boa eficiência na avaliação da mudança ao longo do tempo após a intervenção terapêutica[4,7,8].

Os instrumentos usados para previsão incluem itens relacionados com uma característica específica (fator ou exposição) para prever outra característica (desfecho ou resultado), como a Avaliação de Mobilidade Orientada ao Desempenho de Tinetti[18] e o *Quick-Screen*[19], que são usados para estimar o risco de quedas. O *Quick-Screen* estabelece a probabilidade predita de quedas nos próximos 6 meses, o que é importante, uma vez que, ao serem conhecidos os fatores de risco (sensibilidade periférica, força de membros inferiores e comprometimento visual), é possível prever o desfecho (quedas). Mas, de fato, nem todos os instrumentos de avaliação apresentam essas medidas com clareza ou não são classificados como preditores.

Outro uso comum de instrumentos é para avaliar resultados ou mudanças nas pessoas idosas após terem recebido intervenção ou sido admitidos em serviços de reabilitação. Exemplos incluem a Medida de Independência Funcional (MIF)[20] e a Medida Canadense de Desempenho Ocupacional (COPM na sigla em inglês)[21]. A MIF é amplamente utilizada para medir o desempenho geral nas habilidades de vida diária, fornecendo um indicador da capacidade funcional, e é adotada para avaliação da eficácia dos serviços de reabilitação.

É importante que os clínicos revisem as informações do manual de avaliação de cada instrumento para determinar com quais propósitos ele foi desenvolvido e validado, bem como o contexto[22]. Se um instrumento que foi projetado (equivocadamente) para descrever diferenças entre pessoas é usado para avaliar mudanças ou resultados após um programa terapêutico, ele pode constatar que uma mudança clinicamente importante aconteceu, mas a avaliação não é capaz de medir essa mudança. Outras características que os profissionais precisam revisar antes de usarem uma avaliação incluem questões psicométricas e clinimétricas de confiabilidade, validade e utilidade clínica[23], tema abordado no Capítulo 7.

O Quadro 1.2 apresenta um resumo dos vários usos da avaliação e exemplos de instrumentos para cada um desses usos.

AVALIAÇÃO DO DESEMPENHO

O desempenho físico e funcional é determinante na capacidade de participação das pessoas idosas em atividades importantes para elas[24]. Os idosos querem continuar participando ativamente de sua comunidade, desempenhando papéis como sempre fizeram ou

Quadro 1.2 Síntese dos propósitos da avaliação (com exemplos)

Propósito	Instrumentos
Triagem	Miniexame do Estado Mental, conjunto de dados mínimos, triagem de AIVD, questionário de atividades cotidianas, Avaliação Funcional da Pessoa Idosa Frágil, Escala de Depressão Geriátrica, teste *Timed Up and Go*, teste de alcance funcional
Descritivo	Perfil Comportamental Funcional, Avaliação de Habilidades Motoras e Processuais, Escala Modificada de Eficácia de Quedas
Predição	Teste de desempenho cognitivo, Desempenho Orientado à Mobilidade de Tinetti, Medida Canadense de Desempenho Ocupacional, Medida de Independência Funcional, *Quick-Screen*

até assumindo novos papéis, e a avaliação do desempenho funcional pode ser um passo útil para entender se as habilidades funcionais estão mudando e seus motivos. Pode até não ser possível alterar as habilidades da pessoa se, por exemplo, as mudanças ocorreram como resultado de uma doença crônica progressiva. No entanto, a atividade pode ser mantida se o ambiente ou a tarefa forem modificados. É importante, então, considerar o desempenho físico e funcional no contexto em que será realizado[4].

De maneira geral, uma avaliação do desempenho pode ser útil para entender:

- quais atividades são mais importantes para um idoso, para que possam ser estabelecidas prioridades de intervenção;
- como as atividades são equilibradas ou alteradas à medida que a pessoa envelhece;
- como a pessoa idosa está realmente atuando para que as intervenções possam ser projetadas para otimizar sua capacidade funcional.

QUESTÕES ESPECIAIS

Os clínicos precisam definir claramente quem são os clientes – os idosos? Seus cuidadores e/ou familiares?[4] Em caso de deficiência cognitiva, problemas de comunicação ou de humor, os idosos podem perder autonomia e não ser capazes de expressar seus interesses, deixando a cargo da autoridade ou responsável legal as tomadas de decisão[25,26]. Então, a escolha do instrumento de avaliação deverá contemplar tanto a pessoa idosa (próprio cliente) como um *proxy* (terapeuta, cuidador ou responsável legal, que passam a ser clientes).

À medida que as pessoas envelhecem, seus papéis na vida e os tipos de atividade de que participam tendem a mudar. Avaliações voltadas exclusivamente para o autocuidado foram amplamente divulgadas, mas é preciso considerar a heterogeneidade do envelhecimento e não excluir a avaliação em outros domínios, como mobilidade funcional e comunitária, produtividade, ocupação e lazer. As diferentes áreas de desempenho funcional devem ser avaliadas e, juntas, formam o equilíbrio das atividades das quais as pessoas participam[4,24,27].

Ao avaliar a pessoa idosa, é importante considerar que alterações nos sistemas sensoriais ou motores podem ser a causa das dificuldades de desempenho, principalmente quando são utilizados testes padronizados. O Quadro 1.3 mostra esses cuidados na avaliação das pessoas idosas.

Outros fatores importantes a considerar são os pessoais. O Quadro 1.4 apresenta os fatores pessoais que devem ser considerados na seleção e administração de avaliações.

CONSIDERAÇÕES FINAIS

A avaliação da pessoa idosa é antes de tudo um gesto de compreensão, seja de seu desempenho, seja de sua capacidade em circunstâncias reais ou padronizadas. Como clínicos, precisamos estar cientes de que a avaliação e os instrumentos que a compõem podem nos dizer mais do que apenas uma pontuação. Há um desafio enorme em elencar instrumentos validados e confiáveis para cada dimensão da incapacidade e funcionalidade sem que se tornem uma mera coletânea de dados. Assim, este capítulo buscou definir todo o significado da avaliação que norteará os demais, de modo a tornar possível a identificação dos propósitos de cada um dentro do modelo conceitual de incapacidade e funcionalidade.

Quadro 1.3 Cuidados necessários durante a avaliação das pessoas idosas

Cuidados
Iluminação adequada no ambiente
Todos os materiais apresentados à pessoa, especialmente os escritos, devem ser impressos em tamanho grande e em cor contrastante com o fundo para que possam ser lidos facilmente
O ambiente deve ter o mínimo de ruído de fundo para permitir que o cliente se concentre na avaliação e em qualquer interação com o avaliador
O avaliador deve estar de frente para o cliente, e as comunicações verbais devem ser claras, permitindo que o cliente ouça o que é dito de maneira otimizada e ao mesmo tempo veja o rosto do avaliador e também capte qualquer comunicação não verbal
Familiaridade do cliente com o ambiente: uma pessoa idosa pode realizar uma tarefa de preparação de refeições com bastante facilidade em sua própria casa, mas pode ter mais dificuldades em encontrar itens ou lembrar onde estão em um ambiente diferente. Dependendo de onde a pessoa realmente vá realizar a tarefa, esta é uma consideração importante
A familiaridade do cliente com a tarefa: tarefas como vestir-se e ir ao banheiro, realizadas com frequência por uma pessoa, são mais familiares do que outras e podem ser executadas com mais facilidade

Todos esses fatores podem influenciar o desempenho funcional de um idoso em avaliação e devem ser considerados quando o desempenho da pessoa estiver sendo avaliado.

Quadro 1.4 Fatores pessoais das pessoas idosas que determinam a seleção de instrumentos de avaliação

Fatores
Nível de alfabetização – especialmente se a avaliação exigir qualquer tipo de linguagem escrita ou trabalho numérico, é importante garantir que o cliente seja capaz de ler e entender os materiais
Língua falada – além do significado das palavras escritas nas avaliações funcionais, se a primeira língua do cliente for diferente da usada no ambiente de avaliação, as dificuldades no desempenho podem estar mais relacionadas com a compreensão das instruções do que com os problemas reais de desempenho
Antecedentes culturais – não apenas a linguagem, mas também as expectativas e normas culturais podem influenciar o desempenho. As pessoas em algumas culturas podem não abordar as atividades funcionais, como preparar refeições ou vestir-se da maneira esperada em uma avaliação funcional
Humor, motivação, escolaridade e cognição – podem influenciar suas habilidades para realizar uma avaliação funcional. Idealmente, o cliente deve entender por que a avaliação está sendo conduzida e concordar com o processo à medida que ele se desenrola. Isso ajudará a garantir que o desempenho observado seja o ideal para a pessoa
Recursos econômicos – dependendo da cobertura que a pessoa idosa tem para serviços de saúde e reabilitação, a falta de recursos financeiros pode limitar o acesso a serviços comunitários

Referências

1. Veras R. Envelhecimento populacional contemporâneo: demandas, desafios e inovações. Rev Saúde Pública 2009; 43(3):548-54.
2. Minayo MCS. O envelhecimento da população brasileira e os desafios para o setor saúde. Cad Saúde Pública 2012; 28(2):208-10.
3. Brasil. Ministério da Saúde. Portaria GM/MS nº 2.528, de 19 de outubro de 2006. Aprova a Política Nacional de Saúde da Pessoa Idosa. Brasília (DF): Ministério da Saúde, 2006.
4. Bonder BR, Bello-Haas VD. Functional performance in older adults. 3th ed. Philadelphia: FA Davis Company, 2009.

5. Organização Mundial da Saúde. Classificação Internacional de Funcionalidade, Incapacidade e Saúde (CIF). Genebra, 2001.
6. Dale C, Prieto-Merino D, Kuper H et al. Modeling the association of disability according to the WHO International Classification of Functioning, Disability and Health (ICF) with mortality in the British Women's Heart and Health Study. J Epidemiol Community Health 2012; 66:170e175.
7. Finch E, Brooks D, Stratford P, Mayo N. Physical rehabilitation outcomes measures. A guide to enhanced clinical decision-making. 1th ed. Hamilton (Canada): B.C. Decker, 2002.
8. Jette AM, Haley SM. Contemporary measurement techniques for rehabilitation outcomes assessment. J Rehabil Med 2005; 37:339-45.
9. Glass T. Conjugating the tenses of function: Discordance among hypothetical, experimental, and enacted function in older adults. The Gerontologist 1998; 38:101-12.
10. Law M. Criteria for the evaluation of measurement instruments. Canadian Journal of Occupational Therapy 1987; 54:121-7.
11. Folstein MF, Folstein SC, McHugh P. Mini-Mental State: A practical method for grading the cognitive state of patients for the clinician. Journal of Psychiatric Research 1975; 12:189-98.
12. Yesavage JA, Brink TL. Development and validation of a geriatric screening scale: A preliminary report. Journal of Psychiatric Research 1983; 17:37-49.
13. Podsiadlo D, Richardson S. The timed "up and go": A test of basic functional mobility. Journal of the American Geriatrics Society 1991; 39:142-8.
14. Case SM, Fried TR, O'Leary J. How to ask: older adults' preferred tools in health outcome prioritization. Patient Educ Couns 2013; 91(1):29-36.
15. Fried TR, Tinetti ME, Iannone L, O'Leary JR, Towle V, Van Ness PH. Health outcome prioritization as a tool for decision making among older persons with multiple chronic conditions. Arch Intern Med 2011; 171(20):1854-6.
16. Roland M, Morris R. A study of the natural history of back pain. Part I: development of a reliable and sensitive measure of disability in low-back pain. Spine (PhilaPa 1976) 1983; 8(2):141-4.
17. Camargos FFO, Dias RC, Dias JMD, Freire MTF. Adaptação transcultural e avaliação das propriedades psicométricas da Falls Efficacy Scale – International em idosos brasileiros (FES-I-Brasil). Braz J Phys Ther 2010; 14(3):237-43.
18. Tinetti M. Performance-oriented assessment of mobility patterns in elderly patients. Journal of the American Geriatrics Society 1986; 34:119-26.
19. Tiedemann A, Lord SR, Sherrington C. The development and validation of a brief performance-based fall risk assessment tool for use in primary care. J Gerontol A Biol Sci Med Sci 2010; 65(8):896-903.
20. Riberto M, Miyazaki MH, Jucá SSH, Sakamoto H, Pinto PPN, Battistella LR. Validação da versão brasileira da medida de independência funcional. Acta Fisiátrica 2004; 11(2):72-6.
21. Law M, Baptiste S, Carswell A, McColl M, Polatajko H, Pollock N. Canadian Occupational Performance Measure. 4th ed. Ottawa (Canada): CAOT Publications ACE, 2005.
22. Guralnik JM, Ferrucci L. Assessing the building blocks of function: utilizing measures of functional limitation. Am J Prev Med 2003; 25(3 suppl 2):112-21.
23. Van Dusen J, Brunt D. Assessment in occupational therapy and physical therapy. Philadelphia: W.B. Saunders, 1997.
24. Dong XQ, Chang ES, Simon MA. Physical function assessment in a community-dweelling population of U.S. Chinese Older Adults. J Gerontol A Biol Sci Med Sci 2014; 69A(S2):S31-S38.
25. Hobson S. Being client-centred when the client is cognitively impaired. Canadian Journal of Occupational Therapy 1996; 63:133-7.
26. Stone R. Emerging issues in long-term care. In: Binstock R, George L (eds.) Handbook of aging and the social sciences. 6th ed. Thousand Oaks (Canada): Sage 2006: 397-418.
27. Stolle P, Stadnyk K, Myers AM, Rockwood K. An individualized approach to outcome measurement in geriatric rehabilitation. J Gerontol A Biol Sci Med Sci 1999; 12:M641-M647.

Capítulo 2

TOMADA DE DECISÃO DA AVALIAÇÃO ABRANGENTE

Juleimar Soares Coelho de Amorim

INTRODUÇÃO

A assistência a uma pessoa idosa, tanto na clínica como no hospital, ou até mesmo na pesquisa de campo, exige dos profissionais de saúde habilidade para integrar uma grande variedade de dados para reduzir as incertezas diagnósticas e, por consequência, selecionar a melhor intervenção terapêutica. Decidir qual dado obter para então transformá-lo em informação e em seguida interpretá-lo e integrá-lo a hipóteses diagnósticas e delinear a intervenção é um processo chamado de tomada de decisão clínica.

Existem basicamente duas teorias nesse processo: a intuitiva e a analítica[1]. Em alguns momentos, a propedêutica clássica (teoria intuitiva) pode ser mais simples por tornar possível reduzir, a partir de queixas e sintomas ou até mesmo de exames complementares, esse grau de incerteza e aumentar a probabilidade do melhor desfecho[1,2].

De acordo com a teoria analítica, nas circunstâncias em que os sinais e sintomas não são aparentes e são múltiplos e combinados, o clínico deve elaborar hipóteses diagnósticas e julgá-las, integrando os dados coletados[1,2]. Nesse caso, considerando as síndromes silenciosas, o construto multidimensional da saúde da pessoa idosa, as apresentações atípicas, as múltiplas alterações que concorrem simultaneamente para um único fenômeno clínico e a necessidade de escolher instrumentos validados, a tomada de decisão clínica da avaliação pode ser um processo complexo[3-5]. Embora o formato da avaliação abrangente possa variar, há diferentes estruturas que precisam ser conhecidas.

Este capítulo tem por objetivo apresentar a metodologia dos instrumentos e refletir sobre o processo de composição de uma avaliação ampla.

PROCESSO DE TOMADA DE DECISÃO

Estrutura da avaliação abrangente

Qualquer estrutura para avaliação deve ser flexível e capaz de ser adaptada a uma variedade de circunstâncias, bem como deve ser:

- apropriada para o público a que se destina;
- capaz de equilibrar e incorporar as opiniões dos vários agentes envolvidos (própria pessoa idosa, cuidadores, familiares e gestores);
- capaz de fornecer um mecanismo para reunir diferentes pontos de vista, reconhecendo a diversidade e a variação dentro das circunstâncias individuais[6].

Para uma avaliação abrangente podem ser utilizadas ferramentas padronizadas, proformas estruturadas ou semiestruturadas que incorporam instrumentos específicos de domínio e listas de verificação, quando necessário, ou uma abordagem não estruturada baseada na experiência profissional do avaliador individual. Existem pelo menos quatro dimensões e suas respectivas subdimensões que precisam compor a avaliação abrangente. Essa representação é mostrada na Figura 2.1.

O formato adotado provavelmente dependerá: (1) do ambiente (enfermaria hospitalar aguda ou subaguda, ambulatório ou clínica, domicílio da pessoa idosa, centro de acolhimento ou instituição de longa permanência); (2) da carga de trabalho – a avaliação global padronizada pode levar até 2 horas para ser concluída, enquanto uma avaliação não estruturada e direcionada não leva mais do que 30 minutos quando conduzida por profissional de saúde treinado e experiente; (3) de quem estará envolvido no processo de avaliação (um avaliador individual ou equipe multiprofissional contribuindo para o processo geral); e (4) do nível de treinamento e experiência daqueles que realizam a avaliação.

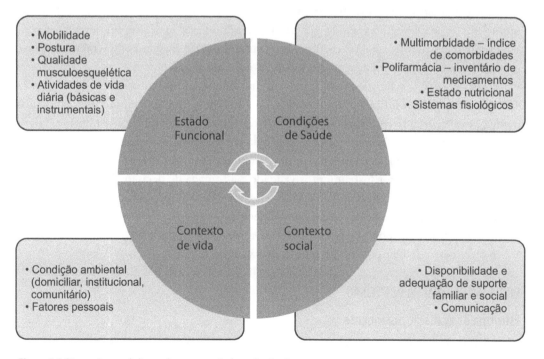

Figura 2.1 Dimensões e subdimensões estruturais da avaliação abrangente.

Seleção das ferramentas certas para avaliação

O uso de ferramentas de avaliação confiáveis e válidas não pode ser isolado[7] e, embora a confiança em medidas estruturadas não possa por si só permitir a identificação de necessidades pendentes, a combinação correta pode fornecer uma base sólida de informações. Como afirma Scanlan, "a avaliação abrangente requer tanto medidas simples de triagem para facilitar a identificação de áreas problemáticas quanto ferramentas de avaliação mais detalhadas para orientar o desenvolvimento de intervenções direcionadas"[8].

Avaliações centradas no paciente, que identifiquem as atividades nas quais ele deseja se engajar e as dificuldades relacionadas com a participação, bem como avaliações que atendem minimamente os critérios psicométricos de utilidade clínica, confiabilidade e validade, são um dos quesitos a serem considerados durante a tomada de decisão[9]. A necessidade de se utilizar uma avaliação culturalmente sensível exige uma forma prática de abordar as variáveis culturais e seus efeitos nos comportamentos de saúde, doença e incapacidade[10]. A título de exemplo, Giger e Davidhizar[11] argumentam que cada pessoa é influenciada em algum grau por seis fenômenos culturais: comunicação, espaço, organização social, tempo, controle ambiental e variações biológicas.

Existe um número tão elevado de instrumentos que a escolha pode ser difícil, e o profissional pode sentir-se confuso ao avaliar múltiplos domínios de funcionalidade das pessoas idosas. Esse assunto interessa tanto aos clínicos quanto aos pesquisadores, e esforços de associações e sociedades científicas têm compilado testes e questionários direcionados. Um exemplo é dado pela Associação Americana de Fisioterapia Geriátrica, que revisou e desenvolveu um *kit* de ferramentas com informações de propriedades de medidas de 108 instrumentos utilizados para avaliação do equilíbrio e do risco de quedas[12].

Outro exemplo é o da Universidade de Saint Louis, no Missouri (EUA), que propôs uma avaliação geriátrica rápida com apenas quatro instrumentos de triagem, para detectar fragilidade, sarcopenia, déficit cognitivo e desnutrição[13]. Uma iniciativa nacional na Austrália reúne um sítio de ferramentas de rastreio e diagnóstico especificamente para demências (https://www.dementia.org.au/information/for-health-professionals/clinical-resources/cognitive-screening-and-assessment). Também existe um compêndio útil de ferramentas de avaliação global (*Guide for Assessment Older People in Hospital*)[6]. Assim, o que se coloca é a decisão de escolher não apenas o número de instrumentos a incluir em uma avaliação, mas também os desfechos e domínios de saúde.

O Quadro 2.1 mostra que o processo de seleção de instrumentos não poderá fundamentar-se apenas nos critérios baseados em facilidade de uso. Ao se escolher a medida mais apropriada para a prática clínica e/ou pesquisa, a decisão depende do domínio (desfecho) de interesse, da população, da qualidade do instrumento, do prazo e do tempo de aplicação.

Além das questões-chave colocadas, outro critério norteador consiste em saber se o instrumento é genérico ou específico para uma condição[14]. Os instrumentos que medem domínios mais genéricos são mais apropriados para a população de saudáveis ou casos de múltiplas comorbidades. Por outro lado, se o objetivo é examinar um subconjunto específico de pacientes com diagnóstico delimitado ou que estejam recebendo uma intervenção

Quadro 2.1 Perguntas norteadoras para seleção de instrumentos de avaliação

Questões
Este conjunto de instrumentos de avaliação torna possível identificar problemas de desempenho físico e funcional das pessoas idosas e estabelecer objetivos para a intervenção terapêutica?
Qual é o motivo da avaliação – para detectar problemas, descrever dificuldades específicas de desempenho, prever desempenho ou avaliar mudanças ou resultados no desempenho após a intervenção?
A avaliação é principalmente para um cliente individual ou faz parte de um protocolo de avaliação que é preenchido com todos os pacientes?
Qual domínio do desempenho físico funcional você deseja avaliar?
Onde a avaliação ocorrerá – na casa do cliente, na comunidade ou no ambiente clínico?
Você tem tempo para realizar as avaliações necessárias?
Quais métodos de avaliação serão usados – autorrelato, relato da família ou do cuidador ou observação do desempenho?
Se forem necessárias avaliações padronizadas, você tem orçamento para comprá-las?
O instrumento que você está usando tem a confiabilidade comprovada?
A avaliação que você está usando foi validada para uso com idosos?
Há evidências de que a medida é sensível à mudança?
É necessário algum treinamento para fazer a avaliação?
Qual é a utilidade clínica da avaliação – tempo para concluir, custo, facilidade de administração e interpretação ou disponibilidade do manual de avaliação?
Como serão usados os resultados da avaliação para o planejamento do programa ou intervenção, usos administrativos ou avaliação de um protocolo de intervenção?
Como a avaliação pode ser estruturada para ser implementada em um serviço de saúde?

comum, uma medida específica pode ser mais apropriada, mas isso é idealmente avaliado no contexto. A utilização de um instrumento específico tende a obter melhor capacidade de resposta e é direcionada para o nível individual[14,15].

Método e modo de administração, coleta de dados e análises

Para acomodar as necessidades dos clientes, o profissional precisa de uma "caixa de ferramentas" que comporte todo o arsenal de instrumentos. O Quadro 2.2 descreve as seguintes categorias: fonte da informação, fonte da medida, modo da coleta, método de administração, configurações e pontuações[16].

Os componentes de cada modo de administração podem ser combinados e não são excludentes; o importante é garantir uma coleta sistemática, mas que seja capaz de incluir as diferentes características das pessoas idosas examinados[9].

Fonte da informação

As avaliações do desempenho físico-funcional podem ser realizadas por meio de observação direta ou relato da pessoa ou cuidador, ou ambos. A avaliação por meio da observação direta fornece informações sobre o desempenho real ou o que uma pessoa faz em determinado contexto. Em contraste, a avaliação baseada no autorrelato pode ser mais subjetiva e fornecer informações sobre o que uma pessoa diz que pode fazer, bem como o que ela

Capítulo 2 • Tomada de decisão da avaliação abrangente **15**

Quadro 2.2 Características da administração de medidas de desempenho físico e funcional do paciente

Metodologia	Característica principal	Vantagem	Limitação
Fonte da informação			
Autorrelato	Declaração pelo próprio respondente	Conta a própria experiência sem intermediários	Viés de memória, baixa escolaridade, deficiência na comunicação diminuem a confiabilidade
Informante *Proxy*	Uma pessoa (familiar e/ou cuidador) responde para a pessoa idosa	Útil quando a pessoa idosa é incapaz de informar. Pode fornecer informação complementar	Precisão, subjetividade e juízo de valores podem influenciar a qualidade da informação
Observação da medida	Instrumento mede com precisão o dado	Facilidade Precisão	Necessita calibração constante do instrumento
Modo da coleta			
Autopreenchimento	Própria pessoa idosa registra suas respostas ou fornece os dados	Econômico Pode alcançar número maior de pessoas	Potencial falta de dados Exige simplicidade na elaboração do instrumento (inquérito ou exame) Incapacidade de esclarecer quaisquer mal-entendidos em perguntas ou opções de resposta
Entrevistador ou examinador	O entrevistador lê as perguntas em voz alta e registra as respostas ou o examinador fornece as instruções e observa a execução para, posteriormente, registrá-la	Mais complexo Útil para idosos com incapacidade de ler, escrever ou com problemas visuais	Custo do entrevistador Potencial viés de afirmação, de aquiescência ou preconceito Pode gerar pressão para respostas ou execução mais rápidas
Método de administração			
Papel e caneta	Idoso, informante *proxy* ou entrevistador registra suas respostas ou dados em um prontuário impresso	Econômico Seguro	Propenso à entrada de dados inconsistentes Exige mais tempo para coleta Exige transferência para um sistema eletrônico de armazenamento e análises
Eletrônico	Idoso, informante *proxy* ou entrevistador registra suas respostas ou dados em um formulário eletrônico por meio de um computador, *tablet* e/ou *smartphone* em uma plataforma *online*	Interativo Prático Conforto maior para registro de comportamentos indesejáveis socialmente Minimiza erros, inconsistências ou ausência na entrada de dados Prático para análises e os dados podem ser armazenados em nuvem Maior alcance de pessoas por meio de mídias socais, *e-mails* e *sites* Tende a ser mais rápido	Ausência do pesquisador Custo Desconforto potencial com tecnologia Provável viés de seleção por menor acessibilidade e infoexclusão Os instrumentos ainda não sofreram validação para esse formato

(Continua)

Quadro 2.2 Características da administração de medidas de desempenho físico e funcional do paciente *(continuação)*

Local de administração			
Clínica, hospital ou laboratório	Paciente realiza todo o protocolo da avaliação dentro do espaço reservado especificamente para coleta de dados	Avaliação em tempo real Viabilidade com uso de prontuário eletrônico	Impacto no fluxo de agendamentos Ansiedade do paciente e síndrome do jaleco branco Potencial para simulação das condições de vida ou nas respostas do examinado
Domicílio	Idoso realiza o protocolo nas condições usuais de vida	Reflete o mais próximo a realidade do examinado	Acessibilidade Privacidade nas informações Segurança dos dados Segurança do examinador
Pontuação, análise e interpretação			
Categórica	O exame distingue idosos com ou sem uma deficiência ou limitação	Distingue os grupos	Pontos de corte podem não ser bem estabelecidos
Escala Likert	As respostas são ranqueadas a partir de categorias crescentes	Apresenta uma hierarquia de grupos	
Contínua	A pontuação da medida é um valor absoluto	Maior precisão da medida Fácil interpretação Melhor concordância em comparações de grupos	Análises mais complexas

pode fazer ou não fazer. Obviamente, é mais fácil e eficiente coletar informações de avaliação por meio de autorrelato, mas Jette[17] discute o uso de questionários formulados em termos de experiência de dificuldade (valoração do aspecto negativo – incapacidade) ou de necessidade de ajuda (valoração do funcional – desempenho) com uma atividade. Uma discussão sobre as medidas relatadas pode ser encontrada no Capítulo 7. Já a observação se refere ao julgamento de um avaliador sobre a expectativa de realização de uma tarefa ou atividade padrão. Por ser mais acurada, torna possível acompanhar mudanças clínicas, fazer comparações e estimar prognóstico (uma discussão detalhada se encontra no Capítulo 23).

Modo da coleta e método da administração

A melhor escolha quanto ao modo de pesquisa (entrevista, questionário preenchido em papel, digital ou misto) depende do objetivo da avaliação, da população-alvo e dos recursos financeiros. Tradicionalmente, em pesquisas de campo, os dados são coletados por meio de entrevistas (presenciais ou por telefone) estruturadas, semi ou não estruturadas. As entrevistas conduzidas pelo examinador são dadas como estratégia para garantir a completude e a qualidade dos dados[18]. Até pouco tempo atrás era prática de pesquisadores o envio de um questionário (formulário de pesquisa) pelos correios (físico ou digital), cujo preenchimento ficava a cargo do participante (autopreenchimento). Mais recentemente, aumentou de maneira dramática o uso de pesquisas na internet[19]. Ao mesmo tempo que o autopreenchimento torna mais fácil e barato realizar uma pesquisa, é notável a diminuição das taxas de resposta[20]. Em geral, é necessário muito esforço para alcançar uma taxa de resposta aceitável e uma amostra de estudo que seja generalizável para a população que ela supostamente representa[19,20].

Existem diferenças significativas na resposta autopreenchida e na registrada pelo examinador. Se por um lado o autopreenchimento tende a perder precisão de acordo com a escolaridade, compreensão e legibilidade da pergunta e as opções de resposta, por outro o aceno confirmatório e as expressões faciais do examinador podem introduzir um viés confirmatório[21]. Tanto na prática clínica como na pesquisa, muitos tipos de erros podem ser superados com uma revisão criteriosa do instrumento e o treinamento contínuo do profissional.

Local de administração

A validade dos resultados da avaliação é influenciada pelo ambiente em que ela acontece. Pesquisas que compararam o uso da mesma avaliação em diferentes ambientes descobriram que os resultados são afetados pelo ambiente de avaliação[22,23]. Se são baseadas na observação direta do desempenho da tarefa e essa tarefa é realizada em ambiente desconhecido, é provável que os resultados da avaliação sejam afetados. Se possível, as avaliações observacionais devem ser realizadas em ambientes familiares à pessoa ou pelo menos após um período suficiente de familiarização.

Pontuação, análise e interpretação

As principais formas de pontuação em questionários são: múltiplos itens, sistema de escala (visual, numérica ou *likert*) e dicotômica[24]. A numeração é uma forma de análise contínua (mais sensível e precisa para detecção de qualquer mudança), a *likert* é multicategórica (posiciona melhor uma resposta subjetiva) e a dicotômica é a mais fácil, porém menos específica para detecção de um desfecho. A escolha de cada formato dependerá do construto a ser medido e da natureza do instrumento que foi validado. A título de exemplo, a dor é um construto que pode ser medido de diferentes maneiras. Pode-se coletar a presença da dor (resposta dicotômica – uma queixa, por exemplo), a gravidade a partir de uma gradação (*likert* – escala graduada de dor crônica, por exemplo) e sua intensidade (contínua – escala visual analógica ou numérica). Em uma única avaliação, os três formatos são bem-vindos e se complementam.

Avaliações que coletem dados estruturados e passíveis de pontuação sobre um atributo específico (por exemplo, o Questionário Internacional de Atividade Física para Idosos)[25] são padronizadas e contêm instruções específicas de administração, um número definido de itens e informações detalhadas sobre pontuação e interpretação dos resultados. Sua principal vantagem é ajudar a garantir que a avaliação seja feita de maneira confiável e que as mesmas informações sejam coletadas e possam ser usadas para análise de grupo de modo a fornecer informações para avaliação de programas. No entanto, elas podem exigir treinamento especial, como acontece com a observação do desempenho muscular medido pelo dinamômetro isocinético de mão[26], e qualquer modificação invalidará as normas, a confiabilidade e a validade da medida.

Em geral, para coleta de dados normativos, a avaliação é administrada a uma população de referência de pessoas "normais". O uso de dados normativos permite ao terapeuta comparar o desempenho de um idoso com a norma, julgar esse seu desempenho e, assim, justificar a intervenção ou uma avaliação adicional. Os dados normativos são particularmente úteis para avaliações usadas para fins descritivos e de triagem. A *Short Physical Performance Battery* (SPPB)[27] é um exemplo de avaliação que estabeleceu normas. No entanto, existem dificuldades potenciais com o uso de avaliações normativas com idosos, pois podem ter sido desenvolvidas e padronizadas usando adultos de uma ampla faixa etária. Portanto, a interpretação dos resultados da avaliação não é precisa quando são usados dados normativos para adultos.

Avaliações individualizadas podem analisar atributos para os quais não existem medidas padronizadas, podem ser mais responsivas a pequenas mudanças na função ao longo do tempo e podem refletir com mais precisão os objetivos centrados no cliente[28]. Exemplo de avaliação individualizada inclui a Medida Canadense de Desempenho Ocupacional[29]. As avaliações individualizadas fornecem informações específicas sobre os objetivos do cliente para a intervenção terapêutica e são métodos eficientes.

Em geral, a avaliação individual usa métodos qualitativos, como entrevistas narrativas, observação-participante ou revisão de materiais impressos ou visuais. Um exemplo bem claro é a adaptação do *Home Environment Survey*[30] que se utiliza de perguntas para a pessoa idosa, mas também observa as adequações do ambiente onde ela vive.

Essas abordagens são ideais para gerontólogos com interesse em funções e experiências de vida e habilidade na interação humana. A principal característica da avaliação qualitativa é não se limitar a pontos de corte ou pontuações e sim descrever detalhadamente o observado. Um exemplo prático é o teste *Get Up and Go* (GUG), a versão sem medição do tempo do teste *Timed Get Up and Go* (TUG). No GUG, cada tarefa avaliada (passar sentado para de pé, deambular, giro e de pé para sentado) descreve o desempenho do paciente[31,32].

CONSIDERAÇÕES FINAIS

A combinação de diferentes maneiras de avaliar os múltiplos domínios de saúde deve ser incentivada para garantir a maior completude possível na compreensão da capacidade funcional. A composição de uma avaliação com instrumentos capazes de detectar dificuldade e dependência pode retratar de modo mais abrangente o *continuum* da capacidade funcional das pessoas idosas.

Referências

1. Hamm R. Clinical intuition and clinical analysis: expertise and the cognitive continuum. In: Dowie J, Elstein A (eds.) Professional Judgment: A Reader in Clinical Decision Making. Cambridge, Cambridge University Press, 1988.
2. Muir N. Clinical decision-making: theory and practice. Nursing Standard 2004; 18(36):47-52.
3. Fried TR, Tinetti ME, Iannone L, O'Leary JR, Towle V, Van Ness PH. Health outcome prioritization as a tool for decision making among older persons with multiple chronic conditions. Arch Intern Med 2011; 171(20):1854-6.
4. Rubenstein LZ, Joseph T. Freeman award lecture: comprehensive geriatric assessment: from miracle to reality. J Gerontol A Biol Sci Med Sci 2004; 59(5):473-7.

5. Case SM, Fried TR, O'Leary J. How to ask: older adults' preferred tools in health outcome prioritization. Patient Educ Couns 2013; 91(1):29-36.
6. Dorevitch M, Davis S, Andrews G. Guide for assessing older people in hospital. Published by Metropolitan Health and Aged Care Services Division, Victorian Government Department of Human Services. Victoria on behalf of Australian Health Ministers' Advisory Council, Melbourne, 2004.
7. Osterweil D. Comprehensive geriatric assessment: lessons in progress. Journal of the American Medical Directors Association 2003; 5:371-4.
8. Scanlan BC. The value of comprehensive geriatric assessment. Care Management Journals 2005; 6(1):2-8.
9. Puts MTE, Alibhai SMH. Fighting back against the dilution of the comprehensive geriatric assessment. J Geriatr Oncol 2018; 9(1):3-5.
10. Rawlings-Anderson K. Assessing the cultural and religious needs of older people. Nursing Older People 2004; 16(8):28-33.
11. Giger J, Davidhizar R. Transcultural nursing assessment and interventions. 3th ed. St. Louis: Mosby, 1995.
12. Wang-Hsu E. Outcome Measure Toolkit for Geriatric Fall/Balance Assessment. Apta, 2019.
13. Little MO. The rapid geriatric assessment: a quick screen for geriatric syndromes. MoMed 2017; 114(2):101-4.
14. Cella D, Hahn EA, Jensen SE et al. Patient-reported outcomes in performance measurement. North Carolina: RTI Press, 2015.
15. Bergland A, Thorsen H, Kåresen R. Association between generic and disease-specific quality of life questionnaires and mobility and balance among women with osteoporosis and vertebral fractures. Aging Clin Exp Res 2011; 23(4):296-303.
16. Sneeuw KC, Sprangers MA, Aaronson NK. The role of health care providers and significant others in evaluating the quality of life of patients with chronic disease. J Clin Epidemiol 2002; 55(11):1130-43.
17. Jette AM, Haley SM, Coster WJ et al. Late Life Function and Disability Instrument – Development and evaluation of the function component. J Gerontol Series A: Biological Sciences and Medical Sciences 2002; 57(4):M217-M222.
18. de Bernardo DH, Curtis A. Using online and paper surveys: the effectiveness of mixed-mode methodology for populations over 50. Res Aging 2013; 35(2):220-40.
19. Manfreda KL, Berzelak J, Vehovar V, Bosnjak M, Haas I. Web surveys versus other survey modes: a meta-analysis comparing response rates. Int J Mark Res 2008; 50(1):79-104.
20. Brick JM. Unit Nonresponse and Weighting Adjustments: A Critical Review. J Official Stat 2013; 29(3):329.
21. Bowling A. Mode of questionnaire administration can have serious effects on data quality. J Public Health 2005; 27(3):281-91.
22. Nygard L, Bernspang B, Fisher AG, Winblad B. Comparing motor and process ability in home versus clinical settings with persons with suspected dementia. American Journal of Occupational Therapy1993; 48:689-96.
23. Fisher AG. The assessment of IADL motor skills: An application of the many faceted Rasch analysis. American Journal of Occupational Therapy 1993; 47:319-29.
24. Tourangeau R, Rasinski KA. Cognitive processes underlying context effects in attitude measurement. Psychology Bull 1988; 103:299-314.
25. Matsudo S, Araújo T, Matsudo V, Andrade D, Andrade E, Oliveira LC. Questionário Internacional de Atividade Física (IPAQ): estudo de validade e reprodutibilidade no Brasil. Rev Bras Ativ Fis Saúde 2001; 6(2):5-18.
26. Rijk JM, Roos PR, Deckx L, van den Akker M, Buntinx F. Prognostic value of handgrip strength in people aged 60 years and older: a systematic review and meta-analysis. Geriatr Gerontol Int 2016; 16(1):5-20.
27. Guralnik JM, Ferrucci L, Simonsick EM, Salive ME, Wallace RB. Lowe-extremity function in persons over the age of 70 years as a predictor of subsequent disability. New Engl J Med 1995; 332:556-61.
28. Russell D, King G, Palisano R, Law M. Measuring individualized outcomes. Hamilton (Canada): Neurodevelopmental Clinical Research Unit, McMaster University, 1995.
29. Law M, Baptiste S, Carswell A, McColl MA, Polatajko H, Pollock N. Canadian Occupational Performance Measure. Toronto: Canadian Association for Occupational Therapy, 2005.
30. Hale K, Østbye T, Perera B, Bradley R, Maselko J. A Novel Adaptation of the HOME Inventory for Elders: The Importance of the Home Environment Across the Life Course. Int J Environ Res Public Health 2019; 16:2826.
31. Mathias S, Nayak US, Isaacs B. Balance in elderly patients: The "get-up and go" test. Archives of Physical Medicine and Rehabilitation 1986; 67(6):387-9.
32. Podsiadlo D, Richardson S. The timed "Up & Go": A test of basic functional mobility for frail elderly persons. Journal of the American Geriatrics Society 1991; 39(2):142-8.

Capítulo 3

SARCOPENIA

Tiago da Silva Alexandre
Roberta de Oliveira Máximo
Mariane Marques Luiz

INTRODUÇÃO

O termo *sarcopenia* (do grego *sarx*, carne, e *penia*, perda) foi introduzido por Irwin Rosenberg em 1989 para definir o declínio de massa muscular esquelética associado à idade[1]. Posteriormente, Baumgartner e cols.[2] passaram a diagnosticar a sarcopenia por meio do Índice de Massa Muscular Esquelética Apendicular (IMMEA) inferior a dois desvios padrões da média populacional, obtido por *Dual energy X-ray Absorptiometry* (DXA). O IMMEA é um índice relativo de massa muscular representado pela soma da massa dos membros superiores e inferiores dividida pela altura ao quadrado ($MMEA/m^2$)[2].

Desde então, uma variedade de definições e critérios de sarcopenia foi usada em estudos epidemiológicos, até o surgimento do *European Working Group on Sarcopenia in Older People* (EWGSOP), em 2010[3]. Nesse consenso, a força muscular e o desempenho físico foram incorporados à massa muscular para diagnóstico de sarcopenia.

Atualmente, a sarcopenia é reconhecida como uma doença muscular (CID-10-CM – M62.84) que envolve a perda acelerada de massa e função muscular, e está em vigor o EWGSOP2, publicado em 2019 pelo mesmo grupo europeu com a finalidade de atualizar seu algoritmo de avaliação[4].

Em síntese, o EWGSOP2 insere o questionário SARC-F ou a suspeita clínica como primeiro passo da avaliação para encontrar os possíveis casos da doença. Em seguida, avalia-se a força muscular, que ganhou destaque nesse novo algoritmo – quando há fraqueza, identifica-se uma provável sarcopenia. A confirmação do diagnóstico se dá pela combinação de fraqueza e baixa massa muscular. Antes central na definição de sarcopenia, o desempenho físico agora caracteriza a gravidade da doença quando estão presentes fraqueza e baixa massa muscular[5].

MEDIDAS DE AVALIAÇÃO

Rastreio dos casos de sarcopenia

O início do diagnóstico consiste na triagem dos possíveis casos de sarcopenia e, na prática clínica, essa identificação pode partir da suspeita clínica[5].

Uma alternativa para rastreio dos casos de sarcopenia consiste no uso do instrumento SARC-F, que questiona a força muscular do indivíduo (necessidade de assistência para levantar e carregar 5kg), a necessidade de assistência para andar (atravessar um quarto/cômodo) e a habilidade de levantar-se da cama ou cadeira e de subir um lance de escadas equivalente a 10 degraus. Cada resposta recebe a seguinte pontuação: 0 – nenhuma ajuda; 1 – alguma ajuda; 2 – muita ajuda ou incapacidade de realizar a atividade. Em seguida, o instrumento avalia a ocorrência de quedas no último ano, pontuando 0 para ausência de quedas, 1 para uma a três quedas ou 2 para quatro quedas ou mais. Um escore final igual ou maior que 4 é sugestivo de sarcopenia e exige a continuidade da investigação; caso contrário, não há sinais de sarcopenia no momento e uma nova avaliação deve ser realizada após 6 meses[6].

Uma versão validada e modificada é conhecida como SARC-F + Calf (do inglês *calf*: panturrilha), que acrescenta a mensuração da circunferência da panturrilha como indicador da massa muscular ao questionário já existente (Figura 3.1) e tem sido recomendada no lugar do SARC-F. A medida é tomada no ponto de maior circunferência horizontal da panturrilha esquerda, na posição sentada, com as pernas não contraídas e afastadas 20cm uma da outra. Além dos itens previamente avaliados no SARC-F, adiciona-se a pontuação 0, caso a circunferência de panturrilha seja maior que 34cm para homens e 33cm para mulheres, ou 10, quando igual ou menor que 34cm para homens e 33cm para mulheres. Um escore final maior que 11 é sugestivo de sarcopenia e exige continuidade da avaliação; do contrário, não há sarcopenia e uma nova investigação deve ser realizada futuramente[7].

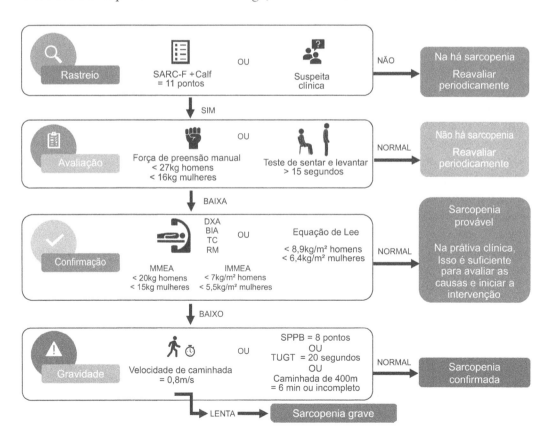

Figura 3.1 Instrumento SARC-F + Calf para rastreio da sarcopenia. (Adaptada de Barbosa-Silva e cols.[7].)

Avaliação da força muscular

Recomenda-se que a força muscular seja mensurada por meio da força de preensão manual que, além de correlacionada à força de membros inferiores, é reconhecida como importante sinal vital para triagem de idosos em risco de desfechos adversos[8].

A mensuração é feita com dinamômetro portátil, com o indivíduo sentado em cadeira sem apoio para braços, o cotovelo fletido a 90 graus, sem adução do ombro e o punho em posição neutra. O dinamômetro deve ser ajustado ao tamanho da mão do cliente e deve ser solicitado que ele o aperte com a maior força possível. O ponto de corte para identificação de baixa força muscular, segundo o EWGSOP2, é uma preensão manual menor que 27kg para homens e 16kg para mulheres[5,9].

O teste de sentar e levantar da cadeira representa uma excelente alternativa caso não haja disponibilidade de dinamômetro, uma vez que é frequentemente utilizado na prática clínica como indicador da força muscular dos membros inferiores[5]. O teste consiste em cronometrar o tempo gasto para se levantar cinco vezes de uma cadeira e deve ser iniciado com o cliente sentado em cadeira sem apoio para os braços, com as costas apoiadas e os braços cruzados sobre o tórax. Em seguida, é cronometrado o tempo gasto para realizar, em máxima velocidade possível, as cinco repetições para alcançar a postura em pé (tronco ereto com quadris e joelhos em extensão) e regressar à posição sentada. Conforme o EWGSOP2, quando o tempo gasto para completar o teste ultrapassa os 15 segundos, há indício de baixa força muscular[5,10].

Avaliação da massa muscular

A massa muscular pode ser avaliada por meio de exames de imagem, como ressonância magnética (RM) e tomografia computadorizada (TC), métodos considerados padrões de referência por fornecerem uma estimativa da massa muscular separada da porcentagem de gordura corporal[5]. Embora sejam considerados recursos excelentes, esses exames são muito sofisticados e caros, o que pode inviabilizar seu uso em todos os contextos de assistência.

O DXA é preferível à TC e à RM para pesquisa e uso clínico, em virtude do custo relativamente mais baixo e de menores doses de radiação[5]. Contudo, trata-se de uma medida indireta e imprecisa que também estima o teor de água, tecido fibroso, órgãos e outros tecidos. Essa desvantagem pode ser o motivo da divergência entre os dados de sarcopenia e de outros desfechos adversos em idosos, indicando a necessidade de cautela quanto à melhor maneira de mensuração da massa muscular[11,12].

Uma possibilidade de avaliação da massa muscular consiste no uso da *Bioelectrical Impedance Analysis* (BIA), que estima a massa corporal magra e gorda em nível molecular e apresenta boa correlação com RM e DXA[5]. Trata-se de uma técnica de baixo custo, o que possibilita a reprodutibilidade em clientes ambulatoriais e acamados, uma vez que é portátil e não envolve exposição à radiação. Contudo, são necessários alguns cuidados e preparos antes de sua realização, e a margem de erro é grande para estimativa da massa magra, o que pode impactar os resultados.

Quando nenhum desses recursos está acessível, ainda assim é possível avaliar a massa muscular por meio de técnicas simples, sem custos, e que possibilitam um diagnóstico

Quadro 3.1 Equação antropométrica de Lee[14]

MMEA = (0,244 × peso) + (7,8 × altura) – (0,098 × idade) + (6,6 × sexo) + (etnia – 3,3)
sexo (0 = mulheres e 1 = homens) etnia (0 = branco; -1,2 = amarela; 1,4 = negro e pardo)
IMMEA = MMEA/altura^2

imediato para os ambientes ambulatorial e clínico. Nesse sentido, destaca-se a medida antropométrica da circunferência da panturrilha, um marcador substituto da massa muscular para o diagnóstico de sarcopenia[5]. De acordo com o consenso, valores abaixo de 31cm equivalem a uma baixa massa muscular[5,13], mas existem notas validadas para idosos brasileiros, segundo as quais valores iguais ou menores que 34cm para homens e 33cm para mulheres são indicativos de baixa massa muscular e estão relacionados com sarcopenia[7].

Uma avaliação alternativa para estimativa da MMEA e obtenção do IMMEA consiste na equação antropométrica de Lee[14], que apresenta boa correlação com as estimativas do DXA e está validada para idosos brasileiros, apesar de não ser apontada no EWGSOP2 (Quadro 3.1).

Em síntese, a avaliação da massa muscular para estimativa da MMEA e para cálculo do IMMEA é obtida, segundo o EWGSOP2, por meio de diversos métodos, desde exames de imagens até medidas antropométricas.

O consenso sugere como notas de corte para MMEA valores abaixo de 20kg para homens e 15kg para mulheres[5,15], enquanto para o IMMEA são sugeridos como notas de corte valores abaixo de 7kg/m^2 para homens e de 5,5kg/m^2 para mulheres[5,16]. Para idosos brasileiros, os pontos de corte para IMMEA são valores abaixo de 8,9kg/m^2 em homens e de 6,4kg/m^2 em mulheres, os quais têm grande capacidade de identificar os verdadeiros casos de baixa massa muscular (90% dos casos em homens e 86% dos casos entre as mulheres)[17].

Avaliação do desempenho físico

De acordo com o EWGSOP2, quatro testes podem ser utilizados para avaliação do desempenho físico: a velocidade de caminhada, a *Short Physical Performance Battery* (SPPB), o teste *Timed Up and Go* (TUG) e o teste de caminhada de 4 metros, o qual é considerado o melhor teste e o mais adequado ao estado de saúde do cliente com base em seu domínio cognitivo, na capacidade de deambulação e mobilidade e no espaço físico disponível para realização[5].

O teste de velocidade de caminhada é uma medida validada e considerada padrão de referência na avaliação da mobilidade. Sua execução é rápida, segura e sem custos, necessitando apenas de um cronômetro e de um espaço físico em linha reta. O teste consiste na determinação do melhor tempo dentre duas caminhadas consecutivas em uma superfície plana de 4 metros em ritmo normal. A marca de 0,8m/s ou menos é um indicador clínico de lentidão e quando presente, respeitando o fluxograma proposto pelo EWGSOP2, há sarcopenia grave[3,5,18].

A SPPB determina o desempenho físico através de uma bateria de testes, que inclui o teste da velocidade de caminhada e o tempo para se levantar da cadeira cinco vezes, e de três medidas hierárquicas de equilíbrio, como pés lado a lado, *semitandem* e *tandem*. Para cada teste é atribuída a pontuação 0 a 4 pontos, em que 0 corresponde à incapacidade de realização e 4, ao nível mais alto de desempenho. Em sua totalidade, a bateria completa varia de 0 a 12 pontos, e uma pontuação igual ou inferior a 8 pontos indica baixo desempenho físico[5,19]. Apesar de amplamente utilizado na prática clínica, a execução do teste pode levar em média 10 minutos, o que pode tornar mais atraente a escolha de um teste mais rápido.

Considerado uma dessas opções, o TUG avalia a mobilidade e consiste em levantar-se de uma cadeira com apoio para os braços, percorrer uma distância de 3 metros em velocidade usual, fazer um giro de 180 graus e retornar à cadeira, onde deve sentar-se novamente. Quando o tempo gasto para execução do teste é de 20 segundos ou mais, há indícios de baixo desempenho físico[5,20].

Outra sugestão é a caminhada de 400 metros[5], que avalia a capacidade aeróbica máxima e a capacidade funcional na caminhada mediante cronometragem do tempo gasto para percorrer uma distância de 400 metros. No teste, o cliente deve fazer 10 voltas completas (ir e vir) em um corredor de 20 metros, após aquecimento de 2 minutos e com estímulo padrão a cada volta. Ele deve andar na maior velocidade possível, sem correr, em um ritmo que possa ser mantido, sendo permitidas até duas paradas para descanso durante o teste[5,21]. Um tempo de 6 minutos ou mais ou a incapacidade de completar o teste indica baixo desempenho físico e aeróbico.

INTERPRETAÇÃO DOS RESULTADOS

O algoritmo defendido pelo EWGOSP2 possibilita o diagnóstico de sarcopenia em vista das ferramentas apresentadas para rastreio dos casos e avaliação dos componentes de massa, força muscular e desempenho físico (Figura 3.2).

Inicialmente, os possíveis casos de sarcopenia podem ser identificados a partir da suspeita clínica ou pelo SARC-F + Calf – quando menor que 11, não há sinais de sarcopenia no momento e uma nova avaliação deve ser realizada após 6 meses[5,7]; caso a pontuação alcançada no SARC-F + Calf seja 11 ou maior ou haja suspeita clínica de sarcopenia, é necessário continuar com a investigação.

A investigação deve continuar com a mensuração da força muscular, em que um teste de força de preensão manual abaixo de 27kg em homens e de 16kg mulheres ou um teste de sentar e levantar cinco vezes com resultado acima de 15 segundos é suficiente para indicar a presença provável de sarcopenia com necessidade de investigação imediata das causas e implementação de medidas de tratamento[5].

Para confirmação do diagnóstico de sarcopenia, é necessária a avaliação da massa muscular por meio de algum dos métodos supracitados[5], como DXA ou, de maneira mais rápida e prática, com a equação de Lee para estimativa da MMEA e o cálculo do IMMEA. A gravidade da sarcopenia é determinada por testes de desempenho físico, como teste de velocidade de caminhada ($\leq 0{,}8m/s$), SPPB (≤ 8 pontos), TUG (≥ 20 segundos) ou teste de caminhada de 400 metros (≥ 6 minutos)[5].

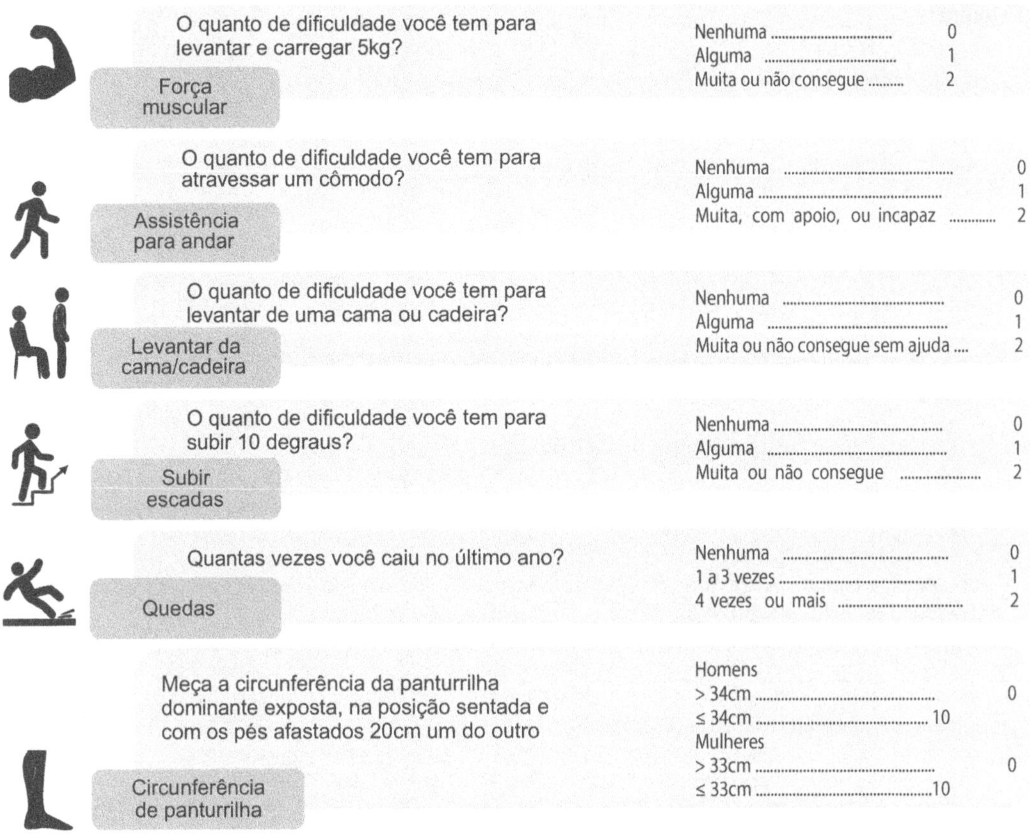

	O quanto de dificuldade você tem para levantar e carregar 5kg?	Nenhuma	0
Força muscular		Alguma	1
		Muita ou não consegue	2

	O quanto de dificuldade você tem para atravessar um cômodo?	Nenhuma	0
Assistência para andar		Alguma	1
		Muita, com apoio, ou incapaz	2

	O quanto de dificuldade você tem para levantar de uma cama ou cadeira?	Nenhuma	0
Levantar da cama/cadeira		Alguma	1
		Muita ou não consegue sem ajuda	2

	O quanto de dificuldade você tem para subir 10 degraus?	Nenhuma	0
Subir escadas		Alguma	1
		Muita ou não consegue	2

	Quantas vezes você caiu no último ano?	Nenhuma	0
Quedas		1 a 3 vezes	1
		4 vezes ou mais	2

	Meça a circunferência da panturrilha dominante exposta, na posição sentada e com os pés afastados 20cm um do outro	Homens	
		> 34cm	0
		≤ 34cm	10
Circunferência de panturrilha		Mulheres	
		> 33cm	0
		≤ 33cm	10

Figura 3.2 Algoritmo para rastreio, diagnóstico e estratificação da sarcopenia proposto pelo EWGSOP2. (Adaptada de Cruz-Jentoft e cols.[5].)

CONSIDERAÇÕES FINAIS

O EWGOSP2 fornece uma nova perspectiva para diagnóstico de sarcopenia, a qual pretende ser mais abrangente que a anterior. A inserção da força muscular como critério principal para identificação de sarcopenia segue um caminho já apresentado em estudos epidemiológicos que demonstram a fraqueza muscular mais associada a desfechos adversos em idosos. Relegar à massa muscular a função de confirmar o diagnóstico fundamenta seu papel parcial, mas não único dentro do processo da sarcopenia. Ademais, a inserção do desempenho físico para situar a gravidade da doença é um ganho nesse algoritmo, já que ele é mais um desfecho do que o diagnóstico de sarcopenia. Uma ressalva diz respeito ao uso do questionário SARC-F para rastreio da doença. Isso porque, embora tenha alta especificidade, ou seja, diagnostica corretamente os indivíduos sem risco, a sensibilidade do SARC-F é muito baixa e pode negligenciar o diagnóstico de pessoas já sarcopênicas.

Uma consideração precisa ser feita a respeito das notas de corte apresentadas pelo consenso revisado. Estudos mostram que, na comparação das prevalências de sarcopenia entre os consensos 1 e 2, as prevalências com o 2 são sempre menores. Talvez o problema do consenso 2 sejam os valores muito baixos para definir fraqueza muscular, indicando que uma nota mais alta pode alcançar maiores sensibilidade e especificidade.

Referências

1. Rosenberg IH. Sarcopenia: Origins and clinical relevance. J Nutr 1997; 127(5 Suppl):990S–991S.
2. Baumgartner RN. Body composition in healthy aging. Ann N Y Acad Sci 2000; 904:437-48.
3. Cruz-Jentoft AJ, Baeyens JP, Bauer JM et al. Sarcopenia: European consensus on definition and diagnosis: Report of the European Working Group on Sarcopenia in Older People. Age Ageing 2010; 39(4):412-23.
4. Anker SD, Morley JE, Haehling S. Welcome to the ICD-10 code for sarcopenia. J Cachexia Sarcopenia Muscle 2016; 7(5):512-4.
5. Cruz-Jentoft AJ, Bahat G, Bauer J et al. Sarcopenia: revised European consensus on definition and diagnosis. Age Ageing 2019; 48(1):16-31.
6. Malmstrom TK, Miller DK, Simonsick EM, Ferrucci L, Morley JE. SARC-F: a symptom score to predict persons with sarcopenia at risk for poor functional outcomes: SARC-F. J Cachexia Sarcopenia Muscle 2016; 7(1):28-36.
7. Barbosa-Silva TG, Menezes AMB, Bielemann RM, Malmstrom TK, Gonzalez MC. Enhancing SARC-F: Improving sarcopenia screening in the clinical practice. J Am Med Dir Assoc 2016; 17(12):1136-41.
8. Bohannon RW. Grip strength: An indispensable biomarker for older adults. Clin Interv Aging 2019; 14:1681-91.
9. Dodds RM, Syddall HE, Cooper R et al. Grip strength across the life course: Normative data from twelve British studies. In: Vina J (ed.) PLoS ONE 2014; 9(12):e113637.
10. Cesari M, Kritchevsky SB, Newman AB et al. Added value of physical performance measures in predicting adverse health-related events: Results from the Health, Aging and Body Composition Study. J Am Geriatr Soc 2009; 57(2):251-9.
11. Cawthon PM, Orwoll ES, Peters KE et al. Strong relation between muscle mass determined by D3-creatine dilution, physical performance, and incidence of falls and mobility limitations in a prospective cohort of older men. J Gerontol Ser A 2019; 74(6):844-52.
12. Duchowny KA, Peters KE, Cummings SR et al. Association of change in muscle mass assessed by D3-creatine dilution with changes in grip strength and walking speed. J Cachexia Sarcopenia Muscle 2020; 11(1):55-61.
13. Landi F, Onder G, Russo A et al. Calf circumference, frailty and physical performance among older adults living in the community. Clin Nutr 2014; 33(3):539-44.
14. Lee RC, Wang Z, Heo M, Ross R, Janssen I, Heymsfield SB. Total-body skeletal muscle mass: development and cross-validation of anthropometric prediction models. Am J Clin Nutr 2000; 72(3):796-803.
15. Studenski SA, Peters KW, Alley DE et al. The FNIH Sarcopenia Project: Rationale, study description, conference recommendations, and final estimates. J Gerontol Ser A 2014; 69(5):547-58.
16. Gould H, Brennan SL, Kotowicz MA, Nicholson GC, Pasco JA. Total and appendicular lean lass reference ranges for Australian men and women: The Geelong Osteoporosis Study. Calcif Tissue Int 2014; 94(4):363-72.
17. da Silva Alexandre T, de Oliveira Duarte YA, Ferreira Santos JL, Wong R, Lebrão ML. Prevalence and associated factors of sarcopenia among elderly in Brazil: Findings from the SABE study. J Nutr Health Aging 2014; 18(3):284-90.
18. Studenski S, Perera S, Patel K, et al. Gait speed and survival in older adults. JAMA 2011; 305(1):50-8.
19. Guralnik JM, Ferrucci L, Simonsick EM, Salive ME, Wallace RB. Lower-extremity function in persons over the age of 70 years as a predictor of subsequent disability. N Engl J Med 1995; 332(9):556-62.
20. Bischoff HA, Stähelin HB, Monsch AU et al. Identifying a cut-off point for normal mobility: a comparison of the timed "up and go" test in community-dwelling and institutionalised elderly women. Age Ageing 2003; 32(3):315-20.
21. Newman AB, Simonsick EM, Naydeck BL et al. Association of long-distance corridor walk performance with mortality, cardiovascular disease, mobility limitation, and disability. JAMA 2006; 295(17):2018-26.

Capítulo 4

DOR EM PESSOAS IDOSAS

Leani Souza Máximo Pereira
Daniele Sirineu Pereira

INTRODUÇÃO

À medida que a população envelhece, aumenta a prevalência das condições associadas à dor persistente em todos os ambientes de atendimento à saúde. Mesmo com o avanço da farmacologia e dos recursos físicos terapêuticos disponíveis, as manifestações álgicas em pessoas idosas constituem um desafio tanto para os pacientes como para os profissionais de saúde, os familiares e os diversos níveis dos sistemas de saúde[1].

A repercussão da dor na vida da pessoa idosa é grave por incidir em um organismo já vulnerável em decorrência do processo de envelhecimento. Incapacidade funcional, depressão, ansiedade, déficits cognitivos e distúrbios do sono são frequentemente associados à sintomatologia álgica[2]. Apesar da alta prevalência dos sintomas álgicos em pessoas idosas, a dor não é atributo da idade e, de acordo com evidências, a intensidade das dores leves e moderadas diminui após os 85 anos, enquanto a das mais fortes e incapacitantes tem aumento com o avançar da idade[3,4]. Assim como o envelhecimento, a dor é tão heterogênea que diferentes trajetórias de dor e incapacidade em pessoas idosas com dor lombar inespecífica revelam distintos perfis biopsicossociais[5].

CONCEITUAÇÃO E AVALIAÇÃO DA DOR

A dor não é mais compreendida e avaliada somente por sua intensidade, como na década de 1960. Após 40 anos, a International Association for the Study of Pain (IASP) modificou o conceito de dor, que passou a ser definida como uma experiência sensorial e emocional desagradável associada ou semelhante àquela associada a dano tecidual real ou potencial[6].

Com essa nova conceituação, a IASP contemplou o valor do relato do paciente mesmo sem lesões perceptíveis. De acordo com o mecanismo fisiopatológico envolvido, a dor é dividida em três categorias: nociceptiva, neuropática e, mais recentemente, nociplástica[7]. Entretanto, esses sintomas podem interagir, coexistir e se sobrepor como um mosaico e podem ser permeados por fatores genéticos, biológicos e psicossociais. Esse mosaico de fatores contribui para que a dor se manifeste de maneira peculiar e individual, ilustrando o quão intricadas são as formas de apresentação dos fenômenos dolorosos[8].

Quadro 4.1 Posturas, atitudes e comportamentos sugestivos de alterações relacionadas com a dor em idosos demenciados

Alterações	Exemplos
Expressões faciais	Caretas e testa enrugada
Verbalizações ou vocalizações	Gemidos, respiração ruidosa, pedidos de ajuda, gritos, agressividade verbal
Movimentos corporais	Postura corporal tensa, inquietação, balançar, alterações da marcha e da mobilidade
Alterações nas relações sociais	Apetite, distúrbios do sono, aumento dos períodos de descanso
Mudanças no estado mental	Choro, confusão e irritabilidade

Múltiplas variáveis biopsicossociais podem ser identificadas no processo álgico crônico em idosos e, quando essas variáveis não são avaliadas e abordadas de maneira adequada, há implicações clínicas e repercussões na eficácia das abordagens terapêuticas[9].

A dor, na maioria dos casos, não tem evidências nem sangue, exigindo do profissional sagacidade na observação e confiança na palavra do paciente. O relato de uma experiência de dor deve ser aceito como tal e respeitado – a descrição verbal constitui apenas uma das várias maneiras de expressar a dor. A incapacidade de se comunicar, como a de idosos demenciados, não nega a possibilidade de um ser humano sentir dor. A prevalência de dor em pessoas com demência é alta; há uma boa concordância nos estudos de que cerca de 50% das pessoas com demência podem experimentar a dor regularmente[10]. Estudo recente mostrou associações entre a dor persistente e os riscos de morte prematura e declínio cognitivo acelerado[11]. A American Geriatric Society[12] propõe que os profissionais de saúde, durante a avaliação de idosos que não podem se comunicar, verifiquem posturas, atitudes e comportamentos, como descrito no Quadro 4.1.

Todos os itens apontados no Quadro 4.1 estão atualmente contemplados em vários questionários de avaliação, muitos deles já adaptados e validados para idosos brasileiros[13-15]. Apesar da disponibilidade desses instrumentos, poucos profissionais utilizam esses recursos em razão do desconhecimento.

A dor é também classificada como aguda ou crônica. Na população idosa, a prevalência de sintoma álgico com características de cronicidade chega a ultrapassar o patamar dos 50%, incluindo estudos realizados no Brasil, tanto com idosos residentes na comunidade como institucionalizados[16,17]. Antes conceituada como prolongamento por mais de 3 meses dos sintomas álgicos, atualmente a literatura revela que estimulações nociceptivas repetidas e persistentes levam a modificações no sistema nervoso central[18,19]. Segundo Domeni-chiello e cols., há uma epidemia silenciosa de dor crônica em idosos, a qual está associada a sofrimento significativo, incapacidade, isolamento social e custos e encargos maiores para os sistemas de saúde[20].

MECANISMOS DA DOR COM O ENVELHECIMENTO

Alguns aspectos importantes devem ser considerados: (1) a experiência da dor em idosos difere da do adulto jovem; (2) a dor crônica está associada à mortalidade e às demências; (3) a segurança e a eficácia dos tratamentos farmacológicos em idosos ainda não estão bem estabelecidas[20]. A terapia farmacológica costuma ser parcialmente eficaz e muitas vezes limitada por efeitos colaterais, incluindo retenção urinária, constipação intestinal, sedação, comprometimento cognitivo e aumento do risco de quedas[20]. Por outro lado, quadros dolorosos foram significativamente associados a personalidades instáveis e menos afetivas das pessoas idosas. Entretanto, a resiliência pode atenuar a relação entre os processos psicológicos negativos e a incapacidade relacionada à dor[21].

A literatura é consistente ao mostrar as modificações que ocorrem nos sistemas nervosos periférico e central com o envelhecimento, as quais influenciam o processamento da dor em todos os níveis, incluindo percepção, transdução e modulação do sintoma[22,23]. Uma revisão de 2021 aponta que a hiperalgesia é mais comum em idade avançada e que a recuperação de lesão do nervo periférico parece ser retardada[24]. A conclusão é que os idosos parecem ser mais suscetíveis ao desenvolvimento prolongado da dor e os medicamentos que atuam na sensibilização periférica são menos eficientes[24].

Já em revisão de 2022, Dagnino e cols. apresentaram o estado da arte dos mecanismos e perspectivas da dor crônica em idosos[25]. Os autores enfatizaram os mecanismos alterados, comorbidades, desafios e potenciais alternativas terapêuticas para controle da dor nos idosos. Segundo eles, os idosos aparentemente toleram mais a dor aguda (dor pós-operatória e oncológica, peritonite), comparada a estados de dor crônica persistentes. Os idosos tendem a apresentar sensibilização periférica e central alterada, combinada a níveis mais elevados de ansiedade, depressão e insônia, e apoio social de um familiar ou cuidador, distração, vida sedentária e demência podem influenciar a experiência de dor[25].

Em termos cognitivos/afetivos, um estudo com indivíduos que buscavam tratamento para dor crônica em um centro de atendimento terciário no Reino Unido revelou diferenças no comportamento cognitivo-afetivo ligado à incapacidade e à depressão relacionadas com a idade. Os idosos experimentaram níveis mais baixos de catastrofização em comparação com os adultos de meia-idade[26].

Fisicamente, uma das dores mais prevalentes em idosos é a lombar, com prevalência entre 21% e 75% e níveis de incapacidade identificados em 60%, segundo estudos recentes[27-29]. Acredita-se que a incapacidade relacionada com a dor lombar aumente na maioria dos países de baixa renda, onde os recursos são limitados, o acesso a cuidados de saúde de qualidade é geralmente menor e as mudanças no estilo e na qualidade de vida são mais difíceis[29].

Apesar da alta prevalência, e de ser considerada uma das principais causas de perda de funcionalidade, autonomia e independência, há uma lacuna no conhecimento sobre a avaliação e o manejo da dor lombar em idosos. Alterações osteoporóticas, estenose do canal vertebral, osteoartrites, fraturas de vértebras, deformidades estruturais na coluna, comorbidades, uso de medicamentos, maior fragilidade física, sarcopenia e vulnerabilidade psicossocial da população idosa são mais prevalentes com o processo do envelhecimento e podem repercutir negativamente na avaliação, evolução e tratamento da dor lombar.

Alterações cognitivas e a não inserção das pessoas idosas em atividades laborais são algumas das justificativas para exclusão dessa camada populacional em estudos sobre a dor lombar e, quando elas são inseridas, a amostra é sub-representada. Cabe ressaltar que desfechos como quedas, sarcopenia, institucionalização e morte também são negligenciados nos estudos.

Diretrizes clínicas consistentes são apresentadas para avaliação do tratamento da dor lombar em adultos jovens, as quais, entretanto, são omissas quanto à maneira de abordar essa disfunção em idosos. Em 2010 foi constituído um consórcio internacional, o *Back Complaints in the Elders* (BACE Project), na tentativa de envidar esforços para preencher a lacuna em relação às pesquisas sobre dor lombar em idosos e obter maior entendimento a respeito do curso clínico e dos fatores desencadeantes de incapacidades em idosos com queixas de dor lombar. Detalhes do protocolo já foram previamente publicados[30], e vários estudos que visam contribuir para a avaliação e o manejo da dor lombar em idosos estão disponíveis na literatura.

EXERCÍCIOS, DOR E FUNCIONALIDADE

Atualmente, o músculo é considerado um órgão endócrino que induz a liberação de miocinas anti-inflamatórias ao ser estimulado pelo exercício físico[31]. A literatura aponta que citocinas anti-inflamatórias estabelecem uma ativação neuronal do hipocampo, sendo relatados benefícios de longo prazo do exercício na função cerebral[32]. Esses resultados são importantes em vista do processo inflamatório crônico sublimiar em idosos, o *inflamaging*, que induz a liberação de citocinas pró-inflamatórias hiperalgésicas que contribuem para sensibilização dos nociceptores.

Estudo recente mostrou a associação entre interleucina-6 (IL-6), risco de quedas, dor, velocidade da marcha e escolaridade em idosas com lombalgia[33]. Entretanto, para que os programas de exercícios físicos sejam eficazes, é necessário identificar, por meio de uma avaliação criteriosa, o mecanismo fisiológico da dor: se ela é de origem nociceptiva, neuropática ou nociplástica[34].

Programas de atividade física e exercícios vêm sendo cada vez mais oferecidos pelos sistemas de saúde para uma variedade de condições de dor crônica. Em revisão sistemática de 2017, as evidências disponíveis sugerem que a atividade física e o exercício podem melhorar a intensidade da dor, a função física e, consequentemente, a qualidade de vida[35]. No entanto, mais pesquisas devem se concentrar no aumento do número de participantes, no prolongamento da intervenção em si e no período de acompanhamento[35].

Os parâmetros e a dosimetria dos exercícios para melhora das mais diversas manifestações álgicas ainda são inconclusivos. Uma revisão sistemática e metanálise mostrou correlação positiva e significativa da duração do programa de exercício e do aumento da frequência das sessões semanais com a diminuição da dor crônica cervical[36].

Rice e cols. apresentaram extensa revisão da literatura sobre o estado da arte e as futuras direções da indução de hipoalgesia por meio de exercícios[37]. Os autores apontam que a ativação de neurotransmissores e receptores na substância cinzenta periaqueductal e na região ventromedial rostral da medula e os aumentos de serotonina, opioides, ativação de μ-opioides e receptores canabinoides-1 estão implicados na analgesia induzida pelo exercício[34]. De acordo com esse estudo, em populações saudáveis e sem dor, uma única sessão de exercício aeróbico ou de resistência promoveu hipoalgesia induzida pelo exercício com redução generalizada da dor e da sensibilidade à dor durante e algum tempo depois do exercício. Em contraste, a hipoalgesia induzida por exercício varia mais em populações com dor crônica; nesses casos, a dor e a sensibilidade dolorosa podem diminuir, permanecer inalteradas ou, em algumas ocasiões, até mesmo aumentar em resposta ao exercício[37].

No caso específico da dor lombar, os exercícios são considerados a primeira linha de tratamento[38]. A prática de exercícios físicos terapêuticos consegue quebrar o ciclo dor--cinesiofobia-diminuição da força muscular e da flexibilidade. Esses fatores estão associados a alterações no humor e no sono, bem como a fadiga, depressão e ansiedade. Em recente estudo longitudinal, os resultados mostraram que a cinesiofobia é um fator prognóstico importante e independente para dor lombar, mas destacam a importância da triagem de fatores psicossociais no manejo das pessoas idosas com essa disfunção[39].

A presença de dor em idosos pode refletir-se na diminuição da funcionalidade, mas como explicar os casos de idosos que mesmo com dores preservam suas atividades de vida diária, levam os netos para passear e desempenham atividades profissionais? O contexto de funcionalidade, assim como a dor, é complexo e envolve uma gama de variáveis. Maior resiliência pode ser identificada em alguns idosos, especialmente nos que enfrentam dificuldades e obstáculos, como a dor, o que permite que as condições subjetivas respondam pela manutenção da resiliência psicológica e funcionalidade mesmo quando a dor se faz presente[40].

Uma análise secundária do *Estudo Longitudinal da Saúde dos Idosos Brasileiros* (estudo ELSI) mostrou que os participantes que relataram uma trajetória de dor decrescente ao longo do tempo não experimentaram redução da incapacidade[40]. Esses achados destacam como para algumas pessoas o alívio da dor pode não impedir a persistência ou a progressão da incapacidade. Mesmo quando a dor diminui, é provável que sejam necessárias outras intervenções que atenuem a incapacidade.

A restrição social e a diminuição da mobilidade social, bem como a suspensão da atividade física e de tratamentos preventivos, podem propiciar o aparecimento da dor e/ou exacerbar a presença de sintomas álgicos e o *inflammaging*[42]. Recente estudo de revisão sistemática com metanálise aponta exacerbação do processo inflamatório sublimiar crônico em idosos em decorrência da Covid-19 e a importância dos exercícios resistidos nesse contexto. A prática de exercícios resistidos teve efeitos significativos, reduzindo a proteína C reativa (PCR), a IL-10 e o fator de necrose tumoral alfa em idosos, com a tendência de reduzir também a IL-6. As análises de subgrupo das pessoas idosas que praticavam exercícios resistidos mostraram redução da PCR independentemente da idade, do método de treinamento e do número, intensidade, frequência semanal e duração do programa de exercícios[43].

CONSIDERAÇÕES FINAIS

As alterações biopsicossociais que acompanham a senescência e a senilidade tornam a pessoa idosa com dor um paciente complexo para avaliação, tratamento e reabilitação. A desinformação, o preconceito e o ageísmo, somados à precariedade de investimentos públicos para atendimento às necessidades específicas da população idosa, bem como a falta de capacitação de recursos humanos, carreiam consigo a falta de equidade de serviços efetivos para alívio da dor em idosos.

As evidências recentes apontam que o tratamento da dor deve ser fundamentado na natureza da resistência/resiliência do indivíduo, a qual é modificada por fenômenos alostáticos, incluindo o estado biológico, psicológico, fisiológico e socioeconômico[44]. Ainda hoje, mesmo com o avanço das abordagens não farmacológicas para dor em idosos, muitos profissionais da saúde tratam dela apenas com medicamentos.

Referências

1. Henschke N, Kamper SJ, Maher CG. The epidemiology and economic consequences of pain. Mayo Clinic Proceedings 2015; 90(1):139-47.
2. Blyth F, Noguchi N. Chronic musculoskeletal pain and its impact on older people. Best Pract Res Clin Rheumatol 2017; 31(2):160-8.
3. Schofield P. The assessment of pain in older people: UK National Guidelines. Age and Ageing 2018; 47(1):i1–i22.
4. Clermont ED, Dunn KM, Croft PR. Does back pain prevalence really decrease with increasing age? A systematic review. Age and Ageing 2006; 35 (3):229-34.
5. Silva JP, Moraleida FJR, Felicio DC et al. Trajectories of pain and disability in older adults with acute low back pain: Longitudinal data of the BACE-Brazil cohort. Brazilian Journal of Physical Therapy 2022; 26:1-11.
6. Raja SN, Carr DB, Cohen M et al. The revised International Association for the Study of Pain definition of pain: concepts, challenges, and compromises. Pain 2020; 161(9):1976-82.
7. Fillingim RB. Individual differences in pain: understanding the mosaic that makes pain personal. Pain 2017; 158(1):S11-S18.
8. Kosek E, Cohen M, Baron R et al. Do we need a third mechanistic descriptor for chronic pain states? Pain 2016; 157(7):1382-6.
9. Miaskowski C, Blyth F, Nicosia F. A biopsychosocial model of chronic pain for older adults. Pain Med 2020; 21(9):1793-805.
10. Kooten JV, Delwel S, Binnekade TT et al. Pain dementia: prevalence and associated factors: protocol of a multidisciplinary study. BMC Geriatr 2015; 15:29.
11. Smith D, Wilkie R, Croft P, McBeth J. Pain and mortality in older adults: The influence of pain phenotype. Arthritis Care & Research 2018; 70(2):236-43.
12. Ickowicz E. The management of persistent pain in older persons. AGS Panel on Persistent Pain in Older Persons 2002; 50(S6):205-24.
13. Achterberg W, Lautenbacher S, Husebo B, Erdal A, Herr K. Pain in dementia. Pain Rep 2020; 5(1):e803.
14. Bullock L, Bedson J, Jordan JL, Bartlam B, Chew-Graham CA, Campbell P. Pain assessment and pain treatment for community-dwelling people with dementia: a systematic review and narrative synthesis. Int J Geriatr Psychiatry 2019; 34:807-21.
15. Hadjistavropoulos T, Fitzgerald TD, Marchildon GP. Practice guidelines for assessing pain in older persons with dementia residing in long-term care facilities. Physiother Can 2010; 62(2):104-13.
16. Ciola G, Silva MF, Yassuda MS, Neri AL. Dor crônica em idosos e associações diretas e indiretas com variáveis sociodemográficas e de condições de saúde: uma análise de caminhos. Revista Brasileira de Geriatria e Gerontologia 2020; 23(3):e200065.
17. Pereira LV, Vasconcelos PP, Souza LAF et al. Prevalência, intensidade de dor crônica e auto percepção de saúde entre idosos: estudo de base populacional. Rev Latino-Am Enfermagem 2014; 22(4):662-9.
18. Apkarian AV, Sosa Y, Sonty S et al. Chronic back pain is associated with decreased prefrontal and thalamic gray matter density. The Journal of Neuroscience 2004; 24(46):10410-5.
19. Zhang L, ZhouL, RenQ et al. Evaluating cortical alterations in patients with chronic back pain using neuroimaging techniques: Recent advances and perspectives. Front Psychol 2019; 10:2527.
20. Domenichiello A, Ramsden CE. The silent epidemic of chronic pain in older adults. Prog Neuropsychopharmacol Biol Psychiatry 2019; 13 (93):284-90.
21. Palit S, Fillingim RB, Bartley EJ. Pain resilience moderates the influence of negative pain beliefs on movement--evoked pain in older adults. Behav Med 2020; 43(5):754-63.
22. Tinnirello A, Mazzoleni S, Santi C. Chronic pain in the elderly: Mechanisms and distinctive features. Biomolecules 2021; 11(8):1256.
23. Hackett J, Naugle KE, Naugle KM. The decline of endogenous pain modulation with aging: A meta-analysis of temporal summation and conditioned pain modulation. Pain 2020; 21(5-6):514-28.

24. Tinnirello A, Mazzoleni S, Santi C. Cronic pain in the elderly: Mechanisms and distinctive features. Biomolecules 2021; 1256:1-11.

25. Dagnino APA, Campos MM. Chronic pain in the elderly: Mechanisms and perspectives. Front Hum Neurosci 2022; 3(16):736688.

26. Murray CB, Patel KV, Twiddy H, Sturgeon JA, Palermo TM. Age differences incognitive–affective processes in adults with chronic pain. Eur J Pain 2021; 25(5):1041-52.

27. Souza IMB, Sakaguchi TF, Yuan SLK et al. Prevalence of low back pain in the elderly population: a systematic review. Clinics 2019; 1-15.

28. Leopoldino AAO, Bergamaschine JMD, Moraes VT et al. Prevalence of low back pain in older Brazilians: a systematic review with meta-analysis. Rev Bras Reumatol 2016; 56(3):1-12.

29. Buchbinder R, UnderwoodM, Hartvigsen J et al. The Lancet Series call to action to reduce low value care for low back pain: an update. Lancet 2020; 161(1):S57–S64.

30. Scheele J, Luijsterburg PA, Ferreira ML et al. Back Complaints in the Elders (BACE); design of cohort studies in primary care: an international consortium. BMC Musculoskelet Disord 2011; 12(193):2-9.

31. Petersen AMW, Pedersen BK. The anti-inflammatory effect of exercise. J Appl Physiol 2005; 98:1154-62.

32. Rendeiro C, Rhodes JS. A new perspective of the hippocampus in the origin of exercise-brain interactions. Brain Struct Funct 2018; 223(6):2527-45.

33. Queiroz BZ, Britto Rosa NM, Pereira DS et al. Inflammatory mediators and the risk of falls among older women with acute low back pain: data from Back Complaints in the Elders (BACE)-Brazil. European Spine Journal 2020; 29:549-55.

34. Chimenti RL, Frey-Law LA, Sluka KA. A mechanism-based approach to physical therapist management of pain. Phys Ther 2018; 1;98 (5):302-14.

35. Geneen LJ, Moore RA, Clarke C et al. Physical activity and exercise for chronic pain in adults: an overview of Cochrane Reviews. Cochrane Database Syst 2017; 14(1):CD011279.

36. Polaski AM, Phelps AL, Kostek MC, Szucs KA, Kolber BJ. Exercise-induced hypoalgesia: A meta-analysis of exercise dosing for the treatment of chronic pain. PLoS One 2019; 14(1):e0210418.

37. Rice D, Nijs J, Kosek E et al. Exercise-induced hypoalgesia in pain-free and chronic pain populations: State of the art and future directions. J Pain 2019; 20(11):1249-66.

38. Foster NE, Anema JR, Cherkin D et al. Prevention and treatment of low back pain: evidence, challenges, and promising directions. Low Back Pain Series Working Group.The Lancet 2018; 391(9):2383.

39. Wagnild G. Resilience and successful aging. Comparison among low and high income older adults. J Gerontol Nurs 2003; 29(12):42-9.

40. Richard JE, James RJE, Walsh DA, Ferguson E. Trajectories of pain predict disabilities affecting daily living in arthritis. Br J Health Psychol 2019; 24(3):485-96.

41. Freitas EPS, Medeiros ACT, Medeiros FAL. Reflexões sobre o enfrentamento da dor crônica durante a pandemia da COVID-19. In: Medeiros ACT. Enfermagem gerontológica no cuidado do idoso em tempos da COVID 19 – 3. Brasília, DF: Editora ABEn, 2021.

42. Kim SD, Yeun YR. Effects of resistance training on C-reactive protein and inflammatory cytokines in elderly adults: A systematic review and meta-analysis of randomized controlled trials. Int J Environ Res Public Health 2022; 19:3434.

43. Borsook D, Youssef AM, Simons L et al. When pain gets stuck: the evolution of pain chronification and treatment resistance. Pain 2018; 159(12):2421-36.

Capítulo 5

PADRÃO DE MARCHA

Mariana Asmar Alencar
Marcela Ferreira de Andrade Rangel

INTRODUÇÃO

A marcha é uma das atividades funcionais mais importantes para que a pessoa idosa permaneça capaz de cumprir suas tarefas cotidianas[1-3], uma vez que esse movimento é um requisito fundamental para a realização de atividades, como ir ao banheiro, sair de casa, fazer compras e participar da sociedade. Para a pessoa idosa continuar vivendo na comunidade de maneira independente, é necessário que ele permaneça deambulando e que sua marcha seja segura[1,2]. A perda funcional da marcha, além de limitar a pessoa idosa na realização de suas atividades, está diretamente relacionada com a institucionalização e a hospitalização, o risco de quedas e a redução da qualidade de vida[4-7].

Apesar de ser uma atividade comum no dia a dia, a marcha é uma tarefa muito complexa que envolve o trabalho harmônico dos vários sistemas corporais[2,3,8]. Andar sem assistência exige atenção adequada, força e condicionamento associados a um controle motor efetivo para coordenar o *input* sensorial e a contração muscular. Para que a marcha seja funcional, além do movimento e do controle motor, são necessários velocidade, equilíbrio, resistência, adaptabilidade a mudanças no ambiente, eficiência energética e segurança[9,10].

As características da marcha são influenciadas por fatores como idade, sexo, personalidade, humor, aspectos cognitivos, composição corporal, força muscular, mobilidade articular e fatores socioculturais[2,3,6,8]. Mudanças nos parâmetros de marcha têm sido consideradas marcadores de disfunção, limitação de mobilidade, evolução de doenças e detecção precoce de eventos adversos, como quedas e mortalidade[4,11,12]. Portanto, a avaliação rotineira da marcha pode proporcionar informações valiosas para um cuidado clínico de qualidade.

Os padrões e as características da marcha se modificam ao longo da vida, e as pessoas idosas apresentam mudanças típicas associadas ao processo fisiológico do envelhecimento (senescência)[3]. No processo de senescência ocorrem inúmeras mudanças que causam um declínio progressivo da função dos sistemas biológicos responsáveis pela percepção da informação (sistema sensorial), por sua condução e processamento (sistema nervoso) e pela execução da ação (sistema musculoesquelético)[13].

À medida que a pessoa envelhece, as alterações na marcha se tornam mais evidentes e com características mais marcantes[3]. Além das mudanças que ocorrem na marcha com o envelhecimento fisiológico, outras condições de saúde, como acometimentos neurológicos, ortopédicos e cardiovasculares, podem impactar de maneira negativa e acarretar alterações e disfunções importantes na marcha da pessoa idosa[4,11,12].

A avaliação da marcha da pessoa idosa inclui uma análise criteriosa, associada a uma avaliação das condições clínicas pregressas e atuais[2]. Somente a partir da integração dessas informações o profissional será capaz de desenvolver um raciocínio clínico adequado diante do caso específico e planejar propostas terapêuticas mais efetivas. Na avaliação da marcha, além da observação, é importante a adoção de parâmetros quantitativos de análise[9]. Usualmente, no ambiente clínico, algumas variáveis espaçotemporais, como velocidade de marcha, cadência e comprimento do passo e da passada, são utilizadas para mensuração quantitativa[4,9].

Para uma avaliação adequada, é importante que o profissional conheça os parâmetros de marcha usual e saiba identificar as mudanças que ocorrem com a senescência. Portanto, neste capítulo serão descritos os principais aspectos biomecânicos da marcha e as mudanças que acompanham o envelhecimento.

CICLOS DA MARCHA

O ciclo da marcha, também denominado passada, inclui todos os eventos que ocorrem entre dois contatos iniciais consecutivos do mesmo pé (Figura 5.1), sendo composto pelas fases de apoio e de balanço[1,9,14]. Durante o ciclo da marcha, em dois momentos os pés estão em contato com o solo simultaneamente, sendo esse período chamado de apoio duplo (que corresponde a 20% do ciclo da marcha), e em outros dois períodos em apoio simples, quando apenas um dos pés está no solo (80%) (Figura 5.1). A proporção entre o tempo de apoio duplo e o de apoio simples pode variar de acordo com a estabilidade e a velocidade da marcha[9,14].

Tradicionalmente, as fases de apoio e de balanço são subdivididas da seguinte maneira: a fase de apoio inclui contato inicial, resposta à carga, apoio médio, apoio terminal e pré-balanço, enquanto a fase de balaço se divide em balanço inicial, médio e final (Figura 5.1).

O início da marcha envolve uma série de eventos que vão desde o começo do movimento até o início do ciclo da marcha propriamente dito[9]. A marcha se inicia com a pessoa em posição ortostática e envolve a ativação de diversas musculaturas dos membros inferiores, pelve e tronco, permitindo que o peso seja transferido para um dos membros, enquanto o outro avança. Portanto, antes de ser capaz de andar independentemente, a pessoa deve estar apta a se sustentar na posição de pé e transferir o peso de uma extremidade inferior para outra[2,9,10].

De modo a facilitar o entendimento, cada fase da marcha será descrita separadamente. Entretanto, vale ressaltar que a marcha é uma atividade dinâmica e suas fases acontecem de maneira contínua.

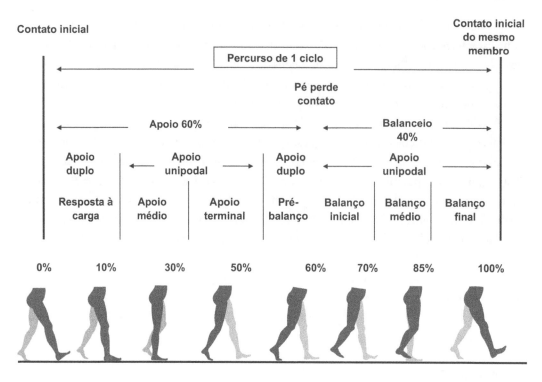

Figura 5.1 Ciclo da marcha.

Fase de apoio

Na fase de apoio, as ações musculares têm como tarefas importantes garantir a capacidade de aceitação de peso pelo membro, manter o corpo estável sobre o suporte unipodal e possibilitar a transferência de peso (anterior e lateralmente):

- **Contato inicial (0% do ciclo da marcha):** nesse momento, o pé toca o solo; na marcha usual, o contato ocorre com o calcanhar. Esse momento impõe grande demanda sobre os mecanismos de estabilização, pois o membro sem carga deverá ser capaz de receber o peso transferido do outro membro[2,9,14]. Essa fase é considerada de risco de queda para os idosos, pois, além da capacidade necessária para aceitar o peso transferido, ainda coloca a pessoa idosa em risco de escorregar.
- **Resposta à carga (0% a 10% do ciclo da marcha):** ocorre imediatamente após o contato inicial. Nessa fase, o pé entra totalmente em contato com o solo, absorvendo o peso transferido do membro contralateral. Essa fase continua até que a extremidade contralateral saia do solo, dando fim ao apoio duplo do ciclo da marcha[2,9,14].
- **Apoio médio (10% a 30% do ciclo da marcha):** essa fase tem início com a saída do membro contralateral do solo e continua até que o corpo se mova em direção anterior sobre o pé de apoio. Durante essa fase, o peso do corpo fica totalmente sobre um dos membros (apoio unipodal), com pequena base de suporte (fornecida pelo pé), enquanto mantém uma progressão anterior – logo, trata-se de uma fase que requisita grande estabilidade e controle do movimento[2,9,14].

- **Apoio terminal (30% a 50% do ciclo da marcha):** inicia quando o calcanhar da extremidade de referência deixa o solo. Nessa fase começa a contração concêntrica dos flexores plantares para iniciar a força de propulsão[2,9,14].
- **Pré-balanço (50% a 60% do ciclo da marcha):** nessa fase, apenas os artelhos do membro de referência estão em contato com o solo, e o peso está sendo transferido para o membro contralateral. As forças de propulsão continuam a impulsionar o corpo para frente em direção ao balanceio (próxima fase do ciclo da marcha)[2,9,14].

Fase de balanço

Na fase de balanço, as funções principais da musculatura são manter o posicionamento articular, acelerar e desacelerar o membro e garantir que o pé fique afastado do solo e que o membro esteja preparado para o próximo contato inicial:

- **Balanço inicial (60% a 70% do ciclo da marcha):** inicia assim que os dedos do membro de referência deixam o solo e segue até a flexão máxima do joelho. Trata-se de uma fase de aceleração do membro de referência e conta com a atividade concêntrica dos músculos[2,9,14].
- **Balanço médio (70% a 85% do ciclo da marcha):** compreende a fase que começa a partir da flexão máxima do joelho até a tíbia atingir a posição vertical. Nessa fase, as atividades concêntricas continuam, e o membro de referência passa abaixo do corpo. A tarefa principal nessa fase é garantir um posicionamento articular, de modo que o pé se mantenha afastado do solo. Para alcançar esse afastamento, além da atividade muscular do membro de referência, é necessária a atuação dos abdutores do quadril contralateral, estabilizando a pelve e prevenindo a queda lateral do lado que está em balanceio. Um afastamento inadequado aumenta o risco de quedas[2,9,14].
- **Balanço final (85% a 100% do ciclo da marcha):** tem início com a tíbia na posição vertical até o joelho ficar estendido, preparando-se para um novo contato inicial. Nessa fase ocorre uma desaceleração do membro, visando ao novo contato com o solo[2,9,14].

ALTERAÇÕES NA MARCHA COM O PROCESSO DE ENVELHECIMENTO

A prevalência de distúrbios da marcha aumenta exponencialmente com a idade[2,6]. Estima-se que cerca de 15% das pessoas idosas com 60 anos de idade apresentem alterações significativas na marcha, e esse percentual sobe para 80% entre os idosos com mais de 85 anos[15]. Vale lembrar que a população idosa é bastante heterogênea e apresenta um amplo espectro de condições de saúde dentro da uma mesma parcela de população. Desse modo, ao se pensar em padrão de marcha da pessoa idosa, é importante distinguir as mudanças decorrentes da senescência das alterações ligadas à senilidade (condições patológicas).

O uso de valores de referência para efetuar comparações entre os idosos pode ser uma estratégia útil para detecção precoce de alterações, possibilitando intervenções mais efetivas (Quadro 5.1). Dentre as principais mudanças decorrentes do processo de envelhecimento estão as alterações nos parâmetros espaçotemporais, nos deslocamentos angulares, momentos de força e ativação muscular durante o ciclo da marcha[2,9,10,16].

Quadro 5.1 Parâmetros temporais e espaciais da marcha

Parâmetro da marcha	Definição e valores de referência
Velocidade	**Definição:** tempo gasto para percorrer determinado espaço (m/s ou cm/s)
	Valores de referência: Adultos: 1,3 a 1,4m/s[19,23] Idosos: 0,94 a 1,15m/s[18,19,23]
Cadência	**Definição:** número de passos por uma unidade de medida (passos/min ou passos/s)
	Valores de referência: Adultos: 115 a 120 passos/min[18] Idosos: 103 a 116 passos/ min[9,18,19]
Tempo do passo	**Definição:** tempo gasto entre o contato inicial de um pé e o contato inicial do membro contralateral
	Valores de referência: Adultos: 0,51 a 0,52s[19] Idosos: 0,54s (mulheres) e 0,58s (homens)[20]
Tempo da passada	**Definição:** tempo gasto entre o contato inicial e o próximo contato inicial do mesmo pé
	Valores de referência: Adultos: 1,02 a 1,04s[19] Idosos: 1,08s (mulheres) e 1,16s (homens)[20]
Tempo de apoio único	**Definição:** tempo em que apenas uma extremidade está em contato com o solo no ciclo da marcha. Esse tempo equivale ao tempo de balanceio do membro contralateral
	Valores de referência: Idosos: 0,39s (mulheres) e 0,43s (homens)[20]
Tempo de balanço	**Definição:** tempo entre o último contato com o solo e seu próximo contato inicial
	Valores de referência: Adultos: 0,42s[19] Idosos: 0,41s[19]
Tempo de apoio	**Definição:** tempo decorrido durante a fase de apoio de uma extremidade no ciclo da marcha
	Valores de referência: Adultos: 0,61s[19] Idosos: 0,63s[19] ou 0,69s (mulheres) e 0,74s (homens)[20]
Tempo de duplo apoio	**Definição:** tempo gasto com os dois pés em contato com o solo durante um ciclo da marcha
	Valores de referência: Adultos: 0,20s[19] Idosos: 0,22s[19]
Comprimento da passada	**Definição:** distância entre o contato inicial de um pé e o segundo contato do mesmo pé com o solo (ciclo da marcha) (cm)
	Valores de referência: Adultos: 151 a 170cm[18] Idosos: 135 a 153cm[18,20]

(Continua)

Quadro 5.1 Parâmetros temporais e espaciais da marcha *(continuação)*

Comprimento do passo	**Definição:** distância entre o contato inicial de um pé com o solo e o contato do pé contralateral com o solo (cm)
	Valores de referência: Adultos: 63 a 75cm[18] Idosos: 59,4cm[19]
Base de suporte/ largura do passo	**Definição:** distância entre os pontos médios dos dois calcanhares, medida durante os períodos de suporte duplo (cm)
	Valores de referência: Adultos: 7,7 a 8,3cm[19] Idosos: 7,8 a 10,0cm[18-20]

Fonte: elaborado pelas autoras.

A velocidade da marcha é um dos parâmetros mais investigados e utilizados na avaliação da pessoa idosa, sendo a principal medida associada ao declínio funcional[7,11]. A velocidade autosselecionada tende a reduzir cerca de 1% ao ano a partir dos 60 anos de idade[17,18], sendo o declínio mais acentuado após os 70 anos[19].

Muitos pontos de corte têm sido sugeridos como preditores de desfechos adversos, uma vez que os métodos de avaliação e as populações estudadas são bastante variados[7,8,11]. Entretanto, os idosos que costumam andar à velocidade superior a 1,0m/s geralmente apresentam risco menor de eventos adversos e sobrevida maior[7,10], e aqueles que se locomovem com velocidade superior a 1,3m/s são considerados em perfeitas condições[7]. Velocidade de marcha inferior a 0,8m/s está associada à capacidade limitada de deambulação na comunidade, enquanto uma velocidade abaixo de 0,4m/s identifica as pessoas com inabilidade para realizar as atividades de vida diária de maneira independente[7,10].

As mudanças nos parâmetros temporais ocorrem gradativamente durante o envelhecimento, porém são mais marcantes após os 80 anos de idade[16,20]. Os idosos tendem a aumentar o tempo do passo e da passada, bem como a cadência[18,20]. Essas mudanças são consideradas estratégias compensatórias que visam preservar o equilíbrio. A proporção entre as fases de apoio e de balanço no ciclo da marcha sofre modificações com o envelhecimento, quando a fase de apoio passa a representar 63,9% e a fase de balanço, 36,1%[20]. O tempo de apoio duplo responde por cerca de 27,9% de todo o processo, e o de apoio simples, 36,2%[20]. Os idosos com 85 anos de idade ou mais passam ainda mais tempo com os dois pés em contato com o solo[20].

As mudanças espaciais são verificadas mais precocemente nos idosos, sendo identificados tanto a redução do comprimento do passo e da passada como o aumento da base de suporte (Figura 5.2)[18,20]. As mulheres idosas tendem a reduzir em torno de 40% o comprimento da passada, e os homens, 42%[18]. Em relação à base de suporte, os idosos tendem a aumentar em 41% a largura do passo[18]. Mais uma vez, a literatura sugere que essas mudanças seriam adaptações que visam à segurança na marcha; entretanto, grande aumento na base de suporte costuma sugerir acometimento sensorial e/ou neurológico[1,20]. Uma mudança comumente observada na marcha de idosos consiste no aumento da angulação dos

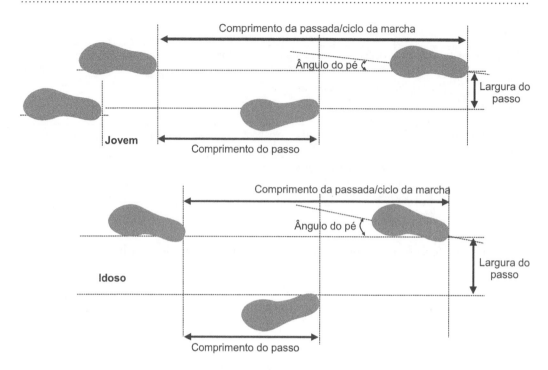

Figura 5.2 Diferença associada à idade em relação aos parâmetros espaciais.

pés para fora da linha de progressão, sendo por muitos considerada uma adaptação para que a pessoa idosa aumente a base de suporte sem precisar aumentar a largura do passo.

A redução do deslocamento angular das articulações do quadril, joelho e tornozelo é observada durante todo o ciclo da marcha[18,21]. No tornozelo, a redução é de cerca de 30% durante a passada[18]. Na comparação da fase de pré-balanço em jovens e idosos, verifica-se redução de 79,7% da angulação no tornozelo, de 9,8% no joelho e de 29,9% no quadril[18,22]. As mudanças no tornozelo refletem a menor atividade propulsora dos flexores plantares.

As alterações cinéticas também são comumente descritas com o envelhecimento. Nos idosos, a potência do tornozelo e do joelho diminui cerca de 17% a 26% e de 30% a 39%, respectivamente. Em contrapartida, a potência do quadril tende a aumentar nos idosos (30%)[18]. Provavelmente, o aumento da potência do quadril é uma maneira de compensar a redução no tornozelo e no joelho.

Verifica-se aumento de 20% a 26% no consumo de energia durante a marcha da pessoa idosa[18]. A causa desse aumento parece ser multifatorial, porém a fraqueza leva a uma maior atividade muscular e a compensações que contribuiriam para diminuição da eficiência energética entre os idosos.

A variabilidade da marcha, ou seja, a não regularidade dos parâmetros da marcha, é identificada durante o envelhecimento, especialmente entre as pessoas muito idosas (≥ 80 anos)[16,18], e reflete a perda do automatismo da marcha, o que poderia deixar a pessoa sob risco maior de cair, além de estar associada a quadros patológicos.

CONSIDERAÇÕES FINAIS

Com o processo de envelhecimento são observadas inúmeras mudanças na marcha das pessoas idosas, e muitas delas podem ser estratégias adotadas para compensar as deficiências decorrentes do processo de envelhecimento e manter a funcionalidade dos idosos. Entretanto, é importante uma avaliação criteriosa para identificação dos fatores que podem estar interferindo no desempenho da marcha e que sejam passíveis de intervenção.

Referências

1. Manickam A, Gardiner MD. Gait assessment in general practice. Aust J Gen Pract 2021; 50(11):801-6.
2. Pirker W, Katzenschlager R. Gait disorders in adults and the elderly: A clinical guide. Wien Klin Wochenschr 2017; 129(3-4):81-95.
3. Verlinden VJ, van der Geest JN, Hoogendam YY, Hofman A, Breteler MM, Ikram MA. Gait patterns in a community-dwelling population aged 50 years and older. Gait Posture 2013; 37(4):500-5.
4. Doi T, Nakakubo S, Tsutsumimoto K et al. Spatio-temporal gait variables predicted incident disability. J Neuro Engineering Rehabil 2020; 17(1):11.
5. Meyer M, Constancias F, Vogel T, Kaltenbach G, Schmitt E: Gait disorder among elderly people, psychomotor disadaptation syndrome: Post-fall syndrome, risk factors and follow-up – A cohort study of 70 patients. Gerontology 2021; 67(1):17-24.
6. Mahlknecht P, Kiechl S, Bloem BR et al. Prevalence and burden of gait disorders in elderly men and women aged 60–97 years: A population-based study. *PLoS ONE 2013; 8(7):e69627.*
7. Kan GAV, Rolland Y, Andrieu S et al. Gait speed at usual pace as a predictor of adverse outcomes in community--dwelling older people an International Academy on Nutrition and Aging (tANA) Task Force. J Nutr Health Aging 2009; 13(10):881-9.
8. Mehmet H, Robinson SR, Yang AWH. Assessment of gait speed in older adults. J Geriatr Phys Ther 2020; 43(1):42-52.
9. Levangie PK, Norkin CC, Lewek MD. Joint structure and function: A comprehensive analysis. 6th ed. Philadelphia: F.A. Davis Company, 2019.
10. Cruz-Jimenez M. Normal changes in gait and mobility problems in the elderly. Phys Med Rehabil Clin N Am 2017; 28(4):713-25.
11. Stuck AK, Bachmann M, Fullemann P, Josephson KR, Stuck AE. Effect of testing procedures on gait speed measurement: A systematic review. PLoS ONE 2020; 15(6):e0234200.
12. Veronese N, Stubbs B, Volpato S et al. Association between gait speed with mortality, cardiovascular disease and cancer: A systematic review and meta-analysis of prospective cohort studies. Journal of the American Medical Directors Association 2018; 19(11):981-8.
13. McHugh D, Gil J. Senescence and aging: Causes, consequences, and therapeutic avenues. J Cell Biol 2018; 217(1):65-77.
14. Perry J, Burnfield JM. Gait analysis: normal and pathological function. 2nd ed. Thorofare: Slack, 2010.
15. Sudarsky L. Gait disorders: prevalence, morbidity, and etiology. Adv Neurol 2001; 87:111-7.
16. Kirkwood RN, Gomes HA, Sampaio RF, Furtado SR, Moreira BS. Spatiotemporal and variability gait data in community-dwelling elderly women from Brazil. Braz J Phys Ther 2016; 20(3):258-66.
17. Brach JS, Perera S, Van Swearingen JM, Hile ES, Wert DM, Studenski SA. Challenging gait conditions predict 1-year decline in gait speed in older adults with apparently normal gait. Phys Ther 2011; 91(12):1857-64.
18. Aboutorabi A, Arazpour M, Bahramizadeh M, Hutchins SW, Fadayevatan R. The effect of aging on gait parameters in able-bodied older subjects: a literature review. Aging Clin Exp Res 2016; 28(3):393-405.
19. Noce Kirkwood R, de Souza Moreira B, Mingoti SA, Faria BF, Sampaio RF, Alves Resende R. The slowing down phenomenon: What is the age of major gait velocity decline? Maturitas 2018; 115:31-6.
20. Hollman JH, McDade EM, Petersen RC. Normative spatiotemporal gait parameters in older adults. Gait Posture 2011; 34(1):111-8.
21. Kirkwood RN, Gomes HA, Sampaio RF, Culham E, Costigan P. Análise biomecânica das articulações do quadril e joelho durante a marcha em participantes idosos. Acta Ortopédica Brasileira 2007; 15(5):267-71.
22. Begg RK, Sparrow WA. Ageing effects on knee and ankle joint angles at key events and phases of the gait cycle. J Med Eng Technol 2006; 30(6):382-9.
23. Bohannon RW, Williams Andrews A. Normal walking speed: a descriptive meta-analysis. Physiotherapy 2011; 97(3):182-9.

Capítulo 6

MOBILIDADE EM PESSOAS IDOSAS

Monica Rodrigues Perracini

INTRODUÇÃO

A mobilidade tem sido preconizada como um marcador singular de boa saúde e funcionalidade na velhice e um determinante do envelhecimento saudável[1]. Uma boa mobilidade contribui para o exercício da autonomia e independência, favorecendo o comportamento ativo e o engajamento social[2]. Por outro lado, a restrição da mobilidade está associada a um declínio acelerado da capacidade de se cuidar e satisfazer as necessidades básicas, assim como a hospitalizações frequentes, quedas e fraturas, pior qualidade de vida e mortalidade maior[2].

Entre 22% e 47%[2] das pessoas idosas relatam limitação na mobilidade[3], 70% das quais também apresentam dificuldade em pelo menos uma atividade de autocuidado (vestir-se, tomar banho, levantar-se da cama, ir ao banheiro)[2]. A prevalência de internação hospitalar e visitas aos serviços de emergência, os gastos com remédios e os custos com a saúde são maiores entre os idosos com limitação grave ou moderada de mobilidade, quando comparados aos que não apresentam limitação[4]. Idosos com limitação de mobilidade têm maior dificuldade de acesso a serviços de saúde e a tratamentos oportunos, dificultando a implantação de intervenções preventivas.

A mobilidade na velhice é de natureza individual, multidimensional e complexa. Embora os determinantes biológicos, particularmente os marcadores relacionados com a função neuromuscular, tenham forte influência sobre a mobilidade, é importante reconhecer que os determinantes psicológicos e comportamentais, socioculturais, econômicos e ambientais exercem papel fundamental sobre as trajetórias de mobilidade ao longo da vida. Além disso, não é apenas o acúmulo de fatores, mas a interação desses múltiplos fatores que determina o grau de restrição da mobilidade. O declínio da mobilidade pode ocorrer de maneira aguda, como após fratura de quadril ou acidente vascular encefálico, ou de modo gradual e progressivo, como nos casos de multimorbidade, dor crônica difusa e persistente e depressão.

A mobilidade é inserida pela Classificação Internacional de Funcionalidade, Incapacidade e Saúde (CIF)[5] na categoria de atividade e participação e engloba a execução de tarefas motoras para mover-se, mudando a posição ou a localização do corpo, ou movendo-se de um lugar para o outro. A mobilidade inclui carregar ou manipular objetos, andar, correr, subir/descer ou usar vários modos de transporte (por exemplo, bicicleta, carro, ônibus). De maneira mais abrangente, a mobilidade é o ato de se deslocar de maneira segura para onde, quando e como se deseja. Para alguns, isso pode significar apenas transferir-se da cama para a cadeira no próprio quarto ou andar de um lugar para outro dentro de casa; para outros idosos, engloba o deslocamento até o supermercado a pé, dirigindo ou pegando um transporte público. Trata-se, portanto, de uma atividade que permite que as pessoas transitem em vários espaços da vida.

A ampliação do construto da mobilidade, levando em conta o conceito de espaço de vida, possibilita estabelecer uma dimensão da expansão ou retração da área por onde se transita e reflete a magnitude do deslocamento. O ambiente e a ação da pessoa sobre o ambiente, com base em suas capacidades e habilidades, passam então a ter um papel fundamental na maneira como as pessoas se deslocam. O modelo de mobilidade que leva em conta os espaços de vida define que há um fluxo esperado de deslocamento, que se expande do quarto para outros cômodos dentro de casa (ou dentro de uma instituição de longa permanência) e para fora de casa (jardim, garagem, áreas comuns), para a vizinhança (praça, parque, banco, supermercado), para a cidade e para fora da cidade[6]. O deslocamento para áreas maiores representa uma expansão dos espaços de vida e demanda uma capacidade funcional em múltiplos domínios (físico, sensorial, psicológico, cognitivo), bem como uma interação com as demandas ambientais, sociais e econômicas crescentemente mais complexas (Figura 6.1).

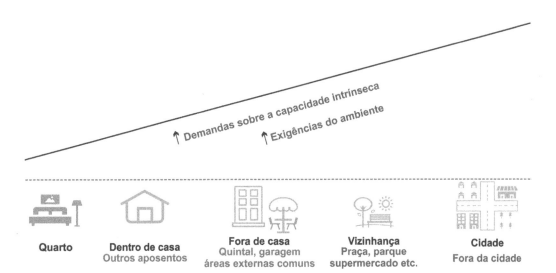

Figura 6.1 Mobilidade sobre os níveis do espaço de vida.

CAPACIDADE LOCOMOTORA E DECLÍNIO DA MOBILIDADE

A capacidade locomotora, um dos domínios da capacidade intrínseca, inclui o "estado (estático ou dinâmico ao logo do tempo) do sistema musculoesquelético, que inclui *endurance*, equilíbrio, força muscular, função muscular, potência muscular e as funções articulares do corpo"[7]. Outros domínios da capacidade intrínseca, ancorados em outros sistemas fisiológicos, como neuromuscular, neurológico, metabólico e sensorial, são determinantes para a mobilidade.

A redução da função muscular e o aumento da adiposidade presentes na sarcopenia contribuem para o declínio da mobilidade. A sarcopenia é o resultado de alterações micro e macroestruturais da composição e arquitetura muscular, acarretando a diminuição da massa magra e da força muscular e ocasionando a redução da função muscular.

A redução da força muscular associada à sarcopenia também sofre influências do sistema neuromuscular e é chamada de dinapenia. Os mecanismos envolvidos na dinapenia estão relacionados com falhas na ativação neural decorrentes da hipoexcitabilidade cortical com retardo na condução do impulso nervoso, alteração na propriedade de descarga da unidade motora e redução no número de unidades motoras funcionais, ou seja, menos unidades e mais fibras musculares por unidade (entre os 60 e os 70 anos de idade há a redução de aproximadamente 30% das unidades motoras funcionais).

Ainda não se sabe ao certo o motivo da depleção da plasticidade na junção neuromuscular e da morte de neurônios com o envelhecimento, mas alguns fatores, como inflamação sistêmica, autofagia, redução do fator de crescimento insulina-símile tipo I (IGF-1), estresse oxidativo e disfunções mitocondriais, têm sido sugeridos como processos que aceleram o declínio da massa e da função muscular[8].

A obesidade central ou abdominal também é uma condição que afeta a capacidade do sistema neuromuscular de gerar força a partir da liberação de citocinas inflamatórias, como a interleucina 6 (IL-6) e o fator de necrose tumoral (TNF), que promovem tanto diminuição do processo anabólico como aumento do catabolismo muscular. Vários estudos longitudinais têm apontado o fator prejudicial da obesidade dinapênica sobre a mobilidade de idosos[9].

O declínio da taxa metabólica basal e do gasto energético com o envelhecimento diminui a eficiência energética para mobilidade. Assim, o custo para percorrer uma mesma distância torna-se progressivamente maior com o avançar da idade. Problemas cardiovasculares, metabólicos e respiratórios que impactam a capacidade aeróbica e depauperam as reservas energéticas demandam ajustes da mobilidade em função do nível das reservas disponíveis para cada indivíduo, de acordo com as exigências da tarefa, resultando em lentidão da marcha.

Mudanças espaçotemporais da marcha, que incluem redução da velocidade, da cadência e do comprimento e largura do passo, têm sido usadas como marcadores do declínio da mobilidade, em especial em situações de dupla tarefa[10]. Além disso, as alterações de marcha são consideradas um pródromo para demência, comprometimento cognitivo leve e quedas.

A reserva cognitivomotora é essencial para execução de duplas tarefas e depende da função executiva. Mudanças na estrutura e função cerebral (hiperintensidade na substância branca, atrofia cortical) contribuem para redução da função cognitiva (redução da capacidade de alocação de recursos atencionais) e para alterações no equilíbrio e na irregularidade da marcha, resultando em risco maior de quedas[11,12]. A combinação de declínio cognitivo, diminuição do senso de autoeficácia e medo de cair, disfunção visual (particularmente o papel da visão nos ajustes antecipatórios) e somatossensorial, resultando em padrões alterados de marcha (aumento da variabilidade), coloca em risco a segurança da mobilidade[10,13].

AVALIAÇÃO DA MOBILIDADE

A mobilidade pode ser avaliada a partir da história clínica, do autorrelato sobre as dificuldades de andar e subir escada em comparação com o último ano, da observação direta e ainda por meio da utilização de questionários e testes físico-funcionais. Cabe destacar que os testes físicos podem ser usados de maneira isolada (por exemplo, teste de levantar da cadeira e de velocidade de marcha) ou combinada, ou por meio de uma bateria padronizada de testes (por exemplo, *Short Physical Performance Battery* [SPPB]).

Do ponto de vista clínico, a observação da mobilidade da pessoa idosa em seu próprio ambiente fornece informações valiosas sobre as reais dificuldades enfrentadas no dia a dia, uma vez que os dados adquiridos em laboratório ou em testes padronizados não levam em conta os desafios ambientais e a variabilidade na condição clínica das pessoas idosas mais frágeis. Essa avaliação pode complementar a realizada por instrumentos padronizados e nortear estratégias de intervenção personalizadas[14].

Embora exista uma longa lista de instrumentos para avaliação da mobilidade em idosos que vivem na comunidade[15], os mais utilizados e de alguma maneira adotados para a população de idosos brasileiros são o questionário LSA sobre mobilidade nos espaços de vida (*University of Alabama Life-Space Assessment* [UAB–LSA])[16,17], a bateria de testes SPPB[18] e os testes *Timed Up and Go*[19-22], levantar e sentar[22], velocidade usual de marcha ou de caminhada e velocidade rápida de marcha ou caminhada[23] (Quadro 6.1).

Quadro 6.1 Instrumentos de avaliação da mobilidade em idosos que vivem na comunidade

Instrumento	Breve descrição	Desfecho	Alguns estudos brasileiros
Questionário			
University of Alabama Life-Space Assessment (UAB-LSA), traduzido e adaptado para o português brasileiro	Avalia nas últimas 4 semanas a frequência (menos de 1 vez/semana, 1 a 3 vezes/semana, 4 a 6 vezes/semana, diariamente) e o grau de independência (assistência pessoal, somente equipamento, nenhum equipamento ou assistência pessoal) com que a pessoa idosa transita em cinco locais que representam os níveis de espaço de vida: nível 1 – outros cômodos além daquele onde dorme; nível 2 – área fora de casa; nível 3 – lugares na vizinhança; nível 4 – lugares fora da vizinhança, mas dentro da cidade; nível 5 – lugares fora da cidade	O escore é dado pela multiplicação do nível, frequência e dependência, variando de 0 a 120 pontos, com maior pontuação indicando maior mobilidade ou deslocamento para um nível mais amplo de espaço de vida	IMIAS[26] (*International Mobility in Aging Study*) Remobilize[27] (Trajetórias de mobilidade em idosos na pandemia de Covid-19)

(Continua)

Quadro 6.1 Instrumentos de avaliação da mobilidade em idosos que vivem na comunidade *(continuação)*

Bateria			
Short Physical Performance Battery	Bateria para avaliação da função física de MMII. Compreende três categorias ou testes: estabilidade de pé em três posições, velocidade de marcha e teste de levantar e sentar cinco vezes	O escore é o somatório do desempenho nas três categorias, variando de 0 a 4 pontos e somando de 0 a 12 pontos. Maior pontuação indica melhor função de MMII como indicativo de melhor mobilidade. Embora a bateria tenha um escore total, o escore das subcategorias também pode ser usado para refletir a capacidade em termos de equilíbrio, velocidade de marcha e força muscular de MMII	FIBRA[18] (*Frailty in Brazilian older adults*) IMIAS[28] (*International Mobility in Aging Study*) Amazonas[29]
Testes			
Timed Up and Go	Teste composto das tarefas de se levantar de uma cadeira padrão com braços (43cm), andar 3 metros, virar-se ao redor do próprio eixo e sentar-se. Modificações na execução do teste incluem, p. ex., cadeira com e sem braço, virar ao redor de um cone e executar o teste na velocidade usual ou o mais rápido possível	O tempo gasto para executar o teste é computado em segundos. Pontos de corte foram definidos na literatura para vários desfechos (quedas, mortalidade) em diversas populações	Vários estudos[19,20-22]
Levantar e sentar (*Sit-to-Stand Test*)	O teste consiste em levantar-se e sentar-se com os braços cruzados sobre o peito cinco vezes, o mais rápido possível, usando uma cadeira padrão (43cm) sem braços. Modificações na execução do teste incluem, p. ex., cadeira com braços, parar o cronômetro na posição de pé ou sentada, familiarização ou não, número de tentativas, registro do melhor tempo ou da média, em caso de mais de uma tentativa	O tempo usado para executar a tarefa é cronometrado em segundos	Um estudo[22]
Velocidade usual de marcha ou de caminhada	O teste consiste em andar por um trajeto livre de obstáculos e em superfície plana, sendo determinada a distância a ser percorrida em metros (p. ex., 3; 4; 4,6; 6; 10) na velocidade habitual ou usual. Pode ser fornecido um trajeto adicional para aceleração (2m) e desaceleração (2m). Diferentes comandos são descritos na literatura, como: "ande na sua velocidade normal, sem correr"; "ande na sua velocidade normal, como se fosse comprar pão na padaria"; "ande como se fosse atravessar a rua". Em geral, são computadas de duas a três tentativas, sendo possível o uso da média entre as tentativas ou do melhor tempo	O tempo em segundos é cronometrado desde que o indivíduo coloque um dos pés dentro do percurso até que ele retire os dois pés. É calculada a velocidade em metros/segundo	FIBRA[30] SABE[31]
Teste de velocidade de marcha ou caminhada rápida	O teste segue as mesmas condições do item anterior, mas é solicitado ao indivíduo que cumpra o trajeto andando o mais rápido possível, sem correr	O tempo em segundos é cronometrado desde que o indivíduo coloque um dos pés dentro do percurso até ele retire os dois pés. É calculada a velocidade em metros/segundo	FIBRA[23]

LINHA DE CUIDADO PARA DECLÍNIO DA CAPACIDADE LOCOMOTORA E MOBILIDADE

A Organização Mundial da Saúde preconiza o uso da linha de cuidado descrita no *Integrated Care for Older People* (ICOPE)[24] como uma estratégia de cuidado integrado, centrado nas necessidades da pessoa idosa para manejo e otimização da capacidade intrínseca e habilidades funcionais em seis domínios: cognitivo, mobilidade, nutrição, disfunção visual, declínio auditivo e sintomas depressivos. Para melhorar a mobilidade, recomenda-se o rastreio por meio do teste de levantar e sentar cinco vezes sem usar os braços, com um ponto de corte de 14 segundos. Se a pessoa idosa não é capaz de executar o teste nesse tempo, é sugerida a avaliação por meio da SPPB.

Para os idosos com limitação da mobilidade (SPPB ≤ 9 pontos), recomendam-se: (1) uso de um programa multimodal de exercícios com supervisão[25], considerando o encaminhamento para reabilitação, suplementação proteica e avaliação e prescrição de dispositivos de auxílio à marcha, e (2) aprofundamento diagnóstico e, se apropriado, intervenção para polifarmácia, dor, osteoartrite, osteoporose e outras limitações osteoarticulares, fragilidade e sarcopenia. Cuidados abrangentes para outros fatores consistem em prevenção de quedas, incluindo avaliação e adaptação do ambiente domiciliar e modificações no ambiente construído na vizinhança para melhorar a habilidade de caminhar e aumentar o nível de atividade física.

Além disso, intervenções que diminuam a solidão e o isolamento social, garantam ambientes seguros e convidativos para caminhar, oferecendo uma rede estruturada de serviços e suporte nos bairros, sociedades mais inclusivas, e que combatam o idadismo são igualmente importantes para estimular o envelhecimento ativo e empoderar os idosos e seus cuidadores.

CONSIDERAÇÕES FINAIS

A mobilidade é uma habilidade funcional crítica para o envelhecimento saudável e deve ser foco de ações e estratégias para otimizar trajetórias positivas de curso de vida, garantindo a todas as pessoas idosas o direito de se deslocarem com segurança e suporte necessário em todos os espaços da vida. Para isso, devem ser oferecidas ações e estratégias que garantam um *continuum* de cuidados preventivos, curativos, reabilitadores e paliativos em tempo oportuno e com intervenções baseadas em evidências. Os problemas de mobilidade em idosos não devem ser entendidos como parte do processo normal de envelhecimento e seu rastreio é fundamental para desencadear intervenções preventivas, evitando o agravamento do declínio da mobilidade e as consequências negativas sobre a saúde e o bem-estar.

Referências

1. Ferrucci L, Cooper R, Shardell M, Simonsick EM, Schrack JA, Kuh D. Age-related change in mobility: Perspectives from life course epidemiology and geroscience. J Gerontol A Biol Sci Med Sci 2016; 71(9):1184-94.
2. Satariano WA, Guralnik JM, Jackson RJ, Marottoli RA, Phelan EA, Prohaska TR. Mobility and aging: new directions for public health action. Am J Public Health 2012; 102(8):1508-15.
3. Melzer D, Gardener E, Guralnik JM. Mobility disability in the middle-aged: cross-sectional associations in the English Longitudinal Study of Ageing. Age Ageing 2005; 34(6):594-602.

4. Musich S, Wang SS, Ruiz J, Hawkins K, Wicker E. The impact of mobility limitations on health outcomes among older adults. Geriatr Nurs NYN 2018; 39(2):162-9.
5. World Health Organization. International Classification of Functioning, Disability, and Health : ICF. Published online 2001. Accessed April 8, 2022. Available from: https://appswho.int/classifications/icfbrowser/.
6. Webber SC, Porter MM, Menec VH. Mobility in older adults: a comprehensive framework. The Gerontologist 2010; 50(4):443-50.
7. Veronese N, Honvo G, Amuthavalli Thiyagarajan J et al. Attributes and definitions of locomotor capacity in older people: a World Health Organisation (WHO) locomotor capacity working group meeting report. Aging Clin Exp Res 2022; 34(3):481-3.
8. Anton SD, Cruz-Almeida Y, Singh A et al. Innovations in Geroscience to enhance mobility in older adults. Exp Gerontol 2020 Dec; 142:111-23.
9. de Oliveira Máximo R, de Oliveira DC, Ramírez PC et al. Dynapenia, abdominal obesity or both: which accelerates the gait speed decline most? Age Agein 2021; 50(5):1616-25.
10. Verghese J, Holtzer R, Lipton RB, Wang C. Quantitative gait markers and incident fall risk in older adults. J Gerontol A Biol Sci Med Sci 2009; 64(8):896-901.
11. Moscufo N, Wakefield DB, Meier DS et al. Longitudinal microstructural changes of cerebral white matter and their association with mobility performance in older persons. PloS One 2018; 13(3):e0194051.
12. Zheng JJJ, Lord SR, Close JCT et al. Brain white matter hyperintensities, executive dysfunction, instability, and falls in older people: a prospective cohort study. J Gerontol A Biol Sci Med Sci 2012; 67(10):1085-91.
13. Amboni M, Barone P, Hausdorff JM. Cognitive contributions to gait and falls: evidence and implications. Mov Disord Off J Mov Disord Soc 2013; 28(11):1520-33.
14. Hillel I, Gazit E, Nieuwboer A et al. Is every-day walking in older adults more analogous to dual-task walking or to usual walking? Elucidating the gaps between gait performance in the lab and during 24/7 monitoring. Eur Rev Aging Phys Act Off J Eur Group Res Elder Phys Act 2019; 16:6.
15. Chung J, Demiris G, Thompson HJ. Instruments to assess mobility limitation in community-dwelling older adults: a systematic review. J Aging Phys Act 2015; 23(2):298-313.
16. Baker PS, Bodner EV, Allman RM. Measuring life-space mobility in community-dwelling older adults. J Am Geriatr Soc 2003; 51(11):1610-14.
17. Simões M do SM, Garcia IF, Costa L da C, Lunardi AC. Life-Space Assessment questionnaire: Novel measurement properties for Brazilian community-dwelling older adults. Geriatr Gerontol Int 2018; 18(5):783-9.
18. Perracini MR, Mello M, de Oliveira Máximo R et al. Diagnostic accuracy of the Short Physical Performance Battery for detecting frailty in older people. Phys Ther 2020; 100(1):90-8.
19. Alexandre TS, Meira DM, Rico NC, Mizuta SK. Accuracy of Timed Up and Go Test for screening risk of falls among community-dwelling elderly. Rev Bras Fisioter 2012; 16(5):381-8.
20. Moreira B de S, Dos Anjos DM da C, Pereira DS et al. The geriatric depression scale and the timed up and go test predict fear of falling in community-dwelling elderly women with type 2 diabetes mellitus: a cross-sectional study. BMC Geriatr 2016; 16:56.
21. Mumic de Melo L, Hotta Ansai J, Giusti Rossi P et al. Performance of an adaptedvVersion of the Timed Up-and--Go test in people with cognitive impairments. J Mot Behav 2019; 51(6):647-54.
22. Coelho-Junior HJ, Uchida MC, Gonçalves IO et al. Age- and gender-related changes in physical function in community-dwelling Brazilian adults aged 50 to 102 years. J Geriatr Phys Ther 2021; 44(2):E123-E131.
23. Lima MCC, Bilton TL, Soares WJS, Lustosa LP, Ferriolli E, Perracini MR. Maximum walking speed can improve the diagnostic value of frailty among community-dwelling older adults – A cross-sectional study. J Frailty Aging 2019; 8(1):39-41.
24. World Health Organization. Integrated care for older people (ICOPE): Guidance for person-centred assessment and pathways in primary care. Accessed April 8, 2022. Available from: https://apps.who.int/iris/handle/10665/326843.
25. Izquierdo M, Merchant RA, Morley JE et al. International Exercise Recommendations in Older Adults (ICFSR): Expert Consensus Guidelines. J Nutr Health Aging 2021; 25(7):824-53.
26. Curcio CL, Alvarado BE, Gomez F, Guerra R, Guralnik J, Zunzunegui MV. Life-Space Assessment scale to assess mobility: validation in Latin American older women and men. Aging Clin Exp Res 2013; 25(5):553-60.
27. Perracini MR, de Amorim JSC, Lima CA et al. Impact of COVID-19 pandemic on life-space mobility of older adults living in Brazil: REMOBILIZE Study. Front Public Health 2021; 9:643640.

28. Sousa ACP de A, Guerra RO, Thanh Tu M, Phillips SP, Guralnik JM, Zunzunegui MV. Lifecourse adversity and physical performance across countries among men and women aged 65-74. PloS One 2014; 9(8):e102299.
29. Rocco LLG, Fernandes TG. Validity of the short physical performance battery for screening for frailty syndrome among older people in the Brazilian Amazon region. A cross-sectional study. Sao Paulo Med J Rev Paul Med 2020; 138(6):537-44.
30. Ruggero CR, Bilton TL, Teixeira LF et al. Gait speed correlates in a multiracial population of community-dwelling older adults living in Brazil: a cross-sectional population-based study. BMC Public Health 2013; 13:182. doi:10.1186/1471-2458-13-182.
31. Busch T de A, Duarte YA, Pires Nunes D et al. Factors associated with lower gait speed among the elderly living in a developing country: a cross-sectional population-based study. BMC Geriatr 2015; 15:35.

SEÇÃO II

INSTRUMENTOS DE AVALIAÇÃO –
Medidas de desempenho baseadas em relato

Capítulo 7

MEDIDAS DE DESEMPENHO BASEADAS EM RELATO

Juleimar Soares Coelho de Amorim

INTRODUÇÃO

Desfechos relatados são amplamente coletados em pesquisas científicas, em serviços de saúde e na prática clínica[1-4]. A quantidade de instrumentos que usam as medidas relatadas é vasta na literatura[5-8]. Há uma diversidade de instrumentos para pesquisa científica e para orientar os cuidados clínicos[9-11]. No entanto, a validação para população específica, o tempo e a maneira de administrar a medida podem limitar sua utilização. Assim, para fundamentar a prática baseada em evidência, o clínico e o pesquisador precisam saber escolher medidas de desempenho cientificamente aceitáveis e clinicamente viáveis. Como um único questionário não pode atender todas as necessidades de avaliação de determinada população e o desenvolvimento de novos inquéritos não mudará essa limitação, a opção é adotar uma combinação de instrumentos para promover uma imagem mais abrangente e precisa da funcionalidade[12].

Este capítulo tem por objetivo esclarecer conceitos, usos e limitações das medidas de desempenho relatadas na prática da pesquisa e/ou clínica.

CONCEITOS E DEFINIÇÕES

As avaliações de autorrelato são muito úteis para saber como uma pessoa percebe seu desempenho. Quando as avaliações de autorrelato são utilizadas em substituição à observação direta, os resultados tendem a ser mais válidos quando a pessoa não apresenta comprometimento cognitivo e quando a avaliação é focada em atividades de desempenho simples, como o autocuidado diário. O Quadro 7.1 apresenta algumas definições e conceitos-chave que serão padronizados neste livro.

As informações podem ser relatadas pela própria pessoa idosa ou, em alguns casos, por um informante substituto (*proxy*). Informações relatadas por *proxy* (tipicamente pelos cuidadores de pessoas idosas) podem ser usadas para avaliar o funcionamento de pessoas que são incapazes de responder por conta própria (por exemplo, pacientes com comprometimento cognitivo ou afasia).

Quadro 7.1 Definições e conceitos-chave para desfechos medidos e relatados pelo paciente

Conceito-chave	Definição
Desfecho relatado pelo paciente	Qualquer registro do estado de saúde de um paciente, comportamento de saúde ou experiência com cuidados de saúde que venha diretamente do paciente, sem interpretação da resposta por um profissional de saúde ou qualquer outro intermediário (acompanhante, informante *proxy* e/ou familiar)
Medida de desfecho relatada	Refere-se ao inquérito direto ou inalterado que mede o que os pacientes são capazes de fazer e como eles se sentem, ou seja, reflete diretamente a voz e a percepção do paciente. Essas medidas incluem questionários padronizados ou estruturados considerados como desfecho relatado pelo paciente. O uso dessa estrutura produz dados quantitativos que possibilitam análises comparativas
Medida de desempenho	Quantificação numérica de uma condição, comportamento, estrutura ou função corporal, de atividade ou participação que reflita a condição física e funcional
Desfecho paciente-centrado	Integração das perspectivas e experiências do paciente com a clínica e dados biológicos coletados do paciente para avaliar a segurança e a eficácia de uma intervenção

Quando se trata de medidas mais gerais, não há muita diferença entre as respostas do informante e as do próprio idoso, como acontece, por exemplo, nos instrumentos de aferição das atividades de vida diária (AVD) e de condição física. Porém, em dimensões mais subjetivas sobre percepções ou interpretações, por exemplo, o acordo entre as respostas pode ser menor, como ocorre em medidas sobre dor, bem-estar psicológico ou percepção de esforço[13]. Nesses casos, a inconsistência reside no fato de o *proxy* tender a classificar o idoso com mais sintomas, dificuldades ou sofrimento, exceto para dor, em que há subnotificação[14]. De qualquer modo, a resposta do informante *proxy* serve como complemento do autorrelato do idoso, o que pode maximizar a clareza da resposta[15-18].

TIPOS DE DESFECHOS RELATADOS PELO PACIENTE

Uma ampla gama de instrumentos é usada para avaliar as diferentes interfaces das medidas de desempenho, o que inclui qualidade de vida relacionada com a saúde, AVD, estado funcional, sinais e sintomas, comportamentos de saúde, experiência de cuidado pelo paciente, sentimentos ou sensações percebidas, entre outros. Apesar desse número expressivo, os instrumentos variam muito em qualidade[19]. Alguns podem abordar um tipo muito específico de função (PAD-teste) ou ser desenvolvido para uso em uma população de doença específica (*Western Ontario and McMaster Universities* [WOMAC]), enquanto outros podem ser apropriados para uso em condições crônicas (Escala Edmonton para Cuidados Paliativos)[19,21-23].

Os questionários de funcionalidade atuais, geralmente aplicados como medidas de resultados pelos clínicos, servem a uma variedade de propósitos, como para uma doença ou incapacidade em particular (questionários específicos de doenças [Hoehn-Yahr para Parkinson] e AVD [Índice de Barthel]), para medir apenas limitações funcionais (*Life Space Assessment* – mobilidade), para triagem (risco de sarcopenia [SARC-F]), para pacientes internados (risco de queda durante internação [STRATIFY]) e para avaliar o ambiente em residências comunitárias (*Home Environment Survey*)[17,24]. Os conceitos em cada uma dessas categorias não são mutuamente exclusivos nem exaustivos, o que torna possível multiplicar as combinações e as possibilidades de utilização.

Há mais de 100 escalas de AVD descritas na literatura[24], e questões relacionadas com a aplicação (por exemplo, escalas usadas, tempo para administração) e propriedades psicométricas (por exemplo, confiabilidade e validade), bem como a tradução para idiomas relevantes, precisam ser levadas em consideração. Muitos questionários ou escalas foram desenvolvidos para a população geral e podem não ser adequados quando aplicados em idosos, como acontece com a capacidade para o trabalho (Índice de Capacidade para o Trabalho [ICT]) e a capacidade de corrida, por exemplo[25], mesmo que existam idosos dentro desses grupos.

AVALIAÇÃO BASEADA EM EVIDÊNCIAS

Para que os profissionais clínicos e da pesquisa utilizem os instrumentos, inicialmente eles devem ser validados cientificamente, mas também adaptados cultural e linguisticamente para a população-alvo. Se, ao contrário, o instrumento não for adaptado para o público de interesse ou parte desse público for excluída (como a exclusão frequente de pessoas idosas com comprometimento cognitivo, por exemplo), os valores normativos podem não representar a população geral[25]. Então, toda a interpretação deverá ser cautelosa, e as limitações devem ser consideradas.

Ao determinar quais pacientes incluir nas avaliações subjetivas de resultados, é importante considerar o local de atendimento, o momento das avaliações e a capacidade de autorrelato dos pacientes. Por exemplo, a avaliação pode ter como alvo todos os pacientes atendidos em ambulatórios. Esses pacientes são mais propensos a serem independentes e a terem tempo discricionário para completar a avaliação[1], mas podem não ter necessidade de monitoramento. O foco em pacientes com condições específicas possibilita a adoção de uma estratégia de medição mais direcionada. Indivíduos com doença crônica identificada, tanto os acompanhados em clínica especializada como em clínica geral, podem ter maior necessidade de acompanhamento[25,26].

Também é possível focar as avaliações em pacientes internados, em ambientes agudos ou de reabilitação. A avaliação de pacientes hospitalizados pode exigir recursos maiores, pois provavelmente eles necessitarão de ajuda para preenchimento de questionários independentemente do método de administração. O valor da avaliação de pacientes que necessitam de cuidados agudos pode ser limitado durante a permanência de curto prazo e, sem as avaliações pós-alta, não haverá informações sobre o benefício da hospitalização em longo prazo. Além disso, o ambiente em si do paciente hospitalizado também pode influenciar as respostas[27]. Já o setor de reabilitação pode contar com avaliações autorreferidas mais facilmente incorporadas e constantemente analisar o progresso do público assistido[28].

TAXA DE RESPOSTA, CONFIABILIDADE E VALIDADE

Pode ser interessante a combinação de diferentes métodos na coleta, seja por reduzir custos, seja em razão da coleta mais rápida, seja ainda por otimizar a taxa de resposta[29-32].

Questionários mais longos podem ser mais bem tolerados no contexto da pesquisa do que na prática clínica. Os instrumentos longos podem ser excessivamente exaustivos para os pacientes, principalmente para os doentes e com incapacidades instaladas, não sendo possível esperar que tolerem o preenchimento desses formulários em condições plenas[29,32,33].

As propriedades de medição também precisam ser consideradas, uma vez tenha sido escolhido um questionário em potencial. Todos os questionários incluídos devem apresentar evidências de sua validade e confiabilidade. A escolha de um instrumento deve obedecer aos seguintes critérios[25]:

- **Confiabilidade, consistência interna e reprodutibilidade:** a descrição do instrumento deve especificar até que ponto ele é livre de erros aleatórios, o número de domínios e a consistência na repetição da medida.
- **Validade de conteúdo, construto, critério e de resposta:** definem o conceito pretendido da avaliação, as dimensões e suas relações. O conceito deve ser importante para o paciente e para o profissional de saúde. O instrumento deve refletir o que se propõe medir, sua relevância, abrangência, população-alvo, objetivo da medida de avaliação, as associações esperadas entre medidas semelhantes e capacidade de detectar mudanças clínica e minimamente relevantes durante o seguimento ou quando aplicada a intervenção específica.
- **Interpretações das pontuações:** deve explicitar o significado de baixas e altas pontuações para o conceito medido, bem como o significado de mudanças para pacientes, familiares e profissionais. Valores normativos são úteis para comparação.
- **Carga imposta aos respondentes:** o instrumento deve explicitar o tempo, o esforço e o custo para o paciente e o clínico/pesquisador.
- **Modos alternativos e métodos de administração:** quando necessário, explicitar prováveis implicações na mudança na maneira de coletar o dado, da original para uma alternativa.
- **Adaptação cultural e linguística:** os instrumentos devem ser validados para uma população específica, incluindo sua cultura e linguagem (tanto a tradução como a equivalência semântica).
- **Formato de registro – eletrônico ou impresso** *versus online* **e presencial:** a evolução científica do modo de coleta do dado deve ser incorporada às instruções do instrumento para garantir segurança na escolha pelo profissional.

Os pesquisadores devem considerar cuidadosamente a força da evidência para as propriedades psicométricas. Não existe limite para indicação de que um instrumento está (ou não é) válido para uma ou todas as populações ou aplicações[24,25]. Além disso, nenhum estudo isolado pode confirmar todas as propriedades de medição para todos os contextos. A ciência baseia-se em um processo interativo, e o corpo de evidências deve examinar as propriedades-chave em diferentes contextos[34].

A precisão da medida deve ser considerada na escolha da escala ou questionário. Instrumentos precisos oscilam pouco, mas captam bem (são sensíveis) as mudanças observáveis[35]. A sensibilidade à mudança (conhecida como capacidade de resposta) é um fator a ser considerado na seleção de um instrumento porque a capacidade de detectar uma mínima, mas importante, mudança é necessária no monitoramento dos pacientes e na implementação de intervenções clínicas[26]. Para que sejam clinicamente úteis, os instrumentos devem demonstrar sensibilidade para mudar tanto quando os indivíduos melhoram como quando eles pioram[36]. São fatores que limitam a capacidade de resposta à mudança[36,37]: (1) escalas multicaracterísticas, contendo itens que não são relevantes para a população que está sendo avaliada, podem não capturar a mudança ao longo do tempo; (2) escalas que oferecem respostas categóricas ou opções limitadas; (3) instrumentos que exigem prazo extenso de observação, mas que são administrados regularmente durante breve espaço de tempo; (4) inclusão de medidas estáveis cuja mudança é improvável; (5) predileção por uma direção de mudança, como instrumentos mais responsivos à mudança quando os pacientes melhoram clinicamente do que quando pioram; e (6) os instrumentos específicos tendem a ser mais sensíveis a mudanças do que os genéricos.

A diferença entre significância clínica e estatística também merece consideração para a escolha de um instrumento de avaliação. A mudança clinicamente significativa é percebida sobre os sintomas e a funcionalidade do cliente que sofre intervenções[38]. A diferença é minimamente relevante quando há uma definição sobre a menor diferença na pontuação do desfecho de interesse que o cliente percebe como importante e que exigiria, na ausência de efeitos colaterais incômodos e custo excessivo, uma mudança no manejo do paciente[10,18,38].

Outro fator a ser considerado é o construto medido. Mais especificamente, quando o foco é direcionado para as atividades e a participação, alguns conceitos dessa dimensão (por exemplo, AVD e mobilidade) atraem mais atenção dos pesquisadores[40-42]. Outros conceitos, como "participação na sociedade", raramente são medidos nos questionários incluídos[42]. Se um questionário não abrange todas as dimensões da Classificação Internacional de Funcionalidade, Incapacidade e Saúde (CIF) ou se mede apenas alguns domínios de uma dimensão, é apropriado especificar com maior precisão para evitar enganos dos leitores. O uso de "incapacidade" é genérico, mas pode ser muito mais preciso relatar a característica medida como "incapacidade em AVD" e "incapacidade na mobilidade", por exemplo[41,43].

VIESES

Existem limitações no autorrelato de pessoas idosas[24], uma vez que as informações podem ser tendenciosas. Avaliações subjetivas de saúde são confusas para estimativa da gravidade do problema de saúde, pois há uma tendência pessoal de exagerar ou ocultar o problema – um viés que varia entre as pessoas e ao longo do tempo[24]. Os resultados também podem ser afetados por fatores como cognição, humor, linguagem, educação e cultura[12,18,24,25]. As pessoas atendidas podem exagerar suas dificuldades em um primeiro encontro para garantir a realização desses atendimentos e posteriormente diminuir suas dificuldades após o término da reabilitação[25].

Uma preocupação particular na reabilitação pode acontecer quando um idoso experimenta uma mudança relativamente repentina no estado de saúde ou deficiência, ou de ambos.

Nessa situação, o autorrelato quanto à avaliação do desempenho funcional pode ser impreciso, pois a pessoa não sabe o que é capaz de realizar desde a mudança em seu estado funcional[43].

Por fim, outro fator que pode influenciar significativamente as estimativas de incapacidade é o período recordatório. Muitos indivíduos experimentam "flutuações" no estado funcional ao longo do tempo. Se uma pesquisa visa medir a "incapacidade aguda" ou detectar a mudança no estado funcional ao longo do tempo, seria apropriado definir o período recordatório como um tempo relativamente curto (por exemplo, "semana passada"). Se o objetivo for medir a incapacidade crônica ou de longo prazo, pode ser necessário um período de lembrança mais longo (por exemplo, "últimos 3 meses").

A distorção sistemática dos idosos para lembrar-se do evento de interesse é chamada viés de memória. Em geral, o período de recordação varia de "semana passada" ao "último mês"; entretanto, para quedas, por exemplo, o período recordatório pode ser o "último ano".

A seleção do período de recordação apropriado depende das metas e objetivos da pesquisa — nenhum consenso foi alcançado sobre esta questão. No entanto, há evidências de que a precisão da recordação diminui à medida que aumenta o período recordatório[17,25,43].

CONSIDERAÇÕES FINAIS

O uso de instrumentos baseados em relato, seja do idoso, seja do informante *proxy*, é uma prática comum e que tende a continuar, dadas sua praticidade e relevância na obtenção de informações sobre a condição de saúde e funcionalidade dos idosos. Existem inúmeros instrumentos disponíveis, e cada um pode medir domínios diferentes, sendo bastante variadas as formas de aplicação. Entretanto, os profissionais devem atentar para a validade científica, e sua incorporação aos serviços de saúde pode não ser simples, mas eles efetivamente colaboram para o acompanhamento e a definição da intervenção em idosos.

Referências

1. Snyder CF, Jensen R, Courtin SO, Wu AW. Patient viewpoint: a website for patient-reported outcomes assessment. Qual Life Res 2009; 18(7):793-800.
2. Abernethy AP, Herndon JE, Wheeler JL et al. Improving health care efficiency and quality using tablet personal computers to collect research-quality, patient-reported data. Health Serv Res 2008; 43(6):1975-91.
3. Cella D, Nowinski C. Measuring quality of life in chronic illness: the functional assessment of chronic illness therapy measurement system. Arch Phys Med Rehabil 2002; 83(Suppl.2):S10-S7.
4. Goodman CC, Heick J, Lazaro R. Differential diagnosis for physical therapists. Elsevier, 2018.
5. Huijbregts MPJ, Gruber RA. Functional outcome measurement in the elderly. Orthop Phys Ther Clin 1997; 6:383e401.
6. Quinn TJ, McArthur K, Ellis G, Stott DJ. Functional assessment in older people. BMJ 2011; 343:d4681.
7. Detmar SB, Muller MJ, Schornagel JH, Wever LD, Aaronson NK. Health-related quality-of-life assessments and patient-physician communication: a randomized controlled trial. JAMA 2002; 288(23):3027-34.
8. Coman L, Richardson J. Relationship between self-report and performance measures of function: A systematic review. Can J Aging 2006; 25:253e270.
9. Basch E, Iasonos A, McDonough T et al. Patient versus clinician symptom reporting using the National Cancer Institute Common Terminology Criteria for Adverse Events: results of a questionnaire-based study. Lancet Oncol 2006; 7(11):903-9.
10. Basch E, Jia X, Heller G et al. Adverse symptom event reporting by patients vs clinicians: relationships with clinical outcomes. J Natl Cancer Inst 2009; 101(23):1624-32.
11. Basch E. The missing voice of patients in drug-safety reporting. N Engl J Med 2010; 362(10):865-9.

12. Bonder BR, Bello-Haas VD. Functional performance in older adults. 3th ed. Philadelphia: FA Davis Company, 2009.
13. Duncan PW, Lai SM, Tyler D, Perera S, Reker DM, Studenski S. Evaluation of proxy responses to the Stroke Impact Scale. Stroke 2002; 33(11):2593-9.
14. Andresen EM, Vahle VJ, Lollar D. Proxy reliability: Health-related quality of life (HRQoL) measures for people with disability. Qual Life Res 2001; 10(7):609-19.
15. Hilari K, Owen S, Farrelly SJ. Proxy and self-report agreement on the Stroke and Aphasia Quality of Life Scale-39. J Neurol Neurosurg Psychiatry 2007; 78(10):1072-5.
16. Lynn Snow A, Cook KF, Lin P-S, Morgan RO, Magaziner J. Proxies and other external raters: methodological considerations. Health Serv Res 2005; 40(5p2):1676-93.
17. Gill TM. Assessment of function and disability in longitudinal studies. J Am Geriatr Soc 2010; 58:S308eS312.
18. Snyder CF, Aaronson NK, Choucair AK et al. Implementing patient-reported outcomes assessment in clinical practice: a review of the options and considerations. Qual Life Res 2012; 21:1305-14.
19. Olarsch S. Validity and responsiveness of the late-life function and disability instrument in a facility-dwelling population. Boston, MA: Boston University, 2008.
20. Bombardier C, Tugwell P. Methodological considerations in functional assessment. J Rheumatol 1987; 14(Suppl 15):6-10.
21. Gabel CP, Michener LA, Burkett B, Neller A. The Upper Limb Functional Index: development and determination of reliability, validity, and responsiveness. J Hand Ther 2006; 19(3):328-48.
22. Hobart J, Kalkers N, Barkhof F, Uitdehaag B, Polman C, Thompson A. Outcome measures for multiple sclerosis clinical trials: relative measurement precision of the Expanded Disability Status Scale and Multiple Sclerosis Functional Composite. Mult Scler 2004; 10(1):41-6.
23. Kaasa T, Loomis J, Gillis K, Bruera E, Hanson J. The Edmonton Functional Assessment Tool: preliminary development and evaluation for use in palliative care. J Pain Symptom Manage 1997; 13(1):10-9.
24. McDowell I. Measuring Health: A Guide to Rating Scales and Questionnaires. 3rd ed. New York: Oxford University Press, 2006.
25. Streiner DL, Norman GR. Health measurement scales: A practical guide to their development and use (3rd ed.). Oxford, UK: Oxford University Press, 2003.
26. Eurich DT, Johnson JA, Reid KJ, Spertus JA. Assessing responsiveness of generic and specific health related quality of life measures in heart failure. Health Qual Life Outcomes 2006; 4:89.
27. Ellis G, Gardner M, Tsiachrista A et al. Comprehensive geriatric assessment for older adults admitted to hospital. Cochrane Database Syst Rev 2017; 12(9):CD006211.
28. Beaudart C, Rolland Y, Cruz-Jentoft AJ et al. Assessment of muscle function and physical performance in daily clinical practice: A position paper endorsed by the European Society for Clinical and Economic Aspects of Osteoporosis, Osteoarthritis and Musculoskeletal Diseases (ESCEO). Calcif Tissue Int 2019; 105(1):1-14.
29. Dalal AA, Nelson L, Gilligan T, McLeod L, Lewis S, DeMuro-Mercon C. Evaluating patient-reported outcome measurement comparability between paper and alternate versions, using the lung function questionnaire as an example. Value Health 2011; 14(5):712-20.
30. Cesari M, Kritchevsky SB, Newman AB et al. Added value of physical performance measures in predicting adverse health-related events: Results from the health, aging and body composition study. J Am Geriatr Soc 2009; 57(2):251-9.
31. Coman L, Richardson J. Relationship between self-report and performance measures of function: A systematic review. Can J Aging 2006; 25:253e270.
32. Groves RM. Survey methodology. 2nd ed. Hoboken, NJ: J. Wiley, 2009.
33. Bowling A. Mode of questionnaire administration can have serious effects on data quality. J Public Health 2005; 27(3):281-91.
34. Studenski S, Perera S, Wallace D et al. Physical performance measures in the clinical setting. J Am Geriatr Soc 2003; 51(3):314-22.
35. Litwin MS, Hays R, Fink A, Ganz PA, Leake B, Brook RH. The UCLA Prostate Cancer Index: development, reliability, and validity of health- related quality of life measure. Med Care 1998; 26(7):1002-12.
36. Chakravarty EF, Bjorner JB, Fries JF. Improving patient reported outcomes using item response theory and computerized adaptive testing. J Rheumatol 2007; 34(6):1426-31.
37. McClendon DT, Warren JS, Green KM, Burlingame GM, Eggett DL, McClendon RJ. Sensitivity to change of youth treatment outcome measures: a comparison of the CBCL, BASC-2, and Y-OQ. J Clin Psychol 2011; 67(1):111-25.
38. Vermeersch DA, Lambert MJ, Burlingame GM. Outcome questionnaire: item sensitivity to change. J Pers Assess 2000; 74(2):242-61.

39. Crosby RD, Kolotkin RL, Williams GR. Defining clinically meaningful change in health-related quality of life. Journal of Clinical Epidemiology 2003; 56(5):395-407.
40. Jaeschke R, Singer J, Guyatt GH. Measurement of health status. Ascertaining the minimal clinically important difference. Control Clin Trials 1989; 10(4):407-15.
41. Cohen ME, Marino RJ. The tools of disability outcomes research functional status measures. Arch Phys Med Rehabil 2000; 81(12)Suppl 2):S21-9.
42. Alves LC, Leite IDC, Machado CJ. The concept and measurement of functional disability in the elderly population: A literature review. Ciência e Saúde Coletiva 2008; 13(4):1199-207.
43. Wang-Hsu E. Outcome measure toolkit for geriatric fall/balance assessment. Apta, 2019.
44. Gill TM, Gahbauer EA. Evaluating disability over discrete periods of time. J Gerontol Biol Med Sci 2008; 63:588e594.

Capítulo 8

TESTE DE ATIVIDADE DE VIDA DIÁRIA GLITTRE

Agnaldo José Lopes
Samantha Gomes de Alegria
Arthur de Sá Ferreira

INTRODUÇÃO

Nas últimas décadas, os testes de campo têm sido extensivamente usados na prática clínica como alternativas válidas, reprodutíveis e de baixo custo para avaliar a capacidade funcional (CF) e a tolerância ao exercício, por serem capazes de expressar, de modo conjugado, o desempenho dos sistemas respiratório, cardiovascular e musculoesquelético. Considerando que a maioria das atividades de vida diária (AVD) é realizada nos níveis submáximos de esforço, os testes submáximos refletem de maneira fidedigna o nível de funcionalidade.

Em busca da construção de um teste padronizado com atividades representativas de AVD que fossem capazes de classificar a CF das diferentes populações, Skumlien e cols.[1] elaboraram e validaram, em 2006, o teste de AVD-Glittre (TGlittre) para avaliação do estado funcional durante a realização de multitarefas que mimetizam as AVD. Esses autores desenvolveram o TGlittre com o intuito de avaliar a funcionalidade de pacientes com doença pulmonar obstrutiva crônica (DPOC), escolhendo um conjunto de tarefas representativas das AVD essenciais na vida cotidiana e reconhecidamente difíceis para esse grupo de indivíduos.

Alguns anos depois, o teste foi mais detalhadamente avaliado nessa mesma população de pacientes[2,3]. Mais tarde, o TGlittre foi utilizado em diferentes condições clínicas, como em casos de fibrose cística[4], pneumonia adquirida na comunidade[5], doenças cardiovasculares[6], pós-operatório de cirurgia bariátrica[7] e doença de Parkinson[8]. Mais recentemente, o TGlittre tem sido aplicado em condições clínicas bastante específicas, incluindo esclerose sistêmica[9], acromegalia[10], artrite reumatoide[11] e anemia falciforme[12].

O TGlittre fornece uma avaliação objetiva mais ampla e mais representativa da funcionalidade ao usar atividades semelhantes às AVD[1]. Ao envolver atividades que simulam as AVD em um teste de campo, como atividades de braço sem suporte, levantar de uma cadeira, caminhar, subir e descer degraus, agachamento, alcance, preensão manual e deslocamento de pesos, o TGlittre pode ser útil na prática clínica rotineira para avaliação global e direcionada de pacientes com diferentes condições clínicas[13].

Além de ser um teste de fácil administração, válido e confiável para medir o estado funcional, o TGlittre é mais completo na avaliação da CF[1,14]. Quando comparado ao Teste de Caminhada de 6 minutos (TC6min), o TGlittre simula melhor as situações vividas nas AVD e, consequentemente, mensura com mais veracidade a sobrecarga sofrida pelo paciente com DPOC na prática rotineira, já que o TC6min é muito específico por envolver somente a caminhada[2]. Vale ressaltar ainda a relação entre o tempo gasto para realizar o TGlittre e o estágio da doença, a taxa de hospitalização, a capacidade de exercício, as restrições de atividades relatadas e a dispneia durante as AVD[1].

METODOLOGIA

Para realização do teste de TGlittre, são necessários os seguintes instrumentos: corredor de 10 metros, mochila com 5kg de peso para homens e 2,5kg para mulheres, cadeira sem braços, escada com dois degraus para subir e dois para descer (17cm de altura e 27cm de comprimento), três objetos de 1kg cada, oxímetro de pulso, estetoscópio e esfigmomanômetro.

O TGlittre compreende um circuito de atividades funcionais que o paciente deve percorrer cinco vezes no menor tempo possível – um corredor com 10m de comprimento (Figura 8.1). Durante o teste, o paciente carrega nas costas a mochila, a qual foi originalmente selecionada por permitir que ambas as mãos fiquem livres para levantar objetos[1]. O peso de 2,5kg simula o peso de uma unidade suplementar de oxigênio (que pode ser inserida no lugar do peso, quando apropriado); isso possibilita a adição de oxigênio para testes futuros sem afetar a integridade do teste.

Na execução do TGlittre, o indivíduo parte da posição sentada para de pé e caminha em um percurso plano interposto em sua metade por uma caixa com os dois degraus para subir

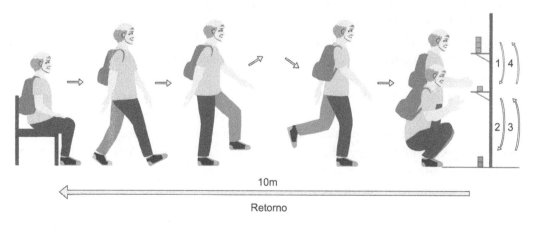

Figura 8.1 Representação esquemática do teste de AVD-Glittre.

e os dois para descer. Após caminhar o restante do percurso, o indivíduo se depara com uma estante contendo os três objetos de 1kg, posicionados na prateleira mais alta (altura da cintura escapular), devendo então movê-los, um a um, até a prateleira mais baixa (altura da cintura pélvica) e posteriormente até o chão, devendo necessariamente agachar ou fletir o tronco em grande amplitude para concluir a ação. Então, os objetos devem ser recolocados na prateleira mais baixa e posteriormente na prateleira mais alta. Em seguida, o indivíduo volta, fazendo o percurso contrário; logo depois, reinicia outra volta, percorrendo o mesmo circuito[1,13].

O protocolo é realizado duas vezes com intervalo de 30 minutos ou até que os sintomas voltem à linha de base. Nenhum incentivo deve ser dado. Recomenda-se o monitoramento de frequência cardíaca, oximetria de pulso, grau de dispneia e pressão arterial[13]. O TGlittre de menor duração deve ser usado para análise[1,13]. Assim, quanto maior o tempo para completar o teste, maior o comprometimento funcional do indivíduo[15].

O TGlittre é válido para avaliar a CF de indivíduos com DPOC, apresentando excelente confiabilidade teste-reteste (coeficiente de correlação de Spearman-$\rho = 0,93$; $p < 0,001$) para essa população[1]. O teste é reprodutível para diversas populações, além de ser responsivo à reabilitação pulmonar[1]. O TGlittre tem se mostrado válido na diferenciação do estado funcional entre indivíduos saudáveis e pacientes com DPOC[2].

A reprodutibilidade do TGlittre foi testada em pacientes com DPOC, evidenciando diminuição de 0,37 minutos (IC95% [intervalo de confiança de 95%]: 0,20 a 0,54) no tempo de realização do segundo teste, o que foi atribuído a um efeito de aprendizagem de cerca de 7% quando expresso como porcentagem em relação ao primeiro teste[1]. Embora o teste seja reprodutível em pacientes hospitalizados por doença pulmonar crônica aguda ou crônica exacerbada, os melhores resultados ocorrem no segundo teste, o que indica fortemente que pelo menos dois testes são necessários para a obtenção de avaliações confiáveis também nesse grupo de pacientes[14].

Em indivíduos hígidos, foi observada discreta redução na média do tempo necessário para completar o segundo teste, em comparação com o primeiro (0,21min; $p < 0,01$), com efeito de aprendizagem de 5,3%[13]. Observou-se um coeficiente de correlação interclasse (CCI) de 0,95 (IC95%: 0,93 a 0,96; $p < 0,01$) entre os tempos necessários para completar o primeiro e segundo testes, o que aponta para a confiabilidade das medidas[13]. Ainda na população normal, foram obtidas CCI de 0,83 (IC95%: 0,52 a 0,94; $p < 0,001$) e 0,88 (IC95%: 0,65 a 0,96; $p <,001$) para as confiabilidades interavaliador e teste-reteste, respectivamente[16]. Finalmente, é importante destacar que o TGlittre é de domínio público, sem custo adicional para sua utilização.

INTERPRETAÇÃO DOS RESULTADOS

A CF e a limitação para realização das AVD são mais bem preditas por meio de testes globais – que reproduzam as atividades cotidianas – do que por testes focados em tarefas específicas da atividade funcional. Recentemente, tem sido sugerido que ferramentas envolvendo pelo menos três tarefas diferentes sejam usadas para avaliação das AVD, como é o caso do TGlittre[15]. Além do mais, o TGlittre possibilita a avaliação da mobilidade de membros superiores, os quais são imprescindíveis para execução de determinadas AVD em várias condições clínicas.

Ao avaliarem pacientes com doenças cardiovasculares, Fernandes-Andrade e cols.[6] observaram que esses indivíduos completaram o TGlittre em 194,6 ± 44,81s (3,24min). Em estudo de Valadares e cols.[17], os indivíduos com insuficiência cardíaca completaram o teste em 6,3 ± 4,8min, tendo havido associação entre o desempenho no TGlittre e a fração de ejeção do ventrículo esquerdo, o grau de dispneia, a qualidade de vida e o desempenho no TC6min.

José e Dal Corso[5] observaram, ao avaliar pacientes hospitalizados com pneumonia adquirida na comunidade, que o tempo necessário para realização do TGlittre foi, em média, de 272,8 ± 104,3s (4,53min) e, além do mais, correlacionou-se com o grau de dispneia, o domínio de funcionalidade física do questionário *Short Form-36* (SF-36) e a função pulmonar.

Com base no ponto de corte de 82% do valor previsto durante o TC6min, Gulart e cols.[18] mostraram que o ponto de corte de 3,5min (3min30s) no TGlittre é sensível e específico para diferenciar portadores de DPOC com CF normal e anormal. Esse ponto de corte é capaz de diferenciar os pacientes em relação à sensação de dispneia, número de passadas, tempo de comportamento sedentário, qualidade de vida e risco de morte. Além do mais, o TGlittre já se mostrou responsivo a um programa de reabilitação pulmonar em pacientes com DPOC, cuja melhora no tempo de AVD após 4 semanas de reabilitação foi fortemente demonstrada (−0,89min com IC95%: 0,48 a 1,30)[1].

Skumlien e cols.[1] demonstraram que a diferença mínima clinicamente importante (DMCI) no TGlittre observada em pacientes com DPOC foi de 53s. Esses autores também observaram correlação entre o tempo despendido no TGlittre e a distância percorrida no TC6min (DTC6min) ($\rho = -0,82$; $p < 0,05$), principalmente nos indivíduos que percorreram maiores distâncias, em que a capacidade ventilatória e o consumo de oxigênio são determinantes para a tolerância ao esforço. Curiosamente, esse estudo observou grande variabilidade no tempo do TGlittre em relação à DTC6min quando os indivíduos percorriam baixas distâncias, o que possivelmente está relacionado com alguns fatores, como os efeitos da hiperinsuflação, o pior balanço corporal e a incoordenação decorrente do descondicionamento físico e da deterioração da força muscular.

Mais recentemente, Gulart e cols.[19] mostraram uma DMCI de −0,38min no tempo gasto no TGlittre após 24 sessões de reabilitação pulmonar em pacientes com DPOC. Esses autores também demonstraram que o TGlittre tem um tamanho de efeito semelhante ao TC6min e que o valor baseado no teste de Cohen é elevado.

Na população de pessoas idosas com e sem DPOC, Corrêa e cols.[2] compararam a resposta cardiorrespiratória induzida pelo TGlittre em 10 indivíduos com DPOC e em 10 indivíduos saudáveis de mesma faixa etária. Nesse estudo, o grupo DPOC (idade = 64 ± 10 anos) apresentou pior desempenho que o grupo controle (5,26 ± 2,9min *vs.* 3,3 ± 0,3min; $p < 0,05$). Além disso, o grupo DPOC registrou aumento da dispneia, com frequência cardíaca e saturação periférica de oxigênio similares entre os dois grupos. Apesar da gama de estudos que avaliaram a aplicabilidade do TGlittre, ainda faltam pesquisas com número maior de indivíduos para avaliação das propriedades psicométricas na população de pessoas idosas, especialmente em virtude de suas particularidades para execução das AVD.

No tocante aos valores de referências, Reis e cols.[1] forneceram equações brasileiras para o tempo necessário para completar o TGlittre em 190 adultos aparentemente saudáveis na faixa etária de 20 a 80 anos. Esse estudo mostrou que a média de tempo necessário para completar o teste foi de 2,84 ± 0,45min e que a idade e a altura explicaram 32,1% da variância total. As equações de referência para o tempo necessário para completar o TGlittre basearam-se em idade, índice de massa corporal e estatura como variáveis independentes, podendo ser úteis para prever o desempenho de indivíduos adultos (Quadro 8.1). Os autores também avaliaram uma subpopulação de pacientes com DPOC e, curiosamente, observaram que a média de tempo necessário para completar o TGlittre desses pacientes (4,70 ± 1,90min; 147,4 ± 57,6% do valor previsto) foi 45,2% maior que o tempo máximo esperado para completá-lo.

Mais recentemente, foram publicadas as equações brasileiras para a população pediátrica na faixa etária de 6 a 14 anos[20]. A idade foi a variável preditiva com maior influência no tempo despendido no TGlittre (masculino: R^2 ajustado $= 39,6\%$; feminino: R^2 ajustado $= 25,2\%$ [Quadro 8.1]).

CONSIDERAÇÕES FINAIS

Mesmo considerando que os membros inferiores tenham impacto no exercício e em atividades essenciais, como a caminhada, as tarefas para os membros superiores promovem aumento da demanda metabólica e maior ativação de diversos grupamentos musculares[3]. Desse modo, ao envolver tarefas que necessitam do desempenho tanto dos membros inferiores como dos superiores, o TGlittre pode ser útil na prática clínica para avaliação global e direcionada de pacientes com as mais diversas patologias, agregando informações importantes do ponto de vista da funcionalidade.

Sabe-se que as atividades de membros superiores sem suporte, especialmente das mãos, aumentam a demanda de oxigênio e levam ao consumo de grande parte da reserva ventilatória, o que desempenha um papel importante na limitação para as AVD[21]. Karloh e cols.[21] observaram, por meio de videogravações em pacientes com DPOC, que durante o TGlittre os pacientes gastaram 50% a 65% de uma volta apenas na atividade de mover os objetos para dentro e para fora da prateleira com braços sem suporte, o que poderia levar ao aumento da demanda metabólica. Também foi mostrado que as respostas fisiológicas diferem

Quadro 8.1 Equações de referência para o teste de AVD-Glittre propostas para adultos (Reis e cols., 2018) e crianças (Martins e cols., 2019)*

Tempo de TGlittre$_{previsto}$ = 3,049 + (0,015 × idade$_{anos}$) + (−0,006 × estatura$_{cm}$)
Tempo de TGlittre$_{previsto}$ = 1,558 + (0,018 × IMC) + (0,016 × idade$_{anos}$)*
Tempo de TGlittre$_{previsto}$ = 3,781 − 0,083 × idade (crianças, sexo feminino)
Tempo de TGlittre$_{previsto}$ = 4,025 − 0,123 × idade (crianças, sexo masculino)

*Equação elaborada a partir da exclusão dos participantes com índice de massa corporal ≥ 35kg/m².

entre as múltiplas tarefas do TGlittre e que, apesar de as atividades de caminhada e de movimentação de objetos na prateleira induzirem respostas fisiológicas semelhantes, 63% dos pacientes apontam maior dificuldade em realizar a tarefa da prateleira; essa tarefa pode envolver movimentos para se curvar, além da elevação de membros superiores sem suporte[22].

Na realização do TGlittre, a idade associa-se fortemente a mais tempo para completar o teste[13]. Uma vez que a capacidade de realizar as atividades propostas no TGlittre (incluindo tarefas como sentar-se em uma cadeira, levantar-se, caminhar e subir/descer escadas) se deteriora com o envelhecimento, o uso desse teste em faixas etárias mais avançadas tem grande potencial. De fato, o envelhecimento é uma condição importante de incapacidade e comprometimento da autonomia e relaciona-se fortemente com a perda da força do quadríceps[23]. Além do mais, o agachamento para realizar as tarefas da prateleira é uma das principais queixas referidas ao final do TGlittre [24], sendo uma atividade que 25% dos idosos têm dificuldade em realizar por causa da fraqueza de joelho e tornozelo e da deterioração do controle do balanço[25]. Desse modo, essa é mais uma das AVD incorporadas no TGlittre que podem se tornar um desafio adicional para a população de pessoas idosas.

As principais indicações para o uso do TGlittre são mostradas no Quadro 8.2.

Quadro 8.2 Principais indicações para uso do teste de AVD-Glittre

Avaliação da capacidade funcional de pacientes com DPOC
Determinação da limitação funcional de indivíduos com insuficiência cardíaca
Aferição da *performance* para realizar as AVD em diferentes condições sistêmicas, incluindo fibrose cística, doenças do colágeno e acromegalia
Avaliação da capacidade funcional do idoso
Avaliação dos efeitos de um programa de reabilitação pulmonar
Análise da limitação das atividades que envolvem os membros superiores

Algumas limitações do TGlittre devem ser apontadas. Os valores de referência nacionais propostos por Reis e cols.[13] mostraram baixo coeficiente de explicação para o tempo necessário para completar o TGlittre. Desse modo, é preciso determinar se outros fatores, como o balanço corporal, a função muscular periférica, o nível cognitivo e a fisiologia orgânica, têm alguma influência no tempo necessário para completar o teste. Outro ponto que vale destacar é que a idade é uma importante variável independente para determinação dos valores previstos para o TGlittre[13]. Uma vez que o envelhecimento compromete massa, força, resistência, controle postural e coordenação muscular – componentes essenciais da funcionalidade capazes de resultar em declínio físico progressivo[23] – torna-se de fundamental importância estabelecer valores previstos para essa população.

Agradecimento

Os autores receberam financiamento da Fundação Carlos Chagas Filho de Amparo à Pesquisa do Estado do Rio de Janeiro (FAPERJ), Coordenação de Aperfeiçoamento de Pessoal de Nível Superior (CAPES) – Código de Financiamento 001 – e Conselho Nacional de Desenvolvimento Científico e Tecnológico (CNPq). Os autores reconhecem que todas as publicações originais relevantes não puderam ser incluídas no texto em virtude das restrições de espaço e pedem desculpas aos autores que não foram citados.

Referências

1. Skumlien S, Hagelund T, Bjørtuft O, Ryg MS. A field test of functional status as performance of activities of daily living in COPD patients. Respir Med 2006; 100(2):316-23.
2. Corrêa KS, Karloh M, Martins LQ, Santos KD, Mayer AF. O teste de AVD-Glittre é capaz de diferenciar a capacidade funcional de indivíduos com DPOC da de saudáveis? Rev Bras Fisioter 2011; 15(6):467-73.
3. Miranda EF, Malaguti C, Corso SD. Disfunção muscular periférica em DPOC: membros inferiores versus membros superiores. J Bras Pneumol 2011; 37(3):380-8.
4. Arikan H, Yatar İ, Calik-Kutukcu E et al. A comparison of respiratory and peripheral muscle strength, functional exercise capacity, activities of daily living and physical fitness in patients with cystic fibrosis and healthy subjects. Res Dev Disabil 2015; 45-46:147-56.
5. José A, Dal Corso S. Inpatient rehabilitation improves functional capacity, peripheral muscle strength and quality of life in patients with community-acquired pneumonia: a randomised trial. J Physiother 2016; 62(2):96-102.
6. Fernandes-Andrade AA, Britto RR, Soares DCM, Velloso M, Pereira DAG. Evaluation of the Glittre-ADL test as an instrument for classifying functional capacity of individuals with cardiovascular diseases. Braz J Phys Ther 2017; 21(5):321-8.
7. Monteiro F, Ponce DA, Silva H, Carrilho AF, Pitta F. Validity and reproducibility of the Glittre ADL-test in obese and post-bariatric surgery patients. Obes Surg 2017; 27(1):110-4.
8. Silva DDO, Corrêa JCF, de Sá MAF et al. Validation and reproducibility of the Glittre activities of daily living test for individuals with Parkinson's disease. Rev Neurol 2019; 69(10):395-401.
9. Nonato CP, Azevedo BLPA, Oliveira JGM, Gardel DG, de Souza DCN, Lopes AJ. The Glittre Activities of Daily Living Test in women with scleroderma and its relation to hand function and physical capacity. Clin Biomech 2020; 73:71-7.
10. de Alegria SG, Kasuki L, Gadelha M, Lopes AJ. The Glittre Activities of Daily Living Test in patients with acromegaly: associations with hand function and health-related quality of life. J Back Musculoskelet Rehabil 2021; 34(3):441-51.
11. Palugan MJA, Assis ACB, Bessa EJC, Ferreira AS, Lopes AJ. Predictors of functional capacity as measured by the Glittre activities of daily living test in women with rheumatoid arthritis. Braz J Med Biol Res 2021; 54(5):e10040.
12. Deucher RAO, Ferreira AS, Nascimento LPAS, da Cal MS, Papathanasiou JV, Lopes AJ. Heart rate variability in adults with sickle cell anemia during a multitasking field test. Asian J Sports Med 2021; 12(3):e108537.
13. Reis CMD, Karloh M, Fonseca FR, Biscaro RRM, Mazo GZ, Mayer AF. Avaliação da capacidade funcional: equações de referência para o teste Glittre Activities of Daily Living. J Bras Pneumol 2018; 44(5):370-7.
14. José A, Dal Corso S. Reproducibility of the six-minute walk test and Glittre ADL-test in patients hospitalized for acute and exacerbated chronic lung disease. Braz J Phys Ther 2015; 19(3):235-42.
15. Gulart AA, Munari AB, Queiroz AP, Cani KC, Matte DL, Mayer AF. Does the COPD assessment test reflect functional status in patients with COPD? Chron Respir Dis 2017; 14(1):37-44.
16. Montemezzo D, Sonza, A, Fernandes, AA, Alexandre HF, Pereira DAG, Britto RR. Confiabilidade interavaliador e teste-reteste do teste de AVD-Glittre em indivíduos saudáveis. ASSOBRAFIR Ciência 2019; 10(1):11-9.
17. Valadares YD, Corrêa KS, Silva BO, Araujo CLP, Karloh M, Mayer AF. Applicability of activities of daily living tests in individuals with heart failure. Rev. Bras. Med. Esporte 2011; 17(5):310-4.
18. Gulart AA, Munari AB, Klein SR, Santos da Silveira L, Mayer AF. The Glittre-ADL test cut-off point to discriminate abnormal functional capacity in patients with COPD. COPD 2018; 15(1):73-8.
19. Gulart AA, Araujo CLP, Munari AB et al. The minimal important difference for Glittre-ADL test in patients with chronic obstructive pulmonary disease: minimal important difference for Glittre-ADL test. Braz J Phys Ther 2020; 24(1):54-60.
20. Martins R, Bobbio TG, Mayer AF, Schivinski CI. Reference equations for the ADL-Glittre test in pediatric subjects. Respir Care 2019; 64(8):937-44.
21. Karloh M, Karsten M, Pissaia FV, de Araujo CL, Mayer AF. Physiological responses to the Glittre-ADL test in patients with chronic obstructive pulmonary disease. J Rehabil Med 2014; 46(1):88-94.
22. Gulart AA, Munari AB, Tressoldi C, Dos Santos K, Karloh M, Mayer AF. Glittre-ADL multiple tasks induce similar dynamic hyperinflation with different metabolic and ventilatory demands in patients with COPD. J Cardiopulm Rehabil Prev 2017; 37(6):450-3.
23. Lima TRL, Almeida VP, Ferreira AS, Guimarães FS, Lopes AJ. Handgrip strength and pulmonary disease in the elderly: what is the link? Aging Dis 2019; 10(5):1109-29.
24. de Andrade Junior AB, de Sá Ferreira A, Assis ACB et al. Cardiac autonomic control in women with rheumatoid arthritis during the Glittre activities of daily living test. Asian J Sports Med 2020; 11(2):e101400.
25. Tiedemann AC, Sherrington C, Lord SR. Physical and psychological factors associated with stair negotiation performance in older people. J Gerontol A Biol Sci Med Sci 2007; 62(11):1259-65.

Capítulo 9

ÍNDICE DE BARTHEL

Juleimar Soares Coelho de Amorim

INTRODUÇÃO

O Índice de Barthel (IB), ou Escala de Barthel, é um instrumento amplamente utilizado para avaliar a dependência de um indivíduo com doença neuromusculoesquelética em cuidado pessoal, mobilidade, locomoção e eliminação, ou seja, para cuidar da própria vida e de si próprio[1,2]. Em revisão sistemática da literatura, Hopman-Rock e cols.[3] o consideraram entre os quatro índices com melhor qualidade na validade para uso na avaliação das atividades de vida diária (AVD) e, segundo Yang e cols.[4], está no topo da lista dos instrumentos mais frequentemente usados em estudos populacionais.

Originalmente desenvolvido para monitorar o desempenho de pacientes (não necessariamente pessoas idosas) internados por tempo prolongado, com condições neurológicas e/ou musculares, antes e depois da reabilitação, para estimativa dos cuidados de saúde necessários e para definição da alta hospitalar ou da reabilitação[1], o instrumento é pouco utilizado para pessoas idosas saudáveis vivendo na comunidade, sendo mais frequentemente usado em populações de pacientes com morbidade[3].

De acordo com modelo da Classificação Internacional de Funcionalidade, Incapacidade e Saúde (CIF), trata-se de uma medida de desempenho motor, e as áreas de avaliação são as atividades básicas de vida diária (ABVD), mobilidade e marcha, com valoração da independência. O custo para utilização do instrumento é livre, mas é necessária a permissão dos autores da versão original (https://eprovide.mapi-trust.org/instruments/barthel-index) ou para reprodução em cenários de pesquisa. Um *e-mail* para PROinformation@mapi-trust.org é necessário para autorizar seu uso. O IB, no momento, tem sua versão adaptada e validada para pessoas idosas[5-10], idosos brasileiros[2], pacientes acometidos por acidente vascular encefálico (AVE)[9,11] e artroplastia[12]. Ademais, já foi traduzido e adaptado para o português do Brasil[9] e validado para pessoas idosas atendidas em ambulatórios[2] e hospitais[6,13,14].

O IB é um instrumento versátil, pois é útil para prover o prognóstico do paciente, podendo ser usado na prática clínica, para informar a necessidade de reabilitação ou estabelecer um plano de cuidado individual, bem como na pesquisa científica, tanto para descrever desfechos como para ajuste epidemiológico[11].

A utilização da escala varia nos mais diversos tipos de serviços, incluindo unidades de internação hospitalar aguda, enfermarias, ambulatórios de reabilitação, atenção domiciliar

Capítulo 9 • Índice de Barthel **69**

e instituições de longa permanência. Mais recentemente, o índice tem sido considerado para definição dos pacientes candidatos a programas de reabilitação presencial (para os mais dependentes – baixo escore) e remota (telerreabilitação – para os com escore mais alto)[15].

Dez atividades de vida diária e mobilidade são incluídas na escala, as quais são apresentadas no Quadro 9.1.

Quadro 9.1 Atividades de vida diária avaliadas pelo índice de Barthel

Atividade	Descrição	Classificação	Pontuação
Alimentação	Ato de dirigir a comida do prato (ou similar) à boca, capacidade de usar talher e comer em tempo razoável	Dependente – incapaz de levar a comida do prato à boca	0
		Necessita de ajuda – requer qualquer auxílio	5
		Independente	10
Banho	Uso de chuveiro ou banheira e esfregar-se	Dependente – qualquer auxílio na função	0
		Independente	5
Vestuário	Ato de pegar roupa íntima, externa, fechos e cintos do armário e vestir-se. Não inclui calçar sapatos	Dependente – não consegue cumprir a atividade	0
		Necessita de ajuda – idoso precisa de ajuda, mas consegue pelo menos cumprir a meta das tarefas em tempo razoável	5
		Independente	10
Higiene pessoal	Capacidade de lavar o rosto e as mãos, escovar os dentes e barbear-se	Dependente – necessita de qualquer auxílio de outra pessoa em qualquer um dos casos	0
		Independente	5
Eliminação intestinal	Ausência de episódios de incontinência, sem perda involuntária de fezes, capacidade de fazer uso de supositório ou enemas (se necessário)	Incontinente	0
		Incontinente ocasional – necessita de ajuda ou acontecem episódios de incontinência fecal	5
		Continente – não apresenta perda involuntária de fazes, consegue fazer uso de supositórios ou enemas sozinho (se necessário)	10
Eliminação vesical	Sem episódios de perda involuntária de urina e capacidade de lidar com sonda vesical	Incontinente	0
		Incontinente ocasional – idoso que apresenta episódios esporádicos ou que não consegue lidar com sondas e outros dispositivos sem ajuda	5
		Continente – idoso que não apresenta episódios de perda involuntária de urina e é capaz de lidar sozinho com a sonda vesical	10
Uso do vaso sanitário	Facilidade no uso do vaso sanitário para excreções, assim como para arrumar as próprias roupas e limpar-se	Dependente – idoso que recebe auxílio direto de outra pessoa ou que não desempenha a função, bem como aquele que utiliza "papagaios" ou "comadres"	0
		Necessita de ajuda – idoso que precisa de auxílio para manter o equilíbrio ou para se limpar	5
		Independente	10

(Continua)

Quadro 9.1 Atividades de vida diária avaliadas pelo índice de Barthel *(continuação)*

Transferência cadeira-cama	Movimento necessário no deslocamento da cama para a cadeira e vice-versa	Dependente – aquele que não consegue sentar-se e é incapaz de colaborar durante as transferências	0
		Grande ajuda – uma ou duas pessoas ajudam nas transferências	5
		Ajuda mínima – requisição de supervisão ou apoio para efetuar a transferência	10
		Independente	15
Deambulação		Imóvel ou anda menos de 50 metros	0
		Independente de cadeira de rodas e anda mais de 50 metros	5
		Ajuda – pode caminhar até 50 metros, mas necessita de ajuda ou supervisão	10
		Independente – idoso capaz de caminhar sem ajuda até 50 metros, ainda que com apoio de bengala, muleta, prótese ou andador	15
Escadas	Capacidade de subir ou descer escadas sem ajuda ou supervisão, ainda que haja necessidade de dispositivo, como muleta ou bengala, ou apoio no corrimão	Incapaz	0
		Ajuda – idoso que necessita de ajuda física ou de supervisão ao descer e subir escadas	5
		Independente	10
Total			**0–100**

Cada item é classificado de acordo com a quantidade de assistência necessária para conclusão da atividade; assim, o desempenho é medido ao realizar as tarefas de maneira independente, com alguma ajuda ou de modo dependente[2]. O índice é uma escala ordinal, e uma pontuação geral é formada, atribuindo-se pontos a cada categoria, a depender do tempo e da assistência necessária para cada paciente. O tempo médio de aplicação do instrumento varia de acordo com a experiência do profissional, mas cerca de 10 minutos são suficientes[4]. Na versão original, a proposta é de até 30 minutos, distribuídos em 2 a 5 minutos para autorrelato e 20 minutos para observação direta da atividade.

Existem várias técnicas de pontuação possíveis para o IB. O método para obtenção das informações não parece ser importante, mas é necessário levar em consideração pacientes confusos quando se usa o autorrelato[16]. Essa medida demonstrou boa responsividade, mas pode ser menos eficaz em uma população de pacientes crônicos, com elevados níveis de morbidade e idosos com comprometimento cognitivo[10].

Tanto na prática clínica como na pesquisa, o IB pode ser usado mediante a observação do desempenho em cada tarefa por um profissional, em uma entrevista face a face, por telefone[17], a partir do relato do indivíduo sobre a capacidade de realizar cada atividade ou até mesmo autoadministrado[10]. Existe, também, uma versão modificada (IB modificado)[18].

Os profissionais diretamente interessados e que usam o instrumento rotineiramente incluem fisioterapeutas, terapeutas ocupacionais, médicos e enfermeiros[10]. Seu uso está indicado para monitoramento da evolução do paciente ao longo do tempo (a cada 3 meses) no setor de reabilitação, podendo ser necessária a avaliação diária nos casos de internação hospitalar[10,19]. Em caso de entrevista presencial ou por telefone e de pessoas idosas com comprometimento cognitivo, pode ser necessário o auxílio de um informante próximo[14].

A utilização da escala em instituições de longa permanência para idosos foi validada por Bouwstra e cols.[5], os quais relataram que na admissão os idosos chegam com pontuação de 11 e saem com 16 pontos e que no mínimo 3 pontos são suficientes para o registro de alguma mudança clínica minimamente detectável.

O processo de tradução e validação do IB foi desenvolvido em três populações no Brasil: uma específica para pessoas acometidas por AVE[9], outra para idosos[2] e, mais recentemente, a última para unidade de terapia intensiva[13]. Minosso e cols.[2] validaram-no para um grupo de pessoas idosas acompanhadas em centro de saúde. O instrumento apresentou confiabilidade excelente e homogeneidade dos itens (alfa de Cronbach = 0,90), bem como moderada ou forte dos itens entre si, sem necessidade de exclusão de algum item da versão original em inglês. O índice apresentou boa correlação convergente com a Medida de Independência Funcional (r = 0,64)[2].

Os valores de referência para idosos de 60 anos de idade ou mais são mostrados no Quadro 9.2.

METODOLOGIA

O IB quantifica a dependência nas AVD a partir de uma escala ordinal e hierárquica.

De acordo com a eProvide, uma plataforma de acesso à informação na área de Resultados Centrados no Paciente (https://eprovide.mapi-trust.org/), as orientações importantes para uso do IB são:

Quadro 9.2 Medidas psicométricas e clinimétricas do índice de Barthel

Medida	Ambiente				Condição
	ILPI[5]	Hospitalar agudo[6]	Ambulatorial[7]	Domiciliar[20]	Fratura de quadril[12]
Média			73,3 pontos	99,4 pontos	
Ponto de corte					
Mudança mínima detectável	3 pontos	27 pontos			
Diferença mínima clinicamente relevante					9,8 pontos
Dados normativos	Admissão: 11 pontos Alta: 16 pontos				
Confiabilidade teste-reteste			Excelente (CCI = 0,936)		
Confiabilidade interexaminador	Excelente (CCI = 0,96)				
Consistência interna	Excelente (alfa de Cronbach = 0,83)	Ruim (alfa de Cronbach = 0,66)	Excelente (alfa de Cronbach = 0,94)	Excelente (alfa de Cronbach = 0,92)	Excelente (alfa de Cronbach = 0,91)
Validade de critério					Excelente (correlação com mortalidade – r= 0,67)
Validade de construto				Baixa correlação com outras escalas de AVD (r = 0,10)	Alta correlação com outras escalas de AVD (r = 0,76)

1. O índice deve ser usado como um registro do que um paciente faz, e não como um registro do que um paciente poderia fazer.
2. O principal objetivo é estabelecer um grau de independência de qualquer ajuda, física ou verbal, por menor que seja e por qualquer motivo.
3. A necessidade de supervisão torna o paciente não independente.
4. O desempenho de um paciente deve ser estabelecido por meio das melhores evidências disponíveis. Perguntar ao paciente, aos amigos/familiares e aos profissionais que o assistem costuma ser o usual, mas a observação direta e o bom senso também são importantes. No entanto, não é necessário o teste direto.
5. Normalmente, o desempenho do paciente nas últimas 24 a 48 horas é importante, mas às vezes é relevante analisar um período mais longo.
6. As categorias intermediárias implicam que o paciente promove mais de 50% do esforço.
7. É permitida a ajuda para ser independente.

INTERPRETAÇÃO DOS RESULTADOS

Pelo menos duas pontuações podem ser usadas para determinação do índice: (1) escore variando de 0 a 100 e (2) de 0 a 20. Quando o escore total varia de 0 a 100, uma pontuação inferior a 20 indica dependência total; de 20 a 35, dependência elevada; de 40 a 55, dependência moderada; de 60 a 99, dependência mínima, e 100 indica independência[1]. Para a pontuação de 0 a 20, os intervalos são de 5 pontos, e os escores mais elevados indicam independência maior[1]. A pontuação de cada item reflete a importância relativa de cada tipo de incapacidade de acordo com os cuidados necessários[2]. Contudo, a literatura mostra grande variação na definição do ponto de corte, sendo considerada como ponto de corte mais comum a pontuação de 95, indicando um resultado favorável[19].

Operacionalmente, o estabelecimento do declínio funcional pode ser interpretado pelo IB como redução de 10% (10 pontos) no escore durante o período de acompanhamento hospitalar[14].

Quando usado em idosos saudáveis ou pacientes com incapacidade leve, pode ocorrer o efeito teto em algumas atividades, como alimentação e higiene.

CONSIDERAÇÕES FINAIS

O IB é um instrumento que avalia a (in)dependência funcional e a morbidade em pacientes com doença crônica, indicando se necessitam de cuidados. Algumas limitações merecem destaque: (1) pode ser menos confiável em pacientes com comprometimento cognitivo; (2) escores obtidos por entrevista não devem ser comparados aos obtidos por observação direta; (3) a confiabilidade do exame é influenciada pela prevalência de incapacidade na população examinada; (4) o instrumento não é utilizado exclusivamente para a população de pessoas idosas – portanto, a comparação com qualquer outro grupo com doença específica deve ser cautelosa. Comparado a outras medidas de desempenho nas ABVD, o IB revelou-se mais útil na discriminação de pacientes com apresentações graves de incapacidade. Assim, não parece ser um instrumento que detecta facilmente as incapacidades leves nem as mudanças de desfechos pequenas, o que pode não revelar o verdadeiro valor de eficácia de uma terapia reabilitadora[19].

Referências

1. Mahoney FI, Barthel DW. Functional evaluation: the Barthel Index. Md State Med J 1965; 14:61-5.
2. Minosso JS, Amendola F, Alvarenga MR, Oliveira MA. Validação, no Brasil, do Índice de Barthel em idosos atendidos em ambulatórios. Acta Paul Enferm 2010; 23(2):218-23.
3. Hopman-Rock M, van Hirtum H, Vreede P, Freiberg E. Activities of daily living in older community-dwelling persons: a systematic review of psychometric properties of instruments. Aging Clinical and Experimental Research 2019; 31:917-25.
4. Yang M, Ding X, Dong B. The measurement of disability in the elderly: a systematic review of self-reported questionnaires. JAMDA 2014; 150.e1-150.e9.
5. Bouwstra H, Smith EB, Wattel EM et al. Measurement properties of the Barthel index in geriatric rehabilitation. Journal of the American Medical Directors Association 2018; 20(4):420-5.
6. Wales K, Lamnnin NA, Clemson L, Cameron ID. Measuring functional ability in hospitalized older adults: a validation study. Disability and Rehabilitation 2018; 40(16):1972-8.
7. Hormozi S, Alizadeh-Khoei M, Sharifi F et al. Iranian version of the Barthel index: validity and realibity in outpatients' elderly. International Journal of Preventive Medicine 2019; 10(130):1-5.
8. Saito T, Izawa K, Matsui N et al. Comparison of the measurement properties of the functional independence and difficulty scale with the Barthel index in community-dwelling elderly people in Japan. Aging Clinical and Experimental Research 2016; 29:273-81.
9. Cincura C, Pontes-Neto OM, Neville IS et al. Validation of the National Institutes of Health Stroke Scale, modified Rankin Scale and Barthel Index in Brazil: the role of cultural adaptation and structured interviewing. Cerebrovasc Dis 2009; 27(2):119-22.
10. Sainsbury A, Seebass G, Bansal A, Young JB. Reliability of the Barthek Index when used with older people. Age and Aging 2005; 34:228-32.
11. MacIsaac RL, Ali M, Taylor-Rowan M, Rodgers H, Lees KR, Quinn TJ. Use of a 3-item short form version of the Barthel Index for use in stroke. Stroke 2017; 48:618-23.
12. Unnanuntana A, Jarusriwanna A, Nepal S. Validity and responsiveness of Barthel index for measuring functional recovery after hemiarthroplasty for femoral neck fracture. Archives of Orthopaedic and Trauma Surgery 2018; 138:1671-7.
13. Reis NF, Biscaro RRM, Figueiredo FCXS, Lunardelli ECB, Silva RM. Early Rehabilitation Index: translation and cross-cultural adaptation to Brazilian Portuguese; and Early Rehabilitation Barthel Index: validation for use in the intensive care unit. Rev Bras Ter Intensiva 2021; 33(3):353-61.
14. Buurman BM, van Munster BC, Kirevaar JC, Haan RJ, Rooik SE. Variability in measuring (instrumental) activities of daily living functioning and functional decline in hospitalized older medical patients: a systematic review. J Clin Epidemiol 2011; 64:619-27.
15. Pizarro-Pennarolli C, Sánchez-Rojas C, Torres-Castro R et al. Assessment of activities of daily living in patients post COVID-19: a systematic review. Peer J 2021; 9:e11026.
16. Collin C, Wade DT, Davies S, Horne V. The Barthel ADL Index: a reliability study. International Disability Studies 1988; 10(2):61-3.
17. Korner-Bitensky N, Wood-Dauphinee S. Barthel Index information elicited over the telephone: is it reliable? Am J Phys Med Rehabil 1995; 74(1):9-18.
18. Shah S, Muncer S. Sensivity of Shah, Vanclay and Cooper's modified Barthel Index. Clin Rehabil 2000; 14(5):551-2.
19. Balu S. Differences in psychometric properties, cut-off scores, and outcomes between the Barthel Index and Modified Rankin Scale in pharmacotherapy-based stroke trials: systematic literature review. Curr Med Research and Opinion 2009; 25(6):1329-41.
20. Gonzalez N, Bilbao A, Forjaz MJ et al. Psychometric characteristics of the Spanish version of the Barthel Index. Aging Clinical and Experimental Research 2018; 30(5):489-497.

Capítulo 10

PERFIL DE ATIVIDADE HUMANA PARA AVALIAÇÃO DO NÍVEL DE ATIVIDADE E APTIDÃO FÍSICA DE PESSOAS IDOSAS

Sherindan Ayessa Ferreira de Brito
Luci Fuscaldi Teixeira-Salmela
Christina Danielli Coelho de Morais Faria

INTRODUÇÃO

A avaliação do nível de atividade e aptidão física é comumente realizada em pessoas idosas, uma vez que esses desfechos são importantes para manutenção da autonomia e independência nessa população[1]. O nível de atividade física de pessoas idosas está associado à função física[2], à capacidade de execução das atividades de vida diária (AVD)[3], ao risco de quedas[4], à depressão[5] e à qualidade de vida[2]. Além disso, a redução da aptidão física é um dos principais fatores de risco para o desenvolvimento de doenças, como as cardiovasculares[6]. Portanto, esses desfechos devem ser cuidadosamente avaliados e, quando pertinente, devem ser planejadas e implementadas intervenções que objetivem seu aumento e/ou manutenção.

Há várias maneiras de avaliar o nível de atividade e aptidão física, como por meio de equipamentos, como acelerômetros, e teste de esforço cardiopulmonar (TECP). Entretanto, seu custo elevado inviabiliza ou dificulta o acesso, além de exigirem treinamento específico. Outra maneira de avaliar o nível de atividade e aptidão física é por meio de questionários, como o perfil de atividade humana (PAH)[7-9].

Originalmente, o PAH foi desenvolvido por Daughton e cols.[7], em 1982, para avaliação da qualidade de vida alcançada por pacientes em programas de reabilitação para doença pulmonar obstrutiva crônica[7]. Mais tarde, o questionário foi modificado e passou a ser amplamente utilizado para avaliação do nível de atividade e aptidão física em diversas populações[8]. Desenvolvido em inglês, foi traduzido para o português do Brasil e adaptado transculturalmente para a população brasileira em um estudo com idosos[9]. O PAH apresenta propriedades de medida e de aplicabilidade clínica adequadas, tornando-se um instrumento interessante para uso na população de pessoas idosas[10-12].

PROCEDIMENTOS PARA USO

O primeiro pré-requisito para o uso correto do PAH é o conhecimento do questionário após leitura cuidadosa de seus itens e opções de resposta, bem como de das orientações para sua aplicação especificamente em idosos brasileiros. Além disso, também é importante uma simulação de seu uso e de cálculo de todos os seus escores[8,9]. Qualquer instrumento de medida só deve ser usado depois de o profissional estar completamente familiarizado com ele. No caso do PAH, o processo de familiarização é simples, mas isso não significa que esta familiarização deva ser realizada sem atenção[8,9].

Inicialmente, o instrumento foi elaborado para ser autorreportado, ou seja, o indivíduo recebe o questionário, faz a leitura e responde sobre seu nível de atividade e aptidão física[8]. Entretanto, no caso de indivíduos brasileiros, foi recomendada sua aplicação por avaliadores devidamente treinados sob a forma de entrevista, em virtude do nível de escolaridade heterogêneo da população brasileira[9].

Cada um dos 94 itens que compõem o questionário representa uma atividade[8], as quais estão organizadas hierarquicamente de acordo com o equivalente metabólico (MET) necessário para realizá-las, variando de 0 a 10 MET[8,9]. Para cada item, há três opções de resposta: "ainda faço", "parei de fazer" e "nunca fiz"[8,9]. Para assinalar a opção de resposta, é solicitado ao indivíduo que responda se realiza a atividade atualmente, se parou de realizá-la ou se nunca a realizou[8]. Caso o indivíduo demonstre dificuldade para optar pelas respostas "ainda faço" e "parei de fazer", deve ser orientado a pensar se seria capaz de realizar a atividade caso tivesse a oportunidade[8,9]. A resposta "nunca fiz" não é computada em nenhum escore. Essa é uma vantagem do PAH, uma vez que as atividades que o indivíduo ainda não teve oportunidade de realizar não afetam sua pontuação[9].

Após a aplicação do questionário, é possível calcular diversos escores. Os escores primários do PAH e os mais utilizados são o Escore Máximo de Atividade (EMA) e o Escore Ajustado de Atividade (EAA)[8,9]. Além disso, o PAH fornece escores considerados secundários, como a idade de atividade e a classificação do indivíduo quanto ao nível de aptidão e atividade física, sendo também possível a estimativa do consumo de oxigênio (VO_2) potencial e esperado[8,9]. Esses escores fornecem informações sobre o nível de atividade e aptidão física atual do indivíduo. Portanto, todos os escores do PAH são úteis para tomada de decisão clínica, para delinear o plano de tratamento e para acompanhar as respostas às intervenções.

Para melhor compreensão de como determinar os escores do PAH, segue uma simulação de sua aplicação: paciente do sexo feminino, 61 anos de idade, em tratamento de dor crônica. O PAH foi utilizado para avaliação do nível de atividade e aptidão física. O profissional aplicou o questionário sob a forma de entrevista, seguindo as orientações estabelecidas (Quadro 10.1). Considerando essas respostas, os seguintes escores foram calculados:

Quadro 10.1 Modelo de aplicação do questionário perfil de atividade humana (PAH)

	Atividades	Ainda faço	Parei de fazer	Nunca fiz
1	Levantar-se e sentar em cadeiras ou cama sem ajuda	X		
2	Ouvir rádio	X		
3	Ler livros, revistas ou jornais	X		
4	Escrever cartas ou bilhetes	X		
5	Trabalhar em uma mesa ou escrivaninha	X		
6	Ficar de pé por mais de 1 minuto	X		
7	Ficar de pé por mais de 5 minutos	X		
8	Vestir-se e tirar a roupa sem ajuda	X		
9	Tirar roupas de gavetas ou armários	X		
10	Entrar e sair do carro sem ajuda	X		
11	Jantar em um restaurante	X		
12	Jogar baralho ou qualquer jogo de mesa			X
13	Tomar banho de banheira sem ajuda	X		
14	Calçar sapatos e meias sem parar para descansar	X		
15	Ir ao cinema, teatro ou a eventos religiosos ou esportivos	X		
16	Caminhar 27 metros (1 minuto)	X		
17	Caminhar 27 metros sem parar (1 minuto)	X		
18	Vestir e tirar a roupa sem parar para descansar	X		
19	Utilizar transporte público ou dirigir por 1 hora e meia (158km ou menos)	X		
20	Utilizar transporte público ou dirigir por ± 2 horas (160km ou mais)	X		
21	Cozinhar suas próprias refeições	X		
22	Lavar ou secar vasilhas	X		
23	Guardar mantimentos em armários	X		
24	Passar ou dobrar roupas	X		
25	Tirar poeira, lustrar móveis ou polir o carro	X		
26	Tomar banho de chuveiro	X		
27	Subir seis degraus	X		
28	Subir seis degraus sem parar	X		
29	Subir nove degraus	X		
30	Subir doze degraus	X		
31	Caminhar metade de um quarteirão no plano	X		
32	Caminhar metade de um quarteirão no plano sem parar	X		
33	Arrumar a cama (sem trocar os lençóis)	X		
34	Limpar as janelas	X		
35	Ajoelhar ou agachar para fazer trabalhos leves	X		
36	Carregar uma sacola leve de mantimentos	X		
37	Subir nove degraus sem parar	X		
38	Subir doze degraus sem parar		X	
39	Caminhar metade de um quarteirão em uma ladeira	X		

(Continua)

Quadro 10.1 Modelo de aplicação do questionário perfil de atividade humana (PAH) *(continuação)*

	Atividades	Ainda faço	Parei de fazer	Nunca fiz
40	Caminhar metade de um quarteirão em uma ladeira, sem parar		X	
41	Fazer compras sozinho(a)		X	
42	Lavar roupa sem ajuda (pode ser com máquina)	X		
43	Caminhar um quarteirão no plano	X		
44	Caminhar dois quarteirões no plano	X		
45	Caminhar um quarteirão no plano, sem parar		X	
46	Caminhar dois quarteirões no plano, sem parar		X	
47	Esfregar o chão, paredes ou lavar carros	X		
48	Arrumar a cama trocando os lençóis	X		
49	Varrer o chão	X		
50	Varrer o chão por 5 minutos, sem parar	X		
51	Carregar uma mala pesada ou jogar uma partida de boliche			X
52	Aspirar o pó de carpetes	X		
53	Aspirar o pó de carpetes por 5 minutos sem parar	X		
54	Pintar o interior ou o exterior da casa			X
55	Caminhar seis quarteirões no plano	X		
56	Caminhar seis quarteirões no plano, sem parar	X		
57	Colocar o lixo para fora	X		
58	Carregar uma sacola pesada de mantimentos	X		
59	Subir 24 degraus	X		
60	Subir 36 degraus	X		
61	Subir 24 degraus, sem parar		X	
62	Subir 36 degraus, sem parar		X	
63	Caminhar 1,6 quilômetro (± 20minutos)	X		
64	Caminhar 1,6 quilômetro (± 20minutos), sem parar	X		
65	Correr 100 metros ou jogar peteca, vôlei, *baseball*			X
66	Dançar socialmente	X		
67	Fazer exercícios calistênicos ou dança aeróbia por 5 minutos, sem parar		X	
68	Cortar grama com cortadeira elétrica	X		
69	Caminhar 3,2 quilômetros (± 40 minutos)	X		
70	Caminhar 3,2 quilômetros (± 40 minutos), sem parar	X		
71	Subir 50 degraus (dois andares e meio)	X		
72	Usar ou cavar com a pá	X		
73	Usar ou cavar com a pá por 5 minutos, sem parar	X		
74	Subir 50 degraus (dois andares e meio), sem parar		X	
75	Caminhar 4,8 quilômetros (± 1 hora) ou jogar 18 buracos de golfe	X		
76	Caminhar 4,8 quilômetros (± 1 hora), sem parar		X	

(Continua)

Quadro 10.1 Modelo de aplicação do questionário perfil de atividade humana (PAH) *(continuação)*

	Atividades	Ainda faço	Parei de fazer	Nunca fiz
77	Nadar 25 metros		X	
78	Nadar 25 metros, sem parar		X	
79	Pedalar 1,6 quilômetro de bicicleta (dois quarteirões)			X
80	Pedalar 3,2 quilômetros de bicicleta (quatro quarteirões)			X
81	Pedalar 1,6 quilômetro de bicicleta, sem parar			X
82	Pedalar 3,2 quilômetros de bicicleta, sem parar			X
83	Correr 400 metros (meio quarteirão)		X	
84	Correr 400 metros (um quarteirão)			X
85	Jogar tênis/frescobol ou peteca			X
86	Jogar uma partida de basquete ou de futebol			X
87	Correr 400 metros, sem parar		X	
88	Correr 800 metros, sem parar			X
89	Correr 1,6 quilômetro (dois quarteirões)			X
90	Correr 3,2 quilômetros (quatro quarteirões)			X
91	Correr 4,8 quilômetros (seis quarteirões)			X
92	Correr 1,6 quilômetro em 12 minutos ou menos			X
93	Correr 3,2 quilômetros em 20 minutos ou menos			X
94	Correr 4,8 quilômetros em 30 minutos ou menos			X

- **EMA:** representa a atividade com maior demanda energética que o indivíduo ainda realiza, ou seja, o último item cuja resposta foi "ainda faço"[8,9]. Esse escore pode superestimar o nível de atividade por considerar apenas a atividade com maior gasto energético que o indivíduo ainda realiza[8,9]. No caso em questão, a última atividade com resposta "ainda faço" foi a do item 75 – assim, o EMA é 75.

- **EAA:** é calculado ao se subtrair do EMA o número total de itens respondidos com "parei de fazer" abaixo do EMA[8,9]. O EAA reflete melhor o nível habitual de atividade física e é um escore mais estável, comparado ao EMA, visto considerar as atividades que o indivíduo parou de fazer[8,9]. O EAA é principalmente importante para indivíduos que ocasionalmente realizam alguma atividade com alta demanda energética, mas que deixaram de realizar outras[8,9], como acontece com muitos idosos. No caso clínico, o EMA foi 75, e antes desse item o indivíduo respondeu "parei de fazer" em 10 outros; portanto, o EAA é: $75 - 10 = 65$.

- **Idade de atividade:** fornece uma estimativa da idade em que 50% dos indivíduos saudáveis de determinada idade e sexo ultrapassam o EMA do avaliado[8,9]. Esse escore torna possível identificar onde se encontra o nível de atividade física do indivíduo, comparado ao da população em geral[8,9]. A versão original da tabela para classificação desse escore está disponível em Fix e Daughton (1988)[8], e uma versão adaptada é mostrada no Quadro 10.2. No caso clínico, a paciente de 61 anos apresenta um EMA de 75. Portanto, sua idade de atividade corresponde a 63 anos.

Quadro 10.2 Classificação da idade de atividade

Sexo feminino		Sexo masculino	
EMA	Idade	EMA	Idade
90	20	94	20
89	24	93	21
88	26	92	27,5
87	28	91	29
86	30	90	30
85	37,5	89	31,5
84	38	88	37,5
83	39	87	39
82	40	86	40
81	42	85	41,5
80	47,5	84	47,5
79	51	83	49
78	52	82	50,5
77	54	81	53
76	59	80	58,5
75	63	79	59,5
74	65	78	61
73	68	77	62
72	69	76	63
71	69,5	75	68
70	70+	74	70+

Fonte: adaptado de Fix e Daughton, 1988.
EMA: escore máximo de atividade.

- **Classificação de aptidão física:** trata-se de uma classificação geral do nível de aptidão do indivíduo de acordo com o EAA, em relação a indivíduos de mesma idade e sexo[8,9]. A versão original da tabela para classificação desse escore está disponível em Fix e Daughton (1988)[8], e uma versão adaptada é mostrada no Quadro 10.3. No caso clínico apresentado, a paciente está na faixa de 60 a 69 anos de idade e tem um EAA de 65. Assim, ela é classificada como acima da média quanto à aptidão física.

Quadro 10.3 Classificação da aptidão física e análise de energia potencial esperada (em mL.kg⁻¹.min⁻¹)

Faixa etária	Classificação da aptidão física			Análise de energia potencial esperada
	Escore ajustado de atividade para classificação de aptidão física			
	Baixa	Média	Acima da média	
20 a 29	< 63	63 a 78	> 78	36
30 a 39	< 58	58 a 74	> 74	33
40 a 49	< 52	52 a 65	> 65	30
50 a 59	< 48	48 a 59	> 59	27
60 a 69	< 46	46 a 54	> 54	24

Fonte: adaptado de Fix e Daughton, 1988.

- **Classificação de atividade:** consiste na classificação geral do nível de atividade do indivíduo de acordo com o EAA[8,9]. Possibilita a classificação do nível de atividade comparado com o de indivíduos de mesma idade e sexo[8,9]. Os indivíduos são classificados da seguinte maneira: EAA < 53: debilitados (inativos); EAA de 53 a 74: moderadamente ativos; EAA > 74: ativos. No caso clínico em questão, a paciente apresenta EAA de 65; assim, é classificada como moderadamente ativa quanto ao nível de atividade.

- **Análise de energia potencial esperada:** estima o consumo máximo de oxigênio (VO_2máx) esperado ou potencial com base em estudos populacionais[8,9]. A versão original da tabela para classificação desse escore também está disponível em Fix e Daughton (1988)[8], e uma versão adaptada é apresentada no Quadro 10.3. A paciente do caso clínico tem entre 60 e 69 anos de idade; portanto, o VO_2 máx esperado é de 24mL.kg^{-1}.min^{-1}.

- **Análise do consumo de energia relacionado ao estilo de vida:** fornece uma estimativa do VO_2 com base no EAA[8,9]. A versão original da tabela também se encontra disponível em Fix e Daughton (1988)[8], e uma versão adaptada é apresentada no Quadro 10.4. Para obter o valor de VO_2, em mL.kg^{-1}.min^{-1}, devem ser consultados na tabela a faixa etária do indivíduo (apresentada por década de vida) e o EAA que ele alcançou no PAH[8]. Como a paciente em questão tem entre 60 e 69 anos de idade e um EAA de 65, ela apresenta uma estimativa de VO_2 de 21mL.kg^{-1}.min^{-1}.

PROPRIEDADES DE MEDIDA E DE APLICABILIDADE CLÍNICA

A avaliação das propriedades de medida de um instrumento é imprescindível para verificar se ele mensura o que se propõe (validade) e se as medidas obtidas são confiáveis, acuradas e sensíveis a mudanças (responsividade)[13].

O PAH demonstrou adequada validade de critério concorrente para avaliação do nível geral de atividade física de mulheres idosas[10]. Tanto o EMA como o EAA apresentaram correlação significativa com as medidas do acelerômetro ($0,47 \leq rho \leq 0,75$)[10]. Além disso, o PAH apresenta adequada validade de construto (discriminante) para avaliação do nível de atividade física em idosos com dor crônica[11]. Os escores do PAH (EMA e EAA) revelaram-se estatisticamente diferentes em homens e mulheres e entre indivíduos com e sem dor ($p < 0,001$)[11].

O PAH apresenta adequada confiabilidade teste-reteste para avaliação do nível de atividade de mulheres idosas comunitárias[10]. As medidas do PAH (EMA e EAA) foram consistentes, sendo documentada uma concordância significativa entre o teste e o reteste[10]. Não foram encontrados estudos que investigaram a confiabilidade interexaminador em idosos comunitários.

Nenhum estudo investigou a responsividade do PAH com amostra composta exclusivamente por indivíduos idosos. No entanto, essa propriedade de medida foi investigada para avaliação do nível de atividade em indivíduos de 40 a 69 anos com osteoartrite e de 20 a 69 anos com artrite reumatoide[12]. O PAH apresentou responsividade adequada, e a mudança média pré e pós-intervenção em ambos os escores (EMA e EAA) apresentou tamanho de efeito semelhante ao obtido em medidas similares[12].

Quadro 10.4 Análise do consumo de energia relacionado ao estilo de vida (em mL.kg^{-1}.min^{-1})

EAA	Faixa etária						EAA	Faixa etária						EAA	Faixa etária					
	20 a 29	30 a 39	40 a 49	50 a 59	60 a 69	70 a 79		20 a 29	30 a 39	40 a 49	50 a 59	60 a 69	70 a 79		20 a 29	30 a 39	40 a 49	50 a 59	60 a 69	70 a 79
94	36	35	34	33	30	28	65	25	24	23	23	21	20	36	14	13	13	13	12	11
93	36	35	34	33	30	28	64	25	24	23	23	21	19	35	14	13	13	12	11	11
92	36	34	33	32	29	28	63	25	23	23	22	20	19	34	13	13	12	12	11	10
91	36	34	33	32	29	27	62	24	23	22	22	20	19	33	13	12	12	12	11	10
90	35	33	32	32	29	27	61	24	23	22	21	19	18	32	13	12	12	11	10	10
89	35	33	32	31	29	27	60	23	22	22	21	19	18	31	12	12	11	11	10	9
88	34	33	32	31	28	26	59	23	22	21	20	19	18	30	12	11	11	11	10	9
87	34	32	32	31	28	26	58	23	22	21	20	19	17	29	11	11	10	10	9	9
86	34	32	31	30	28	26	57	22	21	21	20	18	17	28	11	10	10	10	9	8
85	33	32	31	30	27	26	56	22	21	20	20	18	17	27	11	10	10	9	9	8
84	33	31	30	29	27	25	55	22	20	20	19	18	17	26	10	10	9	9	8	8
83	32	31	30	29	26	25	54	21	20	19	19	17	16	25	10	9	9	9	8	8
82	32	30	30	29	26	25	53	21	20	19	19	17	16	24	9	9	9	8	8	7
81	32	30	29	28	26	24	52	20	19	19	18	17	16	23	9	9	8	8	7	7
80	31	30	29	28	26	24	51	20	19	18	18	16	15	22	9	8	8	8	7	7
79	31	29	28	28	25	24	50	20	19	18	18	16	15	21	8	8	8	7	7	6
78	30	29	28	27	25	23	49	19	18	18	17	16	15	20	8	7	7	7	6	6
77	30	29	28	27	25	23	48	19	18	17	17	15	14	19	7	7	7	7	6	6
76	30	28	27	27	24	23	47	18	17	17	16	15	14	18	7	7	7	6	6	5
75	29	28	27	26	24	23	46	18	17	17	16	15	14	17	7	6	6	6	5	5
74	29	27	27	26	24	22	45	18	17	16	16	14	14	16	6	6	6	6	5	5
73	29	27	26	26	23	22	44	17	16	16	15	14	13	15	6	6	5	5	5	5
72	28	27	26	25	23	22	43	17	16	16	15	14	13	14	6	5	5	5	5	4
71	28	26	26	25	23	21	42	16	16	15	15	13	13	13	5	5	5	5	4	4
70	27	26	25	25	22	21	41	16	15	15	14	13	12	12	5	4	4	4	4	4
69	27	26	25	25	22	21	40	16	15	14	14	13	12	11	4	4	4	4	4	3
68	27	25	25	25	22	20	39	15	15	14	14	13	12	10	4	4	4	4	3	3
67	26	25	24	24	21	20	38	15	14	14	13	12	11	9	4	3	3	3	3	3
66	26	24	24	24	21	20	37	14	14	13	13	12	11	8	3	3	3	3	3	2

Fonte: adaptado de Fix e Daughton, 1988.
EAA: escore ajustado de atividade.

O PAH apresentou um erro padrão da medida (EPM) de 3,0 para o EMA e de 3,4 para o EAA[11]. Desse modo, são necessárias mudanças no EMA maior que 3,0, bem como no EAA maior que 3,4, para que sejam consideradas acima do EPM. Além disso, foi encontrada mudança mínima detectável (MMD) de 7,0 no EMA e de 8,0 no EAA[11]. Portanto, em um processo terapêutico que tem por objetivo melhorar o nível de atividade física avaliado com o PAH, para concluir que houve uma mudança significativa nos desfechos é necessário que os escores depois do tratamento sejam 7 (EMA) e 8 (EAA) pontos maiores que os obtidos na avaliação realizada antes do tratamento. Considerando o caso clínico apresentado, é necessária uma mudança de no mínimo 75 para 83 pontos no EMA e de 65 para 72 pontos no EAA para que seja considerada uma melhora real nesse desfecho. Para os escores de aptidão física, os valores ainda não foram investigados.

Quadro 10.5 Utilidade clínica do perfil de atividade humana (PAH) segundo os critérios de Tyson e Connell (2009)

Item	Pontuação	PAH
Tempo para administração, análise e interpretação	< 10 minutos: escore 3	2
	10 a 30 minutos: escore 2	
	30 a 60 minutos: escore 1	
	> 60 minutos: escore zero	
Custo	< 100 Reais: escore 3	3
	100 a 500 Reais: escore 2	
	500 a 1.000 Reais: escore 1	
	> 1.000 Reais: escore zero	
Necessidade de equipamento e treinamento especializados	Não: escore 2	2
	Sim, mas é simples, fácil de usar e não exige treinamento especializado: escore 1	
	Sim: escore zero	
Portabilidade	Sim, cabe em uma bolsa: escore 2	2
	Sim, cabe em uma maleta ou carrinho: escore 1	
	Não: escore zero	
Pontuação total do PAH		**9**

Finalmente, o PAH pode ser facilmente administrado, tem custo baixo e não necessita de equipamentos/treinamento especializados[8,9]. A escala de Tyson e Connell (2009), usada para avaliar a utilidade clínica de instrumentos de medida[14,15], contém quatro itens: relacionados com o tempo de administração/interpretação, custo, necessidade de equipamentos/treinamento especializados e portabilidade. A pontuação varia de 0 a 3 (itens 1 e 2) e de 0 a 2 (itens 3 e 4), alcançando uma pontuação final de 10. Quanto maior for a pontuação, maior será a utilidade clínica dos testes/instrumentos, e uma pontuação de ou maior que 9 indica que o instrumento pode ser recomendado para a prática clínica. Com base nesses critérios, o PAH atinge 9 pontos, o que o caracteriza como de adequada utilidade clínica (Quadro 10.5).

USO DO PERFIL DE ATIVIDADE HUMANA EM PESSOAS IDOSAS COM DOENÇAS NEUROLÓGICAS

É cada vez maior o número de pessoas idosas que apresentam doenças neurológicas, como acidente vascular encefálico (AVE) e doença de Parkinson (DP)[16,17]. A maior parte dos estudos científicos realizados com esses indivíduos não incluiu apenas idosos. Entretanto, dada a necessidade de cuidado à saúde desses indivíduos, principalmente quando são idosos, é importante considerar as possibilidades de uso do PAH nessa população.

Os resultados de muitos estudos com indivíduos pós-AVE apontaram a validade do PAH para avaliação do nível de atividade e aptidão física:

- Adequada validade de critério concorrente, quando as respostas fornecidas foram correlacionadas ao desempenho observado $(0,89 \leq r \leq 0,99)$[18].
- Adequada validade de critério concorrente para avaliação da aptidão física (correlação entre EMA e EAA e atividades submáximas $[0,37 \leq r \leq 0,43]$)[19].
- Adequada validade de critério concorrente entre o escore do PAH de consumo de energia relacionado ao estilo de vida (que fornece um valor de VO_{2pico} em mL.kg^{-1}.min^{-1}) e o VO_{2pico} medido pelo TECP, teste considerado padrão ouro, porém com baixa aplicabilidade clínica[20].

- Adequada validade de construto para avaliação da aptidão cardiorrespiratória, com correlação significativa entre o EAA e a distância percorrida no *Incremental Shuttle Walking Test* (ISWT) $(0,34 \leq r \leq 0,58)$, sendo possível utilizar a equação desenvolvida para estimar a distância percorrida no ISWT a partir do EAA do PAH ($\text{ISWT}_{\text{distância}} = -361,91 + [9,646 \times \text{AAS}])$[20].

Esses resultados apontam para a possibilidade de avaliação e estimativa de desfechos importantes e úteis para prescrição de intervenções e análise de seus efeitos apenas com o uso de um questionário, o que amplia a utilidade e aplicabilidade clínicas do PAH, inclusive em contextos em que o ISWT e o TECP não estão disponíveis. Não foram encontrados estudos que tenham investigado as propriedades de medida do PAH em outras populações de pessoas idosas com condições neurológicas, uma área importante que ainda precisa ser desenvolvida.

CONSIDERAÇÕES FINAIS

O PAH demonstra ampla possibilidade de uso para avaliação do nível de atividade e aptidão física em idosos, oferecendo medidas adequadas e facilmente aplicáveis na prática profissional[8,9], e a realização de novos estudos aumenta ainda mais a utilidade desse instrumento.

Referências

1. Shephard RJ. Maximal oxygen intake and independence in old age. Br J Sports Med 2009; 43(5):342-6.
2. Prasad L, Fredrick J, Aruna R. The relationship between physical performance and quality of life and the level of physical activity among the elderly. Journal of Education and Health Promotion 2021; 10.
3. Tak E, Kuiper R, Chorus A,Hopman-Rock M. Prevention of onset and progression of basic ADL disability by physical activity in community dwelling older adults: a meta-analysis. Ageing Research Reviews 2013; 12(1):329-38.
4. Soares WJ, Lopes AD, Nogueira E, Candido V, de Moraes SA, Perracini MR. Physical activity level and risk of falling in community-dwelling older adults: systematic review and meta-analysis. Journal of aging and physical activity 2018; 27(1):34-43.
5. Byeon H. Relationship between physical activity level and depression of elderly people living alone. International Journal of Environmental Research and Public Health 2019;16(20):4051.
6. Harber MP, Kaminsky LA, Arena R et al. Impact of Cardiorespiratory Fitness on All-Cause and Disease-Specific Mortality: Advances Since 2009. Prog Cardiovasc Dis 2017; 60(1):11-20.
7. Daughton DM, Fix AJ, Kass I, Bell CW, Patil KD. Maximum oxygen consumption and the ADAPT quality-of-life scale. Arch Phys Med Rehabil 1982; 63(12):620-2.
8. Fix AJ, Daughton D. Human activity profile: professional manual. Psychological Assessment Resources 1988.
9. Souza AC, Magalhães LDC, Teixeira-Salmela LF. Adaptação transcultural e análise das propriedades psicométricas da versão brasileira do Perfil de Atividade Humana. Cadernos de Saúde Pública 2006; 22(12):2623-36.
10. Bastone AC, Moreira BS, Vieira RA, Kirkwood RN, Dias JMD, Dias RC. Validation of the human activity profile questionnaire as a measure of physical activity levels in older community-dwelling women. Journal of Aging and Physical Activity 2014; 22(3):348-56.
11. Farrell MJ, Gibson SJ, Helme RD. Measuring the activity of older people with chronic pain. Clin J Pain 1996; 12:612.
12. Bilek LD, Venema DM, CampKL, LydenER, Meza JL. Evaluation of the human activity profile for use with persons with arthritis. Arthritis Care & Research 2005; 53(5):756-63.
13. Portney LG, Watkins MP. Foundations of Clinical Research: applications to practice. Pearson/Prentice Hall, 2009.
14. Tyson S, Connell L. The psychometric properties and clinical utility of measures of walking and mobility in neurological conditions: a systematic review. Clinical Rehabilitation 2009; 23(11):1018-33.
15. Veiga RFN, Morais AF, Nascimento SJN, Avelino PR, Costa HS, Menezes KKP. Tradução, adaptação transcultural e confiabilidade da escala de utilidade clínica de Tyson e Connell. Fisioterapia e Pesquisa 2020; 27(1):78-84.

16. Virani SS, Alonso A, Benjamin EJ, Bittencourt MS et al. Heart Disease and Stroke Statistics-2020 Update: A Report From the American Heart Association. Circulation 2020; 141(9):e139-e596.

17. Feigin VL, Abajobir AA, Abate KH et al. Global, regional, and national burden of neurological disorders during 1990-2015: a systematic analysis for the Global Burden of Disease Study 2015. Lancet Neurol 2017; 16(11):877-97.

18. Teixeira-Salmela LF, Devaraj R, Olney SJ. Validation of the human activity profile in stroke: a comparison of observed, proxy and self-reported scores. DisabilRehabil 2007; 29(19):1518-24.

19. Nunan BLCZ, Pereira LL, Polese JC, Teixeira-Salmela LF. Validade do perfil de atividade humana para estimar o consumo de oxigênio em atividades submáximas em hemiparéticos crônicos. ConScientiae Saúde 2017; 16(1):100-8.

20. Brito SAF, Aguiar LT, Quintino LF, Ribeiro-Samora GA, Britto RR, Faria CDCM. Assessment of VO2peak and Exercise Capacity after Stroke: a Validity Study of the Human Activity Profile Questionnaire. Archives of Physical Medicine and Rehabilitation 2022.

Capítulo **11**

MEDIDA CANADENSE DE DESEMPENHO OCUPACIONAL

Marcella Guimarães Assis
Carolina Rebellato
Luciana de Oliveira Assis
Adnaldo Paulo Cardoso

INTRODUÇÃO

A avaliação do desempenho ocupacional pode ser realizada de diversas maneiras: padronizada ou informal, quantitativa ou qualitativa, com base na observação do desempenho ou na autoavaliação. A Medida Canadense de Desempenho Ocupacional (COPM na sigla em inglês) é um instrumento padronizado, fundamentado na autoavaliação, que fornece informações sobre o desempenho ocupacional e apresenta como característica particular a ênfase na satisfação do cliente[1].

BREVE HISTÓRICO E OJETIVO

Desenvolvida por terapeutas ocupacionais e publicada em 1991, a COPM é uma medida clínica que visa identificar, priorizar e avaliar mudanças na percepção do cliente sobre o desempenho em ocupações da vida diária e sua satisfação com o desempenho[2]. Essa medida também é útil para mensurar a eficácia da intervenção e para previsão de alta[3]. Thyer, Brown e Roe[3] destacam que a melhora da avaliação das necessidades de alta dos clientes torna possível antever com mais eficácia os custos dos cuidados de saúde e a manutenção de alta taxa de ocupação em ambientes de reabilitação subaguda.

Essa ferramenta de avaliação é baseada no referencial teórico do Modelo Canadense de Desempenho Ocupacional e Engajamento (CMOP-E) e foi projetada para ser utilizada em consonância com as diretrizes da prática centrada no cliente[4-6]. A prática centrada no cliente apresenta uma estrutura conceitual focada na participação ativa do indivíduo no processo terapêutico[7]. Nessa abordagem, o desempenho ocupacional é determinado pela própria pessoa a partir de suas experiências de vida e é definido como a habilidade em realizar determinadas ocupações[1].

Na COPM, o desempenho ocupacional engloba uma interação complexa entre pessoa, ambiente e ocupação. As ocupações são divididas em três áreas: autocuidado, produtividade e lazer[2,6]. O autocuidado inclui as ocupações necessárias para manutenção do cliente no ambiente, abarcando, na COPM, cuidado pessoal (por exemplo, alimentação, higiene, banho), mobilidade funcional e o funcionamento na comunidade. A produtividade envolve ocupações que incluem preservação econômica, manutenção do lar e da família, trabalho voluntário ou de desenvolvimento pessoal, sendo mensurados na COPM: trabalho remunerado ou não, tarefas domésticas, escola e brincar. O lazer inclui ocupações desempenhadas quando o indivíduo está livre da obrigação de ser produtivo e abrange, na COPM, recreação tranquila, recreação ativa e socialização[8]. O instrumento é apresentado na Figura 11.1.

POTENCIALIDADES DE USO

A COPM é útil para definição de metas de curto a longo prazo e estabelecimento de prioridades, além de possibilitar a participação ativa do cliente no planejamento da intervenção[2,9,10] e um envolvimento maior ao longo do processo terapêutico[1]. Além disso, a COPM é uma medida genérica e pode ser utilizada em clientes com diversas condições de saúde e de diferentes faixas etárias[2].

Especificamente quanto à população idosa, há registros de sua utilização em pessoas com câncer, depressão, doença pulmonar obstrutiva crônica, doença cardíaca[11], comprometimento cognitivo leve (CCL) e demência[12], paciente em hemodiálise[13], pós-lesão encefálica adquirida[14], doença de Parkinson[15,16], diabetes *mellitus*[17] e idosos residentes na comunidade com limitações de mobilidade[18].

Cabe destacar que a COPM é uma medida classificada como individualizada, ou seja, permite que aquele que responde eleja questões, preocupações e domínios que não são pré-selecionados pelo avaliador a partir de uma lista de itens[19] e, assim, parece melhorar a abordagem da prática centrada no cliente e a construção de metas colaborativas entre cliente e terapeuta, especificamente ao melhorar a conscientização das perspectivas, desejos e esperanças do cliente para o futuro[20]. Para isso, são essenciais habilidades de comunicação profissional e compartilhamento de poder, bem como um compromisso institucional. Ademais, vale acrescentar que a COPM foi revisada ao longo do tempo e, embora desenvolvida por terapeutas ocupacionais, passou a ser utilizada de maneira multidisciplinar[21].

METODOLOGIA

Instrumentação

A metodologia para utilização da COPM é aqui apresentada a partir do Manual de Instrução, versão para o português[1], que engloba quatro etapas (passos) e três pontuações. O avaliador administra a medida clínica por meio de uma entrevista semiestruturada, e as respostas são anotadas na folha do protocolo, na seção do escore:

- **Passo 1:** inicialmente, ao considerar as circunstâncias de vida, o profissional entrevista o cliente sobre seu desempenho ocupacional, o qual deve identificar ocupações que

MEDIDA CANADENSE DE DESEMPENHO OCUPACIONAL (COPM)[1]
Segunda Edição
Autores: Mary Law, Sue Baptiste, Anne Carswell, Mary Ann McColl, Helene Polatajko, Nancy Pollock[2]

Nome do cliente: _____ Idade: _____ Sexo: _____

Entrevistado: _____ Registro n°: _____

(se não for o cliente)

Data da avaliação: _____

Terapeuta: _____

Data prevista para reavaliação: _____

Clínica/Hospital: _____ Programa: _____

Data da reavaliação: _____

PASSO 1: IDENTIFICAÇÃO DE QUESTÕES NO DESEMPENHO OCUPACIONAL	PASSO 2: CLASSIFICAÇÃO DO GRAU DE IMPORTÂNCIA
Para identificar problemas, preocupações e questões relativas ao desempenho ocupacional, entreviste o cliente questionando sobre as atividades do dia a dia no que se refere às atividades produtivas, de autocuidado e de lazer. Solicite ao cliente que identifique as atividades do dia a zsdia que quer realizar, que necessita realizar ou que é esperado que ele realize, encorajando-o a pensar num dia típico. Em seguida, peça que identifique quais dessas atividades atualmente são difíceis de realizar, de forma satisfatória. Registre estas atividades problemáticas nos Passos 1A, 1B ou 1C.	Usando os cartões de pontuação, peça ao cliente que classifique, numa escala de 1 a 10, a importância de cada atividade. Coloque as pontuações nos respectivos quadrados nos Passos 1A, 1B e 1C.

A. Autocuidado — Importância

Cuidados pessoais _____
(ex.: vestuário, banho, _____
alimentação, higiene) _____

Mobilidade funcional _____
(ex.: transferências, mobilidade _____
dentro e fora de casa) _____

Independência fora de casa _____
(ex.: transportes, compras, finanças) _____
_____

B. Produtividade — Importância

Trabalho (remunerado/não remunerado) _____
(ex.: procurar/manter um emprego, _____
atividades voluntárias) _____

Tarefas domésticas _____
(ex.: limpezas, lavagem de roupas, _____
preparação de refeições) _____

Brincar/Escola _____
(ex.: habilidade para brincar, _____
fazer o dever de casa) _____

C. Lazer — Importância

Recreação tranquila _____
(ex.: *hobbies*, leitura, artesanato) _____
_____

Recreação ativa _____
(ex.: esportes, passeios, viagens) _____
_____

Socialização _____
(ex.: visitas, telefonemas, _____
festas, escrever cartas) _____

---

[1] *Canadian Occupational Performance Measure* (COPM). Versão brasileira traduzida por Lívia C. Magalhães, Lilian V. Magalhães e Ana Amélia Cardoso.
[2] Publicado pela CAOT Publications ACE © M. Law, S. Baptiste, A. Carswell, M. A. McColl, H. Polatajko, N. Pollock, 2000

Figura 11.1 Medida Canadense de Desempenho Ocupacional.

(Continua)

Seção II • Instrumentos de avaliação – Medidas de desempenho baseadas em relato

---

PASSO 3: PONTUAÇÃO – AVALIAÇÃO INICIAL

Confirme com o cliente os 5 problemas mais importantes e registre-os abaixo. Usando os cartões de pontuação, peça ao cliente para classificar cada problema no que diz respeito ao Desempenho e Satisfação, depois calcule a pontuação total. Para calcular a pontuação total, some a pontuação do desempenho ocupacional ou da satisfação de todos os problemas e divida pelo número de problemas.

PASSO 4: REAVALIAÇÃO

No intervalo de tempo apropriado para reavaliação, o cliente classifica novamente cada problema no que se refere ao Desempenho e à Satisfação.

Problemas de Desempenho Ocupacional	Avaliação Inicial		Reavaliação	
	Desempenho 1	Satisfação 1	Desempenho 2	Satisfação 2
1.				
2.				
3.				
4.				
5.				

Problemas de Desempenho Ocupacional	Pontuação do Desempenho 1	Pontuação da Satisfação 1	Pontuação do Desempenho 2	Pontuação da Satisfação 2
Pontuação Total = $\dfrac{\text{Pontuação Total do Desempenho ou da Satisfação}}{\text{Nº de Problemas}}$	__ / __ = __	__ / __ = __	__ / __ = __	__ / __ = __

PASSO 5: COMPUTANDO OS ESCORES DE MUDANÇA

Calcule as mudanças, subtraindo a pontuação obtida na avaliação da obtida na reavaliação.

Mudança no Desempenho = Pontuação do Desempenho 2___ – Pontuação do Desempenho 1 ___ =

Mudança na Satisfação = Pontuação da Satisfação 2___ – Pontuação da Satisfação 1___ =

ANOTAÇÕES ADICIONAIS E OBSERVAÇÕES

Avaliação inicial:

Reavaliação:

---

[1] *Canadian Occupational Performance Measure (COPM)*. Versão brasileira traduzida por Lívia C. Magalhães, Lilian V. Magalhães e Ana Amélia Cardoso.

[2] Publicado pela CAOT Publications ACE © M. Law, S. Baptiste, A. Carswell, M. A. McColl, H. Polatajko, N. Pollock, 2000

Figura 11.1 Medida Canadense de Desempenho Ocupacional (*continuação*).

quer fazer, precisa ou se espera que realize na vida diária. Após a identificação, o profissional questiona se ele é capaz de realizar a ocupação e se está satisfeito com a maneira como o faz. Cabe destacar que o cliente não precisa apontar problemas em todas as três áreas de ocupação: autocuidado, produtividade e lazer, mas é necessário que o profissional revise cada uma dessas áreas de modo a garantir a identificação.

- **Passo 2:** como os problemas ocupacionais foram identificados, o cliente deve pontuar a importância de cada ocupação em sua vida a partir da seguinte pergunta: "O quanto é importante para você ser capaz de fazer esta atividade?" Para registro da resposta é utilizada uma escala do tipo *likert* de 10 pontos, na qual 1 significa sem nenhuma importância e 10, extremamente importante. A pontuação é registrada, na seção do escore, ao lado dos problemas definidos. Esse é um passo essencial que possibilita o engajamento do cliente na definição das prioridades da intervenção[1].

- **Passo 3:** o cliente elege até cinco problemas considerados imediatos ou importantes a partir das informações do passo 2. Os problemas selecionados são anotados na folha do protocolo. O cliente faz uma autoavaliação de seu desempenho, respondendo a seguinte pergunta: "Como você pontuaria a maneira como realiza esta atividade agora?" Uma escala de 10 pontos é utilizada para a resposta, com 1 significando "incapaz de fazer" e 10, "capaz de fazer extremamente bem". Na autoavaliação da satisfação, o cliente responde a pergunta: "O quanto você está satisfeito com a maneira como realiza esta atividade agora?" Na escala de 10 pontos, 1 significa "nada satisfeito" e 10, "extremamente satisfeito". Os problemas relatados nessa etapa constituem as metas da intervenção durante o processo terapêutico[1]. O entrevistador registra na folha do escore os valores atribuídos ao desempenho e à satisfação para cada um dos problemas identificados. Para obter o escore total de desempenho, o terapeuta soma os valores e divide pelo número de problemas elencados. O mesmo procedimento deve ser realizado para obtenção do escore total de satisfação, ou seja, os valores da satisfação são somados e divididos pelo número de problemas.

- **Passo 4:** refere-se ao processo de reavaliação do cliente, após a avaliação inicial e a respectiva intervenção. O intervalo para a reavaliação é variável e depende do julgamento do cliente e do terapeuta. Na reavaliação, o desempenho e a satisfação nas áreas referentes aos problemas anteriormente identificados são novamente avaliados com as escalas de 10 pontos e os resultados registrados na seção de reavaliação do protocolo. As mudanças no desempenho e na satisfação são calculadas, subtraindo-se os valores da avaliação dos valores da reavaliação[1].

Medidas psicométricas

O desenvolvimento metodológico e o processo de validação das propriedades de medida foram conduzidos pelos autores e pesquisadores[1,2]. A confiabilidade teste-reteste (avaliação-reavaliação), que é especialmente pertinente, uma vez que a COPM consiste em uma medida clínica de abordagem centrada no cliente, mostrou-se acima do valor mínimo aceitável[1,22].

Diversos estudos também avaliaram a validade de conteúdo, de critério e convergente da COPM[3,20,21,23-27]. No geral, os estudos apoiaram consistentemente a validade da COPM como medida de desempenho ocupacional[1]. Uma variedade de instrumentos foi utilizada para o processo de validação da COPM com a população idosa, como, por exemplo, a Medida de Independência Funcional, a Autoavaliação do Funcionamento Ocupacional, a Lista de Identificação de Papéis Ocupacionais, a Escala de Saúde Física do *Medical Outcomes Study*, a *36-Short-Form Health Survey* e a *Occupational Self Assessment*[1,3,23,26].

No Brasil, foi realizado um estudo com a população idosa com o objetivo de determinar a confiabilidade teste-reteste (intraexaminador e interexaminadores) e a validade divergente da COPM em idosos com CCL. Os autores identificaram que a COPM apresenta correlação fraca com a Autoavaliação do Funcionamento Ocupacional (SAOF na sigla em inglês [0,42; p = 0,001]) e com a Lista de Identificação de Papéis Ocupacionais (0,31; p = 0,017), porém é um instrumento útil para avaliação da autopercepção de problemas no desempenho ocupacional e na gradação do desempenho nesses problemas[28].

Outros estudos, em diferentes idiomas e culturas, apontaram a utilidade da COPM, ou seja, sua responsividade à mudança, facilidade de administração, tempo para conclusão e habilidade para comunicar aspectos da ocupação com a população idosa[3,25-27,29], inclusive em idosos residentes na comunidade[21], pessoas com CCL e em estágios iniciais de demência[12], doença de Parkinson[16] e depressão[30].

O tempo médio para realização da COPM pode variar de 20 a 40 minutos[1,20]. No entanto, pessoas com condições psicóticas ou depressão podem precisar de mais tempo para assimilar o processo. Quando o cliente apresenta dificuldade de comunicação ou alterações cognitivas, a entrevista pode ser realizada com um familiar e/ou cuidador que compreenda a situação. No entanto, é necessário zelo por parte do terapeuta, uma vez que os cuidadores podem apresentar necessidades diferentes[31].

Quanto à administração, estudos apontam que o processo é simples e de fácil incorporação a protocolos de avaliação já existentes, sobretudo quando é apoiado por um manual bem-desenvolvido[1,31]. Outros autores relatam dificuldades no uso da medida devido, por exemplo, ao tempo e à compreensão do processo de administração, a pontos de vista conflitantes entre clientes e terapeutas, bem como em discriminar satisfação e desempenho[24,31]. Diante disso, são sugeridos alguns cuidados, como conhecer o modelo teórico em que se baseia o instrumento, ou seja, o CMOP-E, saber como usar a medida antes de administrá-la, bem como compreender as escalas de pontuação e como interpretar os resultados, dominar técnicas de entrevista e habilidades para envolver os clientes ativamente em uma parceria e desenvolver *rapport* com o cliente antes de usar a COPM[31].

Os estudos citados apoiam o uso da COPM com a população idosa em diferentes contextos de cuidado e diversas condições de saúde; entretanto, as pesquisas prosseguem, visto haver objeções quanto à tenacidade e singularidades metodológicas dos estudos com pessoas de diversas faixas etárias[32]. Ohno e cols.[32] demonstram preocupação quanto à validade de critério, uma vez que, por ser uma ferramenta abrangente com itens de três subcategorias (autocuidado, produtividade e lazer), a COPM pode apresentar um padrão único para cada cliente em razão da especificidade da dinâmica de interação entre o profissional e o cliente no processo de seleção de itens. Ademais, apesar de o processo de entrevista tentar garantir a relevância e o entendimento dos itens, a percepção de clientes e profissionais pode diferir, e alguns clientes podem apresentar dificuldade para expressar claramente seus desejos durante o atendimento. Assim, recomenda-se a continuidade das pesquisas para avaliação da confiabilidade e validade do instrumento[32].

INTERPRETAÇÃO DOS RESULTADOS

Por se tratar de um instrumento padronizado, o manual para a língua portuguesa[1] fornece instruções sobre o sistema estruturado de pontuação do teste, como descrito previamente. Cabe ressaltar que, como os valores da COPM dependem dos problemas identificados individualmente pelos clientes, comparar e interpretar as diferenças nos escores são atividades complexas que devem ser sustentadas pelo modelo teórico e a habilidade do terapeuta[31].

Há evidências de que a COPM possibilita a detecção de mudanças estatisticamente significativas e clinicamente importantes no desempenho ocupacional percebido ao longo do tempo[1]. No entanto, é recomendada a continuidade dos estudos, uma vez que o maior desafio é estabelecer escores de mudança e escores de cortes diante da possibilidade de uso da COPM para clientes de diversas idades, com múltiplas condições de saúde e em variados contextos de vida. Inicialmente, a mudança de 2 pontos ou mais no desempenho ou na satisfação do desempenho era apontada como uma diferença clinicamente importante. Um estudo de 2016, que envolveu idosos residentes na comunidade, sugeriu como pontos de corte mínimos para indicar uma mudança 3 pontos para desempenho e 3,2 pontos para satisfação com o desempenho[21].

Os resultados de estudos em diferentes países apontaram que a COPM é um instrumento amplamente utilizado na clínica e na pesquisa em gerontologia. Em 2016, um estudo realizado na Noruega com 225 participantes em reabilitação domiciliar por diversas condições de saúde, com média de idade de 80,8 anos, apresentou resultados que apoiam a utilização multidisciplinar da COPM na prática clínica e na pesquisa[21]. No Brasil, uma revisão sistemática realizada em 2011 mapeou estudos de pesquisadores brasileiros que utilizaram COPM exclusivamente como método avaliativo e identificou seis estudos. Dentre esses, o desenvolvido por Nickel e cols.[15] foi realizado com pessoas acima de 60 anos com doença de Parkinson. Os dois estudos citados ilustram a utilização da COPM com diferentes clientes e cenários de prática clínica e de pesquisa.

CONSIDERAÇÕES FINAIS

No processo de avaliação de pessoas idosas, a COPM é uma ferramenta relevante para compreensão do desempenho ocupacional e da satisfação com o desempenho. Ademais, afere mudanças obtidas durante a intervenção e possibilita a participação ativa do cliente no tratamento. Para utilizar a COPM, o profissional deve ter conhecimento suficiente do instrumento, bem como do CMOP-E e de técnicas de entrevista.

A singularidade dos dados fornecidos com o uso da COPM na população idosa, além de apoiar um raciocínio terapêutico para planejamento da intervenção, prognóstico ocupacional e previsão de alta, pode apontar a eficácia e o tempo do processo terapêutico e estimar os custos dos cuidados de saúde, que são essenciais para a gestão de serviços. Para isso, torna-se necessária a ampliação das pesquisas com a população idosa em diversos contextos, sobretudo no Brasil.

Ademais, destaca-se a necessidade de continuação das pesquisas sobre as propriedades de medida da COPM com esse público em vista das revisões da ferramenta e do modelo teórico, além da heterogeneidade da população idosa. A despeito disso, o uso da COPM pode colaborar para reforçar o modelo de prática centrado no cliente.

Referências

1. Law M, Baptiste S, Carswell A, McColl MA, Polatajko H, Pollock N. Medida Canadense de Desempenho Ocupacional. Cardoso AA, Magalhães LV, Magalhães LC (organização e tradução). Belo Horizonte: Editora UFMG, 2009.
2. Law M, Carswell A, Polatajko H, Baptiste S. Pilot testing of the Canadian Occupational Performance Measure: Clinical and measurement issues. Canadian Journal of Occupational Therapy 1994; 61(4):191-7.
3. Thyer L, Brown T, Roe D. The validity of the Canadian Occupational Performance Measure (COPM) when used in a sub-acute rehabilitation setting with older adults. Occupational Therapy in Health Care 2018; 32:137-53.
4. McColl MA, Paterson M, Davies D, Doubt L, Law M. Validity and community utility of the Canadian Occupational Performance Measure. Canadian Journal of Occupational Therapy 2000; 67(1):22-30.
5. Polatajko HJ, Townsend EA, Craik J. Canadian Model of Occupational Performance and Engagement (CMOP-E). In: Townsend EA, Polatajko HJ (eds.) Enbling Occupation II: Advancing an Occupational Therapy Vision of Health, Well-being, & Justice through Occupation. Ottawa, ON: CAOT Publications ACE, 2007: 22-36.
6. Richard L, Knis-Matthews L. Are we really client-centered? Using the Canadian Occupational Performance measure to see how the client's goals connect with the goals of the occupational therapist. Occupational Therapy in Mental Health 2010; 26:5-66.
7. Townsend E, Brintnell S, Staisey N. Developing guidelines for client-centered occupational therapy practice. Canadian Journal of Occupational Therapy 1990; 57(2):69-76.
8. Christiansen C, Baum C. Enabling function and well-being. Thorofare, NJ: Slack Incorporated, 1997.
9. Law M, Baptiste S, Carswell A, McColl MA, Polatajko H, Pollack N. Canadian Occupational Performance Measure (COPM). 3rd ed. Ottawa, ON: CAOT Publications, 1998.
10. Söderback I (ed.) International handbook of occupational therapy interventions. Springer International Publishing, 2015.
11. Atwal A, McIntyre A (ed.) Occupational therapy and older people. 2nd ed. United Kingdom: Wiley-Blackwell, 2013.
12. Coe A, Martinb M, Stapletonc T. Effects of an occupational therapy memory strategy education group intervention on Irish older adults' self-management of everyday memory difficulties. Occupational Therapy in Health Care 2019; 1-27.
13. Andolfato C, Mariotti MC. Avaliação do paciente em hemodiálise por meio da Medida Canadense de Desempenho Ocupacional. Rev Ter Ocup Univ 2009; 20(1):1-7.
14. Edmans J (ed.) Occupational therapy and stroke. 2nd ed. United Kingdom: Wiley-Blackwell, 2010.
15. Nickel R, Pinto LM, Lima AP et al. Estudo descritivo do desempenho ocupacional do sujeito com doença de Parkinson: o uso da CIF como ferramenta para classificação da atividade e participação. Acta Fisiatr 2010; 17(1):13-7.
16. Sturkenboom IHWM, Graff MJL, Hendriks JCM et al. Efficacy of occupational therapy for patients with Parkinson's disease: a randomised controlled trial. Lancet Neurol 2014; 13:557-66.
17. Marinho FS, Moram CBM, Rodrigues PC, Franzoi ACOB, Salles GF, Cardoso CRL. Profile of disabilities and their associated factors in patients with type 2 diabetes evaluated by the Canadian occupational performance measure: the Rio de Janeiro type 2 diabetes cohort study. Disability and Rehabilitation 2016; 38(21):2095-101.
18. Song C, Lin P-S, Hung P-L. Effects of community-based physical-cognitive training health education, and reablement among rural community-dwelling older adults with mobility deficits. Environmental Research and Public Health 2021; 18:1-9.

19. Deshpande PR, Rajan S, Lakshmi Sudeepthi B, Sudeepthi, Nazir A. Patient-reported outcomes: A new era in clinical research. Perspectives in Clinical Research 2011; 2(4):137-44.
20. Larsen AE, Morville AL, Hansen T. Translating the Canadian Occupational Performance Measure to Danish, addressing face and content validity. Scandinavian Journal of Occupational Therapy 2017; 26:33-45.
21. Tuntland H, Aaslund M K, Langeland E, Espehaug B, Kjeken I. Psychometric properties of the Canadian Occupational Performance Measure in home-dwelling older adults. Journal of Multidisciplinary Health Care 2016; 9:411-23.
22. Cup EH, Scholte OP, Reimer WJ, Thijssen MC, van Kuyk-Minis MA. Reliability and validity of the Canadian Occupational Performance Measure in stroke patients. Clin Rehabil 2003; 17(4):402-9.
23. Chan CCH, Lee TMC. Validity of the Canadian Occupational Performance Measure. Occupational Therapy International 1997; 4:231-49.
24. Ripat J, Etcheverry E, Cooper J, Tate R. A Comparison of the Canadian Occupational Performance Measure and the Health Assessment Questionnaire. Canadian Journal of Occupational Therapy 2001; 68(4):247-53.
25. Kjeken I, Slatkowsky-Christensen B, Kvien TK, Uhlig T. Norwegian version of the Canadian Occupational Performance Measure in patients with hand osteoarthritis: validity, responsiveness, and feasibility. Arthritis Rheum 2004; 51(5):709-15.
26. Stuber CJ, Nelson DL. Convergent validity of three occupational self-assessments. Phys Occup Ther Geriatr 2010; 28(1):13-21.
27. Roe D, Brown T, Thyer L. Validity, responsiveness, and perceptions of clinical utility of the Canadian Occupational Performance Measure when used in a sub-acute setting. Disability and Rehabilitation 2020; 42:2772-89.
28. Chaves GFS. Reliability and validity studies of the Canadian Occupational Performance Measure (COPM) in olders with Mild Cognitive Impairment (MCI). (Dissertation of Master Degree). São Paulo: Faculdade de Medicina, Universidade de São Paulo, 2012.
29. Atashi N, Aboutalebi S, Heidari M, Hosseini SA. Reliability of the Persian version of Canadian Occupational Performance Measure for Iranian elderly population. Iranian Rehabilitation Journal 2010; 8:26-30.
30. McNulty M, Beplat A. The validity of using the Canadian Occupational Performance Measure with older adults with and without depressive symptoms. Phys Occup Ther Geriatr 2008; 27(1):1-15.
31. Parker DM, Sykes CH. A systematic review of the Canadian Occupational Performance Measure: A clinical practice perspective. British Journal of Occupational Therapy 2006; 69(4):150-60.
32. Ohno K, Tomori K, Sawada T, Seike Y, Yaguchi A, Kobayashi R. Measurement properties of the Canadian Occupational Performance Measure: A systematic review. The American Journal of Occupational Therapy 2021; 75(6):1-15.

Capítulo 12

ACTIVITY CARD SORT E LISTA DE IDENTIFICAÇÃO DE PAPÉIS OCUPACIONAIS

Lilian Dias Bernardo
Taiuani Marquine Raymundo

INTRODUÇÃO

A participação e o engajamento em atividades nos mais diferentes contextos servem como parâmetros para identificação da funcionalidade das pessoas, grupos ou coletivos e suas repercussões na saúde, no bem-estar e/ou na qualidade de vida[1,2].

No rol das atividades que fazem parte do cotidiano das pessoas estão as atividades básicas de vida diária (ABVD), atividades instrumentais de vida diária (AIVD) e atividades avançadas de vida diária (AAVD). As últimas (enfoque deste capítulo) são consideradas as mais complexas, em comparação às demais, uma vez que apresentam características altamente subjetivas para sua escolha e forte influência sociocultural[3].

Possivelmente devido à complexidade da avaliação das AAVD, são mais frequentemente encontrados na literatura instrumentos de avaliação destinados às ABVD e às AIVD[3], o que dificulta a real compreensão, na prática clínica, de como essas atividades são de fato realizadas.

Embora se reconheça que o processo avaliativo possa ser concretizado por meio de diferentes abordagens e métodos para coleta, síntese e interpretação das informações[4], o presente capítulo foi estruturado para abordar brevemente os aspectos conceituais relacionados com o tema e apresentar alguns instrumentos que possam auxiliar a compreensão da história da pessoa idosa em suas AAVD, de modo a orientar as tomadas de decisão para construção de um plano de intervenção apropriado.

CONCEITUANDO ATIVIDADES AVANÇADAS DE VIDA DIÁRIA

Por definição, as AAVD são representadas pelas atividades orientadas para o exercício de papéis sociais, produtivos e de lazer[5]. Sua análise no campo da gerontologia indica a busca de um envelhecimento ativo e a compreensão parcial da qualidade de vida das pessoas idosas[3]. Apesar de não se relacionarem necessariamente com a capacidade de conduzir uma vida comunitária de maneira independente, as limitações para realizar as AAVD predizem declínio em AIVD e ABVD[5].

A participação e o engajamento em AAVD são representados pelo envolvimento em diferentes tipos de atividades. No âmbito das atividades produtivas, incluem-se o trabalho remunerado, voluntariado, ser cuidador formal/familiar e o trabalho doméstico, assim como praticar atividades religiosas[6,7].

No que se refere às atividades de lazer, observa-se a participação de pessoas idosas em jogos de tabuleiro, jardinagem, trabalhos manuais e marcenaria, bem como na prática de outras atividades, como assistir televisão, ouvir música, ler revistas ou jornais ou se utilizar de passatempos cognitivos, atividades de relaxamento, viajar, ir a *shows*, cinemas, museus e/ou eventos esportivos, praticar esportes e tocar instrumentos musicais[8,9].

Por sua vez, nas atividades sociais, de acordo com estudos, as pessoas idosas têm frequentemente se engajado em grupos sociais ou educacionais, como idas aos centros de convivência ou às universidades abertas da maturidade. Também têm participado de associações civis ou grupos religiosos, eventos sociais e reuniões com amigos, vizinhos e familiares[10,11].

As AAVD que fazem parte do repertório ocupacional do idoso podem, por sua vez, enquadrar-se em diferentes tipos de atividades, a depender da cultura, da representação e do significado que a ocupação tenha na vida da pessoa[12]. A título de exemplo, a atividade "tocar um instrumento musical" pode ser considerada lazer para algumas pessoas idosas que buscam por essa atividade por promover relaxamento, distração ou prazer, bem como pode ser uma atividade produtiva quando se utiliza o instrumento como um meio de trabalho, remunerado ou não.

Diante do exposto, a participação e o engajamento em AAVD contribuem para a compreensão do cotidiano da pessoa idosa. Em sua essência, as atividades de lazer promovem relaxamento e diversão, atuam como fatores de proteção contra adoecimento e predizem a participação social e a autopercepção sobre a qualidade de vida[13,14].

A capacidade de se engajar em atividades produtivas informa sobre a integração e o reconhecimento que a pessoa idosa tem na sociedade, assim como está relacionada com a identidade e a dignidade. Serve como marcador do senso de autoeficácia e da sensação de bem-estar e contempla aspectos relacionados com a saúde física[15]. Do mesmo modo, as atividades sociais repercutem na percepção de bem-estar e são essenciais para a formação da identidade, uma vez que as relações estão imbuídas de valores, crenças e cultura de uma população[1].

PROCESSO AVALIATIVO

O processo de avaliação para compreensão das AAVD pode ser iniciado pelo preenchimento do diário de atividades (*time diary*) com intuito de capturar o fluxo de tarefas e atividades inerentes ao cotidiano da pessoa idosa. Habitualmente, solicita-se à pessoa que relembre as tarefas e atividades realizadas durante um dia, nos diferentes intervalos de tempo (minuto a minuto ou de hora em hora), e informe dados contextuais de onde, quando e com quem desempenhou a atividade[11] (Figura 12.1).

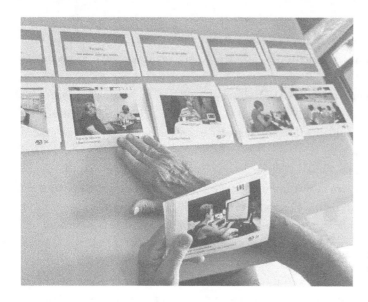

Figura 12.1 Pessoa idosa selecionando as atividades de acordo com sua participação e engajamento. (Acervo pessoal, 2021.)

De maneira complementar, as atividades realizadas são consideradas de acordo com os fatores pessoais e ambientais em toda sua complexidade, para compreensão das limitações, barreiras e facilitadores que influenciam a participação e o engajamento nas AAVD. No que tange aos fatores pessoais, destaca-se, para além dos aspectos socioeconômicos, éticos e culturais, a análise da motivação, interesse, senso de autoeficácia e significado dessas atividades na vida da pessoa idosa, bem como as habilidades físicas, cognitivas, sociais e emocionais requeridas para seu desempenho[3]. Por sua vez, os fatores ambientais são explorados para entendimento do espaço físico em que é realizada a atividade, as condições de acessibilidade e o apoio social e atitudinal[2,16].

Quando são consideradas as diversas possibilidades de coleta dos dados, os instrumentos padronizados de avaliação se destacam no processo avaliativo, uma vez que contam com procedimentos e critérios uniformes para sua aplicação e interpretação dos dados coletados, assim como possibilitam a comparação das informações e a reprodução dos resultados, quando aplicados por diferentes profissionais. Ademais, é possível identificar a qualidade dos instrumentos por meio de estudos a respeito de suas propriedades psicométricas, o que auxilia os avaliadores nas tomadas de decisão na prática profissional[17].

Na seleção dos instrumentos padronizados existentes, é dado destaque ao *Activity Card Sort* – Brasil (ACS-Brasil), à Lista de Identificação de Papéis Ocupacionais e à Medida Canadense de Desempenho Ocupacional.

Activity Card Sort

O ACS-Brasil é um instrumento de avaliação centrado no paciente, com base em ocupações, com o propósito de mensurar a participação de pessoas idosas em atividades instrumentais, sociais e de lazer (alta e baixa demanda)[18,19].

Para as autoras que desenvolveram essa ferramenta, as atividades denominadas instrumentais incluem o trabalho pago, cuidar de terceiros, manutenção e limpeza do ambiente doméstico, entre outros. Por sua vez, as atividades de lazer são divididas em de baixa e alta demanda, a depender do esforço físico necessário para desempenhá-las. Abrangem a capacidade de nadar, correr, andar de bicicleta, caminhar, pescar, fazer trilhas, exercitar-se (alta demanda) ou ouvir música, assistir à televisão, ir ao cinema, ler um jornal, jogar cartas, realizar trabalhos manuais e cozinhar ou comprar por *hobby* (baixa demanda). Para as atividades sociais, são investigadas a participação em reuniões de família, realizar viagens, comer em um restaurante, dançar, fazer um trabalho voluntário, divertir-se em casa ou em clubes, visitar famílias e amigos e/ou falar ao telefone[20,21].

O ACS-Brasil é composto por 83 fotografias com atividades tipicamente desempenhadas por idosos[22]. A partir das fotos, é possível descrever o nível de engajamento nas atividades, o qual resulta do envolvimento atual da pessoa nas atividades em comparação a um período anterior, devido a uma condição de saúde (antes e após a reabilitação de um processo de adoecimento), um tempo passado (antes dos 60 anos) ou a depender do ambiente em que a pessoa idosa reside (antes e após a institucionalização) (Quadro 12.1). A ferramenta avalia se a pessoa nunca se envolveu nas atividades, se o faz de forma reduzida ou se desistiu de fazer[20,23].

Além de avaliar as mudanças no nível de participação, o instrumento é capaz de avaliar a história ocupacional dos idosos e pode ser uma estratégia para selecionar as atividades significativas que servirão de base para o plano de intervenção[20,24].

A revisão integrativa sobre o uso do ACS demonstrou sua utilidade em pessoas idosas, seja para retratar o perfil dos indivíduos na participação em atividades do cotidiano e seu nível de engajamento, seja como medida de desfecho ao mensurar mudanças na funcionalidade decorrentes de diferentes métodos e técnicas interventivas[21].

Os estudos nacionais da adaptação transcultural e das propriedades psicométricas podem ser acessados nos estudos de Bernardo e cols.[22,25]. Esse instrumento de avaliação está disponível para ser acessado gratuitamente pelo aplicativo ACS-Brasil no *Google Play*®.

Lista de Identificação de Papéis Ocupacionais

Elaborada por Oakley e cols. em 1986,[26] essa *checklist* tem como objetivo conhecer a autopercepção dos pacientes a respeito da participação em papéis ocupacionais ao longo da vida[26,27].

Entende-se por papéis ocupacionais a participação do indivíduo em diferentes atividades realizadas na sociedade. Muitas delas podem ser categorizadas como AAVD, como trabalho remunerado ou voluntário, papel de cuidador, reunir-se com amigos e familiares, praticar esportes, divertir-se em um clube ou tocar um instrumento musical, assim como envolver-se em grupos religiosos, em organizações ou outras atividades de passatempo[27].

O avaliado informa se desempenhou determinado papel ocupacional no passado, se desempenha atualmente ou se tem a intenção de desempenhar as atividades avaliadas no futuro. Em um segundo momento, as classifica quanto ao grau de importância que cada uma delas assume em sua vida[27].

Quadro 12.1 Versão Reabilitação do *Activity Card Sort* – Brasil

Nome:

Data de nascimento:
Examinador:
Data de início:

N	Atividades	Não fazia antes do atual problema de saúde/ adoecimento	Continuou a fazer durante o problema de saúde/ adoecimento	Faz menos desde o problema de saúde/ adoecimento	Desistiu de fazer devido ao problema de saúde/ adoecimento	Feito anteriormente	Nova atividade desde o problema de saúde/ adoecimento	Escore
Atividades instrumentais								
1	Fazer compras em uma loja		1	0,5	0	1	1	
2	Comprar alimentos		1	0,5	0	1	1	
3	Lavar louças		1	0,5	0	1	1	
4	Lavar roupas		1	0,5	0	1	1	
5	Cuidar do jardim		1	0,5	0	1	1	
6	Colocar o lixo para fora		1	0,5	0	1	1	
7	Cozinhar		1	0,5	0	1	1	
8	Limpeza da casa		1	0,5	0	1	1	
9	Manutenção da casa		1	0,5	0	1	1	
10	Dirigir		1	0,5	0	1	1	
11	Manutenção do carro		1	0,5	0	1	1	

							Atual: Prévia: % mantida:
12	Ir ao médico ou à terapia	1	0,5	0	1	1	
13	Cuidar de um animal de estimação	1	0,5	0	1	1	
14	Pagar as contas	1	0,5	0	1	1	
15	Gerenciar investimentos	1	0,5	0	1	1	
16	Descansar	1	0,5	0	1	1	
17	Ir ao salão de beleza ou à barbearia	1	0,5	0	1	1	
18	Cuidar de criança	1	0,5	0	1	1	
19	Trabalho (pago)	1	0,5	0	1	1	
20	Cuidados com a medicação	1	0,5	0	1	1	
21	Usar transporte público ou particular (táxi ou aplicativo móvel de transporte)	1	0,5	0	1	1	
Total de atividades instrumentais							

(Continua)

Quadro 12.1 Versão Reabilitação do *Activity Card Sort* – Brasil (*continuação*)

N	Atividades	Não fazia antes do atual problema de saúde/adoecimento	Continuou a fazer durante o problema de saúde/adoecimento	Faz menos desde o problema de saúde/adoecimento	Desistiu de fazer devido ao problema de saúde/adoecimento	Feito anteriormente	Nova atividade desde o problema de saúde/adoecimento	Escore
Atividades de lazer de baixa demanda								
22	Assistir a esportes		1	0,5	0	1	1	
23	Comprar por *hobby*		1	0,5	0	1	1	
24	Cozinhar por *hobby*		1	0,5	0	1	1	
25	Costurar (roupas para família, incluindo consertos)		1	0,5	0	1	1	
26	Trabalhos manuais com agulhas (tricô ou bordado)		1	0,5	0	1	1	
27	Trabalhos manuais		1	0,5	0	1	1	
28	Jogos de tabuleiro (dama ou xadrez)		1	0,5	0	1	1	
29	Usar computador (*e-mail*, pagar contas ou compras)		1	0,5	0	1	1	
30	Jogos no computador, celular ou *tablet*		1	0,5	0	1	1	
31	Colecionar		1	0,5	0	1	1	
32	Jogar cartas (paciência ou pôquer)		1	0,5	0	1	1	
33	Montar quebra-cabeça		1	0,5	0	1	1	
34	Palavras cruzadas ou sudoku		1	0,5	0	1	1	

35	Fotografia		1	0,5	0	1	1
36	Desenhar ou pintar		1	0,5	0	1	1
37	Decoração de interiores		1	0,5	0	1	1
38	Tocar um instrumento musical		1	0,5	0	1	1
39	Ler revistas ou livros		1	0,5	0	1	1
40	Ler o jornal		1	0,5	0	1	1
41	Ler a Bíblia ou materiais religiosos		1	0,5	0	1	1
42	Cantar em coral ou grupo		1	0,5	0	1	1
43	Escrita criativa ou diário		1	0,5	0	1	1
44	Observar pássaros		1	0,5	0	1	1
45	Ir ao museu		1	0,5	0	1	1
46	Ir ao jardim ou ao parque		1	0,5	0	1	1
47	Assistir a *shows* ou concertos		1	0,5	0	1	1
48	Bingo ou loteria		1	0,5	0	1	1
49	Ir ao teatro		1	0,5	0	1	1
50	Ir ao cinema		1	0,5	0	1	1
51	Assistir à televisão		1	0,5	0	1	1
52	Ouvir música		1	0,5	0	1	1
53	Ouvir rádio		1	0,5	0	1	1
54	Sentar e pensar		1	0,5	0	1	1
Total de atividades de lazer de baixa demanda							Atual: Prévia: % mantida:

(Continua)

Quadro 12.1 Versão Reabilitação do *Activity Card Sort* – Brasil *(continuação)*

N	Atividades	Não fazia antes do atual problema de saúde/ adoecimento	Continuou a fazer durante o problema de saúde/ adoecimento	Faz menos desde o problema de saúde/ adoecimento	Desistiu de fazer devido ao problema de saúde/ adoecimento	Feito anteriormente	Nova atividade desde o problema de saúde/ adoecimento	Escore
Atividades de lazer de alta demanda								
55	Nadar		1	0,5	0	1	1	
56	Praticar esporte em equipe		1	0,5	0	1	1	
57	Marcenaria		1	0,5	0	1	1	
58	Jogar boliche		1	0,5	0	1	1	
59	Caminhar		1	0,5	0	1	1	
60	Correr		1	0,5	0	1	1	
61	Exercitar-se		1	0,5	0	1	1	
62	Yoga, Pilates ou Tai Chi Chuan		1	0,5	0	1	1	
63	Fazer trilhas		1	0,5	0	1	1	
64	Andar de bicicleta		1	0,5	0	1	1	
65	Pescar		1	0,5	0	1	1	
66	Jardinagem ou cultivo de flores		1	0,5	0	1	1	
Total de atividades de lazer de alta demanda								Atual: Prévia: % mantida:

Atividades sociais

	Atividade				
67	Estudar para desenvolvimento pessoal	1	0,5	0	1
68	Viagem local ou regional	1	0,5	0	1
69	Viagem nacional ou internacional	1	0,5	0	1
70	Festas ou piqueniques	1	0,5	0	1
71	Reuniões de família	1	0,5	0	1
72	Falar ao telefone	1	0,5	0	1
73	Visitar família ou amigos que estão doentes	1	0,5	0	1
74	Visitar os amigos	1	0,5	0	1
75	Comer no restaurante	1	0,5	0	1
76	Dançar	1	0,5	0	1
77	Ir a um lugar de adoração	1	0,5	0	1
78	Trabalho voluntário	1	0,5	0	1
79	Participar de atividades com crianças ou netos	1	0,5	0	1
80	Contar histórias para crianças	1	0,5	0	1
81	Estar com cônjuge ou parceiro	1	0,5	0	1
82	Passar tempo com os amigos	1	0,5	0	1
83	Divertir-se em casa ou no clube	1	0,5	0	1

Total de atividades sociais

Atual:
Prévia:
% mantida:

(Continua)

Quadro 12.1 Versão Reabilitação do *Activity Card Sort* – Brasil *(Continuação)*

N	Atividades	Não fazia antes do atual problema de saúde/ adoecimento	Continuou a fazer durante o problema de saúde/ adoecimento	Faz menos desde o problema de saúde/ adoecimento	Desistiu de fazer devido ao problema de saúde/ adoecimento	Feito anteriormente	Nova atividade desde o problema de saúde/ adoecimento	Escore

Pontuações globais do ACS:

	Valores
Atividade atual (soma total das pontuações das seções de atividade atual):	
Atividade prévia (soma total das pontuações das seções de atividade prévia):	
Porcentagem mantida (dividir a pontuação global das atividades atuais pela pontuação global das atividades prévias):	

Identifique as cinco atividades mais importantes para você (elas podem ser aquelas que você não faz mais):

1	
2	
3	
4	
5	

Quadro 12.2 Versão brasileira do impresso para coleta de dados da Lista de Identificação de Papéis Ocupacionais

Data: ___/___/___		
Nome: _____		Idade: _____

Sexo:	Masculino	Feminino
Você é aposentado(a)?	Sim	Não
	Solteiro Casado Separado Divorciado	Viúvo

Estado civil:

O propósito desta lista é identificar os principais papéis em sua vida.

A lista de identificação, que é dividida em 2 partes, apresenta 10 papéis e define cada um.

PARTE 1

Ao lado de cada papel, indique, marcando a coluna correspondente, se você desempenhou o papel no passado, se você o desempenha no presente e se planeja desempenhá-lo no futuro. Você pode marcar mais de uma coluna para cada papel. Por exemplo, se você foi voluntário no passado, não é voluntário no presente, mas planeja isto no futuro, deve marcar as colunas passado e futuro.

PAPEL	PASSADO	PRESENTE	FUTURO
ESTUDANTE: Frequentar escola de tempo parcial ou integral.			
TRABALHADOR: Emprego remunerado de tempo parcial ou integral.			
VOLUNTÁRIO: Serviços gratuitos, pelo menos uma vez por semana, em hospital, escola, comunidade, campanha política etc.			
CUIDADOR: Responsabilidade, pelo menos uma vez por semana, de prestar cuidados a filho, esposo(a), parente ou amigo.			
SERVIÇO DOMÉSTICO: Pelo menos uma vez por semana, responsável pelo cuidado da casa através de serviços como, por exemplo, limpar, cozinhar, lavar, jardinagem etc.			
AMIGO: Tempo empregado ou fazer alguma, pelo menos uma vez por semana, com amigo.			
MEMBRO DE FAMÍLIA: Tempo empregado ou fazer alguma coisa, pelo menos uma vez por semana, com um membro da família, tal como filho, esposo(a), pais ou outro parente.			

(Continua)

Quadro 12.2 Versão brasileira do impresso para coleta de dados da Lista de Identificação de Papéis Ocupacionais *(continuação)*

RELIGIOSO: Envolvimento, pelo menos uma vez por semana, em grupos ou atividades filiadas à sua religião (excluindo-se o culto religioso).			
PASSATEMPO/AMADOR: Envolvimento, pelo menos uma vez por semana, em atividades de passatempo ou como amador, tais como costurar, tocar um instrumento musical, marcenaria, esportes, teatro, participação em clube ou time etc.			
PARTICIPANTE EM ORGANIZAÇÕES: Envolvimento, pelo menos uma vez por semana, em organizações, tais como Rotary ou Lions Club, Vigilantes do Peso etc.			
OUTRO: Um papel não listado que você tenha desempenhado, desempenha no momento e/ou planeja para o futuro. Escreva o papel na linha acima e marque a(s) coluna(s) correspondentes(s).			

PARTE 2

Os mesmos papéis são listados abaixo. Junto de cada papel, marque a coluna que melhor indica o valor ou importância que esse papel tem para você. Responda cada papel, mesmo que nunca o tenha desempenhado ou não planeje desempenhá-lo.

PAPEL	NENHUMA IMPORTÂNCIA	ALGUMA IMPORTÂNCIA	MUITA IMPORTÂNCIA
ESTUDANTE: Frequentar escola de tempo parcial ou integral.			
TRABALHADOR: Emprego remunerado de tempo parcial ou integral.			
VOLUNTÁRIO: Serviços gratuitos, pelo menos uma vez por semana, em hospital, escola, comunidade, campanha política etc.			
CUIDADOR: Responsabilidade, pelo menos uma vez por semana, de prestar cuidados a filho, esposo(a), parente ou amigo.			
SERVIÇO DOMÉSTICO: Pelo menos uma vez por semana, responsável pelo cuidado da casa através de serviços como, por exemplo, limpar, cozinhar, lavar, jardinagem etc.			

Quadro 12.2 Versão brasileira do impresso para coleta de dados da Lista de Identificação de Papéis Ocupacionais *(continuação)*

AMIGO: Tempo empregado ou fazer alguma, pelo menos uma vez por semana, com amigo.			
MEMBRO DE FAMÍLIA: Tempo empregado ou fazer alguma coisa, pelo menos uma vez por semana, com um membro da família tal como filho, esposo(a), pais ou outro parente.			
RELIGIOSO: Envolvimento, pelo menos uma vez por semana, em grupos ou atividades filiadas à sua religião (excluindo-se o culto religioso).			
PASSATEMPO/AMADOR: Envolvimento, pelo menos uma vez por semana, em atividades de passatempo ou como amador, tais como costurar, tocar um instrumento musical, marcenaria, esportes, teatro, participação emclube ou time etc.			
PARTICIPANTE EM ORGANIZAÇÕES: Envolvimento, pelo menos uma vez por semana, em organizações, tais como Rotary ou Lions Club, Vigilantes do Peso etc.			
OUTRO: Um papel não listado que você tenha desempenhado, desempenha no momento e/ou planeja para o futuro. Escreva o papel na linha acima e marque a(s) coluna(s) correspondentes(s).			

Apesar de a Lista de Identificação de Papéis Ocupacionais já estar na terceira versão[28], no Brasil encontra-se disponível apenas a tradução e validação da primeira. Os dados brasileiros referentes ao processo de tradução, adaptação transcultural e validação da lista podem ser acessados no estudo de Júnia Cordeiro[27].

De acordo com estudo com 60 idosos participantes de um projeto de extensão chamado Universidade Aberta da Maturidade, em Curitiba, a Lista de Identificação de Papéis Ocupacionais evidenciou que no passado os papéis mais desempenhados foram os de trabalhador (93%), seguido de estudante e passatempo amador. No presente, destacam-se os serviços domésticos (98%), ser membro de família e cuidador. Por sua vez, mais da metade das pessoas idosas avaliadas declarou o desejo de no futuro desempenhar mais os papéis de passatempo/amador, serviço doméstico e amigo. Quando se considera a importância atribuída ao desempenho dos papéis, as atividades membro de família (90%), cuidador, serviço doméstico e ser amigo foram as mais valorizadas[29].

Em outro estudo, realizado com 67 idosos residentes no interior de São Paulo, o instrumento mostrou as mudanças de papéis ocupacionais no decorrer da vida, sobretudo uma redução expressiva nos papéis de trabalhador e de cuidador. A importância atribuída a esses papéis, bem como ao de estudante, associa-se a benefícios relacionados com sentimentos de bem-estar, satisfação e entretenimento[30]. Apesar de os participantes apresentarem perdas ocupacionais significativas ao longo do tempo, o interesse em se engajar em outras ocupações no futuro também foi significativo. Vale destacar que papéis como serviço doméstico e passatempo/amador apresentaram aumento quando foram comparados o tempo passado e o presente[30]. O instrumento é apresentado no Quadro 12.2.

Outro instrumento bastante relevante para aferição das AAVD é a Medida Canadense de Desempenho Ocupacional (COPM na sigla em inglês), que é apresentada com mais detalhes no Capítulo 11. Em linhas gerais, consiste em um instrumento de avaliação centrado no paciente, focado na ocupação, que mensura, por meio de uma entrevista semiestruturada, o desempenho ocupacional nas áreas de autocuidado, produtividade e lazer[31].

No que tange ao autocuidado, a COPM busca compreender as atividades de cuidados pessoais (exemplificadas como vestir-se, alimentar-se, tomar banho, higiene pessoal), a mobilidade funcional (transferências e mobilidade dentro e fora de casa) e a independência fora de casa (transportes, finanças e compras). Quanto à produtividade, investigam-se os aspectos relacionados com o trabalho remunerado ou voluntário e as tarefas domésticas, assim como o desempenho ao brincar e na escola (ocupações tradicionalmente avaliadas no público infantil). No âmbito do lazer, são identificadas questões do desempenho ocupacional para recreação tranquila (por exemplo, leitura, artesanato), recreação ativa (praticar esportes, viagens) e socialização (visitar parentes e amigos, dar telefonemas e participar de festas)[32].

Como se pode observar, a medida não se restringe à mensuração de AAVD, mas engloba diversas atividades que compõem as AAVD e por isso constitui um meio de compreender o desempenho ocupacional da pessoa idosa nas atividades que são o enfoque deste capítulo.

CONSIDERAÇÕES FINAIS

O capítulo buscou apresentar meios de avaliação das AAVD e conceituação. Vale ressaltar que no contexto brasileiro não existem avaliações de pessoas idosas específicas para AAVD, mas apenas as que inserem algumas dessas atividades entre seus itens. Por se tratar de atividades complexas e de tamanha importância para a vida independente de pessoas idosas, nunca é demais salientar a necessidade de mais estudos e do desenvolvimento de instrumentos específicos de avaliação dessas atividades.

Referências

1. Polatajko HJ, Davis J, Stewart D et al. Specifying the domain of concern: occupation as core. In: Towsend EA, Polatajko HJ. Enabling occupation II: advancing an Occupational Therapy vision for health, well-being and justice through occupation. 2 ed. Ontario: CAOT; 2013: 13-36.
2. Classificação Internacional de Funcionalidade. Centro colaborador da Organização Mundial da Saúde para a Família de Classificação Internacional em português. Classificação Internacional da Funcionalidade, Incapacidade e Saúde. 3 ed. São Paulo: Edusp, 2020.
3. Dias EG, Duarte YAO, Almeida MHM, Lebrão ML. As Atividades Avançadas de Vida Diária como componente da avaliação funcional do idoso. Rev Ter Ocup Univ São Paulo 2014; 25(3):225-32.
4. Granjo BB. Avaliações direcionadas à população idosa utilizadas por terapeutas ocupacionais. In: Bernardo LD, Raymundo TM. Terapia Ocupacional e Gerontologia: interlocuções e práticas. Curitiba: Appris, 2018: 141-62.
5. Assis MG, Assis LO, Cardoso AP. Reabilitação das atividades diárias. In: Malloy-Diniz LF, Fuentes D, Cosenza RM. Neuropsicologia do envelhecimento: uma abordagem multidimensional. Porto Alegre: Artmed, 2013: 360-77.
6. Zanjari N, Sadeghi R, Delbari A. Analysis of gender differences in time use among Iranian older adults. DOAJ 2019; 13(5):588-603.
7. Chilvers R, Corr S, Singlehurst H. Investigation into the occupational lives of healthy older people through their use of time. Austr Occ Ther J 2010; 57(1):24-33.
8. Bernardo LD, Carvalho CRA. O papel do engajamento cultural para idosos: uma revisão integrativa da literatura. Rev Bras Geriatr Gerontol 2020; 23(6):e190141.
9. Goulding A. The role of cultural engagement in older people's lives. Cult Sociology 2018; 12(4):518-39.
10. Emmel MLG, Paganelli LO, Valio GT. Uso do tempo de um grupo de idosos do município de São Carlos (SP), Brasil. Revista Kairós Gerontologia 2015; 18(2):421-42.
11. Doimo LA, Derntl AM, Lago OC. O uso do tempo no cotidiano de mulheres idosas: um método indicador do estilo de vida de grupos populacionais. Ciência & Saúde Coletiva 2008; 13(4):1133-42.
12. Empuerto CC. An occupational perspective on productive aging among older adults: occupational therapy implications. Physical & Occupational Therapy in Geriatrics, 2022.
13. Punyakaew A, Lersilp S, Putthinoi S. Active ageing level and time use of elderly persons in a Thai suburban community. Occupational Therapy International 2019; (2):1-8.
14. Oliveira FA, Pirajá WC, Silva AP, Primo CPF. Benefícios da prática de atividade física sistematizada no lazer de idosos: algumas considerações. Licere 2015; 18(2):262-304.
15. Raymundo TM, Pereira Jorge IM. Trabalho, envelhecimento e Terapia Ocupacional. In: Bernardo LD, Raymundo TM. Terapia Ocupacional e Gerontologia: interlocuções e práticas. Curitiba: Appris, 2018: 175-88.
16. Brasil. Lei nº 10.098, de 19 de dezembro de 2000. Estabelece normas gerais e critérios básicos para a promoção da acessibilidade das pessoas portadoras de deficiência ou com mobilidade reduzida, e dá outras providências. Brasília (DF): Diário Oficial da União, 2000.
17. Magalhães LC, Moraes BLC. Instrumentos de avaliação padronizados: o processo de tradução, adaptação, confiabilidade e validação de testes estrangeiros para uso no Brasil. In: Oliveira AM, Vizzotto ADB, Mello PCH, Buchain P. Terapia Ocupacional em neuropsiquiatria e saúde mental. Santana de Parnaíba: Manole, 2021: 74-95.
18. Orellano EM, Ito M, Dorne R, Irizarry D, Dávila R. Occupational participation of older adults: reliability and validity of the Activity Card Sort-Puerto Rican version. OTJR 2012; 32(1):266-72.
19. Laver-Fawcett A, Brain L, Brodie C, Cardy L, Manaton L. The face validity and clinical utility of the Activity Card Sort – United Kingdom (ACS-UK). British Journal of Occupational Therapy 2016; 79(8):492-504.
20. Baum CM, Edwards DF. Activity Card Sort: test manual. North Bethesda: AOTA Press, 2008.

21. Bernardo LD, Pontes TB, Souza KI, Ferreira RG, Deodoro TMS, Almeida PHTQ. Activity Card Sort e o repertório ocupacional de idosos: uma revisão integrativa da literatura. Cadernos Brasileiros de Terapia Ocupacional 2021; 29:e2130.

22. Bernardo LD, Pontes TB, Souza KI, Santos SG, Deodoro TMS, Almeida PHTQ. Adaptação transcultural e validade de conteúdo do Activity Card Sort ao português brasileiro. Cadernos Brasileiros de Terapia Ocupacional 2020; 28(4):1-15.

23. Wolf T, Koster J. Perceived recovery as a predictor of physical activity participation after mild stroke. Disability and Rehabilitation 2013; 35(14):1143-8.

24. Orellano EM, Mountain G, Varas N, Labault N. Occupational competence strategies in old age: a mixed-methods comparison between Hispanic women with different levels of daily participation. OTJR 2014; 34(1):32-40.

25. Bernardo LD, Deodoro TMS, Ferreira RG, Pontes TB, Almeida PHTQ. (b) Propriedades de medida do Activity Card Sort – Brasil: a avaliação da participação de idosos em atividades. Cadernos Brasileiros de Terapia Ocupacional 2021b; 29:e2913.

26. Oakley F, Kielhofner G, Barris R, Reichler RK. The role checklist: development and empirical assessment of reliability. The Occupational Therapy Journal of Research 1986; 6(3):157-70.

27. Cordeiro JJR. Validação da Lista de Identificação de Papéis Ocupacionais em pacientes portadores de doença pulmonar obstrutiva crônica (DPOC) no Brasil. São Paulo. Dissertação (Mestrado em Reabilitação) – Universidade Federal de São Paulo, 2005.

28. Scott PJ, McKinney KG, Perron JF, Ruff EG, Smiley JL. The Revised Role Checklist: Improved Utility, Feasibility, and Reliability. OTJR 2019; 39(1):56-63.

29. Knutz BAF, Lara EM, Oliveira ACP, Pinto SB, Raymundo TM. Universidade Aberta da Maturidade: impactos na qualidade de vida e nos papéis ocupacionais de idosos participantes. Revista Kairós-Gerontologia 2021; 24(3):207-26.

30. Rebellato C. Relações entre papeis ocupacionais e qualidade de vida em idosos independentes, residentes na comunidade: um estudo seccional. São Carlos. Dissertação (Mestrado em Terapia Ocupacional) – Universidade Federal de São Carlos, 2012.

31. Law M et al. Medida Canadense de Desempenho Ocupacional. Tradução: Magalhães LC, Magalhães LV, Cardoso AA. Belo Horizonte: Editora UFMG, 2009.

32. Colquhoun H, Hunt AW, Murchison JF. Canadian Occupational Performance Measure. In: Curtin M, Egan M, Adams J. Occupational Therapy for people experiencing illness, injury or impairment. 7. ed. Amsterdam: Elsevier Health Sciences, 2017.

Capítulo 13

ÍNDICE DE KATZ E MEDIDA DE INDEPENDÊNCIA FUNCIONAL

Taiuani Marquine Raymundo
Lilian Dias Bernardo

INTRODUÇÃO

A avaliação das atividades de vida diária (AVD) – também denominadas atividades básicas ou pessoais da vida diária – é aspecto importante no planejamento das intervenções em saúde junto às pessoas idosas, uma vez que torna possível compreender a funcionalidade a partir da obtenção de informações sobre as atividades realizadas, como são desempenhadas, se existem limitações para seu desempenho e se o ambiente atua (ou não) como um facilitador para participação nessas atividades[1,2].

Há diferentes estratégias para compreensão da capacidade do indivíduo em participar e engajar-se em AVD, ou seja, por meio de entrevistas, observações e uso de medidas avaliativas[3]. O presente capítulo foi organizado de modo a fornecer informações sobre os aspectos conceituais relacionados com o tema e apresentar instrumentos que possam auxiliar a compreensão acerca da independência da pessoa idosa em suas AVD.

CONCEITOS E TIPOS DE ATIVIDADES DE VIDA DIÁRIA

Por definição, as AVD são representadas pelas atividades orientadas para o cuidado com o próprio corpo, como tomar banho, vestir-se, usar o vaso sanitário, alimentar-se, comer e deglutir, mobilidade funcional, atividade sexual, higiene pessoal e *grooming*[4]. Essas AVD são desempenhadas de maneira consistente e regular, possibilitam a sobrevivência e o bem-estar e compõem e estruturam a rotina das pessoas. Limitações para realização dessas atividades – seja em razão de uma condição de saúde, seja por barreiras ambientais – podem impactar as percepções de saúde e qualidade de vida[5], assim como denotam a necessidade de um cuidador e/ou de adaptações para atender às demandas da atividade e/ou às habilidades do indivíduo[6].

Inúmeras são as avaliações destinadas a esclarecer a execução das AVD. Cada instrumento pode fornecer as informações a partir de diferentes meios de coleta de dados. Quanto aos instrumentos padronizados de avaliação, destacam-se os seguintes: Índice de Barthel[7] (abordado no Capítulo 9), Índice de Katz[8], Medida de Independência Funcional[9], Escala de Avaliação de Incapacidade na Demência[10], *Direct Assessment of Functional Status*-Brasil[11] e Medida Canadense de Desempenho Ocupacional[12]. Essas avaliações têm o propósito de investigar – parcial ou exclusivamente – a independência na execução das AVD. Neste capítulo são apresentados dois desses instrumentos: o Índice de Katz e a Medida de Independência Funcional.

ÍNDICE DE INDEPENDÊNCIA NAS ATIVIDADES DE VIDA DIÁRIA (ÍNDICE DE KATZ)

O Índice de Independência nas AVD, popularmente conhecido como Índice de Katz, foi desenvolvido por Sidney Katz e cols. e publicado pela primeira vez em 1963[8]. Trata-se de uma das avaliações mais utilizadas no Brasil, principalmente em virtude de sua fácil e rápida aplicação e por poder ser conduzido por diferentes profissionais, desde que capacitados para a função. Por outro lado, sua ampla utilização tem contribuído para o surgimento de diferentes escalas e pontuações[13].

O índice, assim como outras avaliações funcionais, busca analisar o desempenho das pessoas idosas em atividades cotidianas, denominadas atividades básicas de vida diária, enfoque deste capítulo. Em outras palavras, o instrumento visa evidenciar se os idosos são dependentes ou independentes para executar seis atividades básicas, conceituadas a seguir e organizadas em um sistema hierárquico de complexidade[14,15]:

1. **Banhar-se:** uso do chuveiro ou da banheira e o ato de se esfregar[14].
2. **Vestir-se:** desde pegar as roupas no armário até o ato de vesti-las. Nessa atividade, foi excluído calçar sapatos[14].
3. **Ir ao banheiro:** ir ao banheiro para urinar e defecar, limpar-se e vestir as roupas novamente – idosos que utilizam "comadres" ou "papagaios" são considerados dependentes[14].
4. **Transferir-se:** movimento de sair da cama e sentar-se em uma cadeira e vice-versa[14].
5. **Ser continente:** ter controle de urina e fezes[14].
6. **Alimentar-se:** dirigir a comida do prato (pote ou outro utensílio similar) até a boca[14].

Até 2008, o índice, com sua tradução livre, foi utilizado amplamente no Brasil, mesmo sem o embasamento de estudos de adaptação transcultural ou validação[15], o que pode ter contribuído para o surgimento de diferentes avaliações e pontuações ainda hoje observadas no país. Naquele ano, Lino e cols.[15] publicaram o estudo de adaptação transcultural do instrumento para a língua portuguesa e mantiveram a pontuação criada pelos autores da versão original, em 1976[16].

O Quadro 13.1 mostra o instrumento e o Quadro 13.2, sua interpretação em português, ambos derivados do estudo de Lino e cols.[15], assim como a pontuação.

Quadro 13.1 Escala de independência em atividades de vida diária – Índice de Katz

A escala de independência em atividades de vida diária é baseada em uma avaliação da independência ou dependência funcional de pacientes ao tomar banho, vestir-se, ir ao vaso sanitário, transferir-se, manter-se continente e alimentar-se		
Atividade	**Independente**	**Dependente**
Tomar banho (leito, chuveiro ou banheira) ou tomar banho sozinho	Requer ajuda somente para lavar uma única parte do corpo (como as costas ou membro deficiente) ou não toma banho sozinho	Requer ajuda para lavar mais de uma parte do corpo ou para entrar ou sair da banheira
Vestir-se	Pega as roupas nos armários e gavetas, veste-as, coloca órteses ou próteses, manuseia fechos. Exclui-se o ato de amarrar sapatos	Veste-se apenas parcialmente ou não se veste sozinho
Uso do vaso sanitário	Vai ao vaso sanitário, senta-se e levanta-se do vaso; ajeita as roupas, faz a higiene íntima (pode usar comadre ou similar somente à noite e pode ou não estar usando suportes mecânicos)	Usa comadre ou similar, controlado por terceiros, ou recebe ajuda para ir até o vaso sanitário e usá-lo
Transferência	Deita-se e sai da cama sozinho, senta-se e levanta-se da cadeira sozinho (pode estar usando objeto de apoio)	Requer ajuda para deitar-se na cama ou sentar-se na cadeira, ou para levantar-se; não faz uma ou mais transferências
Continência	Micção e evacuação inteiramente autocontroladas	Incontinência parcial ou total para micção ou evacuação; controle parcial ou total por enemas e/ou cateteres; uso de urinol ou comadre controlado por terceiros
Alimentação	Leva a comida do prato (ou equivalente) à boca. O corte prévio da carne e o preparo do alimento, como passar manteiga no pão, são excluídos da avaliação	Requer ajuda para levar a comida do prato (ou equivalente) à boca; não come nada ou recebe alimentação parenteral

Nota: independência significa a execução dos atos citados sem supervisão, orientação ou assistência pessoal ativa, exceto nos casos especificamente descritos abaixo. Esta avaliação é baseada no real desempenho e não na habilidade. Um paciente que se recusa a executar uma função é considerado como não a tendo executado, mesmo que se julgue capaz.

Fonte: Lino e cols., 2008[15].

MEDIDA DE INDEPENDÊNCIA FUNCIONAL (MIF)

Desenvolvida pela equipe do Carl Granger em 1987, a MIF foi revisada 10 anos após sua criação[17]. Em 2001, esse instrumento passou pelo processo de adaptação transcultural para o contexto brasileiro e por estudos das propriedades psicométricas[9]. O comitê de especialistas identificou boa equivalência cultural, e os estudos apontam boa reprodutibilidade.

O instrumento padronizado de avaliação tem como propósito quantificar a severidade da incapacidade de uma pessoa[18]. Além desse objetivo, a MIF é amplamente utilizada como medida de desfecho para funcionalidade das pessoas submetidas a intervenções reabilitadoras[19]. A medida tem sido considerada um preditor preciso da reabilitação em pessoas idosas[20].

Para coleta de dados, o examinador pode encaminhar uma entrevista com o paciente ou cuidador/responsável, pessoalmente ou por telefone. Cabe ressaltar que o cuidador ou responsável precisa ter conhecimento profundo da rotina do examinado para responder adequadamente sobre os níveis de independência nas atividades[9].

Quadro 13.2 Avaliação e interpretação do Índice de Katz

Ficha de avaliação: para cada área de funcionamento listada abaixo, assinale a descrição que se aplica (a palavra "ajuda" significa supervisão, orientação ou auxílio pessoal)	
Área de funcionamento	**Independente/dependente**
Tomar banho (leito, banheira ou chuveiro)	
( ) não recebe ajuda (entra e sai da banheira sozinho, se este for o modo habitual de tomar banho)	(I)
( ) recebe ajuda para lavar apenas uma parte do corpo (como, por exemplo, as costas ou uma perna)	(I)
( ) recebe ajuda para lavar mais de uma parte do corpo ou não toma banho sozinho	(D)
Vestir-se (pega roupas, inclusive peças íntimas, nos armários e gavetas, e manuseia fechos, inclusive os de órteses e próteses, quando forem utilizadas)	
( ) pega as roupas e veste-se completamente, sem ajuda	(I)
( ) pega as roupas e veste-se sem ajuda, exceto para amarrar os sapatos	(I)
( ) recebe ajuda para pegar as roupas ou vestir-se, ou permanece parcial ou completamente sem roupa	(D)
Uso do vaso sanitário (ida ao banheiro ou local equivalente para evacuar e urinar; higiene íntima e arrumação das roupas)	
( ) vai ao banheiro ou local equivalente, limpa-se e ajeita as roupas sem ajuda (pode usar objetos para apoio, como bengala, andador ou cadeira de rodas, e pode usar comadre ou urinol à noite, esvaziando-o de manhã)	(I)
( ) recebe ajuda para ir ao banheiro ou local equivalente ou para limpar-se, ou para ajeitar as roupas após evacuação ou micção, ou para usar a comadre ou urinol à noite	(D)
( ) não vai ao banheiro ou equivalente para eliminações fisiológicas	(D)
Transferência	
( ) deita-se e sai da cama, senta-se e levanta-se da cadeira sem ajuda (pode estar usando objeto para apoio, como bengala ou andador)	(I)
( ) deita-se e sai da cama e/ou senta-se e levanta-se da cadeira com ajuda	(D)
( ) não sai da cama	(D)
Continência	
( ) controla inteiramente a micção e a evacuação	(I)
( ) tem "acidentes" ocasionais	(D)
( ) necessita de ajuda para manter o controle da micção e evacuação; usa cateter ou é incontinente	(D)
Alimentação	
( ) alimenta-se sem ajuda	(I)
( ) alimenta-se sozinho, mas recebe ajuda para cortar carne ou passar manteiga no pão	(I)
( ) recebe ajuda para alimentar-se ou é alimentado parcialmente ou completamente por meio de cateteres ou fluidos intravenosos	(D)
Interpretação **0:** independente em todas as seis funções **1:** independente em cinco funções e dependente em uma **2:** independente em quatro funções e dependente em duas **3:** independente em três funções e dependente em três **4:** independente em duas funções e dependente em quatro **5:** independente em uma função e dependente em cinco **6:** dependente em todas as seis funções	

Fonte: Lino e cols., 2008.

Quadro 13.3 Domínios e itens avaliados pela Medida de Independência Funcional

Domínio	Item a ser avaliado
Autocuidado	Alimentação Higiene pessoal Banho Vestir metade superior Vestir metade inferior Utilização do vaso sanitário
Controle de esfíncteres	Controle de urina Controle das fezes
Transferências	Leito, cadeira, cadeira de rodas Vaso sanitário Banheira, chuveiro
Locomoção	Marcha/cadeira de rodas Escada
Comunicação	Compreensão Expressão
Cognição social	Interação social Resolução de problemas Memória

Fonte: Riberto, 2001[9].

A medida é dividida nos seguintes domínios: autocuidado, controle de esfíncteres, transferências, locomoção, comunicação e cognição social. Os dois últimos compõem o subescore da MIF cognitivo/social, enquanto os demais representam o subescore da MIF motora. O Quadro 13.3 apresenta cada item avaliado por domínio[9].

A MIF abrange um total de 18 atividades que terão investigada quanta ajuda é necessária para realizá-las. O manual do instrumento apresenta uma "árvore de decisão" que auxilia a escolha do escore para cada item (Figura 13.1). O avaliador deverá atribuir um valor de 1 a 7 a cada item para que o examinado possa apresentar um escore total que varia entre 18 e 126. Quanto maior o valor da MIF, maior o nível de independência da pessoa avaliada e menor a quantidade de cuidados demandados. O examinador pode optar por utilizar os valores da MIF total, MIF motora ou MIF cognitivo/social[9,17].

Vale destacar que nenhum item pode deixar de ser avaliado, e alguns cuidados precisam ser tomados durante a aplicação do instrumento: quando o examinado não pode ser testado ou o avaliado se encontra em risco, atribui-se 1 como valor para a atividade. Do mesmo modo, sempre que houver a necessidade de dois cuidadores para execução da tarefa, atribui-se o valor 1 à atividade[17].

A revisão integrativa que avaliou o uso dessa ferramenta no campo da gerontologia mostrou que o instrumento tem sido utilizado para estudos de custo-efetividade em serviços de reabilitação, para determinação do tempo de internação, como preditor de mortalidade após quadros de fratura de quadril e como indicador de fragilidade. Além disso, a MIF também serviu para associar a funcionalidade da pessoa idosa à sobrecarga do cuidador, revelando-se uma ferramenta útil em diversos cenários da prática de atenção ao idoso.

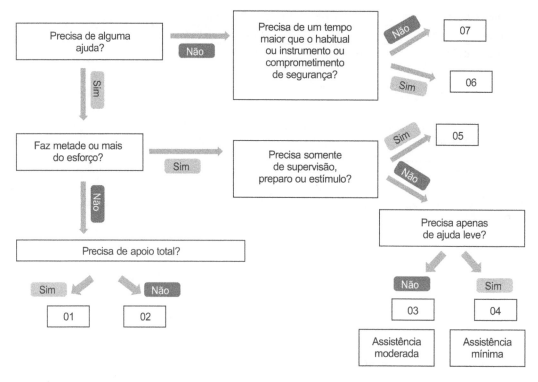

Figura 13.1 Árvore de decisão para análise dos itens da Medida de Independência Funcional. (Riberto, 2001º.)

CONSIDERAÇÕES FINAIS

O cotidiano dos idosos é composto por diversas atividades direcionadas aos cuidados com o próprio corpo, de modo a satisfazer as necessidades básicas de sobrevivência. Assim, é essencial investigar e monitorar a capacidade de participação e engajamento nessas AVD, o que consiste em uma maneira de documentar a funcionalidade da pessoa, grupos ou população. Os dados obtidos na avaliação são cruciais para o planejamento de intervenções nos casos de declínio funcional, e os instrumentos padronizados de avaliação apresentados neste capítulo constituem ferramentas úteis para documentação da independência em atividades básicas da vida diária.

Referências

1. Polatajko HJ, Davis J, Stewart D et al. Specifying the domain of concern: occupation as core. In: Towsend EA, Polatajko HJ. Enabling occupation II: advancing an Occupational Therapy vision for health, well-being and justice through occupation. 2 ed. Ontario: CAOT, 2013: 13-36.
2. Classificação Internacional de Funcionalidade. Centro colaborador da Organização Mundial da Saúde para a Família de Classificação Internacional em português. Classificação Internacional da Funcionalidade, Incapacidade e Saúde. 3 ed. São Paulo: Edusp, 2020.
3. Granjo BB. Avaliações direcionadas à população idosa utilizadas por terapeutas ocupacionais. In: Bernardo LD, Raymundo TM. Terapia Ocupacional e gerontologia: interlocuções e práticas. Curitiba: Appris, 2018: 141-62.
4. American Occupational Therapy Association (AOTA). Occupational therapy practice framework: Domain and process. 4th ed. American Journal of Occupational Therapy 2020; 74(Sup 2):7412410010p1-7412410010p87.

5. Motamed-Jahromi M, Kaveh MH. Effective interventions on improving elderly's independence in activity of daily living: A systematic review and logic model. Front Public Health 2020; 8:516151.
6. Meriano C, Latella D. Activities of daily living. In: Meriano C, Latella D. Occupational Therapy Interventions: function and occupations. Thorofare: Slack Incorporated, 2008.
7. Mahoney FI, Barthel DW. Functional evaluation: the Barthel Index. Maryland State Medical Journal 1965; 14:61-5.
8. Katz S, Ford AB, Moskowitz RW, Jackson BA, Jaffe MW. Studies of illness in the aged. The index of ADL: a standardized measure of biological and psychosocial function. JAMA 1963; 185(12):914-9.
9. Riberto M, Miyazaki MH, Jorge Filho D, Sakamoto H, Battistella LR. Reprodutibilidade da versão brasileira da Medida de Independência Funcional. Acta Fisiátr 2001; 8(1):45-52.
10. Carthery-Goulart, Areza-Fegyveres R, Schultz RR et al. Adaptação transcultural da escala de Avaliação de Incapacidade em demência (Disability Assessment for Dementia – DAD). Arq Neuropsiquiatr 2007; 65(3-B):916-9.
11. Pereira FS, Oliveira AM, Diniz BS, Forlenza OV, Yassuda MS. Cross-cultural adaptation, reliability and validity of the DAFS-R in a sample of Brazilian older adults. Arch Clin Neuropsychology 2010; 25:335-43.
12. Law M, Baptiste S, McColl M, Opzoomer A, Polatajko H, Pollock N. The Canadian Occupational Performance Measure: An outcome measure for occupational therapy. Canadian Journal of Occupational Therapy 1990; 57:82-7.
13. Duarte YAO, Andrade CL, Lebrao ML. O Índex de Katz na avaliação da funcionalidade dos idosos. Rev Esc Enferm USP 2007; 41(2):317-25.
14. Andriolo BN, Santos NV, Volse AA et al. Avaliação do grau de funcionalidade em idosos usuários de um centro de saúde. Rev Soc Bras Clin Med 2016; 14(3):139-44.
15. Lino VTS, Pereira SEM, Camacho LAB, Ribeiro Filho ST, Salo Buksman S. Adaptação transcultural da Escala de Independência em Atividades da Vida Diária (Escala de Katz). Cad. Saúde Pública 2008; 24(1):103-12.
16. Katz S, Akpom CA. A measure of primary sociobiological functions. Int J Health Serv 1976; 6:493-508.
17. Granger CV, Hamilton BB. The uniform data system for medical rehabilitation report of first admissions for 1991. Am J Phys Med Rehabil 1993; 72:33-8.
18. Mello MAF, Mancini MC. Métodos e técnicas de avaliação nas áreas de desempenho ocupacional. In: Cavalcanti A, Galvão C. Terapia Ocupacional: fundamentação e prática. Rio de Janeiro: Guanabara Koogan, 2007: 49-54.
19. Chumney D, Nollinger K, Shesko K, Skop K, Spencer M, Newton RA. Ability of Functional Independence Measure to accurately predict functional outcome of stroke-specific population: systematic review. J Rehabil Res Dev 2010; 47(1):17-29.
20. Demers L, Giroux F. Validity of the Functional Independence Measure (FIM) for elderly patients receiving rehabilitation. Canadian Journal On Aging-Revue Canadienne Du Vieillissement 1997; 16(4):626-46.

Capítulo 14

SARC-F

Patrícia Parreira Batista
Daniele Sirineu Pereira
Leani Souza Máximo Pereira

INTRODUÇÃO

O SARC-F é um teste de rastreio para sarcopenia[1]. O diagnóstico formal da doença é dado pela identificação da redução da função muscular e da quantidade e/ou qualidade da massa muscular (MM)[1]. Barreiras para aplicação desses critérios diagnósticos são encontradas na prática clínica. Dentre elas, é possível destacar o maior uso do tempo durante a avaliação geriátrica e a necessidade de profissionais treinados e de instrumentos calibrados e de maior complexidade, principalmente para mensurar a MM[1,2]. No âmbito da assistência primária, a implementação dessas práticas diagnósticas é mais desafiadora em razão da maior sobrecarga nos serviços e dos recursos limitados[2].

A sarcopenia apresenta grande impacto clínico nas pessoas idosas e está associada a desfechos adversos à saúde, como incapacidade funcional, ocorrência de quedas e fraturas, fragilidade e mortalidade[1,3-5]. Maiores custos relacionados à saúde para o indivíduo e a sociedade acompanham a progressão dessa desordem muscular[6,7]. A detecção em estágios iniciais possibilita o direcionamento para intervenções físicas em tempo hábil e o monitoramento da condição de saúde[2]. Nessa direção, Malmstrom e Morley[8] desenvolveram e validaram o questionário SARC-F, uma ferramenta de rastreio simples, autorrelatada, acessível e de rápida aplicação[8,9].

O SARC-F contempla aspectos primordiais sobre a função muscular e as repercussões relacionadas à sarcopenia[8]. O questionário aborda cinco questões que refletem a percepção do indivíduo sobre a limitação da força muscular (FM), a funcionalidade e o histórico de quedas no último ano. O SARC-F é recomendado na etapa inicial da investigação do desfecho de sarcopenia pelo *European Working Group on Sarcopenia in Elderly People 2* (EWGSOP2), o Asian Working Group for Sarcopenia (AWGS), as diretrizes da International Conference on Sarcopenia and Frailey Research (ICSFR) e pela Society of Sarcopenia, Cachexia and Wasting Disorders (SCWD)[1,2,10,11]. O instrumento atua como *case-finding*, expressão que se refere ao rastreio populacional para captação de pessoas idosas em risco de sarcopenia nos mais diversos cenários clínicos e seu direcionamento para avaliação completa dos critérios diagnósticos.

De acordo com as orientações do guia prático da ICSFR, o teste de rastreio para sarcopenia (SARC-F) deve ser aplicado anualmente em idosos com 65 anos ou mais ou após eventos agudos, como hospitalizações e quedas[2]. Além disso, ressalta-se a importância do uso do teste de rastreio na rotina clínica em contextos em que é esperada uma maior prevalência de sarcopenia, como admissão hospitalar, assistência ambulatorial, reabilitação e em instituições de longa permanência para idosos (ILPI)[3].

O questionário SARC-F tem recebido outras atribuições. A junção do SARC-f aos testes de rastreio *Simplified Nutritional Assessment Questionnaire* (SNAQ) e *Rapid Cognitive Screen* (RCS) compõe a Avaliação Geriátrica Rápida (AGR)[12-14]. A AGR reforça a assistência à saúde centrada no paciente nos serviços de atenção primária e tem como objetivo monitorar as habilidades físicas e mentais dos idosos em geral e identificar estágios iniciais de desfechos relevantes aos idosos, como a sarcopenia[14]. Com formato simples e de rápida aplicação, o sujeito ou familiar responde a AGR no programa computacional (aplicativo). As diretrizes da ICFSR para a prática clínica recomendam o uso da AGR para rastreio de fragilidade em idosos[15]. A AGR apresenta boa validade e confiabilidade para aplicação em idosos brasileiros[16].

Bahat e cols.[17] investigaram a acurácia do SARC-F isolado em identificar a fragilidade física em idosos. Os resultados mostraram-se satisfatórios para esse desfecho, com variação da sensibilidade (Se) e da especificidade (Sp) de acordo com o ponto de corte adotado: $\geq$ 1 ponto – Se = 91,4%, Sp < 44,9%; $\geq$ 2 pontos – Se = 74,1%, Sp 73,7%; $\geq$ 4 pontos – Se = 46,2%, Sp 92,6%[17]. Os parâmetros estabelecidos pelo SARC-F relacionados com o declínio da função muscular e da mobilidade sobrepõem as distintas entidades: sarcopenia e fragilidade. No entanto, mais estudos são necessários para verificar a validade do SARC-F para identificação dessa síndrome geriátrica multidimensional composta pela interação de declínio do desempenho físico e muscular, desregulação neuroendócrina e imunológica e fatores psicossociais relacionados. Estudos com idosos brasileiros são necessários para validação e uso do SARC-F para rastreio da fragilidade.

METODOLOGIA

O SARC-F é composto por cinco questões sobre a habilidade física/funcional e o histórico de quedas[8], as quais são apresentadas no Quadro 14.1.

O escore total é estabelecido a partir da soma da pontuação encontrada (0 a 10 pontos) – quanto maior a pontuação, pior o desempenho[8].

O SARC-F foi validado por Malmstrom e cols.[9] a partir da análise de três coortes norte-americanas com adequada consistência interna, validade de critério e de construto e utilização de ponto de corte de 4 pontos ou mais (coeficiente alfa de Cronbach > 0,70, análise da proporção da variância dos itens e de cargas fatoriais > 0,50). Apresenta habilidade preditiva para desfechos adversos associados à sarcopenia, como limitação funcional, redução da qualidade de vida, hospitalização e mortalidade[4,9,18-20].

Quadro 14.1 Questionário SARC-F para rastreio de sarcopenia

Componente	Pergunta	Pontuação
Força	O quanto de dificuldade você tem para levantar e carregar 5kg?	Nenhuma = 0
		Alguma = 1
		Muita ou não consegue = 2
Ajuda para caminhar	O quanto de dificuldade você tem para atravessar um cômodo?	Nenhuma = 0
		Alguma = 1
		Muita, usa apoios ou é incapaz = 2
Levantar da cadeira	O quanto de dificuldade você tem para levantar de uma cama ou cadeira?	Nenhuma = 0
		Alguma = 1
		Muita, ou não consegue sem ajuda = 2
Subir escadas	O quanto de dificuldade você tem para subir um lance de escadas de 10 degraus?	Nenhuma = 0
		Alguma = 1
		Muita ou não consegue = 2
Quedas	Quantas vezes você caiu no último ano?	Nenhuma = 0
		1 a 3 quedas = 1
		4 ou mais quedas = 2
Somatório (0 a 10 pontos)		
0 a 5: sem sinais sugestivos de sarcopenia no momento (*cogitar reavaliação periódica*)		
6 a 10: sugestivo de sarcopenia (*prosseguir com investigação diagnóstica completa*)		

O instrumento tem sido traduzido e validado nas mais diversas línguas por todo o mundo. No entanto, estudos demonstram um padrão de baixa sensibilidade e alta especificidade do SARC-F para rastreio de sarcopenia em idosos[21]. A relação entre Se e Sp repercute no melhor desempenho do questionário para exclusão de pessoas idosas com preservação da função muscular e na menor habilidade para identificação daqueles com sarcopenia. A acurácia desses parâmetros é maior em populações de pessoas idosas mais vulneráveis, com limitação funcional e comorbidades, em ambiente hospitalar e institucional[3,22-25]. Além disso, sugere-se que o ponto de corte ideal para detecção do risco de sarcopenia seja específico para cada localidade em virtude das diferenças étnicas e socioculturais.

No Brasil, Barbosa-Silva e cols.[26] traduziram e validaram o SARC-F em 179 idosos comunitários (61,4% de mulheres, 8,3% com sarcopenia confirmada[21] [Quadro 14.1])[26]. Achados apontaram 6 ou mais pontos como ponto de corte para identificação de sarcopenia, 4 ou mais pontos para detecção de déficit da função muscular (redução da FM ou da função muscular) e 11 pontos para a versão modificada SARC-Calf[26]. O SARC-Calf adiciona a medida antropométrica da circunferência de panturrilha (CP [escore de 0 a 10 pontos]) ao questionário, sendo de 10 pontos para mulheres com CP $\leq$ 33cm e homens com CP $\leq$ 34cm – valores acima da referência não pontuam (Quadro 14.2)[26].

A versão SARC-Calf incorpora a estimativa indireta e acessível da MM (CP) às questões de FM e função muscular. Apresenta melhor desempenho da Se, curva ROC

Quadro 14.2 Questionário SARC-Calf proposto e validado para a população idosa brasileira

Componente	Pergunta	Pontuação
Força	O quanto de dificuldade você tem para levantar e carregar 5kg?	Nenhuma = 0
		Alguma = 1
		Muita ou não consegue = 2
Ajuda para caminhar	O quanto de dificuldade você tem para atravessar um cômodo?	Nenhuma = 0
		Alguma = 1
		Muita, usa apoios ou é incapaz = 2
Levantar da cadeira	O quanto de dificuldade você tem para levantar de uma cama ou cadeira?	Nenhuma = 0
		Alguma = 1
		Muita ou não consegue sem ajuda = 2
Subir escadas	O quanto de dificuldade você tem para subir um lance de escadas de 10 degraus?	Nenhuma = 0
		Alguma = 1
		Muita ou não consegue = 2
Quedas	Quantas vezes você caiu no último ano?	Nenhuma = 0
		1 a 3 quedas = 1
		4 ou mais quedas = 2
Panturrilha	*Meça a circunferência da panturrilha direita exposta do(a) paciente em pé, com as pernas relaxadas e com os pés afastados 20cm um do outro*	Mulheres:
		> 33cm = 0
		≤ 33cm = 10
		Homens:
		> 34cm = 0
		≤ 34cm = 10
Somatório (0 a 20 pontos)		
0 a 10: sem sinais sugestivos de sarcopenia no momento *(cogitar reavaliação periódica)*		
11 a 20: sugestivo de sarcopenia *(prosseguir com investigação diagnóstica completa)*		

(*Receiver Operating Characteristic*) e índice Youden com ponto de corte ≥ 11 pontos para sarcopenia em relação à versão original SARC-F (≥ 4) (Quadro 14.3)[26]. Estudos com idosos comunitários corroboram esses achados[27-29], embora ainda não haja consenso na literatura[30].

Outras versões do SARC-F têm sido propostas na literatura para melhora dos parâmetros psicométricos no rastreio da sarcopenia. Esses estudos investigam a inclusão no questionário de variáveis, como idade, índice de massa corporal e circunferência da coxa e do braço, o que ainda não foi validado para a população brasileira[31-33].

Recente revisão sistemática investigou a confiabilidade e a validade concorrente do SARC-F para identificação de sarcopenia nos diversos cenários clínicos, incluindo 29 artigos (n = 21.855)[34]. O SARC-F apresentou de boa a excelente confiabilidade interexaminador, com coeficiente de correlação intraclasse (CCI) de 0,78 a 0,93 (coeficiente de Kappa = 0,60), moderada a boa confiabilidade de teste-reteste (CCI = 0,78 a 0,90; coeficiente de Kappa = 0,59) e variação de baixa a alta consistência interna[34].

Quadro 14.3 Análise da área sob a curva ROC, sensibilidade e especificidade do SARC-F para rastreio de déficit da função muscular (redução da força muscular e/ou função) e sarcopenia (redução da MM e redução da FM e/ou função) e SARC-Calf para rastreio de sarcopenia

	SARC-F (função muscular) ≥ 4 pontos	SARC-F (sarcopenia) ≥ 6 pontos	SARC-Calf (sarcopenia) ≥ 11 pontos
Curva ROC	0,779 (0,710 a 0,846)	0,592 (0,445 a 0,739)	0,736 (0,575 a 0,897)
Sensibilidade	58,9 (46,8 a 70,3)	33,33 (11,8 a 61,6)	66,7 (38,4 a 88,2)
Especificidade	82,1 (73,4 a 88,9)	84,2 (77,6 a 89,4)	82,9 (76,3 a 88,4)

Fonte: Barbosa-Silva et al.[21].

Metanálise dos parâmetros de validade concorrente do SARC-F mostrou Se de baixa a moderada (28,9% a 55,3%), baixo valor preditivo positivo (VPP), Sp de moderada a alta (68,9% a 88,9%) e alto valor preditivo negativo (VPN) independentemente da definição de sarcopenia utilizada[34]. Já para o SARC-Calf foram detectados Se de baixa a moderada (45,9% a 57,2%), VPP moderado, Sp alta (87,7% a 91,3%) e VPN alto, de acordo com as definições de sarcopenia (EWGSOP1, EWGSOP2, Foundation for the National Institutes of Health [FNIH] e International Working Group on Sarcopenia [IWGS])[34]. A área sob a curva ROC foi moderada para o SARC-F e alta para o SARC-Calf, independentemente da definição de sarcopenia utilizada[34]. Esses achados confirmam o maior potencial do questionário em excluir idosos hígidos, reduzindo a demanda de avaliações complementares para confirmação do diagnóstico de sarcopenia e a fragilidade na identificação correta de sarcopenia.

No cenário hospitalar, foi encontrada Se maior do SARC-F na detecção de sarcopenia em idosos com fratura de quadril na admissão hospitalar (Se = 95,35%; Sp = 56,94%; VPP = 56,94%; VPN = 95,35% para definição de sarcopenia [EWGSOP2])[35]. Já em idosos chineses hospitalizados, o SARC-F apresentou curva ROC de 0,72, Se de 42,90%, Sp de 92,20% e habilidade preditiva para re-hospitalização em seguimento de 1 ano[36].

A versão do SARC-F respondida por terceiros (familiar, cuidador informal ou formal) foi validada em idosos alemães hospitalizados e em acompanhamento médico por doença reumatológica ou hematológica[37]. O desempenho no SARC-F foi investigado em dois momentos: aplicação simultânea – idoso e acompanhante – e após 3 meses exclusivamente para o acompanhante. Achados demonstraram alta Se e moderada a alta Sp do SARC-F na identificação de déficit funcional relacionado com sarcopenia (*Short Physical Performance Battery* < 9 pontos) nos dois momentos avaliados[37].

INTERPRETAÇÃO DOS RESULTADOS

Pessoas idosas com SARC-F positivo devem ser direcionadas para uma avaliação mais detalhada sobre o desfecho de sarcopenia (mensuração da FM e da MM). De acordo com o raciocínio proposto pelo EWGSOP2, a investigação se dá por etapas – *Find cases-Assess-Confirm-Severity* (F-A-C-S). O primeiro passo compreende o rastreio populacional de sarcopenia (SARC-F) ou suspeita clínica associada[1]. Em caso de resultado positivo para risco de sarcopenia, a avaliação da FM deve ser realizada (segundo passo), e a redução da FM configura *status* de provável sarcopenia. Na prática clínica, o idoso com provável sarcopenia apresenta indicação para início da intervenção física, visto que o declínio da FM está associado a desfechos negativos para a saúde e à necessidade de instrumentos mais complexos para mensuração da MM[1].

O terceiro passo consiste na confirmação da sarcopenia mediante avaliação da MM e, uma vez diagnosticada, a análise da funcionalidade possibilita a classificação da severidade dessa desordem muscular[1]. Sabe-se que a reabilitação física funcional, incluindo treino de resistência, é o tratamento de primeira linha para sarcopenia e deve ser incentivado seu direcionamento na prática clínica[1,2]. Os estágios iniciais da sarcopenia apresentam melhores resultados na reabilitação. Além disso, a lacuna temporal no acesso a instrumentos que avaliem a MM pode retardar a confirmação do diagnóstico e acelerar a progressão da doença muscular[1].

SARC-F positivo está associado a desfechos adversos relacionados com a sarcopenia. Um estudo demonstrou habilidade preditiva do SARC-F positivo sobre a incidência de limitação funcional e de *performance* em testes funcionais em 4.000 idosos comunitários[4]. Idosos com SARC-F positivo apresentaram risco maior de déficit nas atividades instrumentais de vida diária, redução da qualidade de vida, hospitalização e uso de serviço emergencial de saúde[9,18]. Idosos em acompanhamento ambulatorial com SARC-F maior que 4 pontos apresentaram diferenças significativas quanto à presença de comorbidades, polifármácia, ocorrência de quedas com e sem consequências sérias associadas em relação aos idosos com escore inferior a 4 pontos[38].

Em cenário hospitalar, idosos com SARC-F positivo foram associados a aumento de 3,23 vezes no risco de re-hospitalização a cada aumento de 1 ponto no escore total do SARC-F[18]. SARC-F positivo está significativamente associado ao risco de mortalidade em idosos comunitários (OR [*odds ratio*] = 1,97; IC95% [intervalo de confiança de 95%] = 1,10 a 3,53) e em idosos hospitalizados e institucionalizados (OR = 1,87; IC95% = 1,41 a 2,46)[20]. Risco maior de manifestações severas pelo novo coronavírus (Covid-19) foi encontrado em idosos com SARC-F positivo[39]. Desse modo, a identificação de SARC-F positivo nessa população-alvo e seu direcionamento para maiores avaliações do quadro clínico mostram-se relevantes nos diversos cenários de assistência à saúde.

CONSIDERAÇÕES FINAIS

A indicação do SARC-F para rastreio populacional de sarcopenia e suas repercussões negativas associadas constituem um debate atual entre os pesquisadores[16,35]. A validade concorrente do SARC-F apresenta desafios, com menor Se e moderada a alta Sp, resultando em maior potencial para exclusão de pessoas idosas hígidas. A baixa Se pode ameaçar a identificação de pessoas idosas com sarcopenia em estágios iniciais. Nesse sentido, as versões modificadas do SARC-F propostas na literatura para melhora dos parâmetros psicométricos são promissoras, e a versão SARC-Calf encontra-se validada para a população brasileira.

Na perspectiva da prática clínica, o SARC-F é um instrumento acessível, prático, de curta duração para implementação nos serviços de saúde e está indicado como primeira etapa na investigação sobre sarcopenia[1,2,10,11]. O uso do SARC-F possibilita a identificação do risco de sarcopenia e desfechos adversos associados e/ou déficit da função muscular em idosos, seleciona idosos elegíveis para avaliação mais detalhada sobre essa doença muscular, reduz a sobrecarga da assistência primária e aumenta a eficiência no uso dos recursos disponíveis para avaliação da sarcopenia e, por fim, favorece o monitoramento da condição de saúde e o direcionamento para intervenções físicas.

O uso do SARC-F é importante em contextos de condições de saúde específicas, em caso de multimorbidade ou em cenários hospitalares e ILPI, onde é maior a prevalência de sarcopenia nos idosos[22-25,40,41]. A validação da versão do SARC-F respondida por terceiros é um marco positivo para a prática clínica em virtude da inclusão de pessoas idosas com incapacidade cognitiva ou com piora aguda do quadro clínico no rastreio de sarcopenia. Assim, o SARC-F deve ser recomendado nos diversos ambientes de assistência à saúde.

Agradecimento

À professora Lygia Paccini Lustosa (*in memoriam*).

Referências

1. Cruz-Jentoft AJ, Bahat G, Bauer J et al. Sarcopenia: revised European consensus on definition and diagnosis. Age and Ageing 2019; 48(1):16-31.
2. Dent E, Morley JE, Cruz-Jentoft AJ et al. International Clinical Practice Guidelines for Sarcopenia (ICFSR): Screening, diagnosis and management. J Nutr Health Aging 2018; 22(10):1148-61.
3. Cruz-Jentoft AJ, Sayer AA. Sarcopenia [published correction appears in Lancet]. Lancet 2019; 393(10191):2636-46.
4. Woo J, Leung J, Morley JE. Defining sarcopenia in terms of incident adverse outcomes. J Am Med Dir Assoc 2015; 16(3):247-52.
5. Beaudart C, Zaaria M, Pasleau F, Reginster JY, Bruyère O. Health outcomes of sarcopenia: A systematic review and meta-analysis. PLoS One 2017; 12(1):e0169548.
6. Bruyère O, Beaudart C, Ethgen O, Reginster JY, Locquet M. The health economics burden of sarcopenia: a systematic review. Maturitas 2019; 119:61-9.
7. Beaudart C, Rizzoli R, Bruyère O, Reginster JY, Biver E. Sarcopenia: burden and challenges for public health. Arch Public Health 2014; 72(1):45.
8. Malmstrom TK, Morley JE. SARC-F: a simple questionnaire to rapidly diagnose sarcopenia. J Am Med Dir Assoc 2013; 14(8):531-2.
9. Malmstrom TK, Miller DK, Simonsick EM, Ferrucci L, Morley JE. SARC-F: a symptom score to predict persons with sarcopenia at risk for poor functional outcomes. J Cachexia Sarcopenia Muscle 2016; 7(1):28-36.
10. Chen LK, Woo J, Assantachai P et al. Asian Working Group for Sarcopenia: 2019 Consensus Update on Sarcopenia Diagnosis and Treatment. J Am Med Dir Assoc 2020; 21(3):300-307.e2.
11. Bauer J, Morley JE, Schols AMWJ et al. Sarcopenia: a time for action. An SCWD Position Paper. J Cachexia Sarcopenia Muscle 2019; 10(5):956-61.
12. Morley JE, Adams EV. Rapid Geriatric Assessment. J Am Med Dir Assoc 2015; 16(10):808-12.
13. Morley JE. Rapid Geriatric Assessment: Secondary prevention to stop age-associated disability. Clin Geriatr Med 2017; 33(3):431-40.
14. Merchant RA, Morley JE. Editorial: Rapid Geriatric Assessment in primary care practice. J Nutr Health Aging 2021; 25(9):1034-6.
15. Ruiz JG, Dent E, Morley JE et al. Screening for and managing the person with frailty in primary care: ICFSR consensus guidelines. J Nutr Health Aging 2020; 24(9):920-7.
16. de Souza Orlandi F, Brochine Lanzotti R, Gomes Duarte J et al. Translation, adaptation and validation of rapid geriatric assessment to the Brazilian context. J Nutr Health Aging 2018; 22(9):1115-21.
17. Bahat G, Ozkok S, Kilic C, Karan MA. SARC-F questionnaire detects frailty in older adults. J Nutr Health Aging 2021; 25(4):448-53.

18. Wu TY, Liaw CK, Chen FC, Kuo KL, Chie WC, Yang RS. Sarcopenia screened with SARC-F questionnaire is associated with quality of life and 4-year mortality. J Am Med Dir Assoc 2016; 17(12):1129-35.

19. Wu AH, Setiawan VW, Lim U et al. Prognostic utility of self-reported sarcopenia (SARC-F) in the Multiethnic Cohort [published online ahead of print, 2022 Jan 30]. J Cachexia Sarcopenia Muscle 2022; 10.1002/jcsm.12916.

20. Ida S, Kaneko R, Imataka K et al. Verification of the predictive validity for mortality of the SARC-F questionnaire based on a meta-analysis. Aging Clin Exp Res 2021; 33(4):835-42.

21. Ida S, Kaneko R, Murata K. SARC-F for screening of sarcopenia among older adults: A meta-analysis of screening test accuracy. J Am Med Dir Assoc 2018; 19(8):685-9.

22. Kera T, Kawai H, Hirano H et al. Limitations of SARC-F in the diagnosis of sarcopenia in community-dwelling older adults. Arch Gerontol Geriatr 2020; 87:103959.

23. Lu JL, Ding LY, Xu Q et al. Screening accuracy of SARC-F for sarcopenia in the elderly: A diagnostic meta-analysis. J Nutr Health Aging 2021; 25(2):172-82.

24. Li M, Kong Y, Chen H, Chu A, Song G, Cui Y. Accuracy and prognostic ability of the SARC-F questionnaire and Ishii's score in the screening of sarcopenia in geriatric inpatients. Braz J Med Biol Res 2019; 52(9):e8204.

25. Pacifico J, Geerlings MAJ, Reijnierse EM, Phassouliotis C, Lim WK, Maier AB. Prevalence of sarcopenia as a comorbid disease: A systematic review and meta-analysis. Exp Gerontol 2020; 131:110801.

26. Barbosa-Silva TG, Menezes AM, Bielemann RM, Malmstrom TK, Gonzalez MC. Enhancing SARC-F: Improving sarcopenia screening in the clinical practice. J Am Med Dir Assoc 2016; 17(12):1136-41.

27. Yang M, Hu X, Xie L et al. Screening sarcopenia in community-dwelling older adults: SARC-F vs SARC-F combined with calf circumference (SARC-Calf). J Am Med Dir Assoc 2018; 19(3):277.e1-277.e8.

28. Mazocco L, Chagas P, Barbosa-Silva TG, Gonzalez MC, Schwanke CHA. Accuracy of SARC-F and SARC-Calf for sarcopenia screening in older women from southern Brazil. Nutrition 2020; 79-80:110955.

29. Mo YH, Zhong J, Dong X et al. Comparison of three screening methods for sarcopenia in community-dwelling older persons. J Am Med Dir Assoc 2021; 22(4):746-50.e1.

30. Bahat G, Oren MM, Yilmaz O, Kılıç C, Aydin K, Karan MA. Comparing SARC-F with SARC-Calf to screen sarcopenia in community living older adults. J Nutr Health Agin 2018; 22(9):1034-8.

31. Kurita N, Wakita T, Kamitani T, Wada O, Mizuno K. SARC-F validation and SARC-F+EBM derivation in musculoskeletal disease: The SPSS-OK Study. J Nutr Health Aging 2019; 23(8):732-8.

32. Zhou J, Li T, Chen X, Wang M, Jiang W, Jia H. Comparison of the diagnostic value of SARC-F and its three modified versions for screening sarcopenia in Chinese community-dwelling older Adults. J Nutr Health Aging 2022; 26(1):77-83.

33. Mienche M, Setiati S, Setyohadi B et al. Diagnostic performance of calf circumference, thigh circumference, and SARC-F questionnaire to identify sarcopenia in elderly compared to Asian Working Group for Sarcopenia's Diagnostic Standard. Acta Med Indones 2019; 51(2):117-27.

34. Voelker SN, Michalopoulos N, Maier AB, Reijnierse EM. Reliability and concurrent validity of the SARC-F and its modified versions: A systematic review and meta-analysis. J Am Med Dir Assoc 2021; 22(9):1864-76.e16.

35. Ha YC, Won Won C, Kim M, Chun KJ, Yoo JI. SARC-F as a useful tool for screening sarcopenia in elderly patients with hip fractures. J Nutr Health Aging 2020; 24(1):78-82.

36. Li M, Kong Y, Chen H, Chu A, Song G, Cui Y. Accuracy and prognostic ability of the SARC-F questionnaire and Ishii's score in the screening of sarcopenia in geriatric inpatients. Braz J Med Biol Res 2019; 52(9):e8204.

37. Maurus J, Terzer T, Benner A et al. Validation of a proxy-reported SARC-F questionnaire for current and retrospective screening of sarcopenia-related functional impairments. J Cachexia Sarcopenia Muscle 2022; 13(1):264-75.

38. Tan LF, Lim ZY, Choe R, Seetharaman S, Merchant R. Screening for frailty and sarcopenia among older persons in medical outpatient clinics and its associations with healthcare burden. J Am Med Dir Assoc 2017; 18(7):583-7.

39. Ma Y, He M, Hou LS et al. The role of SARC-F scale in predicting progression risk of COVID-19 in elderly patients: a prospective cohort study in Wuhan. BMC Geriatr 2021; 21(1):355.

40. Hax V, do Espírito Santo RC, Dos Santos LP et al. Practical screening tools for sarcopenia in patients with systemic sclerosis. PLoSOne 2021; 16(1):e0245683.

41. da Luz MCL, Pinho CPS, Bezerra GKA, Chaves de Lemos MC, da Silva Diniz A, Cabral PC. SARC-F and SARC-Calf in screening for sarcopenia in older adults with Parkinson's disease. Exp Gerontol 2021; 144:111183.

Capítulo **15**

QUESTIONÁRIO DA DOR DE McGILL E INVENTÁRIO BREVE DE DOR

Leani Souza Máximo Pereira
Ana Carolina Lopes Ferreira
Amanda Aparecida de Oliveira Leopoldino

INTRODUÇÃO

O conceito de dor como fenômeno diretamente relacionado com a extensão da lesão tecidual foi preponderante até a década de 1960, motivo pelo qual os primeiros trabalhos sobre avaliação da dor mediram exclusivamente sua intensidade e várias foram as escalas elaboradas para avaliação dessa característica[1]. Em 1965, Melzack e Wall já encaravam a dor sob o prisma biopsicossocial quando afirmavam, em seus relatos, que "avaliar a dor somente pela sua intensidade é como ver o mundo em preto e branco, sem suas cores e nuances"[2]. A partir dessa perspectiva, a elaboração de instrumentos para avaliação da dor visou tanto ampliar como padronizar as formas de coletar dados sobre a dor.

QUESTIONÁRIO DE DOR DE McGILL

Em 1975, Melzack, a partir da compreensão da necessidade de desenvolvimento de uma escala multidimensional que mensurasse as diferentes qualidades da dor e cujas medidas qualitativas pudessem ser analisadas estatisticamente, desenvolveu o questionário de dor de McGill (MPQ na sigla em inglês)[3]. Esse questionário visa caracterizar e discernir as características sensorial, afetiva, subjetiva, mista ou miscelânea da dor. Além disso, avalia a distribuição espacial e a intensidade da dor.

Em 1996, Pimenta e cols. promoveram a adaptação transcultural do MPQ para a língua portuguesa e efetuaram sua aplicação clínica em adultos com dor crônica, obtendo bons resultados. Posteriormente, em 1999, Castro elaborou um detalhado manual de aplicação da versão brasileira do MPQ (Br-MPQ)[4]. Em 2006, Cardoso e cols. aplicaram o Br-MPQ em idosos com dor crônica ocasionada por doenças ortopédicas e neurológicas, sem comprometimento cognitivo. Os valores para confiabilidade intra e interexaminadores em idosos foram, respectivamente, de 0,86 e 0,89, sendo de 0,71 e 0,68 para idosos com dores de origem neurológica, respectivamente[5].

Um ponto a ser considerado é que todo instrumento proposto para ser utilizado na população idosa deveria inicialmente passar pelo método de validação formal para esse público. Isso é imprescindível, inclusive no contexto da avaliação dos fenômenos dolorosos, tendo em vista que os processos de senescência e senilidade e os fatores contextuais próprios dessa faixa etária fazem os idosos apresentar características biológicas, psicológicas e sociais únicas[6].

Atualmente, o MPQ é usado e reconhecido internacionalmente, traduzido para 26 idiomas com 44 versões, e vem sendo adotado para avaliar dores agudas e crônicas em decorrência de disfunções nociceptivas, neurológicas e ortopédicas, apresentando boas confiabilidade e validade[1,7]. Entretanto, por se tratar de um questionário extenso, os pesquisadores desenvolveram o *Short-Form McGill Pain Questionnaire* (SF-MPQ), com 15 descritores, o qual também apresentou boas medidas psicométricas para várias disfunções[8,9]. Em 2009, Dworkin e cols. expandiram os descritores de dor do SF-MPQ, adicionando sintomas relevantes para a dor neuropática de modo a fornecer maior capacidade de resposta em estudos longitudinais e ensaios clínicos[9].

Metodologia

O Br- MPQ é constituído basicamente de quatro partes, precedidas pelos dados pessoais, queixa principal, história da moléstia atual, história pregressa e a impressão diagnóstica do paciente. A Parte 1 contém um desenho esquemático do corpo humano, que deve ser usado para localização da dor referida pelo paciente. Aconselha-se, também, a tentativa de relacionar as áreas encontradas com a profundidade da dor de acordo com as projeções dos dermátomos, miótomos e esclerótomos. No Brasil, o mapa costuma ser preenchido pelo examinador em vez de pelo próprio paciente, em virtude da baixa escolaridade dos idosos e da garantia de um registro mais preciso dos dados.

A Parte 2 do MPQ busca coletar informações sobre as propriedades temporais da dor (contínuas, ritmadas, momentâneas), quando e como iniciou e o conjunto de intervenções analgésicas que estão sendo ou que já foram usadas.

Na Parte 3 do questionário, o paciente é incentivado a relatar as qualidades específicas de suas dores. Todos os adjetivos que ele usar para qualificar suas dores devem ser anotados. Em seguida, é apresentado o conjunto de 78 descritores distribuídos nas categorias sensorial, afetiva, subjetiva e mista para escolha do paciente.

Cada uma das subclasses do Br-MPQ deve ser lida para o paciente de maneira isolada, dando-lhe o tempo necessário para que decida se as qualidades de sua dor são representadas por uma das palavras pronunciadas. Em cada uma das 20 subclasses, os descritores que qualificam a dor aparecem em ordem crescente de intensidade: o valor 1 é atribuído à palavra que expressa a menor dor, o 2 à próxima, e assim por diante. Por fim, os valores numéricos das palavras escolhidas pelo paciente em cada subclasse devem ser somados para se obter uma pontuação para cada categoria e uma pontuação total para todas as categorias.

Finalmente, a Parte 4 do MPQ busca avaliar a intensidade da dor presente (PPI na sigla em inglês) no momento da avaliação por meio de uma escala-âncora alfanumérica que varia de 1 a 5, associada às seguintes palavras: (1) fraca, (2) moderada, (3) forte, (4) violenta e (5) insuportável. O paciente escolhe uma delas para indicar a intensidade global de sua dor e em seguida são anotadas informações sobre as intervenções e medidas que possam melhorar ou piorar os sintomas.

O tempo médio de aplicação do MPQ relatado em bibliografias anteriores foi de 20 minutos, enquanto o SF-MPQ foi aplicado em 2 a 5 minutos[1,8,10]. As três principais medidas estatísticas quantitativas que podem ser derivadas do questionário são: (1) o índice de avaliação da dor (PRI na sigla em inglês), baseado nos valores numéricos associados às palavras de descrição dentro de cada subclasse da Parte 3 do Br-MPQ; (2) o número de palavras escolhidas (NWC na sigla em inglês) pelos pacientes, na Parte 3 do questionário, para descrever a dor; (3) a PPI da Parte 4 do questionário.

O MPQ pode ser obtido por meio de correspondência endereçada a Ronald Melzack, PhD, Department of Psychology, McGill University, 1205 Dr. Penfield Avenue, Montreal, Quebec H3A 1B1, Canada, ou via *online* (http://www.qolid.org), mediante o pagamento de uma taxa[1,10]. Por esse motivo, não é apresentado neste capítulo.

INVENTÁRIO BREVE DE DOR *(SF-BRIEF PAIN INVENTORY)*

Instrumento de grande versatilidade tanto no contexto clínico como científico, o SF-BPI possibilita a avaliação da intensidade dos fenômenos dolorosos e do impacto da experiência álgica na funcionalidade do indivíduo. Trata-se de um dos questionários mais consolidados para avaliação multidimensional da dor.

Inicialmente elaborado para ser usado em pacientes com quadro doloroso decorrente de câncer[11], essa ferramenta foi validada para um conjunto variado de sintomas álgicos de diversas origens, como osteoartrose, dor lombar, doença inflamatória intestinal, dor visceral, quadro álgico pós-cirúrgico abdominal e pélvico, dor musculoesquelética, além de sintomatologia neuropática central e periférica, incluindo neuropatia diabética periférica[11-19].

Além disso, o SF-BPI foi traduzido e adaptado para uma ampla gama de idiomas[11]. Em 2011, Ferreira e cols. desenvolveram e validaram a versão brasileira do SF-BPI em amostra de 143 participantes com diagnóstico de câncer de 18 anos ou mais[20]. O instrumento mostrou-se válido e apresentou excelente confiabilidade (alfa de Cronbach de 0,91 e 0,87 para as dimensões intensidade e interferência da dor, respectivamente)[20].

O SF-BPI já foi validado para idosos brasileiros com sintomatologia dolorosa de origem nociceptiva, neuropática e nociplástica em dissertação de mestrado finalizada em 2022[21]. Para corroborar os estudos de validação realizados previamente, o estudo em questão também verificou que a ferramenta apresentou propriedades psicométricas robustas na amostra analisada, sendo constatadas as validades de construto e convergente, bem como excelente confiabilidade teste-reteste e interexaminadores. Esses achados atestam a aplicabilidade do instrumento em indivíduos com 60 anos ou mais, residentes na comunidade e que não apresentam alterações cognitivas[21].

Em relação à responsividade, há evidências na literatura sobre a capacidade do SF-BPI de detectar mudanças decorrentes de abordagens terapêuticas em pacientes com dor de origem musculoesquelética, neuropática e visceral[12,14,16].

Metodologia

No que se refere à composição e à forma de aplicação do SF-BPI, seu primeiro item é destinado a averiguar a presença de dores vivenciadas no dia da avaliação, as quais se diferenciam das habituais (como dores de cabeça, de dente etc.). Essa questão é opcional e não é incluída na pontuação do questionário. Em seguida, há um diagrama corporal em que o paciente pode assinalar a região anatômica de sua dor. A partir desse tópico, encontra-se a dimensão sensorial, composta por quatro questões para graduação da intensidade/severidade do quadro álgico em circunstâncias diferentes: dor máxima e mínima em 24 horas, dor média e no momento da avaliação[11,20]. Para isso é usada uma escala numérica de 0 (ausência de dor) a 10 (intensidade máxima do sintoma). O escore de intensidade da dor é então obtido pela média dos quatro itens supracitados[11,20].

Na ordem, o instrumento contém mais duas questões que possibilitam ao idoso indicar os recursos terapêuticos utilizados e o alívio da dor ocasionado pelo tratamento em 24 horas, em uma escala de 0 a 100%. Esses dois itens, no entanto, referentes à descrição das intervenções usadas, não entram no escore do questionário.

Por fim, são descritos os sete itens da dimensão reativa, destinados à avaliação do impacto do fenômeno doloroso na funcionalidade de quem o vivencia[11,20]. A graduação da interferência da dor em relação a atividades gerais, humor, locomoção (marcha ou cadeira de rodas), trabalho, relacionamento interpessoal, sono e prazer com a vida é estabelecida por meio de uma escala de 0 (nenhuma interferência) a 10 (interferência completa)[11,20]. A partir da média desses sete itens é definido o escore de interferência da dor[11,20]. É possível calcular a média dessa dimensão caso pelo menos quatro dos itens tenham sido graduados[11].

O SF-BPI fornece dois escores distintos: o primeiro referente à intensidade da dor (dimensão sensorial) e o segundo relacionado com a interferência da dor (dimensão reativa). Essa estrutura de dois fatores (intensidade e interferência da dor) foi aprovada pela maioria dos estudos[15,19,22], inclusive pelas duas investigações realizadas na população brasileira[20,21]. No entanto, algumas evidências também sustentam a presença de três possíveis dimensões do questionário[11,14,23]. Nesse caso, os três fatores seriam divididos da seguinte maneira: o domínio de intensidade e de interferência da dor seria segmentado em duas outras partes: (1) subcategoria afetiva (incluídos os itens humor, prazer com a vida e relacionamento com as outras pessoas) e (2) subcategorias de atividade (representadas pelos itens atividades gerais, andar e trabalhar)[11] (Figura 15.1). Os achados a respeito da subcategoria em que se encaixaria o item "sono" ainda são conflitantes[11].

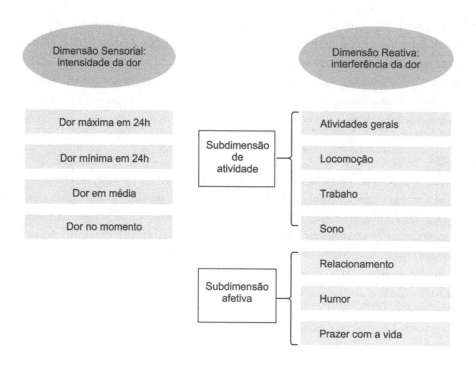

Figura 15.1 Estrutura do *Short Form Brief Pain Inventory* (SF-BPI), que possibilita a graduação da intensidade da dor em quatro circunstâncias distintas (dimensão sensorial) e da interferência da dor em sete atividades/funções (dimensão reativa).

Também é possível estabelecer a graduação do sintoma álgico como leve, moderado ou forte, considerando os itens "dor máxima" e/ou "dor média" do SF-BPI. A depender da origem do sintoma álgico, os achados dos estudos apontam discretas diferenças nos pontos de corte. No estudo de validação do questionário para a população brasileira, com amostra de pacientes com quadros dolorosos decorrentes de câncer, os pontos de corte do item "dor máxima" foram 1 a 4 para dor leve, 5 a 7 para dor moderada e acima de 8 para dor forte[20].

Zelman e cols., por sua vez, realizaram um estudo em portadores de neuropatia diabética e verificaram que tanto para "dor máxima" como para "dor média" as categorias foram: abaixo de 3 para sintoma leve, entre 4 e 6 para sintoma moderado e igual ou acima de 7 para sintoma severo 7[13]. Em uma amostra de pacientes com lombalgia e osteoartrose, os pontos de corte ideais foram 5 a 8 e 5 a 7, respectivamente, mas os autores consideraram somente o item "dor média"[24].

O instrumento exige licença formal para uso junto à instituição responsável pela autorização: The University of Texas – MD Anderson Cancer Center (*Department and Divisions – Symptom Research*) e, em algumas situações, é necessário o pagamento de taxa para sua utilização.

CONSIDERAÇÕES FINAIS

A avaliação tanto da intensidade como da interferência da dor na funcionalidade representa uma mudança de paradigma quando se considera a experiência dolorosa crônica, além de, ao incluir situações diferentes, possibilitar uma graduação mais realista e abrangente do sintoma. Do mesmo modo, a investigação da interferência das condições álgicas não somente em atividades físicas do cotidiano, mas também no sono, no humor, nos relacionamentos e no prazer com a vida, representa uma avaliação baseada no modelo biopsicossocial da dor.

Ambos os instrumentos apresentados têm aplicação breve e são facilmente compreendidos, inclusive por indivíduos de baixa escolaridade, o que é especialmente importante quando se considera o público idoso. Tanto o Br-MPQ como o SF-BPI representam ferramentas bem sedimentadas, difundidas globalmente, tornando possível a comparação de populações diferentes e agregando valor clínico e científico à prática baseada em evidências.

Referências

1. Hawker GA, Mian S, KendzerskaT, French M. Measures of adult pain. Arthritis Care & Research 2011; 63(11):240-52.
2. Melzack R, Wall PD. Pain mechanisms: A new theory. Science 1965; 150:971-9.
3. Melzack R: The McGill Pain Questionnaire: major properties and scoring methods. Pain 1975; 1:277-99.
4. Castro CES. A formulação linguística da dor: versão brasileira do Questionário McGill de Dor. São Carlos, 257 p., Dissertação de Mestrado em Fisioterapia - Centro de Ciências Biológicas e da Saúde, Universidade Federal de São Carlos, 1999.
5. Santos C, Pereira LSM, Resende MA, Magno F, Aguiar V. Aplicação da versão brasileira do questionário de dor McGill em idosos com dor crônica. Acta Fisiatr 2006; 13(2):75-82.
6. Miaskowski C, Blyth F, Nicosia F. A biopsychosocial model of chronic pain for older adults. Pain Med 2020; 21(9):1793-805.
7. Menezes CL, Maher CG, McAuley JH, Costa LO. Systematic review of cross-cultural adaptations of McGill Pain Questionnaire reveals a paucity of clinimetric testing. J Clin Epidemiol 2009; 62:934-43.
8. Grafton KV, Foster NE, Wright CC. Test-retest reliability of the Short-form McGill Pain Questionnaire: assessment of intraclass correlation coefficients and limits of agreement in patients with osteoarthritis. Clin J Pain 2005; 21:73-82.
9. Dworkin RH, Turk DC, Revicki DA et al. Development and initial validation of an expanded and revised version of the Short-form McGill Pain Questionnaire (SF-MPQ-2). Pain 2009; 144:35-42.
10. Melzack R. The short-form McGill Pain Questionnaire. Pain 1987; 30:191-7.
11. Cleeland CS. The Brief Pain Inventory User Guide. Houston: University of Texas M. D. Anderson Cancer Center, 2009.
12. Keller S, Bann CM, Dodd SL, Schein J, Mendoza TR, Cleeland CS. Validity of the brief pain inventory for use in documenting the outcomes of patients with noncancer pain. Clin J Pain 2004; 20(5):309-18.
13. Zelman DC, Gore M, Dukes E, Tai KS, Brandenburg N. Validation of a modified version of the brief pain inventory for painful diabetic peripheral neuropathy. J Pain Symptom Manage 2005; 29(4):401-10.
14. Mendoza T, Mayne T, Rublee D, Cleeland C. Reliability and validity of a modified Brief Pain Inventory short form in patients with osteoarthritis. Eur J Pain 2006; 10(4):353-61.
15. Dicle A, Karayurt Ö, Dirimese E. Validation of the turkish version of the brief pain inventory in surgery patients. Pain Management Nursing 2009; 10(2):107-13.
16. Ares JA, Prado LMC, Verdecho MAC et al. Validation of the Short Form of the Brief Pain Inventory (BPI-SF) in Spanish patients with non-cancer-related pain. Pain Pract 2015; 15(7):643-53.
17. Jelsness-Jørgensen LP, Moum B, Grimstad T. Validity, reliability, and responsiveness of the Brief Pain Inventory in inflammatory bowel disease. Can J Gastroenterol Hepatol 2016; 2016:5624261.
18. Celik EC, Yalcinkaya EY, Atamaz F et al. Validity and reliability of a Turkish Brief Pain Inventory Short Form when used to evaluate musculoskeletal pain. J Back Musculoskelet Rehabil 2017; 30(2):229-33.

19. Majedi H, Dehghani SS, Soleyman-Jahi S. Validation of the Persian version of the Brief Pain Inventory (BPI-P) in chronic pain patients. J Pain Symptom Manage 2017; 54(1):132-8.
20. Ferreira KA, Teixeira MJ, Mendonza TR, Cleeland CS. Validation of brief pain inventory to Brazilian patients with pain. Support Care Cancer 2011; 19(4):505-11.
21. Ferreira ACL, Pereira LSM, Pereira DS. Propriedades psicométricas da versão brasileira do Short Form Brief Pain Inventory (SF-BPI) em idosos com dor crônica e a relação com o lócus de controle da dor [dissertação]. Belo Horizonte: Universidade Federal de Minas Gerais, 2022.
22. Jumbo SU, MacDermid JC, Kalu ME, Packham TL, Athwal GS, Faber KJ. Measurement properties of the Brief Pain Inventory-Short Form (BPI-SF) and Revised Short McGill Pain Questionnaire Version-2 (SF-MPQ-2) in pain-related musculoskeletal conditions: A systematic review. Clin J Pain 2021; 37(6):454-74.
23. Lapane KL, Quilliam BJ, Benson C, Chow W, Kim M. One, two, or three? Constructs of the brief pain inventory among patients with non-cancer pain in the outpatient setting. J Pain Symptom Manage 2014; 47(2):325-33.
24. Zelman DC, Hoffman DL, Seifeldin R, Dukes EM. Development of a metric for a day of manageable pain control: derivation of pain severity cut-points for low back pain and osteoarthritis. Pain 2003; 106(1-2):35-42.

Capítulo 16

ESCALA TAMPA DE CINESIOFOBIA

Fabianna Resende de Jesus-Moraleida

INTRODUÇÃO

A prevalência de dor musculoesquelética é muito marcante na população idosa e vem crescendo de maneira expressiva ao longo dos anos[1,2]. No Brasil, o cenário não é diferente. Bettiol e cols. identificaram incidência aproximada de 30% de dor em estudo de base populacional em São Paulo[3], ou seja, anualmente, a cada 10 pessoas idosas, têm início três novos casos de dor. Segundo Leopoldino e cols., a prevalência pontual de dor na região lombar em idosos brasileiros é de aproximadamente 25%[4]. Considerando o crescimento dessa parcela da população, em especial nos países de média e baixa renda, mais pessoas idosas chegarão aos serviços de saúde com queixas dolorosas.

Além de prevalente, essa condição acarreta incapacidade em muitos dos que a experimentam, e a incapacidade parece ser maior à medida que a população envelhece[5]. Na pessoa idosa, a dor tem repercussões na funcionalidade, especialmente em atividades cruciais para sua autonomia e independência, como as voltadas para o autocuidado e a mobilidade[6]. Dessa maneira, a dor é uma condição de saúde relevante no processo do envelhecimento e deve ser investigada por pesquisadores e clínicos.

Um fenômeno multidimensional, a dor é definida pela Associação Internacional para o Estudo da Dor (IASP na sigla em inglês) como consistindo em aspectos sensitivos e emocionais desagradáveis e relacionados com lesão real ou potencial de tecidos[7], sendo influenciada por experiências anteriores associadas a ela. Assim, um modelo de cuidado da dor baseado exclusivamente na detecção de disfunções estruturais e biomecânicas não basta para explicá-la nem para esclarecer a incapacidade a ela associada.

Por isso, o modelo biopsicossocial de cuidado da dor musculoesquelética traz o entendimento de que a experiência dolorosa é influenciada por aspectos biofísicos e que aspectos psicológicos e sociais também modelam sua ocorrência, em especial sua persistência[8]. Especificamente no que se refere ao impacto da persistência da dor em um indivíduo, é preciso reconhecer nos pacientes potenciais obstáculos psicológicos para sua recuperação e, diante desses, identificar a melhor maneira de abordá-los para superação do episódio doloroso.

Nessa perspectiva, existe um campo de investigação que explora o papel do medo e da consequente evitação como fatores-chave para a perpetuação de um quadro doloroso. Em

1983, Letham e cols. desenvolveram um raciocínio para explicar possíveis reações emocionais relacionadas com o estímulo doloroso em um contínuo que pode incluir a confrontação da dor e consequentemente a redução/abolição do medo associado ao episódio de dor ou evitação da dor, facilitando a manutenção e o agravamento do medo[9].

Em 2000, Vlaeyen e Linton[10] propuseram um modelo ampliado relacionado com o conceito de medo de movimento associado à dor para explicar o processo pelo qual parte das pessoas com dor lombar aguda não se recuperava de um episódio (Figura 16.1). No modelo de evitação por medo, esse componente está associado a diversos elementos do processo de dor e incapacidade. Assim, é possível percorrer dois caminhos após um episódio de dor: (1) o indivíduo pode perceber esse estímulo de maneira não ameaçadora e por isso confronta a dor, mantendo suas atividades cotidianas, e prossegue rumo à recuperação de sua funcionalidade; ou (2) ele pode perceber a dor como uma ameaça desproporcional à severidade do evento.

No extremo negativo do contínuo proposto pelo modelo de evitação por medo, um círculo vicioso pode ser iniciado quando a dor é (mal) interpretada de maneira catastrófica. Essa "catastrofização" da dor faz permear interpretações inadequadas a respeito da experiência dolorosa e facilita o medo exagerado a respeito da dor, além da busca por comportamentos de evitação de movimento e hipervigilância. Embora esse comportamento possa ser adaptativo no estágio agudo da dor, no longo prazo é prejudicial, levando ao desuso e à incapacidade do indivíduo, e até mesmo à diminuição do limiar de dor em episódios futuros[11,12].

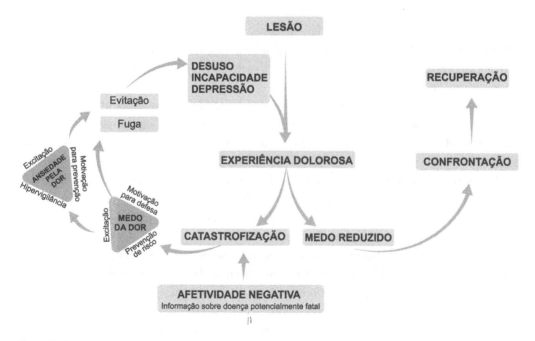

Figura 16.1

Um dos termos associados a esse modelo é cinesiofobia, que pode ser definida como medo excessivo, irracional e incapacitante do movimento e da atividade física, resultante de um sentimento de vulnerabilidade à ocorrência ou à recidiva de uma lesão dolorosa[13]. Esse medo excessivo tem sido investigado como um fator associado aos quadros de dor e à persistência de incapacidade relacionada com esta. Uma revisão sistemática identificou forte evidência de associação entre níveis elevados de cinesiofobia e níveis elevados de intensidade de dor e incapacidade[12], mas o tamanho dessa contribuição ainda deve ser mais bem avaliado.

Em 1991, Kori e cols.[14] desenvolveram a escala Tampa de cinesiofobia (TSK na sigla em inglês) para mensurar, por meio de autorrelato, o quanto o medo de movimento e de atividade física e a evitação por medo podem estar influenciando o quadro de dor crônica musculoesquelética. O medo de movimento por causa da dor está associado à incapacidade no idoso, embora a dimensão de sua contribuição para essa população ainda precise ser mais bem entendida. O uso da TSK foi bastante preconizado inicialmente para pessoas com quadros de dor lombar crônica e posteriormente disseminado para outras condições dolorosas musculoesqueléticas.

METODOLOGIA

A TSK contém 17 afirmativas relacionadas com a experiência de dor. Ao ler cada uma delas, o indivíduo faz o registro de o quanto concorda com afirmativas associadas aos seguintes temas: medo de movimento, medo de movimento relacionado com a realização de atividades e o trabalho e a ocorrência de um novo episódio de dor/lesão. Estudos recentes apontam que a construção do instrumento se fundamenta em dois conceitos: (1) evitação de atividade, pelo entendimento de que realizar determinada atividade pode aumentar a experiência de dor ou mesmo provocar dano, e (2) foco somático, que mostra a relação percebida entre crenças pessoais sobre a dor e a presença de condições sérias de saúde[14].

Propriedades psicométricas

A versão original da TSK foi analisada para identificar até que ponto ela seria capaz de avaliar a cinesiofobia[14]. A investigação de suas propriedades de medida é necessária, dentre algumas razões, para explorar o quão consistente e estável é a medida e o quanto o instrumento está relacionado com o que se propõe medir. Em geral, os estudos apontam que a TSK apresentou consistência interna adequada para mensurar cinesiofobia, bem como confiabilidade teste-reteste para pessoas com dor lombar e dor crônica musculoesquelética[15]. Sua adequação tem sido explorada em diversos cenários e em diferentes condições de dor crônica musculoesquelética[16-23].

No Brasil, a análise das propriedades da escala foi investigada em 50 indivíduos com dor lombar crônica e apresentou confiabilidade teste-reteste adequada, o que indica haver boa reprodutibilidade das respostas. Entretanto, alguns itens da escala apresentaram respostas problemáticas nessa amostra[17], e outros estudos confirmaram que os valores relacionados com sua validade variam até uma validade moderada. Sequencialmente, outra investigação apontou que a TSK apresenta valores adequados de consistência interna (alfa de Cronbach de 0,82) e confiabilidade (índice de concordância intraclasse [CCI] de 0,93) e que é uma ferramenta responsiva para observação de mudanças nos pacientes ao longo do tempo[18]. A ferramenta não foi avaliada de maneira específica para a população brasileira idosa.

Atualmente, existe uma versão alternativa de 11 itens (TSK-11), válida e confiável para esse tipo de investigação[19]. Essa versão retira os itens 4, 8, 9, 12, 14 e 16 e, assim, sua pontuação varia entre 11 e 44. A não ser pela retirada dos itens citados, a aplicação da escala de 11 itens é semelhante à testada internacionalmente para pessoas com dor crônica[10,21], incluindo idosos[22]. No Brasil, a TSK-11 apresentou propriedades psicométricas adequadas para uso em pessoas com fibromialgia, incluindo adequada confiabilidade (ICC = 0,85) e correlação positiva e significativa com a escala original (r = 0,84; p < 0,01)[23]. Em vista do amplo uso da escala original adaptada para a população brasileira, segue uma breve análise das instruções para sua aplicação.

Instruções de uso

A TSK originalmente desenvolvida consiste em 17 proposições que podem ser respondidas de acordo com a realidade que mais se aproxima do indivíduo. A seleção da resposta para cada uma das afirmativas é feita por meio de uma escala *likert* de 5 pontos, isso é, uma graduação que torna possível selecionar o quanto o indivíduo concorda ou não com as afirmativas por meio de opções que variam de 1 a 4, correspondentes a "discordo totalmente" até "concordo totalmente" (Quadro 16.1). Inicialmente, o indivíduo deve pensar se concorda ou não com a proposição – por exemplo, "Tenho medo de me machucar se eu fizer exercícios" (item 1). Na sequência, ele deve indicar se sua escolha é total ou parcial[14].

INTERPRETAÇÃO DOS RESULTADOS

Dos 17 itens, a pontuação a ser obtida varia entre "discordo totalmente" (1), "discordo" (2), "concordo" (3) e "concordo totalmente" (4) nos itens 1, 2, 3, 5, 6, 7, 9, 10, 11, 13, 14, 15 e 17. Para a pontuação final, o examinador deve inverter as pontuações dos itens 4, 8, 12 e 16, a saber: (4) "discordo totalmente", (3) "discordo", (2) "concordo" e (1) "concordo totalmente". A versão com pontuação invertida é apresentada no Quadro 16.1. A inversão é necessária porque algumas afirmativas alegam o oposto do que é determinado pelas demais – por exemplo, "Embora eu sinta dor, estaria melhor se estivesse ativo fisicamente". Mais tarde, o examinador computará a soma total da pontuação, que varia entre 17 e 68 pontos. Quanto maior a pontuação, mais elevado o nível de cinesiofobia do indivíduo. Quando são alcançados mais de 37 pontos, há indicação de que ele apresenta cinesiofobia.

A escala foi desenvolvida para ser preenchida por meio de autorrelato; entretanto, ela costuma ser aplicada por meio de entrevista, em especial considerando os indivíduos de baixa escolaridade. Embora não tenham sido encontradas orientações específicas a respeito de como aplicá-la em idosos, sugere-se que o avaliador lance mão de materiais de apoio para facilitar seu uso nesse público, como a entrega de questionários com letra em fonte maior (14, por exemplo), com contraste, e a explicação dos itens da escala *likert* antes do preenchimento.

Quadro 16.1 Escala Tampa de Cinesiofobia – Brasil

Aqui estão algumas das coisas que outros pacientes nos contaram sobre sua dor. Para cada afirmativa, por favor, indique um número de 1 a 4, caso você concorde ou discorde da afirmativa. Primeiro, você vai pensar se concorda ou discorda e, a partir daí, se totalmente ou parcialmente.

	Discordo totalmente	Discordo parcialmente	Concordo parcialmente	Concordo totalmente
1. Tenho medo de me machucar, se eu fizer exercícios.	1	2	3	4
2. Se eu tentasse superar esse medo, minha dor aumentaria.	1	2	3	4
3. Meu corpo está dizendo que alguma coisa muito errada está acontecendo comigo.	1	2	3	4
4. Minha dor provavelmente seria aliviada se eu fizesse exercício.	**4**	**3**	**2**	**1**
5. As pessoas não estão levando minha condição médica a sério.	1	2	3	4
6. A lesão colocou meu corpo em risco para o resto da minha vida.	1	2	3	4
7. A dor sempre significa que o meu corpo está machucado.	1	2	3	4
8. Só porque alguma coisa piora a minha dor não significa que essa coisa é perigosa.	**4**	**3**	**2**	**1**
9. Tenho medo de que eu possa me machucar acidentalmente.	1	2	3	4
10. A atitude mais segura que eu posso tomar para prevenir a piora da minha dor é, simplesmente, ser cuidadoso para não fazer nenhum movimento desnecessário.	1	2	3	4
11. Eu não teria tanta dor se algo realmente perigoso não estivesse acontecendo no meu corpo.	1	2	3	4
12. Embora eu sinta dor, estaria melhor se estivesse ativo fisicamente.	**4**	**3**	**2**	**1**
13. A dor me avisa quando devo parar o exercício para eu não me machucar.	1	2	3	4
14. Não é realmente seguro para uma pessoa, com problemas iguais aos meus, ser ativo fisicamente.	1	2	3	4
15. Não posso fazer todas as coisas que as pessoas normais fazem, pois me machuco facilmente.	1	2	3	4
16. Embora alguma coisa me provoque muita dor, eu não acho que seja, de fato, perigoso.	**4**	**3**	**2**	**1**
17. Ninguém deveria fazer exercícios quando está com dor.	1	2	3	4
Total				

Na literatura, a escala é usada para identificar os diferentes perfis relacionados com o medo de movimento, para reconhecer a contribuição desse fator na incapacidade, assim como para observar mudanças ao longo do tempo (por exemplo, após o período de intervenção). Larsson e cols.[22] avaliaram a presença de cinesiofobia em idosos suecos e observaram níveis mais elevados em indivíduos mais frágeis e mais idosos, predominantemente institucionalizados. Adicionalmente, as chances de pessoas idosas com menos saúde autopercebida terem cinesiofobia (TSK > 35 pontos) eram quase nove vezes maiores que as dos idosos sem essa percepção (razão de chances de 8,84).

Corroborando a aplicabilidade de seu uso para compreensão da contribuição da cinesiofobia no perfil de funcionalidade de pessoas idosas, Vincent e cols.[24] identificaram que níveis elevados de cinesiofobia estavam associados ao relato de dor durante a caminhada e à incapacidade relacionada com a dor em idosos obesos com dor lombar. Dessa maneira, o uso da escala é recomendado na prática clínica, nesses mesmos cenários: para avaliação individual, para fins de triagem, para tomada de decisão quanto às abordagens de tratamento e para os momentos de acompanhamento dos resultados do paciente.

CONSIDERAÇÕES FINAIS

A escala TSK é muito útil para identificação dos indivíduos com possível comportamento de evitação associado ao medo de movimento. Convém considerar que a escala contém itens que podem diminuir a capacidade de captar o conceito de medo de movimento (validade de conteúdo) e que o modelo de evitação por medo da dor envolve outros componentes. Dessa maneira, um único questionário não é suficiente para capturar os diferentes processos associados ao medo de dor e/ou de uma nova lesão.

Considerando sua adequação para identificação de mudanças na cinesiofobia após um período de intervenção em pacientes com dor, seu uso pode ser importante no início do tratamento, para fins de triagem, e ao longo da intervenção, naqueles pacientes em que foi identificado o comportamento cinesiofóbico. Nesses casos, o questionário facilitará a triagem precoce e o desenvolvimento de metas e abordagens que envolvam aspectos cognitivos e comportamentais diante da dor em prol da redução do impacto a ela associado.

Referências

1. Patel KV, Guralnik JM, Dansie EJ, Turk DC. Prevalence and impact of pain among older adults in the United States: findings from the 2011 National Health and Aging Trends Study. Pain 2013; 154(12):2649-57.
2. Zimmer Z, Zajacova A. Persistent, consistent, and extensive: The trend of increasing pain prevalence in older Americans. J Gerontol B Psychol Sci Soc Sci 2020 Jan 14; 75(2):436-47.
3. Bettiol CH de O, Dellaroza MSG, Lebrão ML, Duarte YA de O, Santos HG dos. Fatores preditores de dor em idosos do Município de São Paulo, Brasil: Estudo SABE 2006 e 2010. Cadernos de Saúde Pública 2017; 33(9):1-12.
4. Leopoldino AA, Diz JB, Martins VT et al. Prevalence of low back pain in older Brazilians: a systematic review with meta-analysis. Rev Bras Reumatol Engl 2016; 56(3):258-69.
5. GBD 2016 Brazil Collaborators. Burden of disease in Brazil, 1990-2016: a systematic subnational analysis for the Global Burden of Disease Study 2016. Lancet 2018; 392(10149):760-75.
6. Fehrmann E, Kotulla S, Fischer L et al. The impact of age and gender on the ICF-based assessment of chronic low back pain. Disabil Rehabil 2019; 41(10):1190-9.
7. Raja SN, Carr DB, Cohen M et al. The revised International Association for the Study of Pain definition of pain: concepts, challenges, and compromises. Pain 2020; 161(9):1976-82.
8. Jull G. Biopsychosocial model of disease: 40 years on. Which way is the pendulum swinging? Br J Sports Med 2017; 51(16):1187-8.
9. Lethem J, Slade PD, Troup JD, Bentley G. Outline of a fear-avoidance model of exaggerated pain perception - I. Behav Res Ther 1983; 21(4):401-8.

10. Vlaeyen JWS, Linton SJ. Fear-avoidance and its consequences in chronic musculoskeletal pain: a state of the art. Pain 2000; 85(3):317-32.
11. Leeuw M, Goossens ME, Linton SJ, Crombez G, Boersma K, Vlaeyen JW. The fear-avoidance model of musculoskeletal pain: current state of scientific evidence. J Behav Med 2007; 30(1):77-94.
12. Luque-Suarez A, Martinez-Calderon J, Falla D. Role of kinesiophobia on pain, disability and quality of life in people suffering from chronic musculoskeletal pain: a systematic review. Br J Sports Med 2019; 53(9):554-9.
13. Kori SH, Miller RP, Todd DD. Kinesiophobia: A new view of chronic pain behavior. Pain Manage 1990:35-43.
14. Clark ME, Kori SH, Broeckel J. Kinesiophobia and chronic pain: psychometric characteristics and factor analysis of the Tampa scale. In: 15th Annual Scientific Meeting of the American Pain Society. Washington: American Pain Society 1996:16-27.
15. Liu H, Huang L, Yang Z, Li H, Wang Z, Peng L. Fear of movement/(re)injury: An update to descriptive review of the related measures. Front Psychol 2021; 12:696762.
16. Cleland JA, Fritz JM, Childs JD. Psychometric properties of the Fear-Avoidance Beliefs Questionnaire and Tampa Scale of Kinesiophobia in patients with neck pain. Am J Phys Med Rehabil 2008; 87(2):109-17.
17. Siqueira FB, Salmela LFT, Magalhães LC. Análise das propriedades psicométricas da versão brasileira da Escala Tampa de Cinesiofobia. Acta Orthop Bras 2007; 15:19-24.
18. de Souza FS, Marinho Cda S, Siqueira FB, Maher CG, Costa LO. Psychometric testing confirms that the Brazilian-Portuguese adaptations, the original versions of the Fear-Avoidance Beliefs Questionnaire, and the Tampa Scale of Kinesiophobia have similar measurement properties. Spine 2008; 33(9):1028-33.
19. Woby SR, Roach NK, Urmston M, Watson PJ. Psychometric properties of the TSK-11: a shortened version of the Tampa Scale for Kinesiophobia. Pain 2005; 117(1-2):137-44.
20. Picavet HS, Vlaeyen JW, Schouten JS. Pain catastrophizing and kinesiophobia: predictors of chronic low back pain. Am J Epidemiol 2002; 156(11):1028-34.
21. Roelofs J, van Breukelen G, Sluiter J et al. Norming of the Tampa Scale for Kinesiophobia across pain diagnoses and various countries. Pain 2011; 152(5):1090-5.
22. Larsson C, Hansson EE, Sundquist K, Jakobsson U. Psychometric properties of the Tampa Scale of Kinesiophobia (TSK-11) among older people with chronic pain. Physiother Theory Pract 2014; 30(6):421-8.
23. Salvador EMES, Franco KFM, Miyamoto GC, Franco YRDS, Cabral CMN. Analysis of the measurement properties of the Brazilian-Portuguese version of the Tampa Scale for Kinesiophobia-11 in patients with fibromyalgia. Braz J Phys Ther 2021; 25(2):168-74.
24. Vincent HK, Seay AN, Montero C, Conrad BP, Hurley RW, Vincent KR. Kinesiophobia and fear-avoidance beliefs in overweight older adults with chronic low-back pain: relationship to walking endurance--part II. Am J Phys Med Rehabil 2013; 92(5):439-45.

Capítulo 17

ESCALA DE FACES DE DOR

Fabianna Resende de Jesus-Moraleida
Maria Helena da Silva Pitombeira

INTRODUÇÃO

A dor é muito comum no idoso. Em países de baixa e média renda, a prevalência de algum tipo de dor crônica aproxima-se de 60% na população idosa[1] e tem crescido ao longo do tempo. Um acompanhamento de pessoas idosas comunitárias, realizado entre 1999 e 2019, demonstrou que a presença de dor musculoesquelética passou de 57% em 1999 para 61% em 2019[2]. Paralelamente, aumentou a frequência de uso de medicações analgésicas, com crescimento da prescrição desses medicamentos de 9% em 1999 para 16% em 2019[3]. Esse estudo aponta que a dor tem sido um problema de saúde importante no cenário do envelhecimento.

No Brasil, a prevalência de dor entre os idosos é variável, com registros de 30%[3] a 85,5%[4]. Além disso, os idosos com dor persistente a ponto de interferir no cotidiano e que reportam quadros mais intensos em sua experiência dolorosa têm maior chance de buscar serviços de saúde[5]. Nessa população, a dor está associada a risco aumentado de desenvolvimento de depressão[6], fragilidade[7], limitação para execução das atividades de vida diária, declínio cognitivo acelerado, demências[8] e quedas[9].

A Sociedade Brasileira para o Estudo da Dor (SBED) traduziu para o português a versão revisada do conceito de dor segundo a Associação Internacional para o Estudo da Dor (IASP na sigla em inglês): "uma experiência sensitiva e emocional desagradável, a qual pode estar associada ou ser semelhante à associada a um dano tecidual atual ou potencial" (www.iasp-pain.org). Nesse contexto, essas associações apontam para a necessidade de reconhecimento da dor como quinto sinal vital em quaisquer ciclos de vida, incluindo o idoso. Apesar disso, a avaliação da dor no idoso, em comparação à população adulta, ainda é pouco explorada.

Considerando os desfechos deletérios associados a quadros de dor nessa população, especialmente a perda de autonomia nas atividades e o desencadeamento em cascata de prejuízos relacionados com essa condição[10], avaliar a experiência dolorosa do idoso é fundamental e deve ser incorporada por profissionais da saúde da área do envelhecimento.

Existem diversas medidas para avaliação da experiência dolorosa no idoso. A Escala Numérica de Dor vem sendo amplamente utilizada em diferentes perfis de pacientes em virtude de sua praticidade, sendo adotada para mensurar a intensidade da dor[11]. Outro instrumento relevante para avaliação da dor é o Questionário de McGill (veja o Capítulo 15). Composto por cinco partes, esse questionário é capaz de promover a observação de variáveis qualitativas da dor e pode ser aplicado em idosos com dor crônica residentes na comunidade[12].

A Escala de Faces de Dor (FPS na sigla em inglês) consiste em uma medida de autorre-lato para mensuração da intensidade da dor e tem em sua estrutura uma série de imagens para representar diferentes níveis de desconforto relacionados com a dor. Desenvolvida e publicada em 1990, essa escala tinha as crianças como público-alvo. A motivação inicial para sua construção foi o desenvolvimento de uma medida de intensidade de dor passível de ser aplicada nas diferentes fases de desenvolvimento da criança, uma vez que os profissionais de saúde da época encontravam dificuldades para mensurar a dor no público infantil[13].

Inicialmente composta por sete faces dispostas horizontalmente com expressões cres-centes de dor[13], a escala, apesar de bem aceita, apresentava dificuldade para ser relacionada com uma escala numérica; assim, em 2001, foi proposta uma versão revisada da escala (FPS-R) composta por seis faces[14]. Essa versão é mais compatível com a comumente utili-zada para mensurar a intensidade da dor tanto por meio da escala numérica como da visual. Nessa escala é possível associar uma numeração para facilitar e padronizar o uso das medi-das, que podem variar de 0 a 5 ou de 0 a 10 pontos, sendo atribuídos 2 pontos para cada uma das faces da escala.

Com o passar dos anos, versões revisadas também foram propostas para a população idosa, surgindo, além da versão inicial de sete faces, versões com seis e onze faces, associadas à pontuação numérica análoga a cada uma das faces de percepção de intensidade da dor[15]. Portanto, atualmente encontram-se disponíveis várias versões dessa escala. Como essa me-dida não exige o uso de escalas numéricas para compreensão da intensidade da dor, ela pode ser útil para avaliação da experiência dolorosa de pessoas idosas no contexto de acompanha-mento clínico nos diferentes níveis de atenção à saúde, em especial aqueles com nível baixo de escolaridade, dificuldades relacionadas com a fala ou com disfunções cognitivas leves.

METODOLOGIA

Investigações examinaram a validade e a confiabilidade do uso da FPS em idosos[16]. A versão composta por sete faces apresentou melhor coeficiente de confiabilidade, ao pas-so que as versões de seis e onze faces apresentaram valores de confiabilidade e validade aceitáveis[15]. Quando aplicada em idosos com e sem comprometimento cognitivo, a escala composta por sete itens apresentou confiabilidade mais expressiva (0,79), comparada a outros instrumentos de avaliação da dor em idosos com déficit cognitivo, além de ter sido a preferida em ambos os grupos[17]. Entretanto, não são conhecidos estudos que tenham avaliado as propriedades de medida para o público específico de pessoas idosas brasileiras. O Quadro 17.1 apresenta os diferentes estudos conduzidos utilizando a escala com idosos.

Quadro 17.1 Caracterização de estudos com a Escala de Faces de Dor aplicada em pessoas idosas

Estudo	Objetivo	País	Amostra	Desfechos observados
Miró et al.[18]	Determinar as propriedades psicométricas da versão espanhola da Escala de Faces de Dor revisada para uso em idosos	Espanha	177 idosos > 65 anos	Adequada validade de construto (Kendall W 0,75) Correlação adequada observada entre a escala e o termômetro de dor Confiabilidade teste-reteste aceitável (0,44 a 0,77)
Kim e Buschmann[19]	Propor a Escala de Faces de Dor de 11 itens, compará-la com a escala de 0 a 10 pontos numérica de dor e avaliar suas propriedades psicométricas	Coreia	31 idosos para validade de construto e confiabilidade teste-reteste 85 idosos com dor crônica para avaliar a validade concorrente, comparando o instrumento com a escala numérica e a escala visual de dor	Adequada validade de construto (Kendall W 0,93) Confiabilidade teste-reteste aceitável em idosos sem disfunção cognitiva (kappa 0,61) Adequada correlação entre os outros instrumentos de dor e a escala de faces (r = 0,73)
Fadayevatan et al.[20]	Avaliar as propriedades psicométricas da Escala de Faces de Dor de 11 itens iraniana	Irã	217 idosos com dor crônica no joelho	Adequada validade de construto e face Excelente correlação entre escala de faces e escala numérica de dor (r = 0,91) Valores excelentes de confiabilidade teste-reteste (CCI: 0,96)
Li et al.[21]	Determinar as propriedades psicométricas e a aplicabilidade de quatro escalas de dor em adultos pós-operados. A Escala de Faces de Dor revisada foi uma das avaliadas	China	173 adultos e idosos até 78 anos que foram admitidos em um hospital universitário	A Escala de Faces de Dor revisada obteve valores correspondentes à confiabilidade (CCI: 0,68 a 0,75) e à validade de construto adequadas, quando comparada a instrumentos semelhantes
Crook e Kaasalainen[22]	Examinar a confiabilidade e validade de quatro medidas de avaliação da dor em uma população idosa. A Escala de Faces de Dor de sete itens foi uma das examinadas	Canadá	130 idosos, com idade mínima de 65 anos, residentes em uma instituição de longa permanência há pelo menos 3 meses	Em idosos cognitivamente intactos, a Escala de Faces de Dor apresentou forte correlação intraclasse (CCI: 0,84) e baixa variância de erro (s^2 error = 0,53). Entretanto, as medidas de confiabilidade foram menores à medida que o comprometimento cognitivo do idoso aumentava
Ware et al.[23]	Determinar a confiabilidade e validade de algumas escalas, incluindo a Escala de Faces de Dor revisada, em idosos com disfunções cognitivas	EUA	68 idosos admitidos em instalações de cuidado agudo com Minimental de pontuação 23	A escala de faces apresenta piores correlações com outras escalas. A confiabilidade teste-reteste foi adequada (r = 0,76). A escala de faces foi preferida no grupo de pessoas idosas com disfunções cognitivas e, quando considerada raça, hispanos e americanos afrodescendentes preferiram-na a outras avaliadas
Herr et al.[24]	Determinar as propriedades psicométricas de cinco instrumentos de avaliação da dor, entre eles a Escala de Faces de Dor. Além dos fatores relacionados com o insucesso no uso dessas escalas, avaliar a preferência e os fatores que a afetam	EUA	86 adultos entre 25 e 55 anos e 89 idosos com 65 anos ou mais	A Escala de Faces de Dor não apresentou falha quando aplicada na população idosa, com consistência interna e validade de construto adequadas para idosos. Na população do estudo, a Escala de Faces de Dor foi a quarta preferida dentre cinco, não havendo diferença significativa na preferência devido à idade

Em 1998, Herr e cols.[16] avaliaram as propriedades psicométricas iniciais da escala em idosos. Kang e Demiris[15] identificaram, em uma amostra de pessoas idosas, que a versão composta por sete faces apresentou o melhor índice de confiabilidade e que as de seis e onze faces tiveram valores de confiabilidade e validade aceitáveis.

Por não exigir a descrição verbal para obtenção da resposta, a escala é de fácil aplicação em idosos com funções cognitivas preservadas ou com alterações de leves a moderadas[19-25]. A aplicação é limitada nos casos de comprometimentos mais severos[26]. Ademais, a aplicação é possível em situações de fim de vida em que a capacidade de comunicação do idoso pode estar prejudicada[19]. Entre os idosos com alteração cognitiva, a FPS foi a preferida, quando comparada a outros instrumentos de avaliação[23]. Além disso, esse instrumento é indicado para uso em idosos com baixo nível educacional[26]. Com finalidades clínicas, educacionais e de pesquisa, o uso da versão revisada com seis faces é gratuito e não requer permissão.

Para além das medidas vinculadas à consistência do instrumento e sua validade para mensurar a intensidade da dor, há também interesse na investigação da preferência de uso dessa escala pelos examinados. Nesse sentido, estudo conduzido por pesquisadores que avaliaram a utilidade e a validade de diferentes escalas de dor em uma amostra do Nepal mostrou que a FPS foi a preferida em detrimento de outras medidas, como a escala numérica de dor. Além disso, as taxas de preferência pela FPS-R foram maiores entre os participantes de nível educacional mais baixo. Esses dados são aplicáveis para a população nepalesa, mas, considerando que os resultados foram obtidos na população de um país em desenvolvimento com baixos níveis de alfabetização, como em algumas regiões do Brasil, é possível refletir a respeito de seu uso[27].

Instruções de uso

Ao usar a versão revisada de seis faces, o avaliador deve mostrar a escala ao examinado e, por meio de instrução verbal, explicar a estrutura e os itens que compõem a escala. Em seguida, deve instruir o idoso a escolher a expressão facial que melhor representa o quão intensa é sua dor atual. A Figura 17.1 mostra uma imagem adaptada da escala elaborada pela IASP (para mais informações, consulte o site https://www.iasp-pain.org).

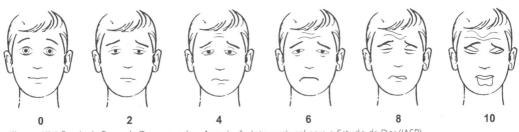

Figura 17.1 Escala de Faces de Dor segundo a Associação Internacional para o Estudo da Dor (IASP).

As seguintes instruções para aplicação da escala, extraídas do *site* da IASP, foram traduzidas por Cláudia Lígia Esperanza Charry Poveda, José Aparecido da Silva, Paola Passareli, Joseane dos Santos e Maria Beatriz Martins Linhares, da Universidade de São Paulo:

> Estas faces mostram o quanto algo pode doer. Esta face (apontar a face mais à esquerda) indica não dor. As faces mostram cada vez mais dor (apontar para cada uma das faces da esquerda para a direita) até chegar a esta face (apontar a face mais à direita), que mostra muita dor. Aponte a face que mostra o quanto você sente dor (neste exato momento).

O examinador deve pontuar a face selecionada pelo paciente com 0, 2, 4, 6, 8 ou 10 pontos, da esquerda para a direita. Os números referem-se à intensidade da dor correspondente à expressão facial selecionada, sendo 0 sem dor e 10 com muita dor. Os valores correspondentes podem ser usados pelo examinador, mas não devem ser indicados para o avaliado. A escolha da face deve ser feita pelo idoso, não pelo cuidador ou pelo próprio examinador, considerando que a medida de autorrelato é um fator importante para avaliação multidimensional da dor de um indivíduo.

A escala aqui apresentada não demonstra emoções nas imagens (por exemplo, lágrimas). Dessa maneira, o examinador não deve usar palavras como "alegre" ou "triste" ao referir-se às faces da escala para que não haja confusão com expressões de emoção relacionadas com a experiência dolorosa. O examinador deve manter esse registro acessível no prontuário do idoso. Assim, a escala poderá ser utilizada no acompanhamento da evolução do quadro de dor e para comunicação interprofissional.

INTERPRETAÇÃO DOS RESULTADOS

A FPS pode ser utilizada em diferentes contextos, como na admissão em serviços de saúde, no monitoramento durante a internação ou institucionalização e na mensuração da eficácia das intervenções[28,29]. Um grupo de pesquisadores utilizou recentemente a FPS-R para mensurar a dor cicatricial relacionada com o exercício e a dor torácica de pacientes após cirurgia de revascularização do miocárdio[29]. Os participantes do estudo foram divididos em um grupo com exercícios contínuos após a revascularização e outro com exercícios intervalados. A média de idade dos grupos foi de 61,9 ($\pm$ 9) e 60,5 ($\pm$ 9,4) anos, respectivamente. A face mais frequentemente citada, em relação à dor torácica, pelo grupo que recebeu exercícios intervalados representava a dor de intensidade 2 e pelo outro foi a de intensidade 3[29]. Os resultados demonstram o potencial de aplicabilidade da escala em cenários de avaliação de resultados após implementada a intervenção. Entretanto, ainda são escassos os estudos que avaliaram a responsividade à captação de mudanças antes e depois de intervenções em idosos.

CONSIDERAÇÕES FINAIS

A FSP é uma alternativa confiável às escalas numéricas mais utilizadas para avaliação da intensidade da dor no idoso. Sua vantagem reside na facilidade de aplicação em cenários com níveis baixos de escolaridade e até mesmo em contextos de populações pouco habituadas ao uso de escalas numéricas para referenciar a sintomatologia. É importante que o avaliador, ao interpretar os achados, considere que suas propriedades não foram testadas de maneira específica para o público idoso no Brasil.

A FPS é unidimensional; consequentemente, ela não foi desenvolvida para avaliar os diferentes fatores presentes na experiência dolorosa de um indivíduo, como características da dor, mecanismos potencialmente associados ou fatores psicossociais relacionados. Assim, escalas unidimensionais, como a apresentada neste capítulo, devem ser usadas em conjunto com outras medidas físicas e de autorrelato ou entrevista para que o clínico possa dispor dessas informações para a tomada de decisão, assim como monitorar a evolução no tratamento da queixa dolorosa. Além disso, recomenda-se a exploração de novas investigações das propriedades de medida desse instrumento para a população brasileira.

Referências

1. Jackson T, Thomas S, Stabile V, Han X, Shotwell M, McQueen K. Prevalence of chronic pain in low-income and middle-income countries: a systematic review and meta-analysis. Lancet 2015; 385(S2):S10.
2. Lehti TE, Rinkinen MO, Aalto U et al. Prevalence of musculoskeletal pain and analgesic treatment among community-dwelling older adults: Changes from 1999 to 2019. Drugs Aging 2021; 38(10):931-7.
3. Torres JL, da Silva SLA, Ferreira FR, Mendes LPS, Machado LA. Chronic pain is associated with increased health care use among community-dwelling older adults in Brazil: the Pain in the Elderly (PAINEL) Study. Fam Pract 2019; 36(5):594-9.
4. Miranda VS, Decarvalho VBF, MacHado LAC, Dias JMD. Prevalence of chronic musculoskeletal disorders in elderly Brazilians: a systematic review of the literature. BMC Musculoskelet Disord 2012; 13:82.
5. Dellaroza MSG, Pimenta CA de M, Lebrão ML, Duarte YA. Associação de dor crônica com uso de serviços de saúde em idosos residentes em São Paulo. Rev Saúde Pública 2013; 47(5):914-22.
6. Zis P, DaskalakiA, Bountouni I, Sykioti P, Varrassi G, Paladini A. Depression and chronic pain in the elderly: Links and management challenges. Vol. 12, Clinical Interventions in Aging. Dove Medical Press Ltd.; 2017: 709-20.
7. Lin T, Zhao Y, Xia X, Ge N, Yue J. Association between frailty and chronic pain among older adults: a systematic review and meta-analysis. Vol. 11, European Geriatric Medicine. Springer Science and Business Media Deutschland GmbH, 2020: 945-59.
8. Whitlock EL, Diaz-Ramirez LG, Glymour MM, Boscardin WJ, Covinsky KE, Smith AK. Association between persistent pain and memory decline and dementia in a longitudinal cohort of elders. JAMA Intern Med 2017; 177(8):1146-53.
9. Gálvez-Barrón C, Formiga F, Miñarro A et al. Pain and recurrent falls in the older and oldest-old non-institutionalized population. BMC Geriatr 2020; 20(1):15.
10. Fehrmann E, Kotulla S, Fischer L et al. The impact of age and gender on the ICF-based assessment of chronic low back pain. Disabil Rehabil 2019; 41(10):1190-9.
11. Karcioglu O, Topacoglu H, Dikme O, Dikme O. A systematic review of the pain scales in adults: Which to use? Am J Emerg Med 2018; 36:707-14.
12. Santos CC, Pereira LSM, Resende AM, Magno F, Aguiar V. Aplicação da versão brasileira do questionário de dor McGill em idosos com dor crônica. Acta Fisiátrica 2006; 13(2):75-82.
13. Bieri D, Reeve RA, David Champion G, Addicoat L, Ziegler JB. The Faces Pain Scale for the self-assessment of the severity of pain experienced by children: development, initial validation, and preliminary investigation for ratio scale properties. Pain 1990.
14. Hicks CL, Von Baeyer CL, Spafford PA, Van Korlaar I, Goodenough B. The Faces Pain Scale-Revised: toward a common metric in pediatric pain measurement. Pain 2001; 93(2):173-83.
15. Kang Y, Demiris G. Self-report pain assessment tools for cognitively intact older adults: Integrative review. Int J Older People Nurs 2018; 13(2):e12170.
16. Herr KA, Mobily PR, Kohout FJ, Wagenaar D. Evaluation of the Faces Pain Scale for use with the elderly. Clin J Pain 1998; 14(1):29-38.

17. Taylor LJ, Herr K. Pain intensity assessment: a comparison of selected pain intensity scales for use in cognitively intact and cognitively impaired African American older adults. Pain Manag Nurs [Internet] 2003 [cited 2022;4(2):87-95].
18. Miró J, Huguet A, Nieto R, Paredes S, Baos J. Evaluation of reliability, validity, and preference for a pain intensity scale for use with the elderly. J Pain 2005; 6(11):727-35.
19. Kim EJ, Buschmann MBT. Reliability and validity of the Faces Pain Scale with older adults. Int J Nurs Stud 2006; 43(4):447-56.
20. Fadayevatan R, Alizadeh-Khoei M, Hessami-Azar ST, Sharifi F, Haghi M, Kaboudi B. Validity and reliability of 11-face faces pain scale in the Iranian elderly community with chronic pain. Indian J Palliat Care 2019; 25(1):46-51.
21. Li L, Liu X, Herr K. Postoperative pain intensity assessment: A comparison of four scales in Chinese adults. Pain Med 2007; 8(3):223-34.
22. Kaasalainen S, Crook J. Une comparaison des outils d'évaluation de la douleur utilisés auprès des personnes âgées. A comparison of pain-assessment tools for use with elderly long-term-care residents. Can J Nurs Res 2003; 35(4):58-71.
23. Ware LJ, Epps CD, Herr K, Packard A. Evaluation of the Revised Faces Pain Scale, Verbal Descriptor Scale, Numeric Rating Scale, and Iowa Pain Thermometer in Older Minority Adults. Pain Manag Nurs 2006; 7(3):117-25.
24. Herr KA, Spratt K, Mobily PR, Richardson G. Pain intensity assessment in older adults use of experimental pain to compare psychometric properties and usability of selected pain scales with younger adults. Clin J Pain 2004; 20(4):207-19.
25. Tayor LJ, Herr KA. Evaluation of the Faces Pain Scale with minority older adults: cultural background influences the expression of pain severity and, therefore the quality of life. J Gerontol Nurs 2002; 28(4):15-23.
26. Andrade FA, Pereira LV, Sousa FAEF. Mensuração da dor no idoso: uma revisão. Rev Latino-Am Enfermagem 2006; 14(2):271-6.
27. Pathak A, Sharma S, Jensen MP. The utility and validity of pain intensity rating scales for use in developing countries. Pain Reports 2018; 3(5).
28. Ohsawa S, Miura A, Yagyu M, Oizumi A, Yamada E. Assertive rehabilitation for intracapsular fracture of the proximal femur. Clin Rehabil 2007; 21(1):36-40.
29. Reer M, Rauschenberg S, Hottenrott K et al. Comparison between bicycle ergometric interval and continuous training in patients early after coronary artery bypass grafting: A prospective, randomized study. SAGE Open Med 2021; 9:205031212110382.

Capítulo 18

MEDIDA DE DOR GERIÁTRICA E ESCALAS DE DESCRITORES E *PAIN ASSESSMENT CHECKLIST FOR SENIOR WITH LIMITED ABILITY TO COMMUNICATE*

Mara Solange Gomes Dellaroza
Anna Paula Bueno Brambilla

INTRODUÇÃO

O avançar da idade muitas vezes é acompanhado de doenças e alterações provocadas pelo processo de envelhecimento, as quais, além de seus sintomas, carreiam afecções dolorosas. Tendências genéticas associadas a contextos e condições de vida, doenças e traumas podem ser responsáveis pela presença de dor no dia a dia da população idosa. Inicialmente é necessário assumir claramente uma concepção de dor que fundamente a assistência clínica e terapêutica.

A Associação Internacional para o Estudo da Dor (IASP na sigla em inglês) realizou uma pesquisa na qual procurou um consenso para o conceito de dor, definida como "uma experiência sensorial e emocional desagradável, relacionada ou causada por um dano tecidual real ou potencial"[1]. A IASP reforça ainda que a dor é sempre uma experiência subjetiva e que exerce influência, em diferentes graus, sobre fatores biológicos, psicológicos e sociais[1]. Nesse sentido, o conceito de dor total, amplamente conhecido na área dos cuidados paliativos, atende com muita propriedade as condições de dor vivenciadas por idosos[2]. Esse conceito associa dimensões físicas, emocionais, sociais e espirituais, exigindo que o profissional, em sua avaliação e intervenção, obtenha dados e procure associar ações de diversos âmbitos.

148 Seção II • Instrumentos de avaliação – Medidas de desempenho baseadas em relato

Muitas vezes, é a manifestação física da dor que exige a implantação rápida de terapêutica farmacológica. Entretanto, o uso de medicamentos e intervenções não farmacológicas pode promover a diminuição da dor física, mas sem o desaparecimento de outras angústias e preocupações que fazem persistir o sofrimento.

Junto aos conceitos de dor, convém atentar para a classificação da temporalidade e a fisiopatologia (assunto abordado no Capítulo 4)[3]. Conhecer os critérios que caracterizam cada uma dessas classificações é essencial para o direcionamento das intervenções.

Partindo da concepção de dor total, aplicada a todos os tipos e contextos de dor, para uma avaliação integral é essencial um exame físico detalhado e especialmente uma anamnese completa, criando um contexto humano que precisa de cuidado total, com uma assistência que inclui uma postura de respeito, escuta e integralidade de cuidado.

A primeira anamnese com um portador de dor crônica precisa incluir a história da dor, seu impacto nas atividades diárias, os fatores de desencadeamento, piora e melhora, as terapias já utilizadas e respectivos resultados, além da avaliação do contexto de saúde mental, que obrigatoriamente precisará incluir o nível de estresse, ansiedade e depressão.

Cabe destacar que o atendimento às pessoas idosas deve considerar estratégias de avaliação fundamentadas em escalas e critérios aplicáveis e validados para essa população. A saúde do idoso possui escalas próprias de avaliação de incapacidade, depressão, vulnerabilidade e outros agravos[4-9].

Na abordagem dos agravos de saúde mental, que incluem a dor, convém ter um conhecimento claro sobre a Escala de Depressão Geriátrica, amplamente utilizada como instrumento de triagem e que aponta o risco da presença de um quadro depressivo. De acordo com o escore alcançado, o idoso deve ser encaminhado a um profissional habilitado da área de saúde mental para diagnóstico e tratamento efetivos[4,8].

É importante uma avaliação criteriosa da queixa de dor. Para isso, um conhecimento amplo das dimensões da dor ajudará muito a estruturação de um plano terapêutico que não necessite obrigatoriamente de médicos especialistas, mas pode e deve ser realizado por serviços de Atenção Primária em Saúde e poderá contar com estratégias de controle que envolvam diferentes profissionais e atendimentos individuais e de grupo[10-12].

Uma iniciativa da Sociedade Brasileira de Geriatria e Gerontologia (SBGG)[13] foi publicada em 2018 com os principais instrumentos de avaliação da dor em idosos. Muitas alternativas para avaliação correta da dor foram propostas para uso em todos os ambientes que atendem idosos, ou seja, serviços de saúde em todos os níveis, instituições de longa permanência, centros-dia e outros. É essencial que essa avaliação seja periódica com o objetivo de mensurar a eficácia das medidas de controle instituídas. Muitas dores crônicas precisam, além de medicação, de estratégias diversas de manejo, como técnicas de relaxamento, atividades físicas, ações sociais que diminuam o isolamento e suas consequências, medidas para evitar e minimizar os fatores de desencadeamento e piora da dor e também para potencialização dos fatores de melhora.

O serviço precisa padronizar os instrumentos que melhor se adaptem à sua população e contexto. Esses instrumentos podem e devem ser usados por toda a equipe interdisciplinar, incluindo profissionais de níveis superior e técnico. O essencial é que a avaliação seja registrada para que toda a equipe possa acompanhar a evolução do quadro doloroso. Além dos instrumentos apresentados nos Capítulos 15 e 17, a escala de descritores (Figura 18.1),

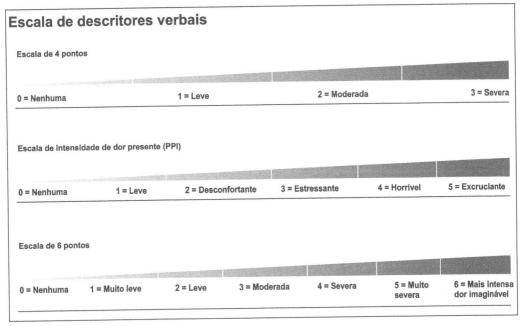

Figura 18.1 Escala de descritores. (Sociedade Brasileira de Geriatria e Gerontologia[13].)

associada à numérica e a com cores, é de fácil compreensão pelos idosos e uma ótima opção para avaliação da intensidade da dor[13] e para complementar as informações extraídas do Questionário para Dor de McGill-Melzack (Figura 18.2), que possibilita uma avaliação das dimensões sensoriais, afetivas e avaliativas da dor[14].

A Medida de Dor Geriátrica (*Geriatric Pain Measure* [GPM]) mensura detalhadamente o impacto da dor em diversas dimensões da vida do idoso[15] e deve ser realizada com o apoio de profissionais para que os idosos possam responder sem dificuldades e de maneira completa (Figura 18.3).

Já a PACSLAC (*Pain Assessment Checklist for Senior with Limited Ability to Communicate* [Quadro 18.4]) e a PAINAD-Brasil (*Pain Assessment in Advanced Dementia*) são direcionadas para idosos com impossibilidade de comunicação de sua dor por alterações cognitivas, mentais e de fala[16-18].

A avaliação da dor em idosos é um desafio que precisa ser assumido por gestores e profissionais, especialmente da Atenção Primária em Saúde, uma vez que a prevalência das dores crônicas nessa população pode chegar a 60%. Na maioria dessas situações, trata-se de dores sem uma causa eliminável e que são decorrentes do próprio processo de envelhecimento e de agravos que deixaram alterações fisiopatológicas que cronificam o quadro. No entanto, sentir dor não pode ser considerado normal pelos profissionais, pois isso significa condenar os idosos a anos de vida sem qualidade e, pior, com sofrimento.

Ser portador de uma dor crônica deve incluir o direito de encontrar serviços e profissionais capazes de oferecer escuta, avaliar a queixa e, mais ainda, propor a cada dia e momento uma estratégia medicamentosa e principalmente uma terapêutica não medicamentosa que possa ser realizada e garanta a redução do nível e das consequências dessa dor.

Questionário para dor de McGill-Melzack (Fonte: SBGG, 2018)

Nome do paciente:_____ Idade:_____

Registro nº _____ Data: _____

Especialidade clínica (ex.: cardíaco, neurológico): _____

Diagnóstico: _____

_____

Analgésico (caso esteja usando):

1. Nome: _____

2. Dosagem: _____

3. Há quanto tempo foi administrado em relação a esse teste:

_____

Nível intelectual do paciente
(circule o número que melhor represente a estimativa):

○ 1 (baixo)   ○ 2   ○ 3   ○ 4   ○ 5 (alto)

Este questionário foi formulado para nos informar mais sobre sua dor.

As quatro questões principais que faremos são:

1·Onde está sua dor?_____

2·Como ela é?_____

3·Ela mudou com o passar do tempo?_____

4·Qual é sua intensidade?_____

É importante que você nos informe como sua dor está no momento.

Por favor, siga as instruções no início de cada parte.

Parte 1. Onde está sua dor?

Por favor, marque na figura abaixo a área onde você sente a dor.

Coloque **E**, caso seja uma dor externa, ou **I**, caso seja uma dor interna.

Coloque **EI**, caso a dor seja tanto externa quanto interna.

Parte 2. Como é sua dor?

Algumas das palavras abaixo descrevem sua dor atual. Circule SOMENTE aquelas palavras que melhor a descrevem. Ignore qualquer categoria na qual não seja aplicável. Utilize somente uma única palavra em cada uma das categorias – a que se aplica melhor.

1	6	11	16
Vibração	Fisgada	Cansativa	Chata
Tremor	Puxão	Exaustiva	Que incomoda
Pulsante	Em torção		Desgastante
Latejante			Intensa
Como batida			Insuportável
Como pancada			

2	7	12	17
Pontada	Calor	Enjoada	Espalha
Choque	Queimação	Sufocante	Irradia
Tiro	Fervente		Penetra
	Em brasa		Atravessa

3	8	13	18
Agulhada	Formigamento	Amedrontadora	Aperta
Perfurante	Coceira	Apavorante	Adormece
Facada	Ardor	Aterrorizante	Repuxa
Punhalada	Ferroada		Esprime
Em lança			Rasga

4	9	14	19
Fina	Mal localizada	Castigadora	Fria
Cortante	Dolorida	Atormentadora	Gelada
Estraçalhada	Machucada	Cruel	Congelante
	Doída	Maldita	
	Pesada	Mortal	

5	10	15	20
Beliscão	Sensível	Miserável	Aborrecida
Aperto	Esticada	Enfraquecedora	Dá náusea
Mordida	Esfolhante		Agonizante
Cólica	Rachando		Pavorosa
Esmagamento			Torturante

Parte 3. A dor mudou com o passar do tempo?

1. Qual(is) palavra(s) você utilizaria para descrever o padrão de sua dor?

1	2	3
Contínua	Rítmica	Breve
Estável	Periódica	Momentânea
Constante	Intermitente	Transitória

2. Que tipo de coisas promove o alívio de sua dor? _____
_____

3. Que tipo de coisas aumenta sua dor?_____
_____

Parte 4. Qual é a intensidade de sua dor?

Sugerimos que as cinco palavras seguintes representam a intensidade crescente da dor. Elas são:

1	2	3	4	5
Leve	Desconfortável	Agonizante	Horrível	Lacerante

Para responder cada questão abaixo, escreva o número da palavra mais apropriada no espaço ao lado da pergunta.

1. Qual palavra descreve sua dor no momento? _____
_____

2. Qual palavra descreve sua dor mais intensa? _____
_____

3. Qual palavra descreve seu último episódio de dor?_____
_____

4. Qual palavra descreve a pior dor de dente que você já teve?
_____

5. Qual palavra descreve a pior dor de cabeça que você já teve?
_____

6. Qual palavra descreve a pior dor de estômago que você já teve?
_____

Figura 18.2 Questionário para Dor de McGill-Melzack (SBGG, 2018).

Iniciais:	Nº ficha médica:	Entrevista nº:	Data:

Por favor, responda cada pergunta marcando -   **Resposta**

1. Você tem ou acha que teria dor com atividades intensas, como correr, levantar objetos pesados ou participar de atividades que exigem esforço físico?   ( ) Não ( ) Sim

2. Você tem ou acha que teria dor com atividades moderadas, como mudar uma mesa pesada de lugar, usar um aspirador de pó, fazer caminhada ou jogar bola?   ( ) Não ( ) Sim

3. Você tem ou acha que teria dor ao levantar ou carregar sacola de compra?   ( ) Não ( ) Sim

4. Você tem ou acha que teria dor se subisse um andar de escadas?   ( ) Não ( ) Sim

5. Você tem ou teria dor se subisse apenas alguns degraus de uma escada?   ( ) Não ( ) Sim

7. Você tem ou teria dor ao andar um quarteirão ou menos?   ( ) Não ( ) Sim

8. Você tem ou teria dor ao tomar banho ou se vestir?   ( ) Não ( ) Sim

9. Você já deixou de trabalhar ou fazer atividades por causa da dor?   ( ) Não ( ) Sim

10. Você já deixou de fazer algo de que você gosta por causa da dor?   ( ) Não ( ) Sim

11. Você tem diminuído o tipo de trabalho ou outras atividades devido à dor?   ( ) Não ( ) Sim

12. O trabalho ou suas atividades já exigiram muito esforço por causa da dor?   ( ) Não ( ) Sim

13. Você tem problemas para dormir devido à dor?   ( ) Não ( ) Sim

14. A dor impede que você participe de atividades religiosas?   ( ) Não ( ) Sim

15. A dor impede que você participe de qualquer outra atividade social ou recreativa (além dos serviços religiosos)?   ( ) Não ( ) Sim

16. A dor o impede ou impediria de viajar ou usar transportes comuns?   ( ) Não ( ) Sim

17. A dor faz você sentir fadiga ou cansaço?   ( ) Não ( ) Sim

18. Você depende de alguém para ajudá-lo por causa da dor?   ( ) Não ( ) Sim

19. Na escala de zero a 10, com 0 significando sem dor e 10 significando a pior dor que você consegue imaginar, como está sua dor hoje?

0   1   2   3   4   5   6   7   8   9   10

20. Nos últimos 7 dias, em uma escala de 0 a 10, com zero significando dor nenhuma e 10 significando a pior dor que você consegue imaginar, indique o quanto em média sua dor tem sido severa.

0   1   2   3   4   5   6   7   8   9   10

21. Você tem dor que nunca some por completo?   ( ) Não ( ) Sim

22. Você tem dor todo dia?   ( ) Não ( ) Sim

• Você tem dor várias vezes por semana?   ( ) Não ( ) Sim

• Durante os últimos 7 dias, a dor fez você se sentir triste ou deprimido?   ( ) Não ( ) Sim

PONTUAÇÃO: dê um ponto para cada sim e some as respostas numéricas

PONTUAÇÃO TOTAL (0-42) _____ Pontuação ajustada (pontuação total × 2,38) (0 a 100)

Figura 18.3 Medida de Dor Geriátrica (*Geriatric Pain Measure* – GPMp).

Quadro 18.4 *Pain Assessment Checklist for Senior with Limited Ability to Communicate* (PACSLAC)

Expressões faciais	Social/personalidade/humor
Caretas	Agressão física (p. ex., empurrando pessoas e/ou objetos,
Olhar triste	arranhando outros, batendo, atacando, chutando)
Cara amarrada	Agressão verbal
Olhar de reprovação	Não quer ser tocado
Mudança nos olhos (olhos meio fechados; sem vida);	Não permitindo pessoas por perto
brilhantes; movimento dos olhos aumentado	Zangado/furioso
Carrancudo	Atirando coisas
Expressão de dor	Aumento da confusão mental
Cara de bravo	Ansioso
Dentes cerrados	Preocupado/tenso
Estremecimento	Agitado
Boca aberta	Mal-humorado/irritado
Enrugando a testa	Frustrado
Torcendo o nariz	
Atividade/movimento corporal	**Outros***
Irrequieto	Pálido
Afastando-se	Ruborizado
Hesitante	Olhos lacrimejantes
Impaciente	Suando
Andando para lá e para cá	Sacudindo/tremendo
Perambulando	Frio e pegajoso
Tentando ir embora	Mudanças no sono
Recusando-se a se mover	Sono diminuído
Movendo-se violentamente	Sono aumentado durante o dia
Atividade diminuída	Mudanças no apetite
Recusando medicações	Apetite diminuído
Movendo-se lentamente	Apetite aumentado
Comportamento impulsivo (p. ex., movimentos repetitivos)	Gritando/berrando
Não cooperativo/resistente a cuidados	Chamando (p. ex., por ajuda)
Protegendo a área dolorida	Chorando
Mancando	Um som ou vocalização específico
Punhos cerrados	Para dor "ai"/"ui"
Ficar na posição fetal	Gemendo e suspirando
Duro/rígido	Murmurando
	Resmungando

CONSIDERAÇÕES FINAIS

O que as pessoas idosas querem e precisam não é exatamente do fim de sua dor, pois em muitas circunstâncias isso pode significar a morte. Do que os idosos precisam é descobrir meios de controlar a dor e seu impacto em suas vidas para poderem aproveitar com satisfação e alegria todos os anos que lhes forem permitidos viver, garantindo a dignidade de vencer o impacto da dor que os acompanhará para sempre. Muitas vezes não é possível eliminar a dor, mas é possível vencê-la e superá-la, e isso é essencial para a pessoa idosa que sofre dessa dor.

Referências

1. Raja SN, Carr DB, Cohen M et al. The revised International Association for the Study of Pain definition of pain: concepts, challenges, and compromises. Pain 2020; 161(9):1976-82.

2. Cardoso MGM. Controle da dor. Manual de Cuidados Paliativos. Associação Nacional de Cuidados Paliativos 2009; 86-103.

3. International Association for the Study of Pain – IASP. Pain terms: a list with definitions and notes on usage. Pain 1979; 6(3):249.

4. Almeida OP, Almeida AS. Confiabilidade da versão brasileira da escala de depressão em Geriatria (GDS)-versão reduzida. Arq Neuropsiquiatr 1999; 57:421-6.

5. Katz S, Bord A, Moskowitz RW, Jackson JA, Jaffe MW. Studies of illness in the aged. The index of ADL: a standardized measure of biological and psychosocial function. JAMA 1963; 185:914-9.

6. Lino VTS, Pereira SEM, Camacho LAB, Filho STR, Buksman S. Adaptação transcultural da Escala de Independência em Atividades de Vida Diária (Escala de Katz). Cad Saúde Pública 2008; 24:103-12.

7. Lawton MP, Brody EM. Assessment of older people: self-maintaining and instrumental activities of daily living. Gerontologist 1969; 9:179-86.

8. Yasavage JA, Brink TL, Rose TL et al. Development and validation of a geriatric depression screening scale: a preliminary report. J Psychiatr Res 1982-1983; 17(1):37-49.

9. Moraes EM, Azevedo RS, Moraes FL, Pereira AMVB. Avaliação multidimensional do idoso. Secretaria de Estado da Saúde do Paraná. Superintendência de Atenção à Saúde. 2017. 113p.

10. Gay C, Chabaud A, Guilley E, Coudeyre E. Educating patients about the benefits of physical activity and exercise for their hip and knee osteoarthritis. Systematic literature review. Ann Phys Rehabil Med 2016; 59(3):174-83.

11. Scascighini L, Toma V, Dober-Spielmann S, Sprott H. Multidisciplinary treatment for chronic pain: a systematic review of interventions and outcomes. Rheumatology 2008; 47:670.

12. Coelho SA. Abordagem da dor osteoarticular. In: Santos, FC, Souza, PMR. Força tarefa na dor em idosos. São Paulo: Grupo Editorial Moreira Jr, 2011: 57-69.

13. Sociedade Brasileira de Geriatria e Gerontologia, Comissão de Dor. Dor: o quinto sinal vital – abordagem prática no idoso. 2018: 29.

14. Pimenta CAM, Teixeira MJ. Questionário de Dor de McGill: Proposta de adaptação para a língua portuguesa. Rev Escola de Enfermagem da USP 1996; 30:473-83.

15. Ferrei BA, Stein WM, Beck JC. The geriatric pain measure: validity, reability and factor analysis. JAGS 2000; 48:1669-73.

16. Achterberg W, Lautenbacher S, Husebo B, Erdal A, Herr K. Pain in dementia. Pain Reports 2019; 5(1):e803.

17. Lorenzet IC, Santos FC, Souza PMR, Gambarro RC, Coelho S, Cendoroglo MS. Avaliação da dor em idosos com demência: tradução e adaptação transcultural do instrumento PACSLAC para a língua portuguesa. ver Bras Med 2011; 68(4):129-33.

18. Pinto MC, Minson FP, Lopes ACL, Laselva CR. Adaptação cultural e validação da reprodutibilidade da versão em português (Brasil) da escala de dor Pain Assessment in Advanced Dementia (PAINAD-Brasil) em pacientes adultos não comunicantes. Einstein 2015; 13(1):14-9.

Capítulo 19

WESTERN ONTARIO AND McMASTER OSTEOARTHRITIS INDEX

Dângelo José de Andrade Alexandre
Rayssa de Vilhena Moreira
Daniel Pereira Redes de Rezende

INTRODUÇÃO

O *Western Ontario and McMaster Osteoarthritis Index* (WOMAC) é um questionário tridimensional autoadministrável desenvolvido para avaliação do estado de saúde de indivíduos com diagnóstico de osteoartrite de joelho e/ou quadril. Criado em 1982, foi validado para dezenas de idiomas, inclusive para o português do Brasil[1]. Entre 1996 e 1999 passou por um refinamento substancial, processo que resultou na série 3.1 de questionários[1-3]. Vale destacar que o WOMAC é endossado por importantes instituições mundiais.

A Osteoarthritis Research Society International (OARSI) é uma das principais sociedades médicas mundiais para avanço da compreensão, detecção precoce, tratamento e prevenção da osteoartrite. A partir da coleta dos índices mais importantes usados por médicos e pesquisadores para avaliar o estado algofuncional de pacientes com diagnóstico de osteoartrite de joelho, a OARSI recomenda o uso do WOMAC[4]. O Cochrane Musculoskeletal Group (CMSG) também recomenda o uso desse instrumento para obtenção de resultados em ensaios clínicos sobre osteoartrite e artroplastia de joelho[5].

METODOLOGIA

- **Objetivo:** avaliar o curso da doença ou a resposta ao tratamento de indivíduos com diagnóstico de osteoartrite de joelho e/ou quadril. Pode também ser usado com o mesmo propósito em cirurgias musculoesqueléticas nas mesmas articulações.

- **Versões:** disponível em vários formatos, incluindo a escala Likert de 5 pontos (nenhuma, leve, moderada, forte e muito forte), a Escala Visual Analógica de 100mm e a Escala de Classificação Numérica de 11 pontos. Há também versões reduzidas[6-8], apesar de não ter sido encontrada qualquer validação para o português do Brasil. A versão em escala de Likert de 5 pontos é a mais frequentemente utilizada[9].
- **Total de questões:** 24.
- **Domínios avaliados:** dor (cinco itens), rigidez articular (dois itens) e função (17 itens)[10].
- **Subescalas:** em sua composição, apresenta três subescalas, cada uma relacionada com um domínio: (a) domínio "dor": intensidade da dor durante diversas posições ou movimentos; (b) domínio "rigidez articular": gravidade da rigidez articular; e (c) domínio "função": dificuldade para realizar atividades funcionais diárias. As subescalas de três versões do WOMAC encontram-se no Quadro 19.1.
- **Métodos de administração:** autoadministrado ou por entrevista. Tem validação para uso pessoal, por telefone ou eletronicamente via computador ou celular[10-13].
- **Treinamento:** não é necessário treinamento específico. Recomenda-se apenas uma instrução geral a respeito da maneira de abordar o paciente de modo a minimizar o viés de avaliação e aumentar a precisão dos resultados.
- **Tempo de aplicação:** 10 a 12 minutos.
- **Tempo para obtenção do resultado pelo avaliador:** cerca de 5 minutos.
- **Cálculo da pontuação:** as subescalas (domínios) podem ser usadas separadamente ou a partir do escore total, em pontos ou percentual. Em caso de não preenchimento de dois ou mais itens relacionados com a dor, ambos de rigidez articular ou quatro ou mais itens referentes à função física, o resultado final deve ser considerado inválido e a subescala(s) não deve(m) ser usada(s) na análise. Entretanto, pode ser utilizado para o cálculo o percentual total dos itens respondidos[10]. Por exemplo, no caso da ausência de resposta em dois dos 17 itens do domínio função em uma versão em escala de Likert de 5 pontos (escore total de 96 pontos) e um escore de 25 pontos nos outros itens desse domínio, pode-se adotar a regra de três matemática e obter o valor percentual correspondente sem considerar os itens não respondidos. No caso em questão, como se trata de duas questões não respondidas, o valor total considerado para o domínio será de 58

Quadro 19.1 Subescalas do *Western Ontario and McMaster Osteoarthritis Index* (WOMAC)

Versão	Intervalos de escores (pontos)	Total (pontos)	Percentual total (%)
Escala Likert de 5 pontos	Dor: 0 a 4 Rigidez articular: 0 a 8 Função: 0 a 68	96	100
Escala Visual Analógica de 100mm	Dor: 0 a 50 Rigidez articular: 0 a 20 Função: 0 a 170	240	100
Escala de Classificação Numérica de 11 pontos	Dor: 0 a 500 Rigidez articular: 0 a 200 Função: 0 a 1.700	2.400	100

pontos (68 menos 10) e, desse modo, o escore de 25 pontos obtido corresponderá a 43,1%. Vale destacar a importância da apresentação não somente do escore final (pontos ou percentual), mas também dos resultados dos domínios separadamente.

- **Interpretação:** pontuações/percentuais mais altas(os) indicam pior resultado para cada domínio e para o escore final.
- **Informações psicométricas e clinimétricas:** as principais propriedades, suas breves descrições e respectivos valores de referência encontram-se a seguir:
  - ○ **Validade de conteúdo:** até que ponto os domínios de interesse do WOMAC são compreensíveis. Deve constar uma clara descrição do objetivo da medição, da população-alvo, dos conceitos que estão sendo medidos e da seleção de itens. Contando com a participação profusa de pacientes com diagnóstico de osteoartrite, reumatologistas e epidemiologistas experientes, os itens desenvolvidos apresentaram clareza[14] e sua tradução não apresentou obstáculos[15].
  - ○ **Consistência interna:** até que ponto os itens das subescalas do WOMAC estão interligados, medindo assim o mesmo construto. A avaliação pode ocorrer por análise fatorial, utilizando tamanho amostral adequado e cálculo do alfa de Cronbach por domínio, com o valor recomendado entre 0,70 e 0,95. Os valores descritos na literatura apontam para uma média dentro do recomendado, variando de 0,81 a 0,98[3,16-19].
  - ○ **Validade de critério:** até que ponto os escores do WOMAC relacionam-se com um "padrão ouro". Devem constar argumentos convincentes de que o "padrão ouro" realmente é "ouro". Valores para esse quesito não foram encontrados na literatura.
  - ○ **Validade de construto:** até que ponto os escores do WOMAC se relacionam com medidas de outros questionários de maneira consistente, com hipóteses teoricamente derivadas dos conceitos que estão sendo medidos. As hipóteses específicas devem ter sido formuladas e pelo menos 75% dos resultados devem estar de acordo com essas hipóteses. A validade de seu construto foi demonstrada a partir da avaliação junto a instrumentos como o *36-Item Short Form Health Survey* (SF-36), a *Lower Extremity Functional Scale* (LEFS), o *Health Assessment Questionnaire* (HAQ), o *Hip Disability and Osteoarthritis Outcome Score* (HOOS) e o *Knee injury and Osteoarthritis Outcome Score* (KOOS)[20-23].
  - ○ **Reprodutibilidade:** inclui a concordância e a confiabilidade. A concordância indica até que ponto os escores medidos repetidamente através do WOMAC estão próximos entre si (erro absoluto de medição). A medida pode ser considerada adequada nas seguintes condições: valor da mudança mínima importante menor do que o valor da menor alteração detectável, valor da mudança mínima importante além dos limites de concordância ou argumentos convincentes de que a concordância é aceitável. No caso da confiabilidade, revela até que ponto a medição pelo WOMAC está livre de erros de medição (erros sistemáticos e aleatórios da pontuação de um indivíduo que não são atribuídos a mudanças verdadeiras no construto a ser

medido). O valor do índice de correlação intraclasse (CCI) ou coeficiente Kappa deve ser ≥ 0,70. Os valores encontrados para o WOMAC estão na faixa recomendada, variando entre 0,77 e 0,96[3,7,23,24]. Contudo, quando se trata dos domínios de maneira isolada, encontram-se valores mais baixos (entre 0,52 e 0,89) para rigidez articular[14]. A mudança mínima importante é a menor mudança medida que os indivíduos percebem ser importante; a mudança mínima detectável diz respeito à menor mudança na pontuação que pode ser detectada acima do erro de mensuração compreendido no intervalo de confiança de 95%[17,25].

- o **Capacidade de resposta:** capacidade do WOMAC de detectar mudanças clinicamente importantes ao longo do tempo. A medida pode ser considerada adequada nas seguintes condições: valor da menor alteração detectável menor do que o valor da mudança mínima importante; valor da mudança mínima importante além dos limites de concordância; taxa de resposta de Guyatt (*Guyatt's responsiveness ratio*) > 1,96; ou valor da curva ROC (*Receiver Operating Characteristics*) ≥ 0,70. Embora haja variações de acordo com o tempo de avaliação, todos os valores de tamanho de efeito encontrados para os domínios descritos eram superiores a 0,88, demonstrando sua capacidade de detectar tais alterações ao longo do tempo[14,19].

- o **Efeitos chão e teto:** referem-se ao número de entrevistados que atingiram o mais baixo ou o mais alto escore possível no WOMAC. O valor deve representar ≤ 15% dos participantes. Para artroplastia de quadril, houve efeitos em quatro das 18 medidas: efeito chão para os domínios dor e rigidez articular no seguimento de 6 meses (25,5% e 30,9%, respectivamente) e 2 anos (39,5% e 46,91%, respectivamente)[14,19].

- o **Interpretabilidade:** avalia até que ponto se pode atribuir significado qualitativo para escores quantitativos no WOMAC. Os valores de média e desvio-padrão devem ter sido apresentados em pelo menos quatro subgrupos relevantes de indivíduos e ter definida a mudança mínima importante. Seus valores estão em torno de 11,8/100 para função física, 21,38/100 para dor e 27,98/100 para rigidez articular; já a diferença mínima clinicamente importante representa cerca de 26% a 30% de mudança na pontuação[19,26].

- • **Utilização pela comunidade científica:** em uma rápida busca na base de dados MEDLINE/PubMed, utilizando as expressões *Western Ontario and McMaster* e WOMAC direcionadas ao título/resumo, foram recuperados mais de 6.500 documentos científicos. Desses, mais de 1.500 foram ensaios clínicos randomizados. O número de documentos que se utilizaram de algum modo desse instrumento nos últimos 10 anos (2012 a 2021) saltou de 384 para 791, exibindo aumento de 206%. Na EMBASE/Elsevier, esse número é ainda maior. Utilizando a mesma metodologia de busca, foram recuperados mais de 10.500 documentos científicos. Desses, mais de 2.500 eram ensaios clínicos randomizados.

- • **Limitações:** há limitações importantes a considerar, como: (a) a inclusão de tarefas na subescala função que podem não ser passíveis de execução pelos indivíduos em certas circunstâncias (por exemplo, subir escadas, tomar banho) pode resultar em dados ausentes; (b) a validade do conteúdo não garantida para indivíduos fisicamente mais ativos, uma vez que a escala de função não inclui tarefas funcionais mais difíceis; (c) a possível presença de itens redundantes no domínio função; dentre outros[14].

CONSIDERAÇÕES FINAIS

O WOMAC apresenta boas propriedades psicométricas e clinimétricas, validação para a língua portuguesa do Brasil e é endossado por importantes instituições mundiais. Pode ser autoadministrado ou utilizado por meio de entrevista e não exige treinamento específico. A aplicação, o cálculo da pontuação e a interpretação são rápidos. Em virtude dessas qualidades, pode ser uma opção tanto para o dia a dia clínico como para pesquisas voltadas para a população descrita. Apesar das limitações apresentadas, o WOMAC é um excelente instrumento para avaliação do estado de saúde de indivíduos com diagnóstico de osteoartrite de joelho e/ou quadril, assim como para os casos de cirurgias musculoesqueléticas relacionadas a essas articulações.

Referências

1. Bellamy N. WOMAC: a 20-year experiential review of a patient-centered self-reported health status questionnaire. J Rheumatol 2002; 29(12):2473-6.
2. Bellamy N, Bolognese J, Barlas S, Sullivan E, Watson DS, Straus W. Evaluation of factors influencing the item content of the short-form WOMAC VA3.1 (SF-WOMAC VA3.1) osteoarthritis index. Arthritis & Rheumatology 2002;4699:S114-S114.
3. Stratford PW, Kennedy DM, Woodhouse LJ, Spadoni GF. Measurement properties of the WOMAC LK 3.1 pain scale. Osteoarthritis Cartilage 2007; 15(3):266-72.
4. OARSI. Outcome Measures [Available from: https://oarsi.org/research/outcome-measures.
5. Cochrane. Proposed Outcomes [Available from: https://musculoskeletal.cochrane.org/proposed-outcomes.
6. Baron G, Tubach F, Ravaud P, Logeart I, Dougados M. Validation of a short form of the Western Ontario and McMaster Universities Osteoarthritis Index function subscale in hip and knee osteoarthritis. Arthritis Rheum 2007; 57(4):633-8.
7. Whitehouse SL, Lingard EA, Katz JN, Learmonth ID. Development and testing of a reduced WOMAC function scale. J Bone Joint Surg Br 2003; 85(5):706-11.
8. Yang KG, Raijmakers NJ, Verbout AJ, Dhert WJ, Saris DB. Validation of the short-form WOMAC function scale for the evaluation of osteoarthritis of the knee. J Bone Joint Surg Br 2007; 89(1):50-6.
9. Copsey B, Thompson JY, Vadher K et al. Problems persist in reporting of methods and results for the WOMAC measure in hip and knee osteoarthritis trials. Qual Life Res 2019; 28(2):335-43.
10. Bellamy N. WOMAC Osteoarthritis Index User Guide 2002. Queensland: CONROD, The University of Queensland, 2002.
11. Bellamy N, Campbell J, Hill J, Band P. A comparative study of telephone versus onsite completion of the WOMAC 3.0 osteoarthritis index. J Rheumatol 2002; 29(4):783-6.
12. Bellamy N, Wilson C, Hendrikz J et al. Osteoarthritis Index delivered by mobile phone (m-WOMAC) is valid, reliable, and responsive. J Clin Epidemiol 2011; 64(2):182-90.
13. Theiler R, Spielberger J, Bischoff HA, Bellamy N, Huber J, Kroesen S. Clinical evaluation of the WOMAC 3.0 OA Index in numeric rating scale format using a computerized touch screen version. Osteoarthritis Cartilage 2002; 10(6):479-81.
14. Collins NJ, Misra D, Felson DT, Crossley KM, Roos EM. Measures of knee function: International Knee Documentation Committee (IKDC) Subjective Knee Evaluation Form, Knee Injury and Osteoarthritis Outcome Score (KOOS), Knee Injury and Osteoarthritis Outcome Score Physical Function Short Form (KOOS-PS), Knee Outcome Survey Activities of Daily Living Scale (KOS-ADL), Lysholm Knee Scoring Scale, Oxford Knee Score (OKS), Western Ontario and McMaster Universities Osteoarthritis Index (WOMAC), Activity Rating Scale (ARS), and Tegner Activity Score (TAS). Arthritis Care Res (Hoboken) 2011; 63 Suppl 11(S11):S208-28.

15. Fernandes M. Translation and validation of the specific quality of life questionnaire for osteoarthritis WOMAC (Western Ontario and McMaster universities) for Portuguese language. Osteoarthritis and Cartilage 2002; 12:101-68.

16. Brooks LO, Rolfe MI, Cheras PA, Myers SP. The comprehensive osteoarthritis test: a simple index for measurement of treatment effects in clinical trials. J Rheumatol 2004; 31(6):1180-6.

17. Escobar A, Quintana JM, Bilbao A, Arostegui I, Lafuente I, Vidaurreta I. Responsiveness and clinically important differences for the WOMAC and SF-36 after total knee replacement. Osteoarthritis Cartilage 2007; 15(3):273-80.

18. Kapstad H, Rokne B, Stavem K. Psychometric properties of the Brief Pain Inventory among patients with osteoarthritis undergoing total hip replacement surgery. Health Qual Life Outcomes 2010; 8:148.

19. Quintana JM, Escobar A, Bilbao A, Arostegui I, Lafuente I, Vidaurreta I. Responsiveness and clinically important differences for the WOMAC and SF-36 after hip joint replacement. Osteoarthritis Cartilage 2005; 13(12):1076-83.

20. Bruce B, Fries J. Longitudinal comparison of the Health Assessment Questionnaire (HAQ) and the Western Ontario and McMaster Universities Osteoarthritis Index (WOMAC). Arthritis Rheum 2004; 51(5):730-7.

21. Davis AM, Perruccio AV, Canizares M et al. Comparative, validity and responsiveness of the HOOS-PS and KOOS-PS to the WOMAC physical function subscale in total joint replacement for osteoarthritis. Osteoarthritis Cartilage 2009; 17(7):843-7.

22. Metsavaht L, Leporace G, de Mello Sposito MM, Riberto M, Batista LA. What is the best questionnaire for monitoring the physical characteristics of patients with knee osteoarthritis in the Brazilian population? Rev Bras Ortop 2011; 46(3):256-61.

23. Pua YH, Cowan SM, Wrigley TV, Bennell KL. The Lower Extremity Functional Scale could be an alternative to the Western Ontario and McMaster Universities Osteoarthritis Index physical function scale. J Clin Epidemiol 2009; 62(10):1103-11.

24. Impellizzeri FM, Mannion AF, Leunig M, Bizzini M, Naal FD. Comparison of the reliability, responsiveness, and construct validity of 4 different questionnaires for evaluating outcomes after total knee arthroplasty. J Arthroplasty 2011; 26(6):861-9.

25. Terwee CB. Estimating minimal clinically important differences and minimal detectable change. J Hand Surg Am 2019; 44(12):e1.

26. White DK, Master H. Patient-reported measures of physical function in knee osteoarthritis. Rheum Dis Clin North Am 2016; 42(2):239-52.

(Continua)

Capítulo 20

PERFORMANCE-ORIENTED MOBILITY ASSESSMENT

Gisele de Cássia Gomes
Lorena de Oliveira Camargo
Annie Stephanie de Castro e Paula

INTRODUÇÃO

Uma boa abordagem geriátrica/gerontológica voltada para o comportamento motor e a funcionalidade em idosos, bem como para o equilíbrio e a marcha, é um aspecto-chave na avaliação e precisa de instrumentos que reproduzam as atividades do cotidiano e sejam capazes de comunicar melhoras clínicas com o tratamento e, por vezes, declínios de desempenho ao longo do tempo.

O teste *Performance-Oriented Mobility Assessment of gait and balance* (POMA) foi criado em 1986 por Tinetti, Williams e Mayewski como parte de um protocolo com o objetivo de detectar fatores de risco de quedas, mensurando o desempenho na marcha e equilíbrio de indivíduos idosos com múltiplas comorbidades[1].

O protocolo é dividido em duas partes: uma avalia o equilíbrio, e a outra, a marcha. Os testes funcionais de equilíbrio reproduzem o estresse das mudanças de posição do corpo sobre o sistema vestibular durante a realização das atividades de vida diária, enquanto a avaliação funcional da marcha reflete a segurança e a eficiência do deslocamento no ambiente. No formato inicial, a avaliação de equilíbrio e marcha foi fundamentada em estudos anteriores que apresentavam manobras de equilíbrio que incluíam situações de desestabilização do centro de gravidade e manobras de marcha que inseriam atividades sequenciais em um pequeno percurso de marcha.

A escala sofreu muitas adaptações com o aumento do número de itens e formas de interpretação, seguindo modelos de avaliação qualitativa e quantitativa pelos próprios autores e por outros pesquisadores. Em formato de avaliação qualitativa, podem ser considerados três (normal, adaptativo e anormal) ou apenas dois níveis (normal e anormal). No modelo quantitativo são consideradas pontuações de 0 a 4 pontos. Em ambos, as semelhanças entre dois observadores alcançam, em média, 90% de congruência nos resultados[1,2].

Existem evidências claras sobre a validade do POMA e de suas subescalas. Tinetti, Williams e Mayewski[1] mostraram que escores baixos eram preditivos de quedas recorrentes. Foi também relatada a associação entre medidas de *sway* (oscilação) postural obtidas no laboratório e a Escala de Mobilidade de Tinetti, proporcionando evidências de sua validade de critério[1-7].

Outros trabalhos utilizam a escala POMA de maneira integral ou parcial, ou apenas suas subescalas, mais comumente a de equilíbrio, como elementos de um conjunto de avaliações. Esse procedimento tem por objetivo avaliar, com menor probabilidade de erro, os aspectos da mobilidade que não envolvam apenas a deambulação. Esse recurso é normalmente associado a estudos longitudinais e de rastreio para quedas[8-13].

Entretanto, Tinetti[1] aponta limitações do teste na detecção das diversas variações individuais, as quais são passíveis de mensuração em um teste de desempenho de função motora, mostrando limitações claras no POMA. Na verdade, a elaboração de um instrumento de medida preciso, capaz de detectar diversas ou todas as variações individuais, é quase impossível. Assim, o POMA deve ser complementado por outras formas de avaliação para funções tão complexas e de múltiplas variáveis quanto a mobilidade nos idosos institucionalizados e da comunidade.

Em 1995, Shumway-Cook e Woollacott[14] publicaram uma versão do POMA com pontuação numérica, na qual a maior pontuação é obtida pelo indivíduo que alcança melhor desempenho. Entretanto, apesar de se referirem ao artigo original lançado pela autora do teste em 1986, algumas tarefas foram retiradas. Na subescala de equilíbrio foram retiradas quatro tarefas, enquanto na de marcha apenas uma foi retirada. Assim, essa escala não é uma reprodução fiel da escala original elaborada por Tinetti em 1986[14].

Em 2003, o POMA recebeu uma adaptação transcultural e foi avaliado em suas propriedades de medida para uso em idosos brasileiros no contexto da institucionalização, sendo denominado POMA-Brasil[15]. Esse modelo se utilizou do modelo original da escala criada em 1986, que inicialmente era apenas qualitativa com resultados em três níveis – normal, adaptativo e anormal – para as manobras de equilíbrio e dois níveis para as manobras de marcha – normal e anormal[15]. Na adaptação brasileira foi usada uma escala-modelo de Likert e de 1, 2 e 3 pontos para equilíbrio e 1 e 2 pontos para a escala de marcha; assim, a pontuação maior é de 57 pontos para os pacientes com melhor desempenho: 39 pontos para a escala de equilíbrio e 18 para a de marcha.

Em 2008, Ishizuka[16] promoveu a adaptação transcultural do teste (POMA II) para a população idosa brasileira residente em instituições e da comunidade. Nessa adaptação foi usada a versão com 17 itens de equilíbrio e cinco de marcha em diferentes tipos de superfícies: solo usual, com carpete e carpete grosso.

A versão final foi testada em idosos institucionalizados e demonstrou validade e fidedignidade com coeficiente de correlação intraclasse (CCI) geral de 0,70 a 0,97, e no domínio equilíbrio, 0,51. Além disso, apresentou boa correlação com testes funcionais similares (r = 0,51 a 0,92; p = 0,001) e boa consistência interna, mas fraca correlação com quedas durante 1 ano de acompanhamento, boa validade divergente, discriminando grupos de "caidores", e, por fim, sensibilidade de 61% e especificidade de 66%, consideradas moderadas, juntamente com a validade preditiva.

Neste capítulo será descrito o modelo POMA-Brasil, cujo protocolo se divide em duas partes: equilíbrio (POMA-B [Quadro 20.1]) e marcha (POMA-G [Quadro 20.2]).

Seção II • Instrumentos de avaliação – Medidas de desempenho baseadas em relato

Quadro 20.1 Teste *Performance-Oriented Mobility Assessment* (POMA) – Equilíbrio

Manobra	Categorias		
	Normal = 3	Adaptativa = 2	Anormal = 1
1. Equilíbrio sentado*	Estável, firme	Segura-se na cadeira para manter-se ereto	Inclina-se, escorrega na cadeira
2. Levantando-se da cadeira	Capaz de se levantar da cadeira em um só movimento, sem usar os braços	Usa os braços (na cadeira ou no dispositivo de auxílio à deambulação) para se empurrar ou puxar e/ou move-se para a borda do assento antes de tentar levantar	Várias tentativas são necessárias ou não consegue se levantar sem ajuda de alguém
3. Equilíbrio de pé, imediato** (primeiros 3 a 5 segundos)	Estável sem se segurar em dispositivo de auxílio à deambulação ou em qualquer objeto como forma de apoio	Estável, mas usa o dispositivo de auxílio à deambulação ou outro objeto para se apoiar, mas sem se agarrar	Algum sinal de instabilidade** positivo
4. Equilíbrio de pé	Estável, capaz de ficar de pé com os pés juntos, sem se apoiar em objetos	Estável, mas não consegue manter os pés juntos	Qualquer sinal de instabilidade, independentemente de apoio ou de segurar em algum objeto
5. Equilíbrio com os olhos fechados (com os pés o mais próximo possível)	Estável, sem se segurar em nenhum objeto e com os pés juntos	Estável, com os pés separados	Qualquer sinal de instabilidade ou necessita se segurar em algum objeto
6. Equilíbrio ao girar (360 graus)	Sem se agarrar em nada ou cambalear; os passos são contínuos (o giro é feito em um movimento contínuo e suave)	Passos são descontínuos (paciente apoia um pé totalmente no solo antes de levantar o outro)	Qualquer sinal de instabilidade ou se segura em algum objeto
7. *Nudge test:* com o paciente de pé, os pés o mais próximo possível, o examinador aplica três vezes uma pressão*** leve e uniforme no esterno do paciente (a manobra demonstra a capacidade de resistir ao deslocamento)	Estável, capaz de resistir à pressão	Necessita mover os pés, mas é capaz de manter o equilíbrio	Começa a cair ou o examinador tem de ajudar a se equilibrar
8. Virar o pescoço: pede-se ao paciente para virar a cabeça de um lado para o outro e olhar para cima – de pé, com os pés o mais próximo possível	Capaz de virar a cabeça pelo menos metade da ADM de um lado para o outro e capaz de inclinar a cabeça para trás para olhar o teto; sem cambalear ou se segurar ou sem sintomas de tontura leve, instabilidade ou dor	Capacidade diminuída de virar a cabeça de um lado para o outro ou estender o pescoço, mas sem se segurar, cambalear ou apresentar sintomas de tontura leve, instabilidade ou dor	Qualquer sinal ou sintoma de instabilidade quando vira a cabeça ou estende o pescoço

(Continua)

Quadro 20.1 Teste *Performance-Oriented Mobility Assessment* (POMA) – Equilíbrio *(continuação)*

9. Equilíbrio em apoio unipodal	Capaz de manter o apoio unipodal por 5 segundos sem apoio	Capaz de manter apoio unipodal por 2 segundos sem apoio	Incapaz de manter apoio unipodal
10. Extensão da coluna: pede-se ao paciente para se inclinar para trás na maior amplitude possível, sem se segurar em objetos, se possível	Boa amplitude, sem se apoiar ou cambalear	Tenta estender, mas o faz com a ADM diminuída, quando comparado com pacientes de mesma idade, ou necessita de apoio para realizar a extensão	Não tenta ou não se observa nenhuma extensão, ou cambaleia ao tentar
11. Alcançar para cima: o paciente é solicitado a retirar um objeto de uma prateleira alta o suficiente que exija alongamento ou ficar na ponta dos pés	Capaz de retirar o objeto sem se apoiar e sem se desequilibrar	Capaz de retirar o objeto, mas necessita de apoio para se estabilizar	Incapaz ou instável
12. Inclinar-se para frente: o paciente é solicitado a pegar um pequeno objeto do chão (p. ex., uma caneta)	Capaz de se inclinar e pegar o objeto; é capaz de retornar à posição ereta em uma única tentativa sem precisar usar os braços	Capaz de pegar o objeto e retornar à posição ereta em uma única tentativa, mas necessita do apoio dos braços ou de algum objeto	Incapaz de se inclinar ou de se erguer depois de ter se inclinado, ou faz múltiplas tentativas para se erguer
13. Sentar	Capaz de se sentar em um único movimento suave	Necessita usar os braços para se sentar ou o movimento não é suave	Deixa-se cair na cadeira ou não calcula bem a distância (senta-se fora do centro)
Somatório	POMA Equilíbrio:		

ADM: amplitude de movimento.
*O paciente começa esta avaliação sentado em uma cadeira firme de encosto reto e sem braços.
**Instabilidade é definida como agarrar-se em objetos para apoio, cambalear, movimentar os pés (sapatear) ou fazer movimentos excessivos de oscilação de tronco.
***Pressão ("cutucão") no esterno.

As manobras de equilíbrio incluem 13 posições em situações de desestabilização do centro de gravidade. As manobras de marcha incluem, também, nove itens analisados a partir de atividades sequenciais, em um pequeno percurso de marcha, com critério simples de pontuação. As tarefas de equilíbrio apresentam uma forma de avaliação com três níveis de respostas qualitativas e suas respectivas pontuações quantitativas: normal (3 pontos), adaptativo (2 pontos) e anormal (1 ponto). Para avaliação das manobras de marcha, foram propostos dois níveis: normal (2 pontos) e anormal (1 ponto). O escore total bruto pode ser interpretado qualitativamente como normal, adaptativo ou anormal.

METODOLOGIA

Material necessário

- Fita adesiva para demarcar linha reta.
- Uma cadeira padrão.
- Cronômetro padrão com mecanismo de disparo e interrupção do tempo pelo examinador.
- Um objeto (por exemplo, uma caneta).

164 Seção II • Instrumentos de avaliação – Medidas de desempenho baseadas em relato

Quadro 20.2 Teste *Performance-Oriented Mobility Assessment* (POMA) – Marcha

Componentes[§]	Normal** = 2	Anormal* =1
14. Iniciação da marcha*: o paciente é solicitado a começar a andar em um trajeto determinado	Começa a andar imediatamente sem hesitação visível; o movimento de iniciação da marcha é suave e uniforme	Hesita; várias tentativas; iniciação da marcha não é um movimento suave
15. Altura do passo: comece observando após os primeiros passos: observe um pé, depois o outro; observe de lado	O pé do membro em balanço desprende-se do chão completamente, porém em uma altura de 2,5 a 5cm	O pé do membro em balanço não se desprende completamente do chão, pode ouvir-se o arrastar ou o pé é muito elevado do solo (< 2,5 > 5 cm)***
16. Comprimento do passo: observe a distância entre o hálux do pé de apoio e o calcanhar do pé elevado; observe de lado; não julgue pelos primeiros ou últimos passos; observe um lado de cada vez	Pelo menos o comprimento do pé do indivíduo medido pelo hálux do membro de apoio e o calcanhar do membro de balanço (comprimento do passo geralmente maior, mas comprimento do pé oferece base para observação	Comprimento do passo menor que o descrito para condições normais***
17. Simetria do passo: observe a porção central do trajeto e não os passos iniciais ou finais; observe de lado; observe a distância entre o calcanhar de cada membro do balanço e o hálux de cada membro durante o apoio	Comprimento do passo igual ou quase igual dos dois lados para a maioria dos ciclos da marcha	Comprimento do passo varia de um lado para outro ou o paciente avança com o mesmo pé a cada passo
18. Continuidade do passo	Começa elevando o calcanhar de um dos pés (hálux fora do chão) quando o calcanhar do outro pé toca o chão (choque de calcanhar); nenhuma interrupção durante a passada; comprimento dos passos igual na maioria dos ciclos da marcha	Coloca o pé inteiro (calcanhar e hálux) no chão antes de começar a desprender o outro ou para completamente entre os passos; ou comprimento dos passos varia entre os ciclos***
Somatório	**POMA Marcha:**	**Somatório final:**
	POMA Equilíbrio:	

§Peça também ao paciente para andar com "passos mais rápidos que o usual" e observe se os dispositivos da marcha são utilizados corretamente.

*O paciente fica em pé com o examinador no final do trajeto determinado (sem obstáculos). O paciente usa seu dispositivo de auxílio à deambulação usual. O examinador solicita ao paciente para andar através do trajeto no seu passo usual. O examinador observa um componente (tarefa) da marcha por vez. Para alguns componentes, o examinador caminha atrás do paciente; para outros, o examinador anda próximo ao paciente. Pode requerer várias tentativas para completar o teste.

**Achado anormal é usualmente uma manobra compensatória, além de um problema primário.

*** Um sinal de marcha anormal pode refletir problema inicial neurológico ou musculoesquelético diretamente relacionado com o achado ou refletir uma manobra compensatória de outro problema mais antigo.

Preparação do ambiente

O teste deverá ser realizado em ambiente tranquilo, com piso liso, não escorregadio, sem rugosidades. O paciente deve ser orientado a utilizar o calçado de seu dia a dia ou o que considere o mais confortável. Os indivíduos que realizam a marcha com auxílio devem utilizá-lo durante o teste.

Instruções para aplicação

O POMA-BRASIL é um instrumento composto por 22 manobras – 13 tarefas para o teste de equilíbrio e nove tarefas para o teste de marcha:

- **Para os testes de equilíbrio:** o paciente começa sentado em uma cadeira firme, de encosto reto e sem braços. A instabilidade acontece quando ele se agarra em objetos para apoio, cambaleia, movimenta os pés (sapatear) ou faz movimentos excessivos de oscilação de tronco.
- **Para os testes de marcha:** o avaliador deve observar um componente de marcha por vez. Para analisar alguns componentes, o examinador deve caminhar atrás do paciente; para outros, deve andar próximo ao paciente. Alguns componentes podem exigir várias tentativas até completar o teste. Os indivíduos que realizam a marcha com auxílio devem utilizá-lo durante o teste, e essa informação deve ser registrada.

INTERPRETAÇÃO DOS RESULTADOS

O POMA-Brasil apresenta escore máximo de 57 pontos e escore mínimo de 22 pontos; na tabela de equilíbrio, o escore máximo é de 3×13 tarefas, que é igual a 39 pontos, e na segunda tabela, 2×9 tarefas, que é igual a 18. Quanto maior a pontuação, melhor é o desempenho do paciente.

Vale destacar que a versão avaliada do POMA-Brasil apresentou itens muito fáceis e não possibilitou a diferenciação dos níveis de habilidade entre os idosos. Em estudo de adaptação para a população brasileira em idosos institucionalizados, a escala apresentou efeito teto, com maior aplicabilidade em idosos mais debilitados e dependentes. O índice de separação de itens foi de 2,79, indicando que o teste não chega a dividir os indivíduos em três níveis de habilidade.

Validação em diferentes contextos

O POMA já foi validado por diferentes autores, em seus diversos formatos, em inúmeros contextos de acometimento em idosos. O instrumento é validado para pacientes após acidente vascular encefálico, adultos idosos, pacientes com esclerose lateral amiotrófica e portadores de Parkinson nos níveis 2, 3 e 4. O Quadro 20.3 apresenta os exemplos já testados para diversos contextos encontrados, assim como pontes de corte para alguns deles. Os dados foram retirados de *Rehabilitation Measures Database* (https://www.sralab.org/rehabilitation-measures/tinetti-performance-oriented-mobility-assessment).

CONSIDERAÇÕES FINAIS

Apesar de apresentar diversas versões, o POMA já foi repetidamente testado e apresenta boas indicações para, em conjunto com outros modelos, integrar a avaliação geriátrica ampla do comportamento motor dos idosos.

Quadro 20.3 Medidas clini e psicométricas do *Performance-Oriented Mobility Assessment* (POMA)

Medida	Resultado
Confiabilidade teste-reteste	Adultos idosos: CCI = 0,96[17] AVE: CCI = 0,84[18]
Confiabilidade intra e interavaliador	Idosos frágeis: CCI = 0,84[19] Parkinson: CCI = 0,87[20] ELA = Adequado a excelente[21]
Dados normativos (em pontos)	Pontuação média: Homens: 65 a 79 anos = 26,21[22] > 80 anos = 23,29[22] Mulheres: 65 a 79 anos = 25,16[22] > 80 anos = 17,20[22] Parkinson POMA-B = 10,9[23] Parkinson POMA-G = 8,6[23] Parkinson POMA = 19,5[23]
Capacidade de resposta	Adultos idosos: Sensibilidade = 85%[24] Especificidade = 56%[24] AVE: Sensibilidade = 66%[25] Especificidade = 79,2%[25] Parkinson : Sensibilidade = 76%[20] Especificidade = 66%[20]
Pontos de corte	Adultos idosos: POMA = 21[24] POMA-B = 11[24] Idosos frágeis = 11[19] AVE < 20[25] Parkinson: POMA = 17,5[23] POMA-B = 11,5/16[23] POMA-G = 10,5/12[23]
Mudança mínima detectável (em pontos)	Adultos idosos: Avaliação individual = 4,2; 4,0[26] Avaliação em grupo = 0,8; 0,7[26] AVE = 6[18]

AVE: acidente vascular encefálico; ELA: esclerose lateral amiotrófica.

Referências

1. Tinetti ME, Willians TF, Mayewski R. Fall risk index for elderly patients based on number of chronic disabilities. Am J Med 1986; 80:429-34.
2. Tinetti ME. Performance-oriented assessment of mobility problems in elderly patients. J Am Geriatr Soc1986; 34:114-26.
3. Berg KO, Norman KE. Functional assessment of balance and gait. Clin Geriatr Med 1996; 12(4):705-723.
4. Connely DM, Stevenson TJ, Vandervoort AA. Between and within-rater reliability of walking tests in a frail elderly population. Physiotherapy of Canada 1996; 48(1):47-57.
5. Shumway-Cook A, Woollacott MH. Assessment and treatment of patients with postural disorders. In: Motor Control – Theory and practical applications. Baltimore: Lippincott Williams & Wilkins, 1995: 207-35.
6. Tinetti ME, Doucette J, Claus E, Marottoli R. Risk factors for serious injury during falls by older persons in the community. J Am Geriatr Soc1995; 43:1214-21.

7. Tinetti ME, Speecheley M, Ginter SF. Risk factors for falls among elderly persons living in the community. New Engl J Med 1988; 319:1701-7.
8. Province MA, Hadley EC, Hornbrook MC et al. The effect of exercise on falls in the elderly patients – A preplanned meta-analysis of the FICSIT Trials. Journal of the American Medical Association 1995; 273(17):1341-7.
9. Buchnder DM, Hornbrook MC, Kutner NG et al. Development of the common data base for the FICSIT trials. J Am Geriatr Soc 1993; 41:297-308.
10. Gill MT, Williams CS, Tinetti ME. Assessing risk for the onset of functional dependence among older adults: the role of physical performance. J Am Geriatr Soc 1995; 43:603-9.
11. King MB, Tinetti ME. Falls in community-dwelling older persons. J Am Geriatr Soc1995; 43:1146-54.
12. Tinetti ME, McAvay G, Claus E. Does multiple risk factor reduction explain the reduction in fall rate in the Yale FICSIT trial? Am J Epidemiol 1996; 144(4):389-99.
13. Vansweringen JM, Brach JS. Making geriatric assessment work: Selecting useful measures. Physical Therapy 2001; 81(6):1233-52.
14. Shumway-Cook A, Woollacott MH. Assessment and treatment of patients with postural disorders. In: Motor Control – Theory and practical applications. Baltimore: Lippincott Williams & Wilkins, 1995: 207-35.
15. Gomes GC. Tradução, adaptação transcultural e exame das propriedades de medida da escala "performance--oriented mobility assessment" (POMA) para uma amostragem de idosos brasileiros institucionalizados. Dissertação de Mestrado UNICAMP, Campinas, SP, 2003.
16. Ishizuka MA. Tradução para o português e validação do teste POMA II Performance-Oriented Mobility Assessment II. Dissertação para Universidade de São Paulo, 2008.
17. An Iersel MB, Benraad CEM, Rikkert MGMO. Validity and reliability of quantitative gait analysis in geriatric patients with and without dementia. J Am Geriatr Soc 2007; 55(4):632-4.
18. Canbek J, Fulk G, Nof L, Echternach J. Test-retest reliability and construct validity of the Tinetti performance--oriented mobility assessment in people with stroke. J Neurol Phys Ther 2013; 37(1):14-9.
19. Thomas JI, Lane JV. A pilot study to explore the predictive validity of 4 measures of falls risk in frail elderly patients. Archives of Physical Medicine and Rehabilitation 2005; 86(8):1636-40.
20. Kegelmeyer DA, Kloos AD, Thomas KM, Kostyk SK. Reliability and validity of the Tinetti Mobility Test for individuals with Parkinson disease. Physical Therapy 2007; 87(10):1369-78.
21. Kloos AD, Bello-Haas VD, Thomas R et al. Interrater and intrarater reliability of the Tinetti Balance Test for individuals with amyotrophic lateral sclerosis. J Neurol Phys Ther 2004; 28(1):12-9.
22. Ko YM, Park WB, Lim JY, Kim KW, Paik NJ. Discrepancies between balance confidence and physical performance among community-dwelling Korean elders: a population-based study. International Psychogeriatrics 2009; 21(4):738-47.
23. Contreras A, Grandas F. Risk of falls in Parkinson's disease: a cross-sectional study of 160 patients. Parkinson's Disease 2012; 2012:362572.
24. Sterke CS, Huisman SL, van Beeck EF, Looman CWN, van der Cammen TJM. Is the Tinetti Performance Oriented Mobility Assessment (POMA) a feasible and valid predictor of short-term fall risk in nursing home residents with dementia? International Psychogeriatrics 2010; 22(2):254-63.
25. Soyuer F, Ozturk A. The effect of spasticity, sense and walking aids in falls of people after chronic stroke. Disability and Rehabilitation 2007; 15(29):679-87.
26. Faber MJ, Bosscher RJ, van Wieringen PCW. Clinimetric properties of the performance-oriented mobility assessment. Physical Therapy 2006; 86(7):944-54.

Capítulo 21

LIFE-SPACE ASSESSMENT

Maria do Carmo Correia de Lima
Monica Rodrigues Perracini

INTRODUÇÃO

A mobilidade é fundamental para um envelhecimento ativo e está intimamente ligada ao estado de saúde, à qualidade de vida e ao ambiente físico[1-4]. Em geral definida como a capacidade de se mover (por exemplo, a pé, usando dispositivos de assistência ou por meio de transporte) dentro de ambientes da comunidade que se expandem de um lar à vizinhança e para regiões além[1-3,5,6], trata-se de uma atividade essencial para a independência e está associada ao bem-estar físico e psicológico[1-5].

A manutenção da mobilidade é um dos desafios associados ao processo de envelhecimento[1,2]. Para fins de investigação, a mobilidade dentro e fora do lar tem sido frequentemente definida e medida em termos de espaço de vida[4-7]. A mobilidade nos espaços de vida (*Life-Space Mobility* [LSM]) é definida como a magnitude ou a extensão da mobilidade ou da capacidade de se movimentar para ambientes independentemente de como se chega[4-7].

À medida que envelhecem, a dificuldade na mobilidade é frequentemente relatada por idosos, muitos dos quais desenvolvem incapacidades sensoriais, físicas e cognitivas que dificultam a adaptação ao meio, reduzindo assim a mobilidade nos espaços de vida, com declínio mais acelerado a partir dos 70 anos de idade[1-4]. No entanto, vale ressaltar a grande heterogeneidade nas trajetórias de declínio da mobilidade, levando à necessidade de uma avaliação mais constante e direcionada[2,8].

A avaliação da mobilidade no espaço de vida pode ser considerada promissora para identificação dos idosos em risco e particularmente para mapeamento dos que necessitam de uma avaliação mais detalhada[4,6,7,9], já que a redução da mobilidade tem se revelado um indicador precoce de incapacidade e restrição de desempenho funcional[4,6,7,10]. Por outro lado, a expansão da mobilidade no espaço de vida tem sido associada a uma boa capacidade funcional e senso de autonomia, otimizando a participação em atividades sociais e melhorando a qualidade de vida[4,10,11].

O construto da mobilidade no espaço de vida vem ganhando força no âmbito da gerontologia com crescimento exponencial dos estudos que se utilizam do *The University of*

Alabama at Birmingham (UAB) Study of Aging Life-Space Assessment (LSA), desenvolvido por Baker e cols.[6] e que é considerado o instrumento mais adotado para avaliação da mobilidade no espaço de vida de pessoas idosas[4].

O LSA avalia não apenas a extensão do movimento, mas também sua frequência e o nível de assistência necessária durante as 4 semanas anteriores, bem como torna possível a análise das mudanças no espaço de vida ao longo do tempo[4,6,7,10].

Como a avaliação por meio do LSA não reflete apenas o espaço de vida alcançado, mas também a mobilidade individual em termos da área espacial em que o idoso é capaz de se deslocar, bem como a frequência e a necessidade de assistência para esse deslocamento[4,6,7,10,12,13], esse instrumento pode ser utilizado para análise das transições da mobilidade dos idosos para viver de maneira independente, sendo particularmente útil para os indivíduos que experimentam mudanças no estado de saúde e nos papéis sociais, por possibilitar o rastreio de suas trajetórias de mobilidade[4,6,7].

Estudos vêm demonstrando que o LSA é sensível às limitações e adaptações promovidas pelas pessoas idosas antes que as dificuldades no desempenho das atividades de vida diária sejam experimentadas ou detectáveis[4,6,7,10,11,13,14]. Portanto, esse instrumento pode ser útil para direcionar e avaliar intervenções que permitam que os idosos mantenham a mobilidade de maneira independente, prevenindo o desenvolvimento ou a progressão de desfechos negativos para a saúde e minimizando seus efeitos ou abordando fatores específicos quanto aos domínios físico, social, psicológico, comportamental ou ambiental para a perda de mobilidade[4,6,7].

METODOLOGIA

O LSA é composto por questões referentes a cinco níveis de espaços de vida frequentados pelos idosos, com ou sem ajuda, nas 4 semanas que antecedem a avaliação (Quadro 21.1). São avaliados os seguintes itens:

1. **Nível de espaço de vida:** (1) cômodo da residência, além de onde dorme; (2) área externa da residência; (3) vizinhança; (4) cidade em que habita; (5) outras cidades.
2. **Frequência por semana:** menos de uma vez, uma a três vezes, quatro a seis vezes ou diariamente.
3. **Independência:** sem equipamento ou assistência pessoal, com equipamento de auxílio ou com assistência pessoal.

A pontuação pode variar de 0 a 120 e é obtida a partir do somatório dos pontos em cada um dos níveis de espaço de vida – quanto maior a mobilidade nos espaços de vida, maior a pontuação[6,7].

O LSA foi validado em amostra aleatória de 306 beneficiários do *Medicare* (Alabama) de 65 anos de idade ou mais[4,6]. A confiabilidade teste-reteste após 2 semanas de acompanhamento para a pontuação composta foi de 0,96 (IC95% [índice de confiança de 95%]: 0,95 a 0,97)[4,6]. De domínio público, já foi validado e traduzido para diversos idiomas[4], incluindo alemão[15], mandarim[16], dinamarquês[17], espanhol[18], francês-canadense[19], japonês[20] e português[18,21].

Quadro 21.1 *Life-Space Assessment* (LSA)

Nível de espaço de vida			Frequência				Independência	Pontos
Durante as últimas quatro semanas, o(a) Sr.(a) frequentou...			Com que frequência esteve lá?				O(A) Sr.(a) usa meios auxiliares ou equipamentos? Precisa da ajuda de outra pessoa?	Nível × Frequência × Independência
Espaço de vida nível 1... Outros cômodos de sua residência além daquele onde dorme?	Sim	Não	Menos de 1 vez por semana	1 a 3 vezes por semana	4 a 6 vezes por semana	Diariamente	1 = assistência pessoal 1,5 = somente equipamento 2 = nenhum equipamento ou assistência pessoal	
	1	0	1	2	3	4		
Pontuação ____ ×			____ ×				____ ×	____ **Pontos nível 1**
Espaço de vida nível 2... Uma área fora de sua casa, como varanda, quintal, sacada, área comum (em prédios e condomínios) ou garagem?	Sim	Não	Menos de 1 vez por semana	1 a 3 vezes por semana	4 a 6 vezes por semana	Diariamente	1 = assistência pessoal 1,5 = somente equipamento 2 = nenhum equipamento ou assistência pessoal	
	2	0	1	2	3	4		
Pontuação ____ ×			____ ×				____ ×	____ **Pontos nível 2**
Espaço de vida nível 3... Lugares em sua vizinhança, além de seu próprio quintal ou prédio?	Sim	Não	Menos de 1 vez por semana	1 a 3 vezes por semana	4 a 6 vezes por semana	Diariamente	1 = assistência pessoal 1,5 = somente equipamento 2 = nenhum equipamento ou assistência pessoal	
	3	0	1	2	3	4		
Pontuação ____ ×			____ ×				____ ×	____ **Pontos nível 3**
Espaço de vida nível 4... Lugares fora de sua vizinhança, mas dentro de sua cidade?	Sim	Não	Menos de 1 vez por semana	1 a 3 vezes por semana	4 a 6 vezes por semana	Diariamente	1 = assistência pessoal 1,5 = somente equipamento 2 = nenhum equipamento ou assistência pessoal	
	4	0	1	2	3	4		
Pontuação ____ ×			____ ×				____ ×	____ **Pontos nível 4**

(Continua)

Quadro 21.1 *Life-Space Assessment* (LSA) *(continuação)*

Espaço de vida nível 5... Lugares fora de sua cidade?	Sim	Não	Menos de 1 vez por semana	1 a 3 vezes por semana	4 a 6 vezes por semana	Diaria-mente	1 = assistência pessoal 1,5 = somente equipamento 2 = nenhum equipamento ou assistência pessoal	
	5	0	1	2	3	4		
Pontuação ____×			____×				____×	Pontos nível 5
Pontuação total (somada)								Soma dos níveis

No Brasil, pelos estudos psicométricos de validação, confiabilidade e interpretabilidade[21], o valor do alfa de Cronbach, indicador de consistência interna, foi de 0,92; o coeficiente de correlação intraclasse foi de 0,97 (IC95%: 0,95 a 0,98), e o erro padrão de medida, 4,12[21].

INTERPRETAÇÃO DOS RESULTADOS

Segundo recente estudo de revisão de Jonhson e cols.[4], que teve por objetivo fornecer um resumo dos artigos dos últimos 20 anos que avaliaram a validação do instrumento LSA e que examinaram a mobilidade no espaço de vida como variável independente ou de desfecho, escritos em inglês e publicados em literaturas revisadas por pares, compreendendo as áreas de pesquisa relacionadas com função física, função cognitiva, deficiência sensorial, saúde mental, quedas, fragilidade, comorbidades, uso na saúde, mortalidade e fatores sociais/ambientais, a avaliação da mobilidade no espaço de vida pode prever com precisão a morbidade, a mortalidade e o uso do instrumento na saúde[4].

Variáveis sociodemográficas (como idade mais avançada, gênero feminino e baixo nível de escolaridade)[4,7,22-25], baixo nível de atividade física[4-6], lentidão na marcha e fraqueza muscular[4,7,13,24,25], limitações nas atividades de vida diária[2,4,7,25,26], presença de sintomas depressivos[4,7,25,27,28], bem como o medo de cair[4,29], estão associados à redução da mobilidade no espaço de vida.

Pontuações abaixo de 60 têm sido definidas como restrição na mobilidade no espaço de vida, indicando que o indivíduo não é mais capaz de se mover para fora de sua vizinhança, e estão fortemente correlacionadas a um nível baixo de participação social e aumento do risco de mortalidade[14]. O ponto de corte de 52,3 pontos identificou, com sensibilidade de 86% e especificidade de 74%, idosos (média de idade de 80,4 anos) com risco de mobilidade reduzida nas atividades de vida diária[11].

No estudo observacional com base nos dados do seguimento do Estudo Fibra (*Fragilidade em Idosos Brasileiros*), um estudo populacional e multicêntrico com medidas realizadas em 2016-2017, o ponto de corte dos escores total do LSA preditores para fragilidade em marcha e risco de sarcopenia foram ≤ 54 pontos (sensibilidade de 64,6% e especificidade de 59,5%) e $\leq$ 60 pontos (sensibilidade de 73,4% e especificidade de 49,8%), respectivamente[30].

Ullrich e cols.[31] estimaram o ponto de corte para o LSA entre 118 idosos com déficit cognitivo e comorbidades. O ponto de corte ideal para o LSA diferenciar os pacientes com redução do espaço de vida (confinados em casa) daqueles com espaço ampliado (fora de casa e ativos) foi menor que 26,75 (dentro de um intervalo de 0 a 90 pontos), com sensibilidade de 78% e especificidade de 84% e precisão moderada de validade diagnóstica de 0,8.

Mudanças na mobilidade no espaço de vida estavam associadas a quedas[4,32], hospitalizações[4,33], fragilidade[11], dificuldade de caminhada[34], comportamento sedentário[14], declínio da função executiva[35] e distúrbios vestibulares[36]. Dentre essas mudanças de trajetória da mobilidade, vale ressaltar o cenário atual da pandemia pela Covid-19, que resultou em restrições abruptas da mobilidade no espaço de vida dos idosos. Estudos vêm sendo realizados para analisar os desfechos provocados pelas medidas de isolamento e distanciamento social, como risco de fragilidade e sarcopenia, comportamento sedentário, tempo de caminhada, quedas ou risco maior, sintomas depressivos, baixa qualidade de vida e desigualdade social[37-41].

Ainda não estão claros os efeitos em longo prazo e como acontecerá a retomada lenta e gradual do convívio social para a trajetória da mobilidade no espaço de vida dos idosos.

CONSIDERAÇÕES FINAIS

A mobilidade nos espaços de vida é um construto multidimensional capaz de identificar desfechos negativos na saúde e na funcionalidade de pessoas idosas. A avaliação da mobilidade no espaço de vida é simples e de baixo custo, demonstrando grande potencial para monitoramento da mobilidade dos idosos.

Referências

1. Envelhecimento ativo: uma política de saúde. Organização Pan-Americana da Saúde, 2005.
2. Ferrucci L, Cooper R, Shardell M, Simonsick EM, Schrack JA, Kuh D. Age-related change in mobility: Perspectives from life course epidemiology and geroscience. J Gerontol A Biol Sci Med Sci 2016; 71(9):1184-94.
3. Rantanen T. Promoting mobility in older people. J Prev Med Pub Health 2013; 46(Suppl 1):S50-4.
4. Johnson J, Rodriguez MA, Al Snih S. Life-space mobility in the elderly: Current perspectives. Clin Interv Aging 2020;15:1665-74.
5. Webber SC, Porter MM, Menec VH. Mobility in older adults: a comprehensive framework. The Gerontologist 2010; 50(4):443-50.
6. Baker PS, Bodner EV, Allman RM. Measuring life-space mobility in community-dwelling older adults. J Am Geriatr Soc 2003; 51(11):1610-4.
7. Peel C, Baker PS, Roth DL, Brown CJ, Bodner EV, Allman RM. Assessing mobility in older adults: The UAB Study of aging life-space assessment. Phys Ther 2005; 85(10):1008-19.
8. Ministério da Saúde, Secretaria de Atenção à Saúde, Departamento de Ações Programáticas e, Estratégicas. Orientações técnicas para a implementação de Linha de Cuidado para Atenção Integral à Saúde da Pessoa Idosa no Sistema Único de Saúde – SUS [recurso eletrônico] [Internet]. 2018 [citado 28 de março de 2022]. Disponível em: <http://bvsms.saude.gov.br/bvs/publicacoes/linha_cuidado_atencao_pessoa_idosa.pdf>.
9. Parker M, Baker PS, Allman RM. A life-space approach to functional assessment of mobility in the elderly. J Gerontol Soc Work 2002; 35(4):35-55.
10. Rantakokko M, Portegijs E, Viljanen A, Iwarsson S, Kauppinen M, Rantanen T. Changes in life-space mobility and quality of life among community-dwelling older people: a 2-year follow-up study. Qual Life Res Int J Qual Life Asp Treat Care Rehabil 2016; 25(5):1189-97.

11. Portegijs E, Rantakokko M, Viljanen A, Sipilä S, Rantanen T. Is frailty associated with life-space mobility and perceived autonomy in participation outdoors? A longitudinal study. Age Ageing 2016; 45(4):550-3.

12. Saajanaho M, Rantakokko M, Portegijs E et al. Personal goals and changes in life-space mobility among older people. Prev Med 2015; 81:163-7.

13. Portegijs E, Rantakokko M, Mikkola TM, Viljanen A, Rantanen T. Association between physical performance and sense of autonomy in outdoor activities and life-space mobility in community-dwelling older people. J Am Geriatr Soc 2014; 62(4):615-21.

14. Tsai LT, Rantakokko M, Rantanen T, Viljanen A, Kauppinen M, Portegijs E. Objectively measured physical activity and changes in life-space mobility among older people. J Gerontol A Biol Sci Med Sci 2016; 71(11):1466-71.

15. Ullrich P, Werner C, Bongartz M, Kiss R, Bauer J, Hauer K. Validation of a modified Life-Space Assessment in multimorbid older persons with cognitive impairment. The Gerontologist 2019; 59(2):e66-75.

16. Tseng YC, Gau BS, Lou MF. Validation of the Chinese version of the Life-Space Assessment in community--dwelling older adults. Geriatr Nur (Lond) 2020; 41(4):381-6.

17. Pedersen MM, Kjær-Sørensen P, Midtgaard J, Brown CJ, Bodilsen AC. A Danish version of the life-space assessment (LSA-DK) – translation, content validity and cultural adaptation using cognitive interviewing in older mobility limited adults. BMC Geriatr 2019; 19(1):312.

18. Curcio CL, Alvarado BE, Gomez F, Guerra R, Guralnik J, Zunzunegui MV. Life-Space Assessment scale to assess mobility: validation in Latin American older women and men. Aging Clin Exp Res 2013; 25(5):553-60.

19. Auger C, Demers L, Gélinas I et al. Development of a French-Canadian version of the Life-Space Assessment (LSA-F): content validity, reliability and applicability for power mobility device users. Disabil Rehabil Assist Technol 2009; 4(1):31-41.

20. Shimada H, Sawyer P, Harada K et al. Predictive validity of the classification schema for functional mobility tests in instrumental activities of daily living decline among older adults. Arch Phys Med Rehabil 2010; 91(2):241-6.

21. Simões M do SM, Garcia IF, Costa L da C, Lunardi AC. Life-Space Assessment questionnaire: Novel measurement properties for Brazilian community-dwelling older adults. Geriatr Gerontol Int 2018; 18(5):783-9.

22. Rantakokko M, Iwarsson S, Portegijs E, Viljanen A, Rantanen T. Associations between environmental characteristics and life-space mobility in community-dwelling older people. J Aging Health 2015; 27(4):606-21.

23. Eronen J, von Bonsdorff M, Rantakokko M, Portegijs E, Viljanen A, Rantanen T. Socioeconomic status and life-space mobility in old age. J Aging Phys Act 2016; 24(4):617-23.

24. Ullrich P, Eckert T, Bongartz M et al. Life-space mobility in older persons with cognitive impairment after discharge from geriatric rehabilitation. Arch Gerontol Geriatr 2019; 81:192-200.

25. Al Snih S, Peek KM, Sawyer P, Markides KS, Allman RM, Ottenbacher KJ. Life-space mobility in Mexican Americans aged 75 and older. J Am Geriatr Soc 2012; 60(3):532-7.

26. Garcia IFF, Tiuganji CT, Simões M do SMP, Lunardi AC. Activities of daily living and life-space mobility in older adults with chronic obstructive pulmonary disease. Int J Chron Obstruct Pulmon Dis 2020; 15:69-77.

27. Polku H, Mikkola TM, Portegijs E et al. Life-space mobility and dimensions of depressive symptoms among community-dwelling older adults. Aging Ment Health 2015; 19(9):781-9.

28. González BCS, Delgado LH, Quevedo JEC, Gallegos Cabriales EC. Life-space mobility, perceived health, and depression symptoms in a sample of Mexican older adults. Hisp Health Care Int 2013; 11(1):14-20.

29. Auais M, Alvarado B, Guerra R et al. Fear of falling and its association with life-space mobility of older adults: a cross-sectional analysis using data from five international sites. Age Ageing 2017; 46(3):459-65.

30. Lima M do CC de, Perracini MR, Guerra RO, Borim F da SA, Yassuda MS, Neri AL. Precisão da medida de mobilidade no espaço de vida para discriminar fragilidade e sarcopenia em idosos. Rev Bras Geriatr E Gerontol [Internet] 2022 [citado 22 de junho de 2022];25. Disponível em: http://www.scielo.br/j/rbgg/a/nBd6BVGtprFsKnCWmw-D3kCy/abstract/?lang=pt.

31. Ullrich P, Werner C, Eckert T et al. Cut-off for the Life-Space Assessment in persons with cognitive impairment. Aging - Clin Exp Res 2018.

32. Ahmed T, Curcio CL, Auais M et al. Falls and life-space mobility: longitudinal analysis from The International Mobility in Aging Study. Aging Clin Exp Res 2021; 33(2):303-10.

33. Brown CJ, Roth DL, Allman RM, Sawyer P, Ritchie CS, Roseman JM. Trajectories of life-space mobility after hospitalization. Ann Intern Med 2009; 150(6):372-8.

34. Rantakokko M, Portegijs E, Viljanen A, Iwarsson S, Rantanen T. Task modifications in walking postpone decline in life-space mobility among community-dwelling older people: A 2-year follow-up study. J Gerontol Ser A 2017; 72(9):1252-6.

35. Poranen-Clark T, von Bonsdorff MB, Rantakokko M et al. Executive function and life-space mobility in old age. Aging Clin Exp Res 2018; 30(2):145-51.

36. Alshebber KM, Dunlap PM, Whitney SL. Reliability and concurrent validity of life-space assessment in individuals with vestibular disorders. J Neurol Phys Ther JNPT 2020; 44(3):214-9.
37. Perracini MR, de Amorim JSC, Lima CA et al. Impact of COVID-19 pandemic on life-space mobility of older adults living in Brazil: REMOBILIZE Study. Front Public Health 2021; 9:643640.
38. Duarte DAC, Lima CA, Lima M do CC de, Perracini MR, Amorim JSC de. Impact of the COVID-19 pandemic on the time of utilitarian walking and walking as exercise among Brazilian community-dwelling older adults: The REMOBILIZE Study. J Aging Phys Act 2021; 1(aop):1-9.
39. Rantanen T, Eronen J, Kauppinen M et al. Life-space mobility and active aging as factors underlying quality of life among older people before and during COVID-19 lockdown in Finland - A longitudinal study. J Gerontol A Biol Sci Med Sci 2021; 76(3):e60-7.
40. Saraiva MD, Apolinario D, Avelino-Silva TJ et al. The impact of frailty on the relationship between life-space mobility and quality of life in older adults during the COVID-19 pandemic. J Nutr Health Aging 2021; 25(4):440-7.
41. Leppä H, Karavirta L, Rantalainen T et al. Use of walking modifications, perceived walking difficulty and changes in outdoor mobility among community-dwelling older people during COVID-19 restrictions. Aging Clin Exp Res 2021; 33(10):2909-16.

Capítulo 22

QUESTIONÁRIO DE ATIVIDADE FÍSICA PLANEJADA E INCIDENTAL

Camila Astolphi Lima
Renato Barbosa dos Santos

INTRODUÇÃO

A avaliação da prática de atividade física por meio de medidas diretas, como acelerômetros, é considerada o padrão ouro[1,2]. No entanto, muitas vezes, a utilização desses dispositivos é inviabilizada pela dificuldade de manuseio e pelo alto custo[3]. Assim, a adoção de medidas indiretas, mediante a utilização de questionários, tem se tornado cada vez mais frequente em pesquisas científicas e na prática clínica.

Na população idosa, a mensuração do nível de atividade física pode ser ainda mais complexa. O uso de instrumentos sofisticados pode dificultar o manuseio e a compreensão, interferindo nos resultados. Por outro lado, os questionários de atividade física comumente utilizados podem não refletir corretamente a realidade dos idosos ou até mesmo subestimar o tempo real gasto com atividades físicas. Isso ocorre porque os idosos tendem a realizar atividades físicas funcionais e com menos intensidade, como a caminhada[4]. Para muitos, essa caminhada não é planejada (incidental), ou seja, se dá sem o objetivo de se exercitar (por exemplo, para ir ao mercado)[5,6].

Para suprir essa lacuna, foi desenvolvido o Questionário de Atividade Física Planejada e Incidental (*Incidental and Planned Exercise Questionnaire* [IPEQ]), que é específico para a população idosa einclui a caminhada incidentalcomo um item de avaliação[7]. Esse questionário foi desenvolvido em duas versões: o IPEQ-W, que avalia o nível de atividade física da última semana (Quadro 22.1), e o IPEQ-WA, que estima o nível de atividade física nos últimos 3 meses (Quadro 22.2). A versão W pode ser adotada para investigação dos efeitos de curto prazo, enquanto a versão WA pode ser utilizada para desfechos de longo prazo, estimando resultados mais confiáveis[7]. A seguir serão abordados os principais aspectos de cada versão do questionário e como utilizá-lo.

176 Seção II • Instrumentos de avaliação – Medidas de desempenho baseadas em relato

Quadro 22.1 Apresentação do *Incidental and Planned Exercise Questionnaire* – Versão W

Q1-Q4. Durante a última semana, quanto tempo mais ou menos você gastou por semana nas atividades abaixo?
Nenhum ( )
Caso você não faça nenhuma atividade, passe para a questão 5.

Tipo de exercício	N° de vezes/sem	Duração por sessão				
		<30min	30 a 45min	45min+	1 a 2h	2 a 4h
Aulas de ginástica	_____	( )	( )	( )	( )	( )
Exercícios em casa (p. ex., bicicleta ergométrica, alongamento)	_____	( )	( )	( )	( )	( )
Se você faz outro tipo de atividade física, escreva na linha abaixo:	_____	( )	( )	( )	( )	( )
Se você faz outro tipo de atividade física, escreva na linha abaixo:	_____	( )	( )	( )	( )	( )
Se você faz outro tipo de atividade física, escreva na linha abaixo:	_____	( )	( )	( )	( )	( )

Exemplos de outras atividades: bocha, musculação, tênis, natação, dança, corrida, andar de bicicleta, Yoga, Lian Gong, vôlei etc.

Q5. Durante a última semana, quantas vezes você saiu para caminhar com o objetivo de se exercitar, em média, por semana? (ou seja, andou no parque, andou na rua, fez caminhadas ecológicas ou trilhas, caminhou com o cachorro etc.)

Todos os dias   ( )

Três a seis vezes/semana   ( )

Duas vezes/semana   ( )

Uma vez/semana   ( )

Nenhuma   ( )   Favor passar para a questão 7

Q6. Nesses tipos de caminhada que você mencionou acima, com o objetivo de se exercitar, por quanto tempo você andou?

Menos de 15 minutos por dia   ( )

De 15 a menos de 30 minutos por dia   ( )

De 30 minutos a menos de 1 hora por dia   ( )

De 1 hora a menos de 2 horas por dia   ( )

De 2 a menos de 4 horas por dia   ( )

Mais de 4 horas por dia   ( )

(Continua)

Quadro 22.1 Apresentação do *Incidental and Planned Exercise Questionnaire* – Versão W *(continuação)*

Q7. Durante a última semana, quantas vezes na semana você fez outros tipos de caminhada (por exemplo, foi a pé até o médico ou até a farmácia ou até a padaria/supermercado)?

Todos os dias ( )

Três a seis vezes/semana ( )

Duas vezes/semana ( )

Uma vez/semana ( )

Nenhuma ( ) Favor passar para a questão 9

Q8. Nesses outros tipos de caminhadas (por exemplo, foi a pé até o médico ou até a farmácia ou até a padaria/supermercado), por quanto tempo você andou?

Menos de 15 minutos por dia ( )

De 15 a menos de 30 minutos por dia ( )

De 30 minutos a menos de 1 hora por dia ( )

De 1 hora a menos de 2 horas por dia ( )

De 2 a menos de 4 horas por dia ( )

Mais de 4 horas por dia ( )

Q9. Durante a última semana, além das caminhadas que você mencionou acima, quanto tempo você gastou por dia fazendo outras atividades ao ar livre **(fora de casa)**, como reparos na casa, cuidar do jardim ou das plantas, varrer a calçada ou o quintal etc.? (excluindo trabalho doméstico e atividades dentro de casa)

Nenhum (não cuida do jardim ou de plantas) ( )

Menos de 15 minutos por dia ( )

De 15 a menos de 30 minutos por dia ( )

De 30 minutos a menos de 1 hora por dia ( )

De 1 hora a menos de 2 horas por dia ( )

De 2 a menos de 4 horas por dia ( )

Mais de 4 horas por dia ( )

(Continua)

178 Seção II • Instrumentos de avaliação – Medidas de desempenho baseadas em relato

Quadro 22.1 Apresentação do *Incidental and Planned Exercise Questionnaire* – Versão W *(continuação)*

Q10. Durante a última semana, quantas horas por dia você **passou em pé**, dentro de casa, fazendo trabalho doméstico, cuidando de si ou de outra pessoa?

Nenhuma (vive em um asilo ou residência para idosos) ( )

Menos de 15 minutos por dia ( )

De 15 a menos de 30 minutos por dia ( )

De 30 minutos a menos de 1 hora por dia ( )

De 1 hora a menos de 2 horas por dia ( )

De 2 a menos de 4 horas por dia ( )

Mais de 4 horas por dia ( )

Quadro 22.2 Apresentação do *Incidental and Planned Exercise Questionnaire* – Versão WA

Q1-Q4. Durante os últimos 3 meses, quanto tempo mais ou menos você gastou por semana nas atividades abaixo?
Nenhum ( )
Caso você não faça nenhuma atividade, passe para a questão 5.

Tipo de exercício	Nº de vezes/sem	Duração por sessão				
		<30min	30 a 45min	45min+	1 a 2h	2 a 4h
Aulas de ginástica	____	( )	( )	( )	( )	( )
Exercícios em casa (p. ex., bicicleta ergométrica, alongamento)	____	( )	( )	( )	( )	( )
Se você faz outro tipo de atividade física, escreva na linha abaixo:	____	( )	( )	( )	( )	( )
Se você faz outro tipo de atividade física, escreva na linha abaixo:	____	( )	( )	( )	( )	( )
Se você faz outro tipo de atividade física, escreva na linha abaixo:	____	( )	( )	( )	( )	( )
Exemplos de outras atividades: bocha, musculação, tênis, natação, dança, corrida, andar de bicicleta, Yoga, Lian Gong, vôlei etc.						

(Continua)

Capítulo 22 • Questionário de atividade física planejada e incidental **179**

Quadro 22.2. Apresentação do *Incidental and Planned Exercise Questionnaire* – Versão WA *(continuação)*

Q5. Durante os últimos 3 meses, quantas vezes você saiu para caminhar com o objetivo de se exercitar, em média, por semana? (ou seja, andou no parque, andou na rua, fez caminhadas ecológicas ou trilhas, caminhou com o cachorro etc.)

Todos os dias   ( )

Três a seis vezes/semana   ( )

Duas vezes/semana   ( )

Uma vez/semana   ( )

Nenhuma   ( )   Favor passar para a questão 7

Q6. Nesses tipos de caminhada que você mencionou acima, com o objetivo de se exercitar, por quanto tempo você andou?

Menos de 15 minutos por dia   ( )

De 15 a menos de 30 minutos por dia   ( )

De 30 minutos a menos de 1 hora por dia ( )

De 1 hora a menos de 2 horas por dia   ( )

De 2 a menos de 4 horas por dia   ( )

Mais de 4 horas por dia   ( )

Q7. Durante os últimos 3 meses, quantas vezes na semana você fez outros tipos de caminhada (por exemplo, foi a pé até o médico ou até a farmácia ou até a padaria/supermercado)?

Todos os dias   ( )

Três a seis vezes/semana   ( )

Duas vezes/semana   ( )

Uma vez/semana   ( )

Nenhuma   ( )   Favor passar para a questão 9

(Continua)

180 Seção II • Instrumentos de avaliação – Medidas de desempenho baseadas em relato

Quadro 22.2. Apresentação do *Incidental and Planned Exercise Questionnaire* – Versão WA *(continuação)'*

Q8. Nesses outros tipos de caminhadas (por exemplo, foi a pé até o médico ou até a farmácia ou até a padaria/supermercado), por quanto tempo você andou?

Menos de 15 minutos por dia ( )

De 15 a menos de 30 minutos por dia ( )

De 30 minutos a menos de 1 hora por dia ( )

De 1 hora a menos de 2 horas por dia ( )

De 2 a menos de 4 horas por dia ( )

Mais de 4 horas por dia ( )

Q9. Durante os últimos 3 meses, além das caminhadas que você mencionou acima, quanto tempo você gastou por dia fazendo outras atividades ao ar livre **(fora de casa)**, como reparos na casa, cuidar do jardim ou das plantas, varrer a calçada ou o quintal etc.? (excluindo trabalho doméstico e atividades dentro de casa)

Nenhum (não cuida do jardim ou de plantas) ( )

Menos de 15 minutos por dia ( )

De 15 a menos de 30 minutos por dia ( )

De 30 minutos a menos de 1 hora por dia ( )

De 1 hora a menos de 2 horas por dia ( )

De 2 a menos de 4 horas por dia ( )

Mais de 4 horas por dia ( )

Q10. Durante os últimos 3 meses, quantas horas por dia você **passou em pé**, dentro de casa, fazendo trabalho doméstico, cuidando de si ou de outra pessoa?

Nenhuma (vive em asilo ou residência para idosos) ( )

Menos de 15 minutos por dia ( )

De 15 a menos de 30 minutos por dia ( )

De 30 minutos a menos de 1 hora por dia ( )

De 1 hora a menos de 2 horas por dia ( )

De 2 a menos de 4 horas por dia ( )

Mais de 4 horas por dia ( )

METODOLOGIA

Inicialmente, cabe ressaltar que as questões presentes nas duas versões do questionário são iguais, o que muda é o tempo recordatório (última semana ou 3 meses). A aplicação do questionário é rápida, fácil e não exige muito treinamento.

O IPEQ é composto por dez itens relacionados com atividades físicas planejadas e não planejadas. As seis primeiras questões (Q1 a Q6) referem-se às atividades físicas planejadas, como aulas de ginástica, corrida, musculação e caminhada com o objetivo de se exercitar. Já as últimas quatro questões (Q7-Q10) dizem respeito às atividades não planejadas, como ir ao médico caminhando, fazer compras e atividades de reparo doméstico, entre outras.

Para cada item, o idoso é questionado quanto à frequência de realização da atividade (todos os dias, três a seis vezes por semana, duas vezes por semana ou menos de uma vez por semana) e à duração da atividade (15 minutos/dia, mais de 15 minutos e menos de 30 minutos/dia, mais de 30 minutos e menos de 1 hora, mais de 1 hora e menos de 2 horas/dia, mais de 2 horas e menos de 4 horas/dia e 4 horas ou mais/dia).

As duas versões originais do questionário apresentam, segundo os autores, boas medidas de validade e confiabilidade. A confiabilidade teste-reteste do IPEQ-WA, avaliada pelo coeficiente de correlação intraclasse (CCI), foi considerada muito boa (CCI = 0,84), com apenas dois itens apresentando CCI abaixo de 0,80. A confiabilidade do IPEQ-W foi considerada adequada (CCI = 0,77), com sete itens apresentando CCI abaixo de 0,80. De modo geral, a confiabilidade teste-reteste da versão original do IPEQ-WA foi melhor que a do IPEQ-W[7]. Já para a versão brasileira do questionário, o valor para teste-reteste foi considerado adequado para a versão W (CCI = 0,70) e baixa para a versão WA (CCI = 0,60)[8].

INTERPRETAÇÃO DOS RESULTADOS

O tempo total gasto na atividade física é calculado por meio da soma de todos os componentes e é expresso em horas por semana. O código de cada item para o cálculo é apresentado no Quadro 22.3.

Para o cálculo do total de atividades realizadas por semana, é preciso multiplicar a frequência e a duração total da atividade, conforme a fórmula apresentada a seguir:

$$\text{Atividades totais} = (Q1 \times Q2) + (Q3 \times Q4) + (Q5 \times Q6) + (Q7 \times Q8) + (Q9 \times 7) + (Q10 \times 7)$$

Uma das vantagens do questionário é a possibilidade de calcular outros escores, derivados da soma das questões que são relevantes para o desfecho de interesse. Esses escores são mostrados no Quadro 22.4.

Atualmente, o uso do questionário é livre. Em alguns países é possível encontrar aplicativos pagos para *download* e aplicação do questionário. Mais informações podem ser encontradas no *site* https://www.neura.edu.au/apps/ipeq/.

O IPEQ em si não contém orientações para classificação do nível de atividade física. Como recomendação usual da Organização Mundial da Saúde[9], os níveis gerais de atividade física planejada podem ser classificados como ativos, insuficientemente ativos ou inativos, a

Quadro 22.3 Códigos para cálculo do *Incidental and Planned Exercise Questionnaire* (IPEQ) – Versões W e WA

Questão	Resposta	Código
Q1, Q3	Nunca	0
	1 vez/semana	1
	2 vezes/semana	2
	3 vezes/semana	3
	4 vezes/semana	4
	5 vezes/semana	5
	6 vezes/semana	6
	7 vezes/semana	7
Q2, Q4	Nunca	0
	Menos de 30 minutos	0.250
	30 a 45 minutos	0.650
	Mais de 45 minutos	1.000
	1 a 2 horas	1.500
	2 a 4 horas	3.000
Q5, Q7	Todos os dias	7.000
	3 a 6 vezes/semana	4.500
	2 vezes/semana	2.000
	1 vez/semana	1.000
	Menos de 1 vez/semana	0.000
	Nunca	0
Q6, Q8, Q9, Q10	Nunca	0
	Menos de 15 minutos	0.125
	15 a 30 minutos	0.375
	30 minutos a 1 hora	0.750
	1 a 2 horas	1.500
	2 a 4 horas	3.000
	4 horas ou mais	5.000

Quadro 22.4 Cálculo dos escores para atividades planejadas e caminhada

Escore	Fórmula de cálculo
Atividade não planejada	(Q7 × Q8) + (Q9 × 7) + (Q10 × 7)
Caminhada	(Q5 × Q6) + (Q7 × Q8)
Atividade planejada	(Q1 × Q2) + (Q3 × Q4) +(Q5 × Q6)
Atividade de caminhada planejada	(Q5 × Q6)
Atividades de ginástica planejadas	(Q1 × Q2) + (Q3 × Q4)

depender das atividades consideradas, intensidade, frequência e duração para estimação do equivalente metabólico ou do tempo. Entretanto, Duarte e cols.[10] usaram o tempo de caminhada utilitária como exercício e total do IPEQ para classificar o nível de caminhada em idosos fisicamente ativos (>150 minutos/semana), insuficientemente ativos fisicamente (1 a 150 minutos/semana) e menos ativos fisicamente (0 minuto/semana). Essa classificação seguiu as recomendações das Diretrizes da Organização Mundial da Saúde sobre Atividade Física e Comportamento Sedentário[11] e estudos anteriores[12,13].

CONSIDERAÇÕES FINAIS

O diferencial do IPEQ está em contemplar atividades de intensidade leve, moderada e vigorosa que foram especificamente escolhidas para mensuração do nível de atividade física em idosos, sendo capaz de identificar idosos de diferentes faixas etárias com vários graus de incapacidade funcional. Como mencionado anteriormente, trata-se de um instrumento de aplicação fácil, rápida e que não necessita de muito treinamento. Além disso, apresenta como grande vantagem a possibilidade de calcular o escore de acordo com o objetivo da pesquisa, tornando mais precisa a interpretação dos resultados.

Assim como outros instrumentos autorrelatados, está sujeito ao viés de memória do participante, especialmente quando se pensa na versão WA, com tempo recordatório de 3 meses. Até o momento, a validação da adaptação cultural desse instrumento para a versão brasileira encontra-se disponível apenas em uma dissertação de mestrado.

Referências

1. Prince SA, Adamo KB, Hamel ME, Hardt J, Connor Gorber S, Tremblay M. A comparison of direct versus self-report measures for assessing physical activity in adults: a systematic review. Int J Behav Nutr Phys Act 2008;5:56.
2. Harris TJ, Owen CG, Victor CR, Adams R, Ekelund U, Cook DG. A comparison of questionnaire, accelerometer, and pedometer: measures in older people. Med Sci Sports Exerc 2009;41(7):1392-402.
3. Maher C, Szeto K, Arnold J. The use of accelerometer-based wearable activity monitors in clinical settings: current practice, barriers, enablers, and future opportunities. BMC Health Serv Res 2021;21(1):1064.
4. Dai S, Carroll DD, Watson KB, Paul P, Carlson SA, Fulton JE. Participation in Types of Physical Activities Among US Adults--National Health and Nutrition Examination Survey 1999-2006. J Phys Act Health 2015;12 Suppl 1:S128-40.
5. Ramalho JR, Lima-Costa MF, Firmo JO, Peixoto SV. Energy expenditure through physical activity in a population of community-dwelling Brazilian elderly: cross-sectional evidences from the Bambui Cohort Study of Aging. Cad Saúde Pública 2011;27 Suppl 3:S399-408.
6. Procter-Gray E, Leveille SG, Hannan MT, Cheng J, Kane K, Li W. Variations in Community Prevalence and Determinants of Recreational and Utilitarian Walking in Older Age. J Aging Res 2015;2015:382703.
7. Delbaere K, Hauer K, Lord SR. Evaluation of the incidental and planned activity questionnaire (IPEQ) for older people. Br J Sports Med 2010;44(14):1029-34.
8. Lima WP. Adaptação cultural para o português falado no Brasil e validação concorrente do Incidental and Planned Exercise Questionnaire para pessoas idosas. Dissertação de Mestrado em Fisioterapia – Universidade Cidade de São Paulo, 2014.
9. World Health Organization. Recommended population levels of physical activity for health in Global Recommendations on Physical Activity for Health Geneva: WHO, 2010.
10. Duarte DAC, Lima CA, Lima MCC, Perracini MR, Amorim JSC. Impact of the Covid-19 pandemic on the time of utilitarian walking and walking as exercise among brazilian community-dwelling older adults: The REMOBILIZE Study. J Aging Phys Activity 2021;13:1-9.
11. World Health Organization. Who guidelines on physical activity and sedentary behaviour. Genebra, 2020.
12. Corseuil GMW, Hallal PC, Brownson RC, D'Orsi E. Exploring Associations between Perceived Measures of the Environment and Walking among Brazilian Older Adults. Journal of Aging and Health 2016;29(1):45-67.
13. Romo-Perez V, Souto D, Mota J. Walking, bdy mass index, and self-rated health in a representative sample of Spanish adults. Cad Saúde Pública 2016;32(1).

Capítulo **23**

QUESTIONÁRIO
ACTIVE AUSTRALIA

Vitor Tigre Martins Rocha

INTRODUÇÃO

Na literatura são encontrados diferentes instrumentos para aferição da atividade física em idosos, desde questionários e medidas de autorrelato até medidas objetivas de grande precisão. Os diários de autorrelato registram o nível de atividade física no momento da prática da atividade[1,2]. Esses instrumentos eliminam possíveis vieses relacionados com a memória e a recordação. Na observação direta, um observador independente monitora e registra a atividade[3,4]. Esse método é flexível e valioso para coleta de informações contextuais e detalhes da atividade física.

Por outro lado, os acelerômetros são muito utilizados para caracterizações mais amplas, como cumprimento de diretrizes de saúde pública e classificação por níveis de atividade física, em razão de sua precisão, capacidade de capturar grandes quantidades de dados e facilidade de administração[5,6]. Os pedômetros, também objetivos, são instrumentos que medem o número de passos dados, e a simplicidade, o custo relativamente baixo e a capacidade de captar atividade física de curta duração tornam esses dispositivos populares. Esses instrumentos funcionam melhor para documentar mudanças relativas na atividade física ou classificar indivíduos quanto a seu nível de atividade[7].

O monitoramento da frequência cardíaca[8] é um indicador fisiológico de atividade física e gasto energético, fornecendo dados em tempo real sobre a frequência, a duração e a intensidade da atividade. O uso de braçadeiras é mais sensível para avaliação do gasto de energia associado a atividades complexas e não ambulatoriais, como caminhar enquanto carrega uma carga pesada[9-11].

Dentre os métodos disponíveis, os questionários de autorrelato são os mais utilizados na mensuração do nível de atividade física[12], porém dependem da capacidade de recordação dos indivíduos. Os questionários variam de acordo com o que medem e como os dados são obtidos e relatados, bem como de sua qualidade[1,13]. Os estudos de validação que comparam questionários de autorrelato são inconsistentes[14]; no entanto, suas vantagens incluem a relação custo-benefício, a facilidade de administração e a precisão na medição de atividade intensa[15,16].

Desenvolvido para medir a participação em atividades físicas de lazer e avaliar o conhecimento das mensagens atuais de saúde pública sobre os benefícios da atividade física para a saúde, o *Active Australia Questionnaire* foi implementado em 1997 para avaliação da eficácia da campanha *Active Australia* na localidade de New South Wales, de modo a promover a prática de atividade física[17].

METODOLOGIA

O *Active Australia Questionnaire* é um instrumento de uso público que registra a frequência e a duração das atividades físicas realizadas na semana que antecede a entrevista, sendo coletados dados referentes a caminhada, exercício vigoroso, tarefas domésticas, jardinagem e atividades moderadas.

A duração da atividade é registrada como tempo total na semana anterior. As atividades de jardinagem são capturadas separadamente. A questão pertinente à caminhada capta a caminhada como atividade de lazer, bem como meio de transporte. Desse modo, a caminhada moderada ou rápida, provavelmente associada a benefícios para a saúde, é registrada em vez da caminhada no trabalho, que na maioria dos casos não costuma ter intensidade ou duração suficiente para influenciar a saúde e estaria sujeita ao viés de recordação.

INTERPRETAÇÃO DOS RESULTADOS

Os dados obtidos sobre cada atividade podem ser analisados e calculados separadamente por meio das seguintes equações:

$$\text{Caminhada} = (\text{horas-caminhada} \times 60) + \text{minutos}$$
$$\text{Vigorosa} = (\text{horas-vigorosa} \times 60) + \text{minutos}$$
$$\text{Moderada} = (\text{horas-moderada} \times 60) + \text{minutos}$$

Para o cálculo do tempo de atividade global, soma-se o tempo gasto na atividade de caminhada e na atividade moderada ao dobro do tempo gasto na atividade vigorosa (não incluindo jardinagem e atividades no quintal). O tempo de atividade vigorosa é duplicado em virtude da maior intensidade da atividade vigorosa, conferindo assim maiores benefícios à saúde[17]:

$$\text{Tempo total} = \text{horas-caminhada} + \text{horas-moderada} + (2 \times \text{horas-vigorosa})$$

Obtido o tempo total das atividades, o nível de atividade física é classificado como mostra o Quadro 23.1.

Quadro 23.1 Cálculo do tempo total de atividade

Σ tempo total (em minutos)	Classificação do nível de atividade física
0	Sedentário
1 a 149	Insuficientemente ativo
≥ 150	Suficientemente ativo

Adaptação transcultural e propriedades psicométricas

Rocha e cols.[18] promoveram a adaptação transcultural e a confiabilidade do *Active Australia Questionnaire* para a população idosa brasileira (Quadro 23.2). Esse estudo metodológico, de corte transversal, realizado entre setembro de 2013 e fevereiro de 2014, é derivado de um estudo multicêntrico e internacional denominado *Back Complaints in the Elders* (BACE). Participaram do estudo idosos comunitários de 60 ou mais anos de idade, residentes na cidade de Belo Horizonte, sem distinção de cor, raça ou sexo, clinicamente estáveis e que apresentavam deambulação independente, com ou sem auxílio de dispositivo para marcha. Foram excluídos idosos que apresentavam déficits cognitivos segundo o Miniexame do Estado Mental (MEEM), de acordo com a escolaridade e a deficiência auditiva grave que impedisse a aplicação do questionário. Após a autorização dos autores que desenvolveram o instrumento[8], foi iniciado o processo de tradução e adaptação transcultural segundo os critérios propostos por Beaton e cols.[19].

Para equivalência cultural, foram avaliados pelo comitê de especialistas os exemplos citados no questionário. Na questão 2, sobre atividades físicas vigorosas, as atividades "ciclismo e tênis competitivo" foram alteradas para "futebol e descer e subir escadas ou ladeiras", uma vez que ciclismo e tênis competitivo não são esportes praticados por grande parte da população brasileira. Atividade "aeróbica" foi alterada para "ginástica", mais frequente entre a população brasileira idosa. O item "natação leve" foi substituído por "hidroginástica" e "tênis não competitivo" e "golfe" foram alterados para "limpeza de garagem ou calçada", "cuidar de crianças ou idosos" e "atividades religiosas de pé".

Quadro 23.2 Versão final da adaptação transcultural do *Active Australia Questionnaire* para idosos brasileiros

1) NA ÚLTIMA SEMANA, quantas vezes o(a) senhor(a) caminhou sem parar, por pelo menos 10 minutos, como diversão, exercício ou para ir e voltar de algum lugar? Vezes_____   Horas_____   Minutos_____
2) NA ÚLTIMA SEMANA, quantas vezes o(a) senhor(a) fez atividades vigorosas de jardinagem ou trabalho no quintal que tenham feito você respirar mais forte ou ficar ofegante? Vezes_____   Horas_____   Minutos_____
3) NA ÚLTIMA SEMANA, quantas vezes o(a) senhor(a) fez atividades físicas vigorosas que tenham feito você respirar mais forte ou ficar ofegante? (p. ex., corrida, ginástica, futebol, subir e descer escadas ou ladeiras, limpeza doméstica pesada etc.) Vezes_____   Horas_____   Minutos_____
4) NA ÚLTIMA SEMANA, quantas vezes o(a) senhor(a) fez atividades físicas moderadas de que ainda não tenha falado? (p. ex., dança em geral, natação leve [hidroginástica], limpeza doméstica leve, na calçada ou fora de casa, cuidar de crianças ou idosos e atividades religiosas de pé) Vezes_____   Horas_____   Minutos_____

Todas as alterações foram fundamentadas no *Compêndio de atividades físicas*, respeitando o gasto calórico em *Metabolic Equivalent of Task* (MET) correspondente. As atividades físicas vigorosas corresponderam a 7 ou 8 MET, e as moderadas, a 4 ou 4,5 MET[20].

Concluída a etapa de adaptação transcultural, a versão pré-final foi aplicada em 22 idosos da comunidade por meio de ligações telefônicas realizadas por dois examinadores previamente treinados e "cegados" quanto ao processo de coleta de dados. Quatro horas após a primeira aplicação, o segundo examinador conduzia a segunda (teste-reteste ou confiabilidade interexaminador). Seis horas após o segundo contato, o segundo examinador fazia uma nova aplicação (teste-reteste). Todas as coletas foram realizadas no intervalo de 24 horas, respeitando a peculiaridade do instrumento que avalia a atividade física na última semana.

A média de idade dos entrevistados foi de 72,5 ± 5,3 anos, e a escolaridade, 7,6 ± 3,9 anos. A confiabilidade teste-reteste obteve 0,97 de coeficiente de correlação intraclasse e 0,82 interexaminadores.

Referências

1. Sallis JF. Self-report measures of children's physical activity. J Sch Health 1991; 61(5):215-9.
2. van der Ploeg HP, Merom D, Chau JY, Bittman M, Trost SG, Bauman AE. Advances in population surveillance for physical activity and sedentary behavior: reliability and validity of time use surveys. Am J Epidemiol 2010; 172(10):1199-206.
3. McKenzie TL, Marshall SJ, Sallis JF et al. Leisure-time physical activity in school environments: an observational study using SOPLAY. Prev Med 2000; 30(1):70-7.
4. Sleap M, Warburton P. Physical activity levels of 5–11-year-old children in England: cumulative evidence from three direct observation studies. Int J Sports Med 1996; 17(4):248-53.
5. Westerterp KR. Assessment of physical activity: a critical appraisal. Eur J Appl Physiol 2009; 105(6):823-8.
6. Tudor-Locke C, Brashear MM, Johnson WD et al. Accelerometer profiles of physical activity and inactivity in normal weight, overweight, and obese U.S. men and women. Int J Behav Nutr Phys Act 2010; 7:60.
7. Trost SG. Objective measurement of physical activity in youth: current issues, future directions. Exerc Sport Sci Rev 2001; 29(1):32-6.
8. Schmidt MD, Blizzard CL, Venn AJ et al. Practical considerations when using pedometers to assess physical activity in population studies: lessons from the Burnie Take Heart Study. Res Q Exerc Sport 2007; 78(3):162-70.
9. Janz KF. Use of heart rate monitors to assess physical activity. In: Welk GJ, editor. Physical Activity Assessments for Health-Related Research. Human Kinetics; Champaign, 2002: 143-61.
10. Welk GJ, McClain JJ, Eisenmann JC et al. Field validation of the MTI Actigraph and Body Media arm band monitor using the IDEEA monitor. Obesity 2007; 15(4):918-28.
11. Johannsen DL, Calabro MA, Stewart J et al. Accuracy of armband monitors for measuring daily energy expenditure in healthy adults. Med Sci Sports 2010; Exerc 42(11):2134-40.
12. Castillo-Retamal M, Hinckson EA. Measuring physical activity and sedentary behaviour at work: a review. Work 2011; 40(4):345-57.
13. Jacobs DR, Jr, Ainsworth BE, Hartman TJ et al. A simultaneous evaluation of 10 commonly used physical activity questionnaires. Med Sci Sports Exerc 1993; 25(1):81-91.
14. Westerterp KR. Assessment of physical activity: a critical appraisal. Eur J Appl Physiol 2009; 105(6):823-8.
15. Besson H, Brage S, Jakes RW et al. Estimating physical activity energy expenditure, sedentary time, and physical activity intensity by self-report in adults. Am J Clin 2010; Nutr 91(1):106-14.
16. Ishikawa-Takata K, Tabata I, Sasaki S et al. Physical activity level in healthy free-living Japanese estimated by doubly labelled water method and International Physical Activity Questionnaire. Eur J Clin Nutr 2008; 62(7):885-91.

17. Australian Institute of Health and Welfare (AIHW). 1999 Physical activity survey: methods, coding manual and questionnaire. Maryville (NSW): Hunter Valley Research Foundation; 2003 [Acesso em 2006 nov 3]; Disponível em: http://www.aihw.gov.au/WorkArea/DownloadAsset.aspx?id=6442454902.
18. Rocha VTM, Soares TM, Leopoldino AAO et al. Adaptação transcultural e confiabilidade do Active Australia Questionnaire para idosos. Rev Bras Medicina do Esporte 2017; 23:46-9.
19. Beaton DE, Bombardier C, Guillemin F, Ferraz MB. Guidelines for the process of cross-cultural adaptation of self-report measures. Spine 2000; 25(24):3186-91.
20. Ainsworth BE, Haskell WL, Whitt MC et al. Compendium of Physical Activities: an update of activity codes and MET intensities. Med Sci Sports Exerc 2000; 32(Suppl 9):498-504.

Capítulo 24

ESCALA DE AVALIAÇÃO DE FRAGILIDADE DE EDMONTON

Mirian Nunes Moreira

INTRODUÇÃO

A avaliação do desempenho e da funcionalidade do paciente idoso e em cuidados paliativos é de fundamental importância não só para o acompanhamento da curva evolutiva da doença e estadiamentos, mas para as tomadas de decisão para elaboração do plano de cuidados, tomada de decisões complexas e predição de prognósticos de alta e de óbito[1,2].

O maior objetivo e principal tarefa da equipe multidisciplinar que atua em cuidados paliativos consiste na avaliação sistemática do doente, buscando identificar parâmetros que possam orientar e apoiar de maneira científica e clínica a elaboração do diagnóstico do paciente, assim como avaliações e reavaliações dos sintomas que o agridem, procurando, de modo individualizado e com conhecimento teórico e científico refinado, promover os melhores manejo e controle desses sintomas e a prevenção de outros sintomas e comorbidades que possam vir a acompanhar a doença de base, comprometendo a qualidade de vida do paciente[2-4].

As avaliações e reavaliações sistemáticas, precisas e acuradas constituem a melhor ferramenta para uma boa paliação dos sintomas, sendo fundamentais para elaboração do plano de cuidados para o indivíduo idoso frágil e portador de doença grave, evolutiva e em cuidados paliativos. Esses cuidados são caracterizados por ações coordenadas, oferecidas por equipe multidisciplinar, que visam ao impecável controle de todos os sintomas que prejudicam a qualidade de vida do indivíduo portador de doença grave e de sua família, assim como objetivam a prevenção de desfechos adversos e comorbidades que possam cursar paralelamente à doença de base[1,2].

São necessários instrumentos de avaliação multidimensionais específicos para uso em cuidados paliativos e que tenham passado por adaptação transcultural para a língua portuguesa falada no Brasil, uma vez que o uso de escalas, questionários e testes adaptados e validados para a população brasileira é de fundamental importância para uma boa avaliação em cuidados paliativos[5-7].

Em 2006, Rolfson e cols.[8], da Universidade de Alberta, em Edmonton, Canadá, desenvolveram um instrumento de detecção de fragilidade em pessoas idosas, a *Edmonton Frail Scale* (EFS)[10], que foi estudada em outras línguas e culturas (Quadro 24.1).

Em 2008, após autorização do autor principal, Fabrício-Wehbe promoveu a adaptação cultural e validação da EFS para a língua portuguesa, possibilitando seu uso no Brasil[11].

METODOLOGIA

Elaborada em 2002 pelo grupo *Canadian Initiative on Frailty and Aging* (CIF-A) a partir do estudo da própria clínica de detecção de fragilidade em pessoas idosas, a EFS é considerada uma escala abrangente, uma vez que leva em conta aspectos cognitivos, humor e suporte social, os quais são considerados indicadores de fragilidade entre idosos[8].

A avaliação multidimensional do idoso é uma oportunidade para o profissional de saúde detectar fatores de risco para fragilidade e/ou intervir de maneira preventiva no surgimento ou agravamento dessa condição multidimensional, heterogênea e instável que se diferencia da deficiência e do processo de envelhecimento natural e saudável.

Outros estudos associaram o uso da escala à predição de resultados adversos em pacientes idosos e submetidos a tratamento de radioterapia, à identificação de pacientes elegíveis como frágeis para tratamento com quimioterapia, visando minimizar resultados adversos em idosos com câncer colorretal submetidos a esse procedimento, e à estratificação do estado de fragilidade em idosos institucionalizados relacionado com condições geriátricas multidimensionais[12-15].

A EFS analisa nove domínios – cognição, estado geral de saúde, independência funcional, suporte social, uso de medicamentos, nutrição, humor, continência e desempenho funcional – investigados em 11 itens (Quadro 24.2). A pontuação máxima é 17, que representa o nível mais elevado de fragilidade[9].

Os escores para análise de fragilidade são: 0 a 4 – não apresenta fragilidade; 5 a 6 – aparentemente vulnerável; 7 a 8 – fragilidade leve; 9 a 10 – fragilidade moderada; 11 ou mais – fragilidade severa[16].

Os resultados obtidos após a adaptação cultural da escala confirmam a validade de conteúdo, construto e critério do instrumento adaptado, mas o autor recomenda que o instrumento seja testado em outros grupos[11,16].

Os escores da EFS estão representados no Quadro 24.3[10].

CONSIDERAÇÕES FINAIS

A EFS é considerada uma escala abrangente por examinar indicadores de fragilidade entre idosos capazes de identificar e estratificar fragilidade em grupos de pessoas idosas frágeis e institucionalizados, além de auxiliar a predição de resultados adversos em pacientes idosos em tratamento de radioterapia e ajudar a estabelecer sua associação a condições geriátricas multidimensionais.

Capítulo 24 • Escala de avaliação de fragilidade de Edmonton

Quadro 24.1 Escala de Fragilidade de Edmonton (versão em português consensual final [VPCF])

( ) idoso ( ) cuidador/familiar
Coluna B_____× 1 pt=_____ Coluna B_____× 1 pt=_____ Total de pontos: _____/17
INSTRUÇÕES: para cada item, por favor, marque apenas uma opção na coluna A, B ou C. Itens marcados na coluna A valem zero. Conte um ponto para cada item marcado na coluna B. Conte dois pontos para cada item marcado na coluna C. Se houver dúvida com relação à cognição do paciente, peça para ele inicialmente completar o teste do desenho do relógio (TDR). Caso o paciente não seja aprovado nesse teste, solicite ao cuidador que responda o restante das perguntas da escala de fragilidade.

Método de pontuação TDR da EFS

O TDR da EFS foi pontuado da seguinte maneira:

Aprovado: todos os ponteiros e números estão presentes nas devidas posições. Não há adições ou duplicidades

Reprovado com erros mínimos: todos os ponteiros e números estão presentes. Os ponteiros estão corretamente posicionados. No entanto, os ponteiros têm o mesmo comprimento e/ou pequenos erros de espaçamento. Um "erro de espaçamento" existe se, após sobrepor a transparência-alvo e fazer a rotação para a melhor pontuação, ocorre qualquer uma das situações abaixo:

Algum número está posicionado na porção interior do círculo

Há mais ou menos de três números em qualquer um dos quadrantes

Reprovado com erros significativos:

Colocação dos ponteiros de hora e minuto fora do círculo

Uso inapropriado dos ponteiros do relógio, de modo que o paciente tenta usar um *display* digital ou circula os números em vez de usar ponteiros

Os números estão amontoados em um extremo do relógio (p. ex., qualquer quadrante contém menos de dois números) ou os números estão em ordem contrária

Ocorrem outras distorções quanto à sequência ou mesmo uma possível distorção da integridade da face do relógio (disposição dos números e ponteiros)

Uma reprovação com erros significativos sugere déficit cognitivo

N.1) Cognição TESTE DO DESENHO DO RELÓGIO (TDR): Por favor, imagine que este círculo é um relógio. Eu gostaria que você colocasse os números nas posições corretas e que depois incluísse os ponteiros de forma a indicar "11 horas e 10 minutos". (0) Aprovado (1) Reprovado com erros mínimos (2) Reprovado com erros significativos	TDR _____

(Continua)

Quadro 24.1 Escala de Fragilidade de Edmonton (versão em português consensual final [VPCF]) *(continuação)*

N.2) Estado geral de saúde a) Nos últimos 12 meses, quantas vezes você foi internado? (0) 0 (1) 1 a 2 (2) > 2	EESTSAU____

b) De modo geral, como você descreveria sua saúde? (escolha uma alternativa)
 	
  (0) Excelente   (1) Razoável   (2) Ruim
  (0) Muito boa
  (0) Boa
	EDSAU_____

N.3) Independência funcional
Em quantas das seguintes atividades você precisa de ajuda?
 	
  (0) 0-1   (1) 2-4   (2) 5-8
 	
  Preparar refeição (cozinhar)   Fazer compras   Cuidador do dinheiro
 	
  Transporte (locomoção de   Usar o telefone   Tomar remédios
  um lugar para outro)
 	
  Cuidar da casa (limpar/   Lavar a roupa
  arrumar casa)
	EINFUNC____

N.4) Suporte social Quando você precisa de ajuda, você pode contar com a ajuda de alguém que atenda as suas necessidades? (0) Sempre (1) Algumas vezes (2) Raramente	EAJUDA_____

N.5) Uso de medicamentos
Normalmente, você usa cinco ou mais remédios diferentes e receitados (pelo médico)?
 	
  (0) Não   (1) Sim
Algumas vezes você esquece de tomar os seus remédios?
  (0) Não   (1) Sim
	EUMED_____
	EVEZES_____

N.6) Nutrição Recentemente você tem perdido peso de modo que suas roupas estão mais folgadas? (0) Não (1) Sim	ENUT_____
N.7) Humor Você se sente triste ou deprimido(a) com frequência? (0) Não (1) Sim	EHUMOR____
N.8) Continência Você tem problemas de perder o controle da urina sem querer (segurar urina)? (0) Não (1) Sim	ECONT_____
N.9) Desempenho funcional FAVOR OBSERVAR: PONTUE este item do teste como > 30 segundos se: o indivíduo mostrar-se relutante ou incapaz de completar o teste para realização do teste o paciente necessita andador (ou bengala) ou precisa de auxílio de outra pessoa TESTE "LEVANTE E ANDE" CRONOMETRADO: "Eu gostaria que você se sentasse nesta cadeira com suas costas e braços apoiados. Quando eu disser 'VÁ', por favor, fique em pé e ande normalmente até a marca no chão (aproximadamente 3m de distância), volte para a cadeira e sente-se novamente." (Se for omitir este item, marque o item 3) (0) 0 a 10s (1) 11 a 20s (2) > 20s	EDPFUNC___

(Continua)

Quadro 24.1. Escala de Fragilidade de Edmonton (versão em português consensual final [VPCF]) *(continuação)*

Transparência-alvo: a transparência-alvo é reproduzida como um círculo (10cm de diâmetro) com duas linhas perpendiculares cruzando o ponto central do círculo, criando quatro quadrantes. Um círculo menor (5cm de diâmetro) também é desenhado no interior do primeiro círculo, com o ponto central em comum. A transparência final deve ter a seguinte aparência: 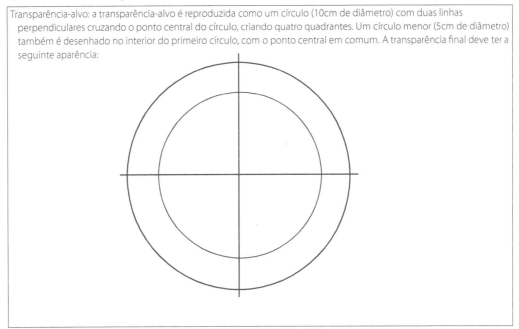

Quadro 24.2 Domínios da Escala de Fragilidade de Edmonton (EFS)

A	– **Cognição:** teste do relógio (*clocktest*) para deficiência cognitiva (um item)
B	– **Estado geral de saúde** (dois itens)
C	– **Independência funcional** (um item)
D	– **Suporte social** (um item)
E	– **Uso de medicamentos** (dois itens)
F	– **Nutrição** (um item)
G	– **Humor** (um item)
H	– **Continência** (um item)
I	– **Desempenho funcional:** levante-se e ande (*get up and go*) para equilíbrio e mobilidade (um item)

Quadro 24.3 Classificação da fragilidade por meio da Escala de Fragilidade de Edmonton

0 a 4	Não apresenta fragilidade
5 a 6	Aparentemente vulnerável
7 a 8	Fragilidade leve
9 a 10	Fragilidade moderada
11 ou mais	Fragilidade severa

Entre os escores de fragilidade apresentados na escala, a pontuação 5 a 6 (aparentemente vulnerável) sinaliza a detecção precoce da vulnerabilidade, possibilitando a elaboração de um plano de ações para aumentar a resistência aos estressores externos e internos, visando postergar e/ou afastar a fragilidade no idoso avaliado.

A EFS é considerada uma escala pequena e de fácil manuseio. Todos os estudos se mostram favoráveis a seu uso em pacientes idosos e que apresentam condições adversas de saúde.

Referências

1. Cherny NI, Fallon MT, Kaasa S et al. Oxford textbook of palliative medicine. 2015. 1281p.
2. Carvalho RTD, Parsons HA. Manual de cuidados paliativos – ANCP. Ampliado e atualizado. 2 ed. 2012.
3. Freitas EVFLP. Tratado de geriatria e gerontologia. 4 ed. 2016. 1651p.
4. WHO. The global atlas of palliative care at end of life. World Health Organization, 2014.
5. Anderson F, Downing GM, Hill J et al. Palliative performance scale (PPS): a new tool. Journal of Palliative Care 1996; 12:5-11.
6. Karnofsky DA, Burchenal JH. The clinical evaluation of chemotherapeutic agents in cancer. In: Macleod CM (ed.) Evaluation of chemotherapeutic agents, New York: Columbia University, 1949: 146.
7. Dudgeon DJ, Harlos M, Clinch JJ. The Edmonton Symptom Assessment Scale (ESAS) as an audit tool. Journal of Palliative Care 1999; 15:14-9.
8. Fried LP, Tangen CM, Walston J et al. Frailty in older adults: evidence for a phenotype. J Gerontol A Biol Sci Med Sci 2001; 56:M146-156.
9. Lourenço RA, Mello RGB, Santos IM et al. Consenso Brasileiro de Fragilidade em Idosos: conceitos, epidemiologia e instrumentos de avaliação – Brazilian consensus on frailty in older people: concepts, epidemiology and evaluation instruments. Geriatr Gerontol Aging 2018; 12(2):121-35.
10. Rolfson DB, Majumdar SR, Tsuyuki RT, Tahir A, Rockwood K. Validity and reliability of the Edmonton Frail Scale. Ageing 2006; 35(5):526-9.
11. Fabrício-Wehbe SCC, Vendrusculo TRP, Haas VJ, Dantas RAS, Rodrigues RAP. Adaptação cultural e validade da Edmonton Frail Scale – EFS em uma amostra de idosos brasileiros. Rev Latino-am Enfermagem 2009; 17(6):1043-9.
12. Meyers BM, Al-Shamsi HO, Rask S et al. Utility of the Edmonton Frail Scale in identifying frail elderly patients during treatment of colorectal cancer. J Gastrointest Oncol 2017; 8:32-8.
13. Poh AWY, Teo SP. Utility of frailty screening tools in older surgical patients. Ann Geriatr Med Res 2020; 24:75-82.
14. Perna S, Francis MD, Bologna C et al. Performance of Edmonton Frail Scale on frailty assessment: its association with multi-dimensional geriatric conditions assessed with specific screening tools. BMC Geriatr 2017; 17:2.
15. Nguyen AT, Nguyen TX, Nguyen TN et al. The impact of frailty on prolonged hospitalization and mortality in elderly inpatients in Vietnam: a comparison between the frailty phenotype and the Reported Edmonton Frail Scale. Clin Interv Aging 2019; 14:381-8.
16. Fabrício-Wehber SCC. Adaptação Cultural da "Edmonton Frail Scale" (FES): escala de avaliação de fragilidade em idosos. Doutorado, Universidade de Ribeirão Preto da Universidade de São Paulo, 2008.

Capítulo **25**

PALLIATIVE PERFORMANCE SCALE

Mirian Nunes Moreira

INTRODUÇÃO

Segundo a definição da Organização Mundial da Saúde (OMS), revisada em 2002, cuidado paliativo (CP) é uma abordagem voltada para a qualidade de vida tanto dos pacientes como de seus familiares, quando esses se encontram diante de problemas associados a doenças graves que põem em risco a continuidade da vida. A atuação busca a prevenção e o alívio do sofrimento mediante o reconhecimento precoce, a avaliação precisa e criteriosa e o tratamento impecável de sintomas que agridem o paciente e prejudicam a qualidade de vida, como dor, dispneia, lesões da pele e outros sintomas físicos, psicossociais e espirituais[1-3].

Os CP devem ser iniciados no momento do diagnóstico e seguir paralelamente ao tratamento modificador da doença, incluindo as investigações necessárias para melhores entendimento e gerenciamento da doença e de seu curso, visando à prevenção de eventos adversos[2].

As avaliações são de fundamental importância para elaboração de diagnósticos e intervenções que objetivem não somente o alívio dos sintomas estressantes, mas auxiliem a elaboração do plano de cuidados, a otimização e dispensação de medicamentos, os gastos com medicação e materiais e até a predição de prognósticos de óbito.

As avaliações devem ser conduzidas por profissionais da área de saúde capacitados e qualificados para atuar em CP com recursos e ferramentas específicas, como testes, questionários e escalas, sempre que possível adaptadas transculturalmente para o português falado no Brasil[4,5].

METODOLOGIA

A *Palliative Performance Scale* (PPS)[6] foi criada em 1996, no Victoria Hospice, em Colúmbia, no Canadá, e apresentada como uma nova ferramenta, baseada na escala *Karnofsky Performance Status* (KPS)[7], que orienta a avaliação do desempenho funcional e fornece uma estrutura para medir o progressivo declínio da funcionalidade em portadores de doenças graves, evolutivas, degenerativas, avançadas e que se encontram em CP. A versão traduzida para o português, reconhecida como oficial pelo Victoria Hospice, é apresentada na Figura 25.1.

Elaborada como uma nova ferramenta de avaliação capaz de refletir a mudança da condição física do paciente em CP, a PPS inclui fatores relacionados com declínio físico, diminuição na ingestão alimentar, mobilidade e nível de consciência. Por ser um reflexo do estado físico, pode ser usada para auxiliar o prognóstico de terminalidade da vida e planejamento de programas relacionados com controle dos sintomas, custo dos medicamentos, serviços de enfermagem e necessidade de cuidadores auxiliares e temporários[8].

Na PPS, o desempenho físico é dividido em 11 categorias e medido a cada 10% em níveis decrescentes que variam de "totalmente ambulatorial, saudável (100%)" até "morte (0%)". Os fatores que diferenciam esses níveis são baseados em cinco parâmetros observáveis: (1) grau de deambulação; (2) capacidade de realizar atividades e extensão da doença; (3) habilidade de cuidar de si; (4) ingestão de alimentos/líquidos, e (5) estado de consciência.

A escala deve ser lida da esquerda para a direita e de cima para baixo. Os fatores que se encontram à esquerda da tabela serão sempre preponderantes em relação aos localizados à direita. A PPSv2, elaborada após revisão realizada em 2001, substitui a PPS e vem acompanhada de um manual de instruções com definições dos termos presentes na escala e que devem ser consultados para a tomada de decisão relacionada com o valor percentual da PPS que melhor defina o estado do paciente no momento da avaliação[8].

A PPSv2, é usada internacionalmente – muitos países e culturas realizaram a adaptação transcultural para suas respectivas populações. No Brasil, seu uso é crescente nas unidades de CP, ambulatórios e domicílios, porém suas propriedades psicométricas não foram completamente estudadas, assim como não existe uma versão rigorosamente adaptada para o português falado no país[8-15].

A avaliação funcional é fundamental para o acompanhamento da curva evolutiva da doença e é imprescindível para a tomada de decisões e o prognóstico de óbito em CP independentemente da etiologia das doenças, incluindo as neurodegenerativas e as demências[1]. A PPSv2 é utilizada como instrumento de comunicação entre os membros da equipe, além de auxiliar as tomadas de decisão em relação à alocação de equipamentos médico-hospitalares, medicação e recursos humanos, bem como o prognóstico de óbito.

Constituem orientações específicas para aplicação da escala:

- Os parâmetros à esquerda têm precedência.
- Convém encontrar o melhor ajuste horizontal.
- O julgamento clínico quanto ao melhor ajuste horizontal irá substituir quaisquer ambiguidades.
- Cabe considerar não o que o paciente está fazendo, mas o que é capaz de fazer.
- As definições preestabelecidas devem ser consideradas importantes.
- A PPSv2 é simples, mas não é fácil.

VICTORIA HOSPICE

Escala de Desempenho em Cuidados Paliativos Versão 2 (EDCP v2)

Tradução brasileira para a língua portuguesa
Portuguese Brazilian translation of Palliative Performance Scale (PPS version 2)

PPS	Deambulação	Atividade e evidência da doença	Autocuidado	Ingesta	Nível de consciência
PPS 100%	Completa	Atividade normal e trabalho; sem evidência de doença	Completo	Normal	Completo
PPS 90%	Completa	Atividade normal e trabalho; alguma evidência de doença	Completo	Normal	Completo
PPS 80%	Completa	Atividade normal com esforço; alguma evidência de doença	Completo	Normal ou reduzida	Completo
PPS 70%	Reduzida	Incapaz para o trabalho; doença significativa	Completo	Normal ou reduzida	Completo
PPS 60%	Reduzida	Incapaz para *hobbies*/trabalho; doença significativa	Assistência ocasional	Normal ou reduzida	Completo ou períodos de confusão
PPS 50%	Maior parte do tempo sentado ou deitado	Incapacitado para qualquer trabalho; doença extensa	Assistência considerável	Normal ou reduzida	Completo ou períodos de confusão
PPS 40%	Maior parte do tempo acamado	Incapaz para a maioria das atividades; doença extensa	Assistência quase completa	Normal ou reduzida	Completo ou sonolência ± confusão
PPS 30%	Totalmente acamado	Incapaz para qualquer atividade; doença extensa	Dependência completa	Normal ou reduzida	Completo ou sonolência ± confusão
PPS 20%	Totalmente acamado	Incapaz para qualquer atividade; doença extensa	Dependência completa	Mínima a pequenos goles	Completo ou sonolência ± confusão
PPS 10%	Totalmente acamado	Incapaz para qualquer atividade; doença extensa	Dependência completa	Cuidados com a boca	Sonolento ou coma ± confusão
PPS 0%	Morte	—	—	—	—

Tradução de Maria Goretti Sales Maciel e Ricardo Tavares de Carvalho, São Paulo.
Victoria Hospice Society, 2009.

Figura 25.1 Escala de Desempenho em Cuidados Paliativos, versão 2 (EDCPv2) (*continua*).

Seção II • Instrumentos de avaliação – Medidas de desempenho baseadas em relato

INSTRUÇÕES PARA O USO DO PPS (VEJA TAMBÉM AS DEFINIÇÕES DOS TERMOS)

1- Os escores PPS são determinados lendo-se a tabela na horizontal, em cada linha, até encontrar o nível ou características que "melhor se adequam" ao paciente que está sendo avaliado.

2- Comece com a coluna à esquerda e leia de cima para baixo até encontrar a descrição de "deambulação" apropriada. Siga então para a próxima coluna, leia-a de cima para baixo novamente até encontrar a descrição de "atividade ou evidência de doença" apropriada. Esses passos são repetidos por todas as cinco colunas antes de atribuir o PPS ao paciente. Note que as colunas mais à esquerda são características mais "fortes" na determinação do escore e, em geral, assumem maior importância sobre as outras.

Exemplo 1: Um paciente que permaneça a maior parte do dia sentado ou deitado devido à fadiga causada por uma doença avançada, que requeira assistência considerável para caminhar mesmo pequenas distâncias, que seja plenamente consciente e tenha ingestão alimentar boa seria caracterizado com PPS de 50%.

Exemplo 2: Um paciente que tenha se tornado tetraplégico, requerendo cuidado total, teria PPS de 30%. Embora esse paciente possa ser colocado em uma cadeira de rodas (e talvez considerado com PPS de 50%), o escore é 30% porque, de outra forma, ele seria totalmente restrito ao leito devido a doença ou complicações se não fosse pela ajuda do cuidador. O paciente pode ter ingestão alimentar e nível de consciência normais.

Exemplo 3: Entretanto, se o paciente do exemplo 2 fosse paraplégico e restrito ao leito, mas ainda fosse capaz de autocuidar-se, como, por exemplo, comer sem auxílio, então o PPS seria algo como 40% ou 50%, desde que o paciente não necessite de cuidados o tempo todo.

3- O PPS sempre apresenta incrementos de 10% . Às vezes é muito fácil identificar, em uma ou mais colunas, qual é a descrição que mais se adequa ao paciente. Entretanto, em uma ou duas colunas pode parecer que a descrição que mais se adequa esteja em um nível maior ou menor. Nesse contexto, deve-se escolher, como um todo, o nível que melhor descreva a condição do paciente. Escolher um "meio-termo", como, por exemplo, um PPS de 45%, não é correto. A combinação de julgamento clínico à "importância maior das colunas da esquerda" é usada para determinar se 40% ou 50% são o escore mais apropriado para o paciente.

4- O PPS tem muitas utilidades. Primeiro, é um excelente instrumento de comunicação que descreve rapidamente o estado funcional atual do paciente. Segundo, pode ser útil como critério de avaliação de capacidade de trabalho e outras medidas e comparações. Além disso, parece ter valor prognóstico.

DEFINIÇÃO DE TERMOS PARA O PPS
Como exposto abaixo, alguns termos têm significados semelhantes. As diferenças são mais perceptíveis à medida que se lê, horizontalmente, através de cada linha, até encontrar a que mais se adequa como um todo, usando as informações das cinco colunas.

1- Deambulação
Os termos "maior parte do tempo sentado ou deitado", "maior parte do tempo acamado" e "totalmente acamado" são muito semelhantes. As pequenas diferenças estão relacionadas a itens da coluna "autocuidado". Por exemplo, "totalmente acamado" como PPS 30% se deve a profunda fraqueza ou paralisia, de tal forma que o paciente não apenas não consiga sair da cama, mas também não seja capaz de nenhuma atividade de autocuidado. A diferença entre "maior parte do tempo sentado ou deitado" e "acamado" é proporcional à quantidade de tempo em que o paciente é capaz de se sentar *versus* sua necessidade de deitar-se.

Deambulação reduzida caracteriza os PPS 60% e 70%. Usando a coluna adjacente, a redução na deambulação está ligada à inabilidade de desempenhar seu trabalho normalmente, atividades em casa e *hobbies*. A pessoa ainda é capaz de caminhar e transferir-se sozinha, mas com PPS de 60% necessita assistência ocasional.

2- Atividade e evidência da doença
"Alguma evidência de doença", "doença significativa" e "doença extensa" referem-se a características físicas e clínicas que evidenciam graus de progressão. Por exemplo, em câncer de mama, uma recidiva local poderia implicar "alguma evidência de doença", uma ou duas metástases no pulmão ou ossos poderia implicar "doença significativa", enquanto múltiplas metástases em pulmão, ossos, fígado, cérebro, hipercalcemia e outras complicações importantes poderiam caracterizar "doença extensa". A extensão pode também se referir à progressão da doença a despeito dos tratamentos. Na AIDS, "alguma evidência de doença" poderia significar a transição de HIV para AIDS, "doença significativa" implicaria progressão no declínio físico, sintomas novos ou de manuseio difícil e baixas contagens CD4/CD8. "Doença extensa" refere-se a uma ou mais complicações graves com ou sem a continuidade do uso de antirretrovirais, antibióticos etc.

Figura 25.1 Escala de Desempenho em Cuidados Paliativos, versão 2 (EDCPv2) (*continuação*).

A extensão da doença é também avaliada no contexto da habilidade de manutenção das atividades de trabalho e *hobbies*. Declínio na atividade pode significar, por exemplo, que a pessoa ainda joga golfe, mas reduz seu jogo de 18 para 9 buracos, ou somente 3, ou a seu *handcap*. Pessoas que gostem de andar reduzirão gradualmente a distância percorrida, embora possam continuar tentando andar, às vezes até o período próximo da morte (p. ex., tentando andar nos corredores).

3-Autocuidado
"Assistência ocasional" significa que na maioria do tempo o paciente é capaz de transferir-se para fora do leito, caminhar, tomar banho, ir ao banheiro e comer por si só, mas que ocasionalmente (talvez uma vez ao dia ou poucas vezes na semana) requeira pequena assistência.

"Assistência considerável" significa que regularmente, todos os dias, o paciente necessita de ajuda, em geral de uma pessoa, para desempenhar algumas atividades acima citadas. Por exemplo, a pessoa necessita ajuda para ir ao banho, mas é capaz de escovar seus dentes ou pelo menos lavar suas mãos e o rosto. Os alimentos precisarão, com frequência, ser cortados, mas o paciente é capaz de comê-los como quiser.

"Assistência quase completa" é uma extensão de "considerável". Usando o exemplo acima, o paciente agora necessita ajuda para levantar-se, lavar seu rosto e escovar os dentes, mas em geral pode comer sozinho ou com ajuda mínima. Isso pode variar de acordo com a fadiga que apresente durante o dia.

"Dependência completa" significa que o paciente é totalmente incapaz de comer sem ajuda, ir ao banheiro ou realizar qualquer autocuidado. Dependendo da situação clínica, o paciente pode ou não mastigar e engolir o alimento preparado e a ele servido.

4-Ingestão
Mudanças na ingestão alimentar são fáceis de compreender. "Ingestão normal" se refere aos hábitos normais de alimentação da pessoa enquanto sadia. "Ingestão reduzida" significa qualquer redução nesse padrão e é muito variável de acordo com as circunstâncias individuais. "Ingestão mínima a pequenos goles" refere-se a quantidades muito pequenas, em geral pastosas ou líquidas, que estão bem abaixo das necessidades nutricionais.

5-Nível de consciência
"Completo" implica estado de alerta total e orientação com boas habilidades cognitivas em vários domínios de pensamento, memória etc. "Confusão" é usado para descrever a presença de delírio ou demência e é um nível de consciência reduzido. Pode ser leve, moderado ou grave e com várias possibilidades etiológicas. "Sonolência" implica fadiga, efeito colateral de fármacos, delírio ou proximidade da morte e é às vezes incluído no conceito de estupor. "Coma" nesse contexto é a ausência de resposta a estímulo físico ou verbal; alguns reflexos podem ou não estar presentes. A profundidade do coma pode flutuar ao longo das 24 horas do dia.

A Escala de Desempenho em Cuidados Paliativos versão 2 (EDCP v2) é de autoria da Victoria Hospice Society e substitui a primeira EDCP publicada em 1996 [J Pali Care 9(4):26-32]. Ela não pode ser alterada de nenhuma forma diferente da orientada e descrita aqui. Ela pode ser usada por Serviços após o reconhecimento apropriado. Disponível em formato PDF eletrônico sob pedido pelo e-mail edu.hospice@viha.ca. Correspondência deve ser enviada ao Director Education and Research, Victoria Hospice Society, 2952 Bay Street, Victoria BC, V8R 1J8, Canadá.

We would like to thank Maria Goretti Sales Macie and Ricardo Tavares de Carvalho for their translation. Dr. Maciel may be contact as well as Victoria Hospice.

Maria Goretti Sales Maciel
Medical Director Palliative Care Service
Hospital do Servidor Público Estadual de São Paulo
Rua Pedro de Toledo 1800, Vila Clementino, São Paulo
CEP 04039-000 SP – Brasil
e-mail: macielmg@uol.com.br

Figura 25.1 Escala de Desempenho em Cuidados Paliativos, versão 2 (EDCPv2) *(continuação)*.

200 Seção II • Instrumentos de avaliação – Medidas de desempenho baseadas em relato

A escala não pode ser alterada ou usada de outra maneira que não seja a orientada e descrita nas instruções de uso. Deve ser utilizada preferencialmente por serviços, após reconhecimento apropriado, e encontra-se disponível em formato PDF eletrônico sob pedido pelo *e-mail* edu.hospice@vilga.ca (Dr. G. Michael Downing, MD. Victoria Hospice Society. July, 2020).

INTERPRETAÇÃO DOS RESULTADOS

A PPSv2 já foi traduzida para vários idiomas, e suas propriedades psicométricas já foram e continuam sendo estudadas por países interessados em usar a escala em sua população. Em todos os estudos realizados, a escala mostrou confiabilidade e validade e revelou-se adequada para avaliação do desempenho de pacientes com doença grave e que recebem CP. No Quadro 25.1 encontra-se a síntese dos resultados dos estudos de validação e de confiabilidade realizados em diferentes localidades. Apesar de a escala ter sido lançada em 1996, o estudo da confiabilidade e validade de conteúdo só foi realizado em 2008 pelo mesmo grupo que a desenvolveu[8].

Quadro 25.1 Síntese dos estudos que validaram a *Palliative Performance Scale* (PPS) e sua segunda versão (PPSv2) e interpretação dos resultados

Título do estudo	País	Ano	Tipo do estudo	Conclusões
Validade da escala PPS em uma perspectiva de sobrevivência em CP	Japão	1999	Prospectivo Validade preditiva	PPS ↑→ sobrevida Ferramenta útil
Validação da PPS para pacientes internados em uma unidade de CP	Austrália	2002	Validade preditiva	↓ óbito → 10% ↑ PPS Tomada de decisão Prognóstico em CP
Validação da PPS em um ambiente de hospital de cuidados terciários	EUA	2007	Validade preditiva	↓ PPS ↑ dispneia Previsão de resultados em CP Dispensação de medicamentos – materiais
Validade e confiabilidade da PPS	Canadá	2008	Confiabilidade Validade de conteúdo	Prognóstico Monitoramento Planejamento Alocação de recursos Ensino e pesquisa
Validade e confiabilidade da versão tailandesa da PPSv2	Tailândia	2011	Confiabilidade Validade	Boa escala para avaliar desempenho físico
Adaptação espanhola da PPSv2 para pacientes com câncer e fim de vida Propriedades psicométricas	Espanha	2017	Confiabilidade Validade	Boa escala para avaliar desempenho físico
Adaptação transcultural da PPSv2 para a população polonesa	Polônia	2020	Confiabilidade Validade de construto	Predição de desfechos negativos Desempenho físico – *hospice* Prática clínica Pesquisas

CP: cuidados paliativos.

Quadro 25.2 Estudos de predição de sobrevivência em cuidados paliativos usando a *Palliative Performance Scale* - (PPS) – versão 2 (PPSv2).

Título do estudo	País	Ano	Tipo de estudo	Conclusões
Metanálise de predição de sobrevivência com a PPS	Canadá	2007	Predição de sobrevida	↑ PPS = ↑ sobrevida 👧 > sobrevida
Uso da PPS para prognóstico de fim de vida em um serviço de consultas médicas	Canadá	2009	Prognóstico de fim de vida	↑ PPS = ↑ sobrevida Útil para atendimento clínico PPS → Preditor sobrevida

Em todos os estudos, a escala apresentou confiabilidade inter e intra-avaliadores e validade adequadas para analisar o estado de desempenho em pacientes em CP, revelando-se um complemento útil para a tomada de decisões clínicas e o prognóstico em pacientes internados e em CP. Além disso, é considerada uma ferramenta válida e útil para classificação do estado geral de doença terminal em pacientes com câncer, podendo ser utilizada regularmente no atendimento clínico.

É possível utilizá-la para estimativa da sobrevida dos pacientes com risco de morte, monitoramento do curso evolutivo da doença, elaboração do plano de cuidados, dispensação de materiais e medicamentos, alocação de recursos e como meio de comunicação entre os membros da equipe assistente.

A PPSv2 tem demonstrado valor como instrumento de avaliação para auxiliar o prognóstico de óbito dos pacientes em CP. Estudos apontam que o escore da PPS está diretamente ligado ao tempo de sobrevida: quanto mais alto seu valor, maior a sobrevida do paciente, com as mulheres apresentando tempo de sobrevida maior[16,17].

No Quadro 25.2 são apresentados dois estudos de predição de sobrevivência em CP usando a PPSv2[16,17].

CONSIDERAÇÕES FINAIS

A PPSv2 vem sendo cada vez mais usada nas avaliações de pacientes em CP nos serviços hospitalares e domiciliares de CP, auxiliando as tomadas de decisão e a elaboração de planos de cuidados, a dispensação de medicamentos e a alocação de matérias, sendo um instrumento útil, também, na comunicação entre os membros da equipe e no auxílio à predição de alta da unidade de CP e do prognóstico de óbito.

Considerando a importância da PPSv2 nas avaliações em CP e seu uso crescente no Brasil, assim como de instrumentos adaptados transculturalmente para o português falado no país, um estudo de adaptação transcultural da PPSv2 está sendo realizado no Laboratório de Estudos do Envelhecimento da Universidade do Estado do Rio de Janeiro (GeronLab/ UERJ), dentro do Programa de Pós-Graduação em Ciências Médicas, com previsão de conclusão para 2025.

Referências

1. Cherny NI, Fallon MT, Kaasa S et al. Oxford textbook of palliative medicine. 2015. 1281p.
2. Carvalho RTd, Parsons HA. Manual de cuidados paliativos – ANCP. Ampliado e atualizado. 2 ed. 2012.
3. Freitas EV, Py L. Tratado de geriatria e gerontologia. 4 ed. 2016. 1651p.

4. Herdman M, Fox-Rushby J, Badia X. 'Equivalence' and the translation and adaptation of health-related quality of life questionnaires. Qual Life Res 1997; 6:237-47.
5. Reichenheim ME, Moraes CL. Operationalizing the cross-cultural adaptation of epidemiological measurement instruments. Rev Saúde Pública 2007; 41:665-73.
6. Anderson F, Downing GM, Hill J et al. Palliative performance scale (PPS): a new tool. Journal of Palliative Care 1996; 12:5-11.
7. Karnofsky DA, Burchenal JH. The clinical evaluation of chemotherapeutic agents in cancer. In: MacLeod CM. Evaluation of chemotherapeutic agents. New York: Columbia University Press, 1949: 196.
8. Ho F, Lau F, Downing MG et al. A reliability and validity study of the Palliative Performance Scale. BMC Palliative Care 2008; 7:10.
9. Morita T, Tsunoda J, Inoue S et al. Validity of the palliative performance scale from a survival perspective. Journal of Pain and Symptom Management 1999; 18:2-3.
10. Virik K, Glare P. Validation of the palliative performance scale for inpatients admitted to a palliative care unit in Sydney, Australia. Journal of Pain and Symptom Management 2002; 23:455-7.
11. Chewaskulyong B, Sapinun L, Downing GM et al. Reliability and validity of the Thai translation (Thai PPS Adult Suandok) of the Palliative Performance Scale (PPSv2). Palliative Medicine 2012; 26:1034-41.
12. Barallat E, Nabal M, Canal J et al. The Spanish adaptation of the Palliative Performance Scale (Version 2) among cancer patients at the end of life: psychometric properties. Journal of Pain and Symptom Management 2017; 54:570-7.
13. Head B, Ritchie CS, Smoot TM. Prognostication in hospice care: can the palliative performance scale help? Journal of Palliative Medicine 2005; 8:492-502.
14. Olajide O, Hanson L, Usher BM et al. Validation of the palliative performance scale in the acute tertiary care hospital setting. Journal of Palliative Medicine 2007; 10:111-7.
15. Dzierzanowski T, Gradalski T, Kozlowski M. Palliative Performance Scale: cross cultural adaptation and psychometric validation for Polish hospice setting. BMC Palliative Care 2020; 19:52.
16. Lau F, Maida V, Downing M et al. Use of the Palliative Performance Scale (PPS) for end-of-life prognostication in a palliative medicine consultation service. Journal of Pain and Symptom Management 2009; 37:965-72.
17. Downing M, Lau F, Lesperance M et al. Meta-analysis of survival prediction with Palliative Performance Scale. Journal of Palliative Care 2007; 23:245-52.

SEÇÃO III

INSTRUMENTOS DE AVALIAÇÃO – Medidas de desempenho baseadas na observação

Capítulo 26

MEDIDAS DE AVALIAÇÃO DO DESEMPENHO FÍSICO E FUNCIONAL

Juleimar Soares Coelho de Amorim

INTRODUÇÃO

Conhecer a capacidade funcional hipotética relatada (o que a pessoa idosa diz que pode fazer) em conjunto com o desempenho real na vida cotidiana (o que a pessoa idosa faz) tem sido um pilar da avaliação clínica[1-3]. Após longo período de uso de medidas de autorrelato, a introdução de medidas de desempenho com base em observação visou enfrentar problemas como viés de memória, erros no julgamento entre aqueles com função cognitiva prejudicada e a vontade e a capacidade dos sujeitos para responder com precisão[1,3]. As medidas físicas têm sido cada vez mais aprimoradas e consideradas bons marcadores racionais de risco futuro para a saúde de um grupo de pessoas idosas, podendo ser caracterizadas como universais[4-7].

As medidas de desempenho baseadas na observação oferecem uma quantificação válida com potencial maior de precisão e alta validade preditiva para desfechos de saúde em geral[1,7,8]. Melhor desempenho na força de preensão manual, por exemplo, tem sido associado à redução do risco de incapacidade, fragilidade e mortalidade em idosos[6,9]. A velocidade de marcha é outra medida válida, confiável e sensível, apropriada para avaliar e monitorar o estado funcional e a saúde geral em uma ampla gama de populações, o que a designa como o "sexto sinal vital"[7].

A mobilidade funcional, avaliada pelo tempo para levantar, percorrer 3 metros e sentar (teste *Timed Up and Go*), é uma das medidas físicas mais frequentemente usadas em avaliações geriátrico-gerontológicas abrangentes[4,10]. Portanto, testes objetivos e padronizados de desempenho físico e medidas compostas desses testes para avaliação de limitações funcionais em pessoas idosas podem ser usados para prever resultados de saúde e de intervenções, além de identificar grupos em risco[11-13]. Apesar de geralmente muito simples, rápidos, fáceis de utilizar e com resultados que revelam amplo espectro da funcionalidade, esses testes exigem uma padronização minuciosa tanto na prática clínica como em pesquisa.

O objetivo deste capítulo é descrever a utilização e as limitações das medidas de desempenho com base na observação da execução de tarefas específicas. A atenção estará voltada para os instrumentos desenvolvidos para pesquisas clínicas ou de base populacional que sejam altamente estruturados de modo a promover a coleta uniforme de dados de vários participantes. Alguns exemplos de testes serão dados, pois eles alcançam boas métricas de recomendação, mas isso não exclui tantos outros apresentados neste livro.

CONCEITOS

O desempenho físico pode ser considerado um construto que descreve as habilidades básicas necessárias para execução de tarefas fisicamente exigentes e sua medição é operacionalmente definida como uma contagem objetiva da observação do desempenho em tarefas específicas[1,14]. Os domínios de maior interesse para clínicos e pesquisadores são subjacentes à mobilidade, ao equilíbrio e à força[14]. Mais detalhadamente, essa medida exige que indivíduos realizem tarefas padronizadas, e seu desempenho é avaliado de acordo com critérios predeterminados, que podem incluir o tempo, a contagem de repetições ou a velocidade de execução[1,3]. Exemplos claros são as medidas de mobilidade funcional, equilíbrio estático e dinâmico e força de membros superiores e inferiores.

Em geral, as medidas de desempenho físico-funcional avaliam a integridade estrutural e a capacidade de funcionamento dos sistemas corporais (muscular, esquelético, articular, neurológico, cardíaco e respiratório) por meio de testes. O Quadro 26.1 apresenta as propriedades e características de quatro instrumentos bastante rotineiros na prática clínica e na pesquisa. O clínico ou o pesquisador poderia completá-lo com tantos outros instrumentos quantos sejam necessários. Esse exercício facilitaria a decisão de qual(is) instrumento(s) selecionar para a bateria de avaliação.

UTILIZAÇÃO

Os objetivos das avaliações do desempenho físico em domicílio e em centro de pesquisa ou ambulatórios não são idênticos[15]. Pode ser muito útil acompanhar pessoas idosas com alguns testes simples de desempenho físico que são administrados em cada consulta, da

Quadro 26.1 Resumo das propriedades das medidas de resultados iniciais recomendadas

Propriedades das medidas	Instrumento de medida			
	TUG	VM	FPM	TSL
Medida aferida	Tempo (s)	Velocidade (m/s)	Força (kgf)	Tempo (s) ou repetições
Validade de conteúdo e confiabilidade	+++	+++	+++	+++
Utilidade clínica e pesquisa*	+++	+++	+++	+++
Tempo para administrar (min)	4 a 6	2 a 4	2 a 4	4 a 6
Responsividade à mudança	++	++	+++	+++

TUG: teste *Timed Up and Go*; VM: velocidade de marcha; FPM: força de preensão manual; TSL: teste sentar e levantar da cadeira; s: segundos; min: minutos; kgf: quilograma-força.

+: evidência fraca; ++: evidência adequada; +++: evidência boa.

*População com diferentes condições sociodemográficas, clínicas e funcionais.

mesma maneira que são medidos os sinais vitais[1]. Na prática clínica da geriatria e gerontologia, os testes de desempenho podem identificar problemas não aparentes em um exame físico de rotina. É comum, por exemplo, que um teste de desempenho da mobilidade forneça informações que podem não ser verificadas em um exame neuromuscular padrão[1,4,13].

Para aqueles que se saem bem em tarefas de desempenho mais básicas, uma bateria de tarefas mais vigorosas fornecerá um meio de identificação do indivíduo altamente funcional[1,16]. Então, o uso de testes de desempenho pode adicionar uma nova dimensão a essa abordagem, e eles têm sido empregados na avaliação abrangente e na análise da elegibilidade para serviços de apoio e cuidados de longa duração[17]. Para pessoas idosas com doenças crônicas, mas com pouca ou nenhuma incapacidade, uma simples bateria de medidas de desempenho realizadas em cada visita pode sinalizar declínio funcional precoce antes que seja relatado pelo paciente ou visível ao profissional de saúde[5,17]. Assim, a bateria de testes pode ser flexível, mas o examinador deve decidir qual das muitas baterias é mais apropriada para aqueles que estão sendo avaliados[17].

Convém atentar para o objetivo, a população-alvo e seu respectivo ambiente de avaliação, pois alguns protocolos aceitam com maior ou menor rigor a aplicação dos testes em diferentes cenários (domicílio, ambulatório, hospital ou laboratório). São exemplos as medidas de velocidade de marcha e preensão manual, que geralmente aceitam pequenas modificações, ao contrário da ergoespirometria, que exige alto rigor no controle da coleta de dados, é de difícil realização em domicílio e nem todas as pessoas idosas são boas candidatas.

De acordo com Portegijs[18], a força de preensão manual avaliada com dispositivos e protocolos semelhantes, tanto em domicílio como em laboratório de pesquisa, correlacionou-se altamente entre si, o que demonstra estabilidade da medida. Em outro estudo, Dodds e cols.[19] mostraram, a partir de uma metanálise com quase 100 mil testes de preensão, que mesmo com diferentes ferramentas e protocolos de avaliação a força de preensão manual é menos propensa a erros de medição e viés de seleção.

Apesar das influências ambientais sobre as medidas de precisão do desempenho, nem sempre fica evidente a superioridade de um cenário em relação a outro (domiciliar *vs.* ambulatorial, por exemplo). Potencialmente, a maior precisão das avaliações em ambientes padronizados (centro de pesquisa ou acelerometria) compensa a distribuição um tanto truncada de valores devido ao atrito seletivo em comparação com avaliações domiciliares mais acessíveis. Se por um lado testes de caminhada simples realizados em ambulatório ou centro de pesquisa podem não refletir com precisão situações da vida real que exigem flexibilidade física e mental para responder às demandas ambientais[20], por outro, características da marcha podem mudar em situações formais de teste em comparação com ambientes reais de vida[8,21,22] e explicar, por exemplo, por que pessoas idosas tendem a não usar dispositivos auxiliares de marcha durante uma avaliação formal[18].

Outras duas considerações quanto à utilização das medidas do desempenho observado dizem respeito à prática clínica e à pesquisa científica. A incorporação na prática vai muito além da coleta dos dados, também as utilizando no atendimento ao paciente, na tomada de decisões clínicas e na transformação do sistema operacional de saúde. Os usos práticos da medição de rotina incluem a triagem e o monitoramento dos efeitos do tratamento, mas o profissional precisa ficar atento tanto ao resultado objetivo alcançado (pontuação, escore, velocidade, tempo ou repetições) como à análise qualitativa do desempenho em cada uma das subtarefas que compõem os testes (limitações e compensações na execução).

As medidas físico-funcionais são sensíveis a mudanças sutis ao longo do tempo em resposta ao tratamento, identificando problemas potencialmente reversíveis, além de serem úteis para a tomada de decisão sobre a adição ou a modificação de estratégias terapêuticas, bem como podem ser valiosas, para o clínico, como um indicador de melhora, um critério de alta ou um preditor de declínio iminente[5]. Isso significa que mudanças clínicas na condição física (por exemplo, sobre a força muscular) podem ser reproduzidas na avaliação pelo isocinético[23] e mostra o quanto o instrumento apresenta validade claramente aparente para a tarefa que realmente avalia. Quando as medidas de desempenho são executadas de maneira idêntica, oferecem cada vez mais o potencial de maior reprodutibilidade. A capacidade de um instrumento detectar clinicamente uma mudança importante está intimamente relacionada com a reprodutibilidade[1,3,4].

Desde a década de 1990, e mais frequentemente nos dias atuais, grandes projetos de pesquisa com acompanhamento longitudinal de muitos anos têm dedicado seus esforços à inclusão de testes de desempenho físico-funcional. O projeto EPESE, do Instituto Nacional de Envelhecimento, nos EUA, segue prospectivamente grandes coortes de idosos[24]. No Brasil, o *Estudo Longitudinal da Saúde dos Idosos Brasileiros* (ELSI) é um estudo de base domiciliar, conduzido em amostra populacional representativa, que tem como objetivo acompanhar as pessoas idosas em 70 municípios[25]. Ambos os estudos têm incluído medidas de desempenho na bateria de exames, pois consideram seu potencial em examinar os determinantes biológicos e funcionais do envelhecimento.

Os estudos demonstraram evidências de que as medidas de desempenho podem definir de maneira válida um gradiente de funcionamento mesmo na extremidade superior do espectro e podem, assim, avaliar toda a gama de desempenho[17]. A utilização de testes semelhantes em diferentes estudos tem como vantagem a comparação entre grandes populações e, portanto, a compreensão do declínio funcional humano. Para isso, os protocolos já foram bem documentados, e um excelente trabalho metodológico foi realizado para o desenvolvimento de muitas das medidas. Isso inclui avaliações rigorosas de confiabilidade teste-reteste e interobservador, confiabilidade de consistência interna para escalas resumidas e uma variedade de avaliações de validade, incluindo validade preditiva para resultados importantes e relevantes[17].

SELEÇÃO DOS INSTRUMENTOS

A seleção dos testes de medidas do desempenho é uma tarefa que exige do examinador compreensão da estrutura do teste (materiais e procedimentos necessários), bem como dos objetivos, público-alvo, ambiência e validade científica. O Quadro 26.2 sintetiza alguns critérios sobre os quais o avaliador deve ter ciência para eleger um teste ou uma bateria com múltiplos testes.

Quadro 26.2 Critérios para seleção de instrumentos de desempenho

Critérios
Conteúdo relevante
Propriedades psicométricas aceitáveis – confiáveis e válidas
Breve (preferencialmente < 15 minutos de administração)
Aceito pelos profissionais e pacientes
Taxas máximas de conclusão
Significativo e interpretável tanto pelo profissional como pelo paciente e a família
Capacidade de resposta à mudança clinicamente relevante ao longo do tempo e sob intervenção
Adequação para uso em pesquisa e na prática clínica
Viabilidade de incorporação em prontuário eletrônico
Útil para guiar a tomada de decisão
Informa tanto sobre a condição de saúde como a respeito da capacidade funcional
Aplicável em nível individual ou coletivo, em ambulatórios, domicílios, laboratórios ou grandes centros de saúde
Custo baixo
Reprodutível

Fonte: Working Group on Health Outcomes for Older Persons with Multiple Chronic Conditions, 2012.

Fundamentalmente, os testes precisam ser confiáveis para garantir que as mudanças nas pontuações reflitam as mudanças no desempenho da pessoa idosa e não sejam causadas pela variabilidade do teste em si. Além dos efeitos de fadiga e aprendizado, supõe-se que a confiabilidade desses testes também seja influenciada por suas características, bem como pelas do indivíduo que está sendo avaliado, como idade, sexo e graus variados de incapacidade[26].

Cultura, linguagem e educação podem influenciar o modo como os indivíduos referem sua saúde, mesmo em áreas aparentemente tão simples quanto o funcionamento físico e a incapacidade. A influência desses fatores nas medidas objetivas de desempenho é substancialmente reduzida[1]. No entanto, é importante garantir que, em pessoas idosas com deficiência cognitiva, as habilidades cognitivas sejam suficientes para compreender e seguir as instruções.

Por "adequado e viável" implica dizer que os testes também precisam ser adequados para pessoas idosas com graus variados de comprometimento multissistêmico (cognitivo, humor, mobilidade e comunicação). Portanto, as instruções dos testes devem ser simples, e eles devem ser fáceis de administrar, pontuar e interpretar, bem como devem ser econômicos[27].

LIMITAÇÕES

Embora os instrumentos sejam altamente recomendáveis e amplamente aceitáveis, considerando todas as características discutidas anteriormente, suas vantagens e desvantagens potenciais estão listadas no Quadro 26.3.

Várias considerações práticas podem limitar a aplicação dos testes em pesquisas ou ambientes clínicos específicos, mas essas limitações devem ser consideradas como medidas passíveis de correção e minimização. Em primeiro lugar, há ressalvas importantes na inter-

Quadro 26.3 Vantagens e desvantagens teóricas das medidas objetivas do desempenho físico-funcional

Vantagens
Validade de face bem estabelecida para a tarefa que está sendo executada
Melhor reprodutibilidade
Maior sensibilidade à mudança
Atividade habitual *vs.* capacidade máxima
Menos influenciado pelo mau funcionamento cognitivo
Menos influenciado por cultura, idioma e educação
Desvantagens
Mais demorado
Necessidade de espaço adequado e equipamentos especiais
Treinamento especial dos examinadores
Modificações necessárias para pesquisas domiciliares
Lesões potenciais
Testes simples podem não refletir o desempenho em tarefas complexas ou a adaptação ao ambiente na vida diária

Fonte: adaptado de Guralnik, 1989.

pretação dessas medidas: (1) pode ser inadequado extrapolar o desempenho em uma tarefa específica para as habilidades de um indivíduo na vida diária; (2) os testes podem não fornecer informações específicas sobre a possível relevância das limitações identificadas para as atividades ou necessidades reais do indivíduo ou o quão bem adaptado um indivíduo está com uma limitação em um item que o teste específico pode não captar; (3) para certos propósitos, como planejamento de serviços, a maneira mais prática de avaliar a capacidade de um indivíduo viver de modo independente na comunidade pode ser por autorrelato[1,3,4,11,13].

Em segundo lugar, as medidas de precisão exigem atenção especial e detalhada sobre o processo de coleta dos dados, o que pode ser um problema na comparação com outros estudos[28,29]. Se por um lado a configuração dos testes, a quantidade de encorajamento dada aos sujeitos e o número de vezes que um sujeito repetiu um teste têm demonstrado influenciar o desempenho do teste[30,31], por outro, Portegijs e cols.[18], ao analisarem dados de acelerômetros para medida da atividade física, identificaram uma lacuna de padrões amplamente aceitos na aplicação de eletrodos que captam os deslocamentos corporais. Variações no posicionamento dos eletrodos (coxa, tronco, cintura ou braço) podem captar velocidade angular diferente e divergir na interpretação de um movimento realizado. Isso implica a captação de atividades de pequeno esforço e de intensidade leve.

Em terceiro lugar, variáveis externas ao protocolo e ao indivíduo avaliado podem comprometer o desempenho do examinado. Em geral, um controle rigoroso é mais bem obtido em ambiente laboratorial, como acontece, por exemplo, na avaliação do desempenho muscular com equipamento isocinético e da função cardiorrespiratória com a ergoespirometria.

A fim de incluir uma gama mais ampla de pessoas, testes de velocidade de marcha e força de preensão manual já foram incorporados a protocolos de avaliação domiciliar[16,32].

No entanto, o ambiente e a configuração dos testes podem não ser completamente padronizados, levando potencialmente a uma variação maior nas condições de teste, especialmente sobre a iluminação, o tipo de piso e os distratores externos.

Por outro lado, testar alguém em um ambiente familiar pode ser mais relevante para a vida diária, pois seu funcionamento depende, pelo menos em parte, do contexto ambiental[33]. Então, se para a pesquisa científica a precisão nos resultados da avaliação em domicílio pode ser uma limitação, pode não ser para a prática clínica.

Em quarto lugar, o risco de lesões também deve ser considerado, e os profissionais devem ser treinados para reduzir lesões potenciais e, caso ocorram, lidar com elas[1]. A avaliação da marcha e da força muscular em centro de pesquisa possibilita uma padronização rigorosa e o controle total sobre o ambiente de teste, mas a visita a um centro de pesquisa por si só pode sobrecarregar o participante e levar a um desgaste sistemático entre aqueles que apresentam problemas de saúde, o que pode ocasionar resultados tendenciosos[34]. Em ambos os casos, lesões e fadiga podem ser minimizadas com o avaliador garantindo conforto, segurança e descanso adequados de modo a assegurar uma melhor avaliação.

Por último, outra limitação da coleta de dados a respeito do desempenho com medidas de precisão se refere ao custo e ao treinamento. O custo envolve aquisição de materiais e equipamentos, treinamento de avaliadores, controle de qualidade e ônus para os participantes, quando necessário[17]. Cabe levar em conta que o uso de certos equipamentos costuma exigir conhecimentos e habilidades específicas dos examinadores, o que reforça a necessidade de treinamento. Considerando todos os materiais necessários e a capacitação, as medidas mais precisas podem ser mais caras e, por isso, limitar as escolhas tanto do pesquisador como do clínico.

VIÉS

Dois erros na medida podem acontecer de maneira sistemática, consistindo em vieses extremamente relevantes tanto para o clínico como para o pesquisador. O primeiro se refere à calibração dos equipamentos (temporizadores, dinamômetros, sensores etc.) e à padronização dos examinadores[35,36]. O outro viés diz respeito ao abandono seletivo. Em pesquisas longitudinais ou em medidas repetidas na clínica, pode ocorrer o chamado viés seletivo, ou seja, a perda dos participantes/pacientes durante os seguimentos. Essa perda pode se dar por preferências ou condição de saúde que os fazem recusar ou desistir da pesquisa ou da avaliação. O declínio cognitivo também pode afetar o desejo da pessoa idosa de participar de estudos científicos ou dificultar sua compreensão quanto ao objetivo da avaliação quando medidas de precisão são adotadas[37,38]. No entanto, a exclusão de pessoas idosas com declínios cognitivos compromete a generalização dos resultados do estudo[39].

Portegijs e cols.[18] delinearam um estudo com pessoas idosas finlandesas em três fases de coleta: medidas autorrelatadas por meio de questionários, medidas de observação em domicílio e medidas de precisão em laboratório. A primeira conclusão dos autores foi que as taxas de participação nas diferentes fases do estudo revelam que as pessoas idosas com problemas de saúde são menos propensas a participar de estudos que exijam mais esforço e comprometimento. Isso pode potencialmente truncar a distribuição de valores. A participação na fase de estudo domiciliar (coleta de dados com acelerometria) dependeu dos sintomas depressivos e do interesse geral em atividade física. A taxa de não resposta evidencia claramente que os voluntários que se recusaram a participar da coleta mais complexa de dados foram os que apresentaram pior condição de saúde e funcionalidade (lentidão da marcha, fraqueza muscular e inatividade física).

Esse não é um problema em protocolo nas práticas clínicas, pois é viável estudar o desempenho físico observado em domicílio e em um ambulatório mesmo entre aqueles com problemas de saúde, limitações na funcionalidade e baixo nível de atividade geral, inclusive entre aqueles com declínio cognitivo precoce ou sintomas depressivos. Na verdade, a coleta dessas medidas em nível individual é mais sensível a modificações provocadas por intervenções terapêuticas.

CONSIDERAÇÕES FINAIS

O uso de medidas de desempenho físico-funcional com base na observação tem sido amplo tanto na prática clínica como na pesquisa. Comparadas às medidas baseadas em relato, essas medidas são mais responsivas às mudanças clínicas e exigem adequação rígida ao protocolo de avaliação, o que se mostra útil tanto para complementação do exame físico como para definição das metas terapêuticas e monitoramento das pessoas idosas.

Referências

1. Guralnik JM, Branch LG, Cummings SR, Curb JD. Physical performance measures in aging research. J Gerontol Med Sci1989; 44:M141-M146.
2. Glass TA. Conjugating the "tenses" of function: discordance among hypothetical, experimental, and enacted function in older adults. Gerontologist 1998; 38:101-12.
3. den Ouden ME, Schuurmans MJ, Arts IE, van der Schouw YT. Physical performance characteristics related to disability in older persons: a systematic review. Maturitas 2011; 69(3):208-19.
4. Studenski S, Perera S, Wallace D et al. Physical performance measures in the clinical setting. J Am Geriatr Soc 2003; 51(3):314-22.
5. Working group on health outcomes for older persons with multiple chronic conditions. Universal health outcome measures for older persons with multiple chronic conditions. J Am Geriatr Soc 2012; 60(12):2333-41.
6. Keevil VL, Luben R, Hayat S, Sayer AA, Wareham NJ, Khaw KT. Physical capability predicts mortality in late mid-life as well as in old age: Findings from a large British cohort study. Archives of Gerontology and Geriatrics 2018; 74:77-82.
7. Studenski S, Perera S, Patel K et al. Gait speed and survival in older adults. JAMA 2011; 305(1):50-8.
8. Seeman TE, Charpentier PA, Berkman LF et al. Predicting changes in physical performance in a high-functioning elderly cohort: MacArthur Studies of Successful Aging. J Gerontol Med Sci 1994; 49:M97-M108.
9. Taekema DG, Gussekloo J, Maier AB, Westendorp RGJ, de Craen AJM. Handgrip strength as a predictor of functional, psychological and social health: A prospective population-based study among the oldest old. Age and Ageing 2010; 39:331-7.
10. Long J, Cai T, Huang X, Zhou Y, Kuang J, Wu L. Reference value for the TUGT in healthy older people: a systematic review and meta-analysis. Geriatric Nurs 2019; 41(3):325-30.
11. Bierman AS. Functional status: The sixth vital sign. Journal of General Internal Medicine 2001; 16:785-6.
12. Guralnik JM, Butterworth S, Wadsworth MEJ, Kuh D. Childhood socioeconomic status predicts physical functioning a half century later. J Gerontol Biol Sci Med Sci 2006; 61:694-701.
13. Peel NM, Kuys SS, Klein K. Gait speed as a measure in geriatric assessment in clinical settings: A systematic review. J Gerontol Biol Sci Med Sci 2013; 68:39-46.

14. Wennie HWN, Perera S, Van Swearin J, Studenski S. Performance measures predict onset of activity of daily living difficulty in community-dwelling older adults. J Am Geriatr Soc 2010; 58:844-52.

15. Rejeski WJ, Walkup MP, Fielding RA et al. Study Investigators LIFE. Evaluating accelerometry thresholds for detecting changes in levels of moderate physical activity and resulting major mobility disability. J Gerontol A Biol Sci Med Sci 2018; 73:660-7.

16. Portegijs E, Rantakokko M, Mikkola TM, Viljanen A, Rantanen T. Association between physical performance and sense of autonomy in outdoor activities and life-space mobility in community-dwelling older people. J Am Geriatr Soc 2014; 62:615-21.

17. Guralnik JM, Winograd CH. Physical performance measures in the assessment o folder persons. Aging Clin Exp Res 1994; 6:303-5.

18. Portegijs E, Karavirta L, Saajanaho M, Rantalainen T, Rantanen T. Assessing physical performance and physical activity in large population-based aging studies: home-based assessments or visits to the research center? BMC Public Health 2019; 19:1570.

19. Dodds RM, Syddall HE, Cooper R, Kuh D, Cooper C, Sayer AA. Global variation in grip strength: a systematic review and meta-analysis of normative data. Age Ageing 2016; 45:209-16.

20. Shumway-Cook A, Guralnik JM, Phillips CL et al. Age-associated declines in complex walking task performance: the walking In CHIANTI tool kit. J Am Geriatr Soc 2007; 55:58-65.

21. Weiss A, Brozgol M, Dorfman M et al. Does the evaluation of gait quality during daily life provide insight into fall risk? A novel approach using 3-day accelerometer recordings. Neurorehabil Neural Repair 2013; 27:742-52.

22. Brodie MA, Coppens MJ, Lord SR et al. Wearable pendant device monitoring using new wavelet-based methods shows daily life and laboratory gaits are different. Med Biol Eng Comput 2016; 54:663-74.

23. Englund DA, Sharp RL, Selsby JT, Ganesan SS, Franke WD. Resistance training performed at distinct angular velocities elicits velocity-specific alterations in muscle strength and mobility status in older adults. Exp Gerontol 2017; 91:51-6.

24. Cornoni-Huntley J, Brock DB, Ostfeld A, Taylor JO, Wallace RB (eds.) Established Populations for Epidemiologic Studies of the Elderly, Resource data book. National Institutes of Health, NIH Pub, 1986.
Lima-Costa MF. Aging and public health: the Brazilian Longitudinal Study of Aging (ELSI-Brazil). Rev Saúde Pública 2018; 52(Suppl 2):2s.

25. Ries JD, Echternach JL, Nof L, Gagnon Blodgett M. Test-retest reliability and minimal detectable change scores for the timed "up & go" test, the six-minute walk test, and gait speed in people with Alzheimer disease. Phys Ther 2009; 89:569-79.

26. Blankevoort CG, van Heuvelen MJG, Scherder EJA. Reliability of six physical performance tests in older people with dementia. Phys Ther 2013; 93:69078.

27. Peters DM, Fritz SL, Krotish DE. Assessing the reliability and validity of a shorter walk test compared with the 10-meter walk test for measurements of gait speed in healthy, older adults. J Geriatr Phys Ther 2013; 36:24-30.

28. Mielenz TJ, Durbin LL, Cisewski JA, Guralnik JM, Li G. Select physical performance measures and driving outcomes in older adults. Injury Epidemiology 2017; 4:14.

29. Mungall IPF, Hainsworth R. Assessment of respiratory function in patients with chronic obstructive airways disease. Thorax 1979; 34:254-8.

30. Guyatt GH, Pugsley SO, Sullivan MJ et al. Effect of encouragement on walking test performance. Thorax 1984; 39:818-22.

31. Rantanen T, Guralnik JM, Sakari-Rantala R et al. Disability, physical activity, and muscle strength in older women: the Women's health and aging Study. Arch Phys Med Rehabil 1999; 80:130-5.

32. Lawton MP, Nahemow L. Ecology and aging process. In: Eisdorfer C, Lawton MP (eds.) The psychology of adult development and aging. Washington DC: American Psychology Association 1973: 619-74.

33. Hardy SE, Allore H, Studenski SA. Missing data: a special challenge in aging research. J Am Geriatr Soc 2009; 57:722-9.

34. Lash TL, Fox MP, Fink AK. Applying quantitative bias analysis to epidemiologic data. Berlim: Springer Science & Business Media, 2011.

35. Manea V, Wac K. Co-calibrating physical and psychological outcomes and consumer wearable activity outcomes in older adults: an evaluation of the coQol method. J Pers Med 2020; 10(4):203.

36. Mody L, Miller DK, McGloin JM et al. Recruitment and retention of older adults in aging research. J Am Geriatr Soc 2008; 56:2340-8.

37. Altschuler A, Picchi T, Nelson M, Rogers JD, Hart J, Sternfeld B. Physical activity questionnaire comprehension: lessons from cognitive interviews. Med Sci Sports Exerc 2009; 41:336-43.

38. Kelfve S, Thorslund M, Lennartsson C. Sampling and non-response bias on health-outcomes in surveys of the oldest old. Eur J Ageing 2013; 10:237-45.

Capítulo **27**

AVALIAÇÃO DO DESEMPENHO MUSCULAR COM DINAMÔMETRO ISOCINÉTICO

Thiago Ribeiro Teles Santos
Juliana Melo Ocarino

INTRODUÇÃO

A dinamometria isocinética possibilita a avaliação de diferentes parâmetros de desempenho muscular durante o movimento articular em velocidade predeterminada e constante ao longo da amplitude de movimento (ADM)[1-3]. Para isso, a resistência oferecida pelo equipamento se ajusta à quantidade de força exercida pelo examinado em cada ponto da ADM[2,4,5]. Estudos já utilizaram essa avaliação em pessoas idosas com diversos objetivos, como a análise dos impactos da artroplastia de quadril[6] e de joelho[7] e da osteoartrite do joelho[8-11], bem como para verificação dos efeitos do envelhecimento no desempenho muscular[12-16]. Este capítulo tem por objetivo apresentar os princípios gerais da avaliação isocinética, considerando o dinamômetro isocinético Biodex System Pro (Biodex Medical System Inc., Shirley, NY, EUA). Como alguns procedimentos podem diferir de acordo com os fabricantes, o leitor deve considerar também as orientações do manual do equipamento que pretende utilizar[5].

PRINCÍPIOS DE COLETA DE DADOS

Preparação antes da chegada do examinado

Antes do início do teste, o examinador pode verificar a calibração, ajustar o equipamento e determinar os parâmetros do protocolo de teste. A verificação da calibração é feita por meio de uma carga, disponibilizada pelo fabricante, com massa e alavanca predefinidas[5] (Figura 27.1A). A frequência com que essa verificação é realizada depende do uso do equipamento[5]. Enquanto alguns autores aconselham a verificação antes de cada coleta, o manual do Biodex a recomenda uma vez ao mês[17]. Os ajustes do equipamento (por exemplo, posicionamento da cadeira [Figura 27.1D] e do dinamômetro [Figura 27.1E]) e dos acessórios (dispositivos que serão conectados ao dinamômetro e ao segmento corporal do examinado [Figura 27.1B]) devem ser realizados segundo as recomendações do manual para articulação e grupos musculares a serem avaliados.

Os parâmetros do protocolo são determinados no *software* do equipamento. Entre esses parâmetros está o tipo de contração (concêntrica e excêntrica). Os dinamômetros muitas vezes operam não apenas no modo isocinético, mas também no isométrico e no passivo. Detalhes desses outros modos ultrapassam o objetivo deste capítulo e por isso não serão abordados. Cabe destacar que os detalhes do protocolo devem ser registrados para reproduzi-los em caso de avaliações longitudinais (por exemplo, avaliação ao longo da reabilitação) e, assim, seja possível comparar os resultados[4,5,18].

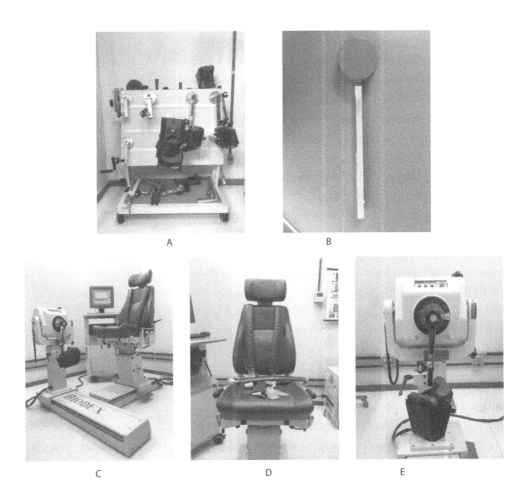

Figura 27.1 Dinamômetro isocinético Biodex System 4 Pro (Biodex Medical System Inc., Shirley, NY, EUA). **A** Dispositivo de calibração. **B** Acessórios do equipamento. **C** Equipamento ajustado para avaliação isocinética de joelho. **D** Cadeira do dinamômetro com as faixas estabilizadoras. **E** Dinamômetro com acessório de joelho conectado.

Procedimentos após a chegada do examinado

Inicialmente, o examinador deve explicar os procedimentos e o objetivo da avaliação[3-5]. Como a avaliação considera o desempenho máximo da pessoa, o não entendimento do procedimento pode resultar em achados que não refletem adequadamente o desempenho muscular. O examinador deve realizar também uma anamnese a fim de descartar qualquer contraindicação[3]. Segundo Davies e Ellenbecker, não estão estabelecidas as contraindicações absolutas e relativas[1]. Assim, o fisioterapeuta deve fazer o julgamento clínico e permanecer atento a características que possam comprometer a validade do teste de força máxima. Algumas das contraindicações são a instabilidade articular e a fase aguda de processo inflamatório, em caso de dor, limitação de ADM e edema articular[1,3,4].

Antes do teste, o examinado deve fazer um aquecimento[3]. Para os testes que envolvam os membros inferiores, o aquecimento pode consistir, por exemplo, em caminhada em velocidade rápida ou bicicleta ergométrica[3]. Já para os testes com membros superiores, pode ser utilizado o cicloergômetro de membro superior.

Após o aquecimento, o sujeito é posicionado na cadeira do dinamômetro (Figura 27.1D). Devem ser consideradas as características antropométricas e feitos ajustes na altura e profundidade do assento, na inclinação do encosto e na distância entre a cadeira e o dinamômetro. Os segmentos corporais são estabilizados por meio de faixas (Figura 27.1D)[3,18]. A estabilização tem por objetivo minimizar a influência de segmentos que não estejam sendo avaliados[4,5].

O centro de rotação da alavanca do dinamômetro deve ser alinhado o mais próximo do eixo articular do movimento a ser avaliado[3-5]. Para isso, podem ser feitos ajustes na altura do dinamômetro (Figura 27.1E). Deve ser considerada a correção do efeito da gravidade no registro do torque[3-5]. Para isso, o procedimento adotado no Biodex consiste em mensurar o torque gravitacional gerado pelo peso do segmento corporal que irá movimentar a alavanca do equipamento[5]. Essa mensuração é realizada com o examinado relaxado e em uma ADM que não promova tensionamento passivo excessivo dos músculos que serão avaliados[5].

Em geral, a avaliação é realizada bilateralmente para análise das assimetrias entre os lados. Nesse caso, recomenda-se iniciar a avaliação pelo lado não lesionado ou dominante. O início pelo lado não lesionado favorece a redução de qualquer possível apreensão do paciente em realizar a avaliação do lado lesionado[1]. Para essa comparação, é importante que o protocolo usado seja o mesmo (por exemplo, ADM e posicionamento do acessório do equipamento em relação ao segmento avaliado)[4].

A velocidade angular a ser determinada depende dos objetivos da avaliação, podendo ser escolhida, por exemplo, a similar à de uma atividade específica. Em linhas gerais, está recomendada a seleção de um espectro de velocidades[1,3,4]. Usualmente são recomendadas três velocidades angulares: baixa (0 a 60 graus/s), intermediária (60 a 180 graus/s) e alta (180 a 300 graus/s)[1]. Essa estratégia contribuiria para melhorar a análise do desempenho muscular, uma vez que simularia a velocidade alcançada em diversas atividades[1]. Há ainda a recomendação de iniciar o teste com a velocidade mais baixa antes de utilizar a mais alta[4].

Em geral, realiza-se um número menor de repetições nas velocidades baixa e intermediária (cinco repetições) e um número maior em velocidade alta (30 repetições)[1].

Antes da coleta em cada velocidade angular, recomenda-se a familiarização com o teste[3,4,18]. Esse procedimento consiste na execução de repetições submáximas[19,20], e alguns autores recomendam pelo menos uma repetição máxima[1,20]. Durante o teste, incentivo verbal padronizado é dado pelo examinador[5], uma vez que o estímulo verbal influencia o desempenho registrado na avaliação isocinética[21].

Logo após o teste em cada velocidade, o examinador deve verificar a qualidade da avaliação. Para isso, uma das estratégias pode ser verificar o coeficiente de variação (CV) entre as repetições. Em geral, consideram-se aceitáveis valores de até 10%[22] para testes realizados com poucas repetições (até 15). No entanto, esse valor pode variar de acordo com a articulação avaliada (por exemplo, costuma ser aceito um CV maior para avaliação do tornozelo do que do joelho)[23]. Além disso, o examinador deve considerar o estado clínico do examinado para julgar o valor do CV aceitável. Cabe ter em mente que valores menores de CV irão refletir maior consistência entre as repetições.

Outra estratégia para avaliação da qualidade do teste consiste em analisar o torque gerado ao longo das repetições. Espera-se que as primeiras repetições apresentem torque maior que as últimas. Nessa perspectiva, caso o paciente realize, por exemplo, o torque mais alto nas últimas repetições, pode ser indicativo de efeito aprendizagem.

O examinador pode também avaliar a curva torque-ângulo (Figura 27.2). A curva esperada tem torque maior gerado em ADM intermediária e menor nos extremos da ADM[4]. Alterações nessa curva podem indicar algum problema durante a execução do teste. Contudo, a presença de artefatos nessa curva também pode resultar de alguma condição de saúde articular ou muscular[3,4]. Assim, considerando o histórico da pessoa idosa, o examinador pode julgar se alterações na curva torque-ângulo são ou não resultado de problemas na avaliação.

Caso seja necessário repetir o teste, convém considerar um período para recuperação muscular. No entanto, caso o examinador identifique que o paciente está excessivamente fatigado, recomenda-se a repetição do teste em outro dia. A duração do repouso para repetição do teste, assim como o intervalo entre as velocidades angulares avaliadas, pode influenciar o registro do desempenho muscular[20], e a duração recomendada varia entre os autores. Perrin recomenda entre 30 e 60 segundos[4]. Theou, Gareth e Brown[24] observaram redução do torque extensor médio do joelho no intervalo de 15 e 30 segundos, mas não no de 60 segundos em idosas. Já Bottaro e cols.[25] identificaram que o intervalo de 60 segundos não seria suficiente, mas que seriam necessários 120 segundos para recuperação do pico de torque e trabalho de extensores do joelho em idosos.

VARIÁVEIS E INTERPRETAÇÃO

Para a análise, devem ser considerados os parâmetros do protocolo realizado, especialmente a velocidade angular. A velocidade afeta a tensão produzida pelo músculo e consequentemente o desempenho muscular[2,3] (Figura 27.3). A seguir são apresentadas as principais variáveis e seus significados:

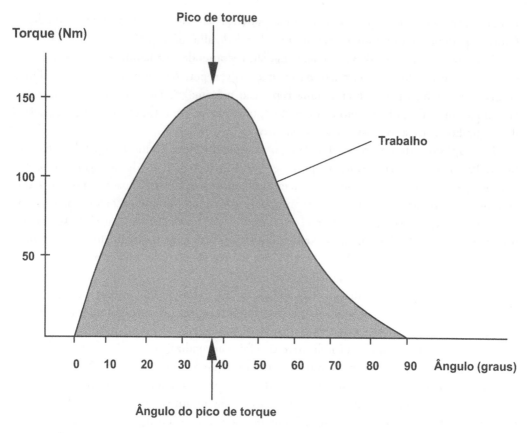

Figura 27.2 Curva torque-ângulo característica de avaliação isocinética dos flexores do joelho em velocidade de 90 graus/s (0 grau se refere à posição em que o joelho está completamente estendido)[18]. (Kannus P. Isokinetic evaluation of muscular performance: implications for muscle testing and rehabilitation. International Journal of Sports Medicine 1994 Jan; 15 Suppl 1:S11-8.)

- **Pico de torque (Nm):** representa a maior força gerada pelo grupo muscular em qualquer momento durante uma repetição (Figura 27.2)[3,4,18]. Essa variável costuma ser determinada em protocolos com três a seis repetições[5]. Ela também é apresentada como a porcentagem normalizada pela massa corporal do paciente[3]. A variável normalizada é uma boa opção para comparação entre pacientes e com valores de referência[3,4].
- **Trabalho (J):** representa a capacidade do músculo de produzir força ao longo da ADM. Essa variável pode ser calculada como a área abaixo da curva de torque em relação ao deslocamento angular (Figura 27.2)[4,18]. Ela pode ser extraída de uma única repetição ou representar a soma de todas as repetições[18], assim como pode ser normalizada pela massa corporal[4]. O trabalho normalizado pela massa corporal também pode ser uma boa opção para comparação entre pacientes e com valores de referência.
- **Potência (W):** é estimada pelo tempo necessário para realizar o trabalho em uma única ou em uma série de repetições[3,4].
- **Fadiga de trabalho (%):** há diferentes maneiras de estimar essa variável e, assim, protocolos distintos são sugeridos na literatura, como testes com: (a) 30 a 50 repeti-

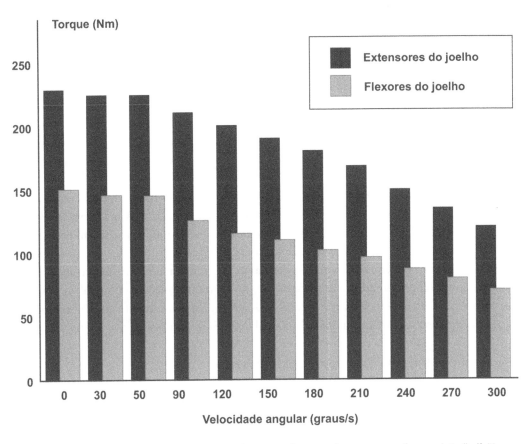

Figura 27.3 Exemplo da influência da velocidade angular no pico de torque dos extensores e flexores do joelho[18]. (Kannus P. Isokinetic evaluation of muscular performance: implications for muscle testing and rehabilitation. International Journal of Sports Medicine 1994 Jan; 15 Suppl 1:S11-8.)

ções, (b) repetições até que o torque registrado decresça 50% do registrado inicialmente e (c) duração de 30 a 60 segundos[5,18]. No Biodex, essa variável é estimada como um índice que informa a porcentagem de declínio do trabalho realizado no último terço das repetições comparado com o realizado no primeiro terço[17].

- **Razão agonista-antagonista (%):** informa a porcentagem do torque do músculo antagonista em relação ao agonista[3,4,18]. Assim, trata-se de uma variável que fornece informações sobre a relação entre os músculos de uma mesma articulação[3].
- **Assimetria entre lados (déficit):** a quantidade de assimetria considerada aceitável pode variar por articulação, mas, em linhas gerais, consideram-se aceitáveis diferenças de até 10%[3,18], as quais podem ser resultado, por exemplo, de dominância, em que o lado dominante pode apresentar melhor desempenho que o não dominante. Assimetrias entre 10% e 20% indicam possivelmente assimetria relevante e as com mais de 20% muito provavelmente indicam uma assimetria significativa[18].

PROPRIEDADES CLINIMÉTRICAS

A confiabilidade e a validade mecânica do dinamômetro isocinético já foram demonstradas. Drouin e cols.[26] identificaram uma confiabilidade quase perfeita nas medidas realizadas no mesmo dia e entre dias diferentes com o Biodex 3[26]. O erro padrão da medida apresentou valores baixos, sugerindo boa confiabilidade[26]. A concordância foi quase total para posição e torque nas múltiplas velocidades investigadas até 300 graus/s[26]. Acima dessa velocidade, uma redução sistemática ocorreu na velocidade bruta registrada e na velocidade-critério, sugerindo que o braço de alavanca não atingiu os valores altos de velocidade previamente definidos[26].

A confiabilidade das variáveis é dependente do protocolo utilizado. Em linhas gerais, a confiabilidade das variáveis pico de torque e trabalho é adequada[4,18]. A maior variabilidade é identificada em variáveis que são ângulo-específicas, como torque extraído em uma angulação específica da ADM testada[4]. Além disso, a confiabilidade tende a ser maior durante a avaliação no modo concêntrico do que no excêntrico[4]. Comparações entre articulações mostram que a variabilidade tende a ser maior nos registros das articulações do membro superior que do inferior[27] e em velocidades angulares mais altas[27]. Especificamente em pessoas idosas, estudos já demonstraram bons índices de confiabilidade em tornozelo[19,28] e joelho[28-30].

Relação entre desempenho isocinético e desfechos funcionais

Um bom desempenho isocinético de flexores[31] e extensores[14,31] do joelho está relacionado com melhor desempenho em testes de mobilidade em pessoas idosas. Entre aqueles inativos, esse desempenho está também associado a um bom equilíbrio dinâmico[31]. Na marcha, o pico de torque extensor do quadril foi preditor da velocidade, comprimento da passada e cadência de idosos do sexo masculino[32]. Além disso, a força e a potência de músculos do quadril, do joelho e do tornozelo apresentaram correlação moderada com a velocidade de marcha habitual e a máxima[33]. A potência dos flexores e extensores do joelho apresentou correlação moderada com a distância percorrida no Teste de Caminhada de 6 Minutos[34]. Esses resultados demonstram que a força avaliada por meio do isocinético tem relação importante com o desempenho de pessoas idosas durante a marcha.

Vantagens da avaliação isocinética

As principais vantagens são: (1) uso de equipamento com adequadas propriedades clinimétricas[1,18]; (2) segurança, já que o paciente não será submetido a uma resistência externa maior do que aquela com a qual ele pode lidar (por exemplo, a resistência externa oferecida pelo dinamômetro é igual à força aplicada pelo paciente)[1,4,5]; (3) registro objetivo dos parâmetros do desempenho muscular e não apenas da força[1], e (4) avaliação por meio de teste considerado padrão ouro.

Limitações da avaliação isocinética

As principais limitações são: (1) a contração muscular isocinética[18,22] e a posição preconizada para realizar o teste[1,4] são frequentemente consideradas não funcionais, apesar dos achados que indicam a associação entre a avaliação isocinética e os testes funcionais[1]; (2) os procedimentos do teste têm por objetivo isolar uma articulação, o que, apesar de propiciar a análise de componentes isolados do sistema musculoesquelético[4], não reproduz o movimento conjunto de várias articulações e músculos como o que ocorre no dia a dia[1], e, por fim, (3) o custo elevado[4].

CONSIDERAÇÕES FINAIS

A avaliação isocinética é uma boa alternativa para análise do desempenho muscular em pessoas idosas. Para que os resultados reflitam adequadamente o desempenho muscular, é importante que o examinador leve em conta os procedimentos recomendados. A interpretação das variáveis obtidas com essa avaliação deve considerar os parâmetros do protocolo realizado e as características da pessoa idosa avaliada.

Referências

1. Davies GJ, Ellenbecker TS. Application of isokinetics in testing and rehabilitation. In: Andrews JR, Harrelson GL, Wilk KE, editors. Physical rehabilitation of the injured athlete. 4th ed. Philadelphia, PA: Elsevier Saunders, 2012: 548-70.
2. Colby L, Borstad J. Resistance exercise for impaired muscle performance. In: Kisner C, Colby LA, Borstad J, editors. Therapeutic exercise – Foundations and techniques. 7th ed. Philadelphia, PA: F. A. Davis Company, 2018: 166-245.
3. Perrin DH. Open chain isokinetic assessment and exercise of the knee. Journal of Sport Rehabilitation 1994; 3:245-54.
4. Perrin DH. Isokinetic exercise and assessment. Champaing, IL: Human Kinetics, 1993. 212 p.
5. Baltzopoulos V. Isokinetic dynamometry. In: Payton CJ, Bartlett RM, editors. Biomechanical evaluation of movement in sport and exercise: The British Association of Sport and Exercise Science Guide. New York, NY: Routledge, 2008: 103-28.
6. Bertocci GE, Munin MC, Frost KL, Burdett R, Wassinger CA, Fitzgerald SG. Isokinetic performance after total hip replacement. American Journal of Physical Medicine & Rehabilitation 2004; 83(1):1-9.
7. Li Y, Kakar RS, Fu Y-C, Mahoney OM, Kinsey TL, Simpson KJ. Knee strength, power and stair performance of the elderly 5 years after unicompartmental knee arthroplasty. European Journal of Orthopaedic Surgery & Traumatology: Orthopedie Traumatologie 2018; 28(7):1411-6.
8. Costa RA, Oliveira LM de, Watanabe SH, Jones A, Natour J. Isokinetic assessment of the hip muscles in patients with osteoarthritis of the knee. Clinics 2010; 65(12):1253-9.
9. Alencar MA, Arantes PMM, Dias JMD, Kirkwood RN, Pereira LSM, Dias RC. Falls and functional performance in elderly women with knee OA. Brazilian Journal of Medical and Biological Research 2007; 40(2):277-83.
10. Edelaar LM, van Dieën JH, van der Esch M et al. Nonlinear relationship between isokinetic muscle strength and activity limitations in patients with knee osteoarthritis: Results of the Amsterdam-Osteoarthritis cohort. Journal of Rehabilitation Medicine 2017; 49(7):598-605.
11. Madsen OR, Bliddal H, Egsmose C, Sylvest J. Isometric and isokinetic quadriceps strength in gonarthrosis; inter--relations between quadriceps strength, walking ability, radiology, subchondral bone density and pain. Clinical Rheumatology 1995; 14(3):308-14.
12. Felício DC, Pereira DS, Queiroz BZ de, Assumpção AM, Dias JMD, Pereira LSM. Isokinetic performance of knee flexor and extensor muscles in community-dwelling elderly women. Fisioterapia em Movimento 2015; 28(3):555-62.
13. Frontera WR, Reid KF, Phillips EM et al. Muscle fiber size and function in elderly humans: a longitudinal study. Journal of Applied Physiology 2008; 105(2):637-42.
14. Pereira JC, Neri SGR, Vainshelboim B et al. Normative values of knee extensor isokinetic strength for older women and implications for physical function. Journal of Geriatric Physical Therapy 2019; 42(4):E25-31.
15. Haynes EMK, Neubauer NA, Cornett KMD, O'Connor BP, Jones GR, Jakobi JM. Age and sex-related decline of muscle strength across the adult lifespan: a scoping review of aggregated data. Applied physiology, nutrition, and metabolism. Physiologie Appliquee, Nutrition et Metabolisme 2020; 45(11):1185-96.

16. Osawa Y, Studenski SA, Ferrucci L. Knee extension rate of torque development and peak torque: associations with lower extremity function. Journal of Cachexia, Sarcopenia and Muscle 2018; 9(3):530-9.
17. Biodex Medical Systems. Biodex Advantage Software (V.4X) Operation Manual. Shirley, New York;
18. Kannus P. Isokinetic evaluation of muscular performance: implications for muscle testing and rehabilitation. International Journal of Sports Medicine 1994; 15:S11-8.
19. Webber SC, Porter MM. Reliability of ankle isometric, isotonic, and isokinetic strength and power testing in older women. Physical Therapy 2010; 90(8):1165-75.
20. Keating JL, Matyas TA. The influence of subject and test design on dynamometric measurements of extremity muscles. Physical Therapy 1996; 76(8):866-89.
21. McNair PJ, Depledge J, Brettkelly M, Stanley SN. Verbal encouragement: effects on maximum effort voluntary muscle action. British Journal of Sports Medicine 1996; 30(3):243-5.
22. Dvir Z. Isokinetic muscle testing: reflections on future venues. Hong Kong Physiotherapy Journal 2000; 18(2).
23. Salem GJ, Wang M-Y, Sigward S. Measuring lower extremity strength in older adults: The stability of isokinetic versus 1RM measures. Journal of Aging and Physical Activity 2002; 10:489-503.
24. Theou O, Gareth JR, Brown LE. Effect of rest interval on strength recovery in young and old women. Journal of Strength and Conditioning Research 2008; 22(6):1876-81.
25. Bottaro M, Ernesto C, Celes R, Farinatti PT v, Brown LE, Oliveira RJ. Effects of age and rest interval on strength recovery. International Journal of Sports Medicine 2010; 31(1):22-5.
26. Drouin JM, Valovich-mcLeod TC, Shultz SJ, Gansneder BM, Perrin DH. Reliability and validity of the Biodex system 3 pro isokinetic dynamometer velocity, torque and position measurements. European Journal of Applied Physiology 2004; 91(1):22-9.
27. Caruso JF, Brown LE, Tufano JJ. The reproducibility of isokinetic dynamometry data. Isokinetics and Exercise Science 2012; 20(4):239-53.
28. Hartmann A, Knols R, Murer K, de Bruin ED. Reproducibility of an isokinetic strength-testing protocol of the knee and ankle in older adults. Gerontology 2009; 55(3):259-68.
29. Jenkins NDM, Cramer JT. Reliability and minimum detectable change for common clinical physical function tests in sarcopenic men and women. Journal of the American Geriatrics Society 2017; 65(4):839-46.
30. Eitzen I, Hakestad KA, Risberg MA. Inter- and intrarater reliability of isokinetic thigh muscle strength tests in postmenopausal women with osteopenia. Archives of Physical Medicine and Rehabilitation 2012; 93(3):420-7.
31. Moura TG de, Nagata C de A, Garcia PA. The influence of isokinetic peak torque and muscular power on the functional performance of active and inactive community-dwelling elderly: a cross-sectional study. Brazilian Journal of Physical Therapy 2020; 24(3):256-63.
32. Burnfield JM, Josephson KR, Powers CM, Rubenstein LZ. The influence of lower extremity joint torque on gait characteristics in elderly men. Archives of Physical Medicine and Rehabilitation 2000; 81(9):1153-7.
33. Garcia PA, Dias JMD, Dias RC, Santos P, Zampa CC. A study on the relationship between muscle function, functional mobility and level of physical activity in community-dwelling elderly. Revista Brasileira de Fisioterapia 2011; 15(1):15-22.
34. Simões LA, Dias JMD, Marinho KC, Pinto CLLR, Britto RR. Relação da função muscular respiratória e de membros inferiores de idosos comunitários com a capacidade funcional avaliada por teste de caminhada. Revista Brasileira de Fisioterapia 2010; 14(1):24-30.

Capítulo 28

VELOCIDADE DE MARCHA

Karla Helena Coelho Vilaça e Silva
Jackeline Barbosa Matarazo
Fernanda Nelli Gomes Giuliani

INTRODUÇÃO

O controle das atividades motoras envolve a integração dos sistemas somatossensorial, visual e vestibular[1]. O controle postural abarca o controle da posição do corpo no espaço com o propósito de manter a estabilidade e a orientação por meio de ativações musculares coordenadas e sofisticadas a fim de assegurar a postura ereta e estável durante a deambulação e inúmeras tarefas fundamentais de atividades de vida diária[2-4].

Atividades como levantar, sentar, andar e interagir no ambiente de maneira eficiente e segura envolvem o controle postural, de modo que a compreensão dos sistemas que abarcam o processo e suas diferentes contribuições para esse controle torna possível analisar de maneira sistemática os distúrbios de equilíbrio específicos que afetam cada indivíduo[5].

Na execução da marcha, o corpo fica em estado de constante desequilíbrio, visto que o controle motor (centro de gravidade) não permanece dentro da base de sustentação dos pés. Assim, para evitar a ocorrência de quedas, é necessário que, à medida que se mova adiante, o pé da fase de balanço seja colocado à frente e lateralmente ao centro de gravidade. Desse modo, é possível observar que, para manter o controle postural, as estratégias de percepção e ação são adaptadas à variação da tarefa e às mudanças do ambiente[3].

ENVELHECIMENTO E MARCHA

O envelhecimento tem um impacto deletério nos parâmetros espaçotemporais da marcha, incluindo caminhada mais lenta, comprimento mais curto da passada, base de apoio mais ampla e aumento da variabilidade do passo[3,6]. Adicionalmente, a diminuição da amplitude de movimento e da mobilidade de tronco e de membros superiores desencadeia um padrão de marcha em bloco, considerado uma forma de compensar o desequilíbrio das pessoas idosas durante a deambulação[6].

Nesse sentido, a diminuição do desempenho da marcha está associada a vários desfechos adversos à saúde, como fragilidade, quedas, hospitalizações, sarcopenia, incapacidade, comprometimento cognitivo, necessidade de institucionalização e mortalidade[7].

Os distúrbios da marcha têm origem multifatorial e, por isso, a observação da marcha e a realização de exame físico detalhado são fundamentais para identificação dessas alterações, bem como para definição do tipo de intervenção mais específico para cada caso[8].

INSTRUMENTOS DE AVALIAÇÃO

Diversos métodos de avaliação da marcha encontram-se descritos na literatura, os quais podem ter caráter quantitativo ou qualitativo. Um dos mais simples quanto à avaliação, de maneira qualitativa e de baixo custo, consiste na observação, que exige poucos instrumentos e torna possível a análise da qualidade dos passos e das passadas, bem como dos desvios mais comuns. Apesar de prático, esse método é subjetivo, pois advém da observação individual de cada avaliador[9].

Para análise quantitativa da marcha, é possível citar a avaliação dos dados cinéticos e cinemáticos, que são objetivos e mais confiáveis, pois fornecem variáveis que podem ser utilizadas no planejamento terapêutico e na comparação da evolução da pessoa idosa[10]. No entanto, essas análises por vezes se restringem ao ambiente acadêmico e a grandes centros clínicos, pois são muito dispendiosas e exigem um aparato tecnológico complexo para avaliação dessas medidas.

Em geral, existem testes funcionais que são de aplicação mais simples na prática clínica, pois não exigem equipamentos muito sofisticados e mimetizam tarefas funcionais do cotidiano, como caminhar, girar, sentar e levantar. Nesse contexto encontra-se o *Performance Oriented Mobility Assessment* (POMA), que consiste em tarefas representativas das atividades de vida diária que são avaliadas por meio da observação do examinador. O teste é composto por 13 tarefas relacionadas com o equilíbrio e nove relacionadas com a marcha, totalizando 22 tarefas. As variáveis analisadas na marcha são: iniciação da marcha, simetria do passo, comprimento do passo, altura do passo, continuidade do passo, estabilidade do tronco, desvio da linha média, base de apoio e giro durante a marcha. Quanto maior a pontuação, melhor o desempenho, sendo alcançados no máximo 57 pontos (39 para o teste de equilíbrio e 18 para o de marcha)[11,12].

Outro instrumento que inclui a avaliação da marcha é a *Short Physical Performance Battery* (SPPB), composta por três testes que avaliam o equilíbrio estático em pé, a força muscular dos membros inferiores ao se levantar da cadeira e sentar-se e a velocidade de marcha em passo habitual. O instrumento é amplamente utilizado para rastrear pessoas idosas com risco de desenvolver incapacidades futuras[13] e foi validado para o Brasil por Nakano[14].

O teste de velocidade de marcha que integra esse teste consiste em cronometrar o tempo gasto para percorrer um percurso apenas de ida, sem espaço para aceleração ou desaceleração, de 3 ou 4 metros (Figura 28.1), podendo o avaliador escolher o tamanho do percurso. O avaliado atinge maior pontuação quando alcança tempos menores: 3,62 segundos para 3 metros e 4,82 segundos para 4 metros de distância. A pontuação para cada um dos três testes varia em uma escala de 0 (pior desempenho) a 4 (melhor desempenho). Os participantes são classificados em "dependente" – 0 a 3 pontos; "baixo desempenho" – 4 a 6 pontos; "desempenho moderado" – 7 a 9 pontos, e "bom desempenho" – 10 a 12 pontos[14].

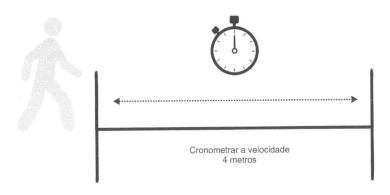

Figura 28.1 Mensuração da marcha com percurso de 4 metros sem espaço para aceleração e desaceleração.

De acordo com os fenótipos de fragilidade de Fried e cols.[15], após comando verbal do examinador em superfície plana, com velocidade confortável, o indivíduo é orientado a caminhar a distância de 4,6 metros de um total de 8,6 metros, desconsiderando-se os 2 metros iniciais e finais, caracterizados pelas fases de aceleração e desaceleração (Figura 28.2). O cronômetro mensura o tempo em segundos para o percurso, sendo a velocidade da marcha calculada em metros por segundo (m/s). São realizadas três medidas e considerado o valor médio delas. Considera-se como marcador de fragilidade o valor do tempo em segundos que estiver no quintil superior da amostra em estudo, após ajuste para sexo e altura[15].

Em relação à sarcopenia, a velocidade da marcha de 4 metros foi considerada uma das possibilidades de avaliação da funcionalidade para definição da gravidade dessa condição muscular. O consenso publicado pelo *European Working Group on Sarcopenia in Older People* (EWGSOP) determina que a velocidade de marcha deva ser avaliada em velocidade autosselecionada, em um percurso de 4 metros, sem espaço para aceleração ou desaceleração e medido manualmente por um cronômetro (Figura 28.1). A velocidade recomendada pelo consenso (EWGSOP2) como um indicador de sarcopenia grave é menor ou igual a 0,8m/s[16].

É possível observar que os protocolos para análise da velocidade da marcha são heterogêneos no que tange à distância percorrida, à presença ou não do percurso para aceleração e desaceleração e à velocidade de caminhada, que pode ser autosselecionada ou rápida. Em

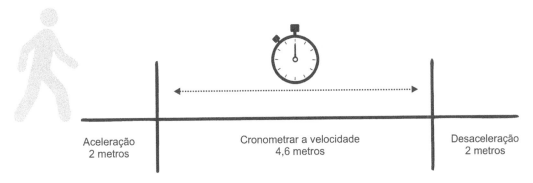

Figura 28.2 Mensuração da marcha com percurso de 4,6 metros e espaço para aceleração e desaceleração.

Quadro 28.1 Valores de referência para testes de velocidade de marcha em pessoas idosas

Nível	Velocidade usual	Velocidade rápida	Desfecho
Ambulatório	0,73m/s	1,03m/s	Normal
Hospital	0,45m/s	0,75m/s	Normal
Comunidade	60 a 69 anos: Homem: 1,40m/s Mulher: 1,30m/s	–	Normal
	70 a 79 anos: Homem: 1,26m/s Mulher: 1,13m/s	–	Normal
	80 a 89 anos: Homem: 0,97m/s Mulher: 0,94m/s	–	Normal
	0,8m/s	–	Preditor de piora clínica
	0,6m/s	–	Preditor de declínio funcional

diferentes revisões sistemáticas foi possível observar que as distâncias superiores a 4 metros constituem a maioria nos estudos. Pamoukdjian e cols.[17] evidenciaram que a distância da velocidade de marcha variou de 4 a 6 metros em mais de 80% dos estudos analisados, sendo de 4 metros a distância mais utilizada. Em contrapartida, outra revisão sistemática[18] revelou resultado um pouco diferente: os autores encontraram, na maioria dos estudos, avaliação da velocidade de marcha em pessoas idosas em percursos de 4,6 metros.

Estudos anteriores indicam que a velocidade de marcha superior a 1m/s sugere um envelhecimento mais saudável, enquanto a velocidade de marcha inferior a 0,6m/s aumenta a probabilidade de problemas de saúde e capacidade funcional. A proposta de seguir um ponto de corte em torno de 0,8m/s demonstra maior expectativa de vida entre as pessoas idosas, comparados a seus pares que apresentaram valores inferiores a 0,8m/s. Ainda sobre esse tópico, uma velocidade de marcha superior a 1,2m/s sugere uma expectativa de vida excepcional para a pessoa idosa[7,10]. O Quadro 28.1 apresenta diferentes valores de referência para velocidade de marcha em pessoas idosas de acordo com o local de aplicação do teste[19].

CONSIDERAÇÕES FINAIS

A mensuração da velocidade de marcha pode ser facilmente incorporada ao processo de avaliação de pessoas idosas em diferentes cenários de atenção à saúde, como ambulatórios, centros de convivência, domicílios, hospitais e instituições de longa permanência, uma vez que sua análise é prática, segura, exige poucos equipamentos, tem baixo custo e seus resultados são facilmente interpretados. No entanto, como há protocolos de avaliação específicos, sugere-se que os existentes sejam seguidos na prática clínica para manter a confiabilidade da medida e possibilitar comparações entre as medidas ao longo do tempo de acompanhamento das pessoas idosas.

Referências

1. Alouche SR, Sá CS. Aprendizado, comportamento motor e envelhecimento. In: Perracini MR, Fló CM. Funcionalidade e envelhecimento. 2. ed. Rio de Janeiro: Guanabara Koogan; 2019: 46-58.

2. Junior C, Heckman M. Distúrbios de posturas, marcha e quedas. In: Freitas EV, Py L. Tratado de geriatria e gerontologia. Rio de Janeiro: Guanabara Koogan, 2016: 1641-57.
3. Perotti Junior A, Bonuzzi GMG, Tani G. Controle postural: delimitações conceituais e mecanismos morfofuncionais. In: Tani G. Comportamento motor: conceitos, estudos e aplicações. 1. ed. Rio de Janeiro: Guanabara Koogan, 2016: 233-8.
4. Shumway-Cook A, Woollacott M. Controle motor: Teoria e aplicações práticas. 3. ed. Barueri: Manole, 2010: 14-31.
5. Horak FB. Postural orientation and equilibrium: what do we need to know about neural control of balance to prevent falls? Age Ageing 2006; 35(2): 7-11.
6. Aboutorabi A, Arazpour M, Bahramizadeh M, Hutchins SW, Fadayevatan R. The effect of aging on gait parameters in able-bodied older subjects: a literature review. Aging Clin Exp Res 2016; 28(3): 393-405.
7. Studenski S, Subashan P, Patel K et al. Gait speed and survival in older adults. JAMA 2011; 305(1):50-8.
8. Ronthal M. Gait disorders and falls in the elderly. Med Clin North Am 2019; 103(2):203-13.
9. Bianchi A, de Oliveira J, Bertolini S. Marcha no processo de envelhecimento: alterações, avaliação e treinamento. Revista Uningá, Maringá, 2015 set; 45(1). Disponível em: http://revista.uninga.br/index.php/uninga/article/view/1232. Acesso em 08 mar. 2022.
10. Abellan Van Kan G et al. Gait speed at usual pace as a predictor of adverse outcomes in community-dwelling older people an International Academy on Nutrition and Aging (IANA) Task Force. The Journal of Nutrition Health Aging 2009; 13(10):881-9.
11. Gomes GC. Tradução, adaptação transcultural e exame das propriedades de medida da escala "Performance Oriented Mobility Assessment" (POMA) para uma amostragem de idosos brasileiros institucionalizados [dissertation on the Internet]. Campinas: Unicamp; 2013 [cited 2022 Mar 8]. 124 p. Available from: https://1library.org/document/qvrxrngy-traducao-adaptacao-transcultural-propriedades-performance-assessment-brasileiros-institucionalizados.html.
12. Scura D, Munakomi S. Tinetti Gait and Balance Test. Stat Pearls Publishing [Internet]. 2022 [cited 2022 Mar 7]. Disponível em: https://www.ncbi.nlm.nih.gov/books/NBK578181/. Acesso em: 07 mar. 2022.
13. Guralnik JM, Simonsick EM, Ferrucci L et al. A Short Physical Performance Battery Assessing Lower Extremity Function: association with self-reported disability and prediction of mortality and nursing home admission. J Gerontol 1994; 49(2):85-94.
14. Nakano MM. Versão brasileira da Short Physical Performance Battery –SPPB: adaptação cultural e estudo da confiabilidade [dissertation on the Internet]. Campinas: Universidade de Campinas; 2007 [cited 2022 Mar 7]. 181p. Available from: https://1library.org/document/yn44580z-versao-brasileira-physical-performance-battery-adaptacao-cultural-confiabilidade.html.
15. Fried LP, Tangen CM, Walston J et al. Frailty in older adults: evidence for a phenotype. J Gerontol Ser A Biol Sci Med Sci 2001; 56(3):146-56.
16. Cruz-Jentoft AJ,Bahat G, Bauer J et al. Sarcopenia: revised European consensus on definition and diagnosis. Age Ageing 2019; 48(1):16-31.
17. Pamoukdjian F, Paillaud E, Zelek L et al. Measurement of gait speed in older adults to identify complications associated with frailty: a systematic review. J Geriatr Oncol 2015; 6(6):484-96.
18. Binotto MA, Lenardt MH, Rodríguez-Martínez MC. Physical frailty and gait speed in community elderly: a systematic review. Rev Esc Enferm USP 2018; 52.
19. Peel NM, Kuys SS, Klein K. Gait speed as a measure in geriatric assessment in clinical settings: a systematic review. J Gerontol A Biol Sci Med Sci 2012; 68(1):39-46.

Capítulo **29**

ÍNDICE DE MARCHA DINÂMICA

Mariana Asmar Alencar
Marcela Ferreira de Andrade Rangel

INTRODUÇÃO

O envelhecimento bem-sucedido envolve um processo de desenvolvimento e manutenção da capacidade funcional, o que possibilitará bem-estar quando a pessoa estiver na velhice[1]. Um importante componente para que seja alcançado um envelhecimento com saúde consiste na manutenção da mobilidade entre as pessoas idosas[1,2].

A mobilidade tem sido definida como a capacidade de mover-se ou andar de maneira livre e segura em diversos ambientes[2-4]. Múltiplos fatores têm sido apontados como determinantes da mobilidade nas pessoas idosas, sendo os principais os componentes físicos, cognitivos, neuromusculares e psicológicos, bem como aspectos ambientais e socioculturais[2,3]. Dentre os componentes físicos, a marcha e o equilíbrio cumprem importante papel na manutenção da mobilidade e consequentemente na independência e na possibilidade de convívio social entre as pessoas idosas[2].

Diante da necessidade de manter uma pessoa idosa com mobilidade e visando identificar precocemente as limitações, Shumway-Cook e Woollacott[5] desenvolveram um instrumento de avaliação das habilidades de equilíbrio dinâmico, o *Dynamic Gait Index* (DGI), conhecido em português como Índice de Marcha Dinâmica.

O DGI tem por objetivo avaliar e documentar a capacidade do indivíduo idoso com comprometimento do equilíbrio de modificar a marcha em resposta às mudanças nas demandas em diferentes tarefas[5-8]. O instrumento é constituído por oito tarefas que envolvem a marcha em diferentes contextos, ou seja: deambular em superfície plana, alterar a velocidade da marcha, caminhar enquanto realiza movimentos horizontais e verticais da cabeça, caminhar e realizar giro sobre o próprio eixo corporal, passar por cima e contornar obstáculos e subir e descer degraus.

O paciente é avaliado por meio de uma escala ordinal com quatro categorias e pontuado de acordo com seu desempenho em cada tarefa (3 = marcha normal; 2 = comprometimento leve; 1 = comprometimento moderado; 0 = comprometimento grave)[5-8]. O examinador irá basear sua avaliação na habilidade do paciente em manter o padrão e o ritmo de marcha normal, sem desviar ou tropeçar[9]. A pontuação dos oito itens é somada para o cálculo da pontuação total, que varia de 0 a 24 pontos (Quadro 29.1).

Quadro 29.1 Versão brasileira do *Dynamic Gait Index* (versão oito itens)

DGI – VERSÃO BRASILEIRA

1. Marcha em superfície plana

Instruções: "Ande em sua velocidade normal daqui até a próxima marca (6m)"

Classificação: marque a menor categoria que se aplica

(3) Normal: anda 6 metros, sem dispositivos de auxílio, em boa velocidade, sem evidência de desequilíbrio, marcha em padrão normal

(2) Comprometimento leve: anda 6 metros, em velocidade lenta, marcha com mínimos desvios ou utiliza dispositivos de auxílio à marcha

(1) Comprometimento moderado: anda 6 metros, em velocidade lenta, marcha em padrão anormal, evidência de desequilíbrio

(0) Comprometimento grave: não consegue andar 6 metros sem auxílio, grandes desvios da marcha ou desequilíbrio

2. Mudança de velocidade da marcha

Instruções: "comece andando no seu passo normal (1,5m). Quando eu falar 'rápido', ande o mais rápido que você puder (1,5m). Quando eu falar 'devagar', ande o mais devagar que você puder (1,5m)"

Classificação: marque a menor categoria que se aplica

(3) Normal: é capaz de alterar a velocidade da marcha sem perda de equilíbrio ou desvios. Mostra diferença significativa na marcha entre as velocidades normal, rápida e devagar

(2) Comprometimento leve: é capaz de mudar de velocidade, mas apresenta discretos desvios da marcha, ou não tem desvios, mas não consegue mudar significativamente a velocidade da marcha ou utiliza um dispositivo de auxílio à marcha

(1) Comprometimento moderado: só realiza pequenos ajustes na velocidade da marcha ou consegue mudar a velocidade com importantes desvios na marcha, ou muda de velocidade e perde o equilíbrio, mas consegue recuperá-lo e continuar andando

(0) Comprometimento grave: não consegue mudar de velocidade ou perde o equilíbrio e procura apoio na parede, ou necessita ser amparado

3. Marcha com movimentos horizontais (rotação) da cabeça

Instruções: "comece andando no seu passo normal. Quando eu disser 'olhe para a direita', vire a cabeça para o lado direito e continue andando para frente até que eu diga 'olhe para a esquerda', então vire a cabeça para o lado esquerdo e continue andando. Quando eu disser 'olhe para frente', continue andando e volte a olhar para frente"

Classificação: marque a menor categoria que se aplica

(3) Normal: realiza as rotações da cabeça suavemente, sem alteração da marcha

(2) Comprometimento leve: realiza as rotações da cabeça suavemente, com leve alteração da velocidade da marcha, ou seja, com mínima alteração da progressão da marcha, ou utiliza dispositivo de auxílio à marcha

(1) Comprometimento moderado: realiza as rotações da cabeça com moderada alteração da velocidade da marcha, diminui a velocidade ou cambaleia, mas se recupera e consegue continuar a andar

(0) Comprometimento grave: realiza a tarefa com grave distúrbio da marcha, ou seja, cambaleando para fora do trajeto (cerca de 38cm), perde o equilíbrio, para, procura apoio na parede ou precisa ser amparado

4. Marcha com movimentos verticais (rotação) da cabeça

Instruções: "comece andando no seu passo normal. Quando eu disser 'olhe para cima', levante a cabeça e olhe para cima. Continue andando para frente até que eu diga 'olhe para baixo', então incline a cabeça para baixo e continue andando. Quando eu disser 'olhe para frente', continue andando e volte a olhar para frente"

Classificação: marque a menor categoria que se aplica

(3) Normal: realiza as rotações da cabeça sem alteração da marcha

(2) Comprometimento leve: realiza a tarefa com leve alteração da velocidade da marcha, ou seja, com mínima alteração da progressão da marcha, ou utiliza dispositivo de auxílio à marcha

(1) Comprometimento moderado: realiza a tarefa com moderada alteração da velocidade da marcha, diminui a velocidade ou cambaleia, mas se recupera e consegue continuar a andar

(0) Comprometimento grave: realiza a tarefa com grave distúrbio da marcha, ou seja, cambaleando para fora do trajeto (cerca de 38cm), perde o equilíbrio, para, procura apoio na parede ou precisa ser amparado

Quadro 29.1 Versão brasileira do *Dynamic Gait Index* (versão oito itens) *(continuação)*

5. Marcha e giro sobre o próprio eixo corporal (pivô)
Instruções: "comece andando no seu passo normal. Quando eu disser 'vire-se e pare', vire-se o mais rápido que puder para a direção oposta e permaneça parado de frente para (este ponto) seu ponto de partida"
Classificação: marque a menor categoria que se aplica
(3) Normal: gira o corpo com segurança em até 3 segundos e para rapidamente sem perder o equilíbrio
(2) Comprometimento leve: gira o corpo com segurança em um tempo maior que 3 segundos e para sem perder o equilíbrio
(1) Comprometimento moderado: gira lentamente, precisa dar vários passos pequenos até recuperar o equilíbrio após girar o corpo e parar ou precisa de dicas verbais
(0) Comprometimento grave: não consegue girar o corpo com segurança, perde o equilíbrio, precisa de ajuda para virar-se e parar
6. Passar por cima de obstáculo
Instruções: "comece andando em sua velocidade normal. Quando chegar à caixa de sapatos, passe por cima dela, não a contorne, e continue andando"
Classificação: marque a menor pontuação que se aplica
(3) Normal: é capaz de passar por cima da caixa sem alterar a velocidade da marcha, não há evidência de desequilíbrio
(2) Comprometimento leve: é capaz de passar por cima da caixa, mas precisa diminuir a velocidade da marcha e ajustar os passos para conseguir ultrapassar a caixa com segurança
(1) Comprometimento moderado: é capaz de passar por cima da caixa, mas precisa parar e depois transpor o obstáculo. Pode precisar de dicas verbais
(0) Comprometimento grave: não consegue realizar a tarefa sem ajuda
7. Contornar obstáculos
Instruções: "comece andando em sua velocidade normal e contorne os cones. Quando chegar ao primeiro cone (cerca de 1,8m), contorne-o pela direita, continue andando e passe pelo meio deles; ao chegar ao segundo cone (cerca de 1,8m depois do primeiro), contorne-o pela esquerda"
Classificação: marque a menor categoria que se aplica
(3) Normal: é capaz de contornar os cones com segurança, sem alteração da velocidade da marcha. Não há evidência de desequilíbrio
(2) Comprometimento leve: é capaz de contornar ambos os cones, mas precisa diminuir o ritmo da marcha e ajustar os passos para não bater nos cones
(1) Comprometimento moderado: é capaz de contornar os cones sem bater neles, mas precisa diminuir significativamente a velocidade da marcha para realizar a tarefa ou precisa de dicas verbais
(0) Comprometimento grave: é incapaz de contornar os cones; bate em um deles ou em ambos, ou precisa ser amparado
8. Subir e descer degraus
Instruções: "suba estas escadas como você faria em sua casa (ou seja, usando o corrimão, se necessário). Quando chegar ao topo, vire-se e desça"
Classificação: marque a menor categoria que se aplica
(3) Normal: alterna os pés; não usa o corrimão
(2) Comprometimento leve: alterna os pés, mas precisa usar o corrimão
(1) Comprometimento moderado: coloca os dois pés em cada degrau; precisa usar o corrimão
(0) Comprometimento grave: não consegue realizar a tarefa com segurança

Fonte: Castro e cols.[8]

A versão original do DGI foi criada na língua inglesa[5], e sua adaptação cultural e avaliação da confiabilidade para a população brasileira foram realizadas por Castro e cols.[8] em 2006. O processo de tradução e adaptação cultural do questionário seguiu protocolos internacionais[8]. Foi verificada a confiabilidade inter e intraobservadores da versão final brasileira da DGI para todos os itens avaliados ($p < 0,001$), sendo as correlações classificadas como boas a muito fortes ($r = 0,655$ a $0,951$)[9]. O DGI apresenta uma validade concorrente com a Escala de Equilíbrio de Berg e correlaciona-se com a *Activities-specific Balance Confidence Scale* e com o autorrelato da *Scale of Balance Confidence*[10].

Apesar de inicialmente desenvolvido para avaliação de pessoas idosas[11], atualmente o DGI é amplamente utilizado e teve suas propriedades psicométricas analisadas para uso em diferentes condições de saúde, incluindo indivíduos com disfunções vestibulares[12], acidente vascular encefálico[13], esclerose múltipla[14] e doença de Parkinson[15].

Para tornar o instrumento clinicamente mais viável e os profissionais mais propensos a utilizarem o DGI, foi criada uma versão curta, com apenas quatro itens de avaliação[10]. A versão curta do DGI (DGI-4 itens) teve suas propriedades psicométricas testadas, as quais se mostraram equivalentes ou superiores às do DGI-8 itens (versão original) para avaliação da marcha de pessoas com alterações de equilíbrio ou distúrbios vestibulares[10]. Os itens que compõem a versão curta são: deambular em superfície plana, alterar a velocidade da marcha e caminhar enquanto realiza movimentos horizontais e verticais da cabeça. Outra vantagem da versão DGI-4 itens dispensar a necessidade de equipamentos, o que facilita ainda mais seu uso no ambiente clínico (Quadro 29.2)[10].

Em 2015, a autora que desenvolveu o DGI propôs uma versão modificada do instrumento (mDGI)[16]. As mudanças propostas estavam relacionadas com algumas tarefas e com a forma de pontuação[16]. Na versão modificada, as oito tarefas permanecem, mas com pequenas mudanças para facilitar a contagem do tempo e tornar os procedimentos mais claros. Para possibilitar a avaliação do tempo, foi estipulada a distância de 6,1 metros para todas as tarefas.

No mDGI houve uma adequação na tarefa "mudança de velocidade da marcha", sendo realizada no teste a fase de aceleração ("andar o mais rápido que puder com segurança"), mas excluída a fase de desaceleração em razão da dificuldade em estabelecer as duas mudanças de velocidade na distância de 6,1 metros. Na tarefa "passar por cima do obstáculo", houve mudanças nas dimensões dos obstáculos e foi especificado o posicionamento de dois obstáculos: o primeiro colocado a 2,4 metros do ponto de partida, rente ao solo e com 12cm de comprimento, e o segundo a 2,4 metros do primeiro, com altura de 12cm. Outra tarefa que passou por modificações foi a "marcha e giro sobre o próprio eixo corporal", que permaneceu com a virada de direção, mas, em vez de parar, o paciente vira e retorna ao ponto de partida (completar o percurso de 6,1 metros). Na tarefa com escadas ("subir e descer degraus") é avaliada apenas a subida da escada, e não mais a descida.

Em relação às mudanças de pontuação, no mDGI são aplicados três escores separados para o desempenho do participante: (1) o terapeuta avalia o tempo gasto em cada tarefa, em uma distância de 6,1 metros; (2) o nível de assistência é pontuado a partir de uma escala de três níveis (2 = nenhuma assistência; 1 = uso de dispositivo de assistência; 0 = necessidade da assistência de outra pessoa), (3) o padrão de marcha é avaliado em uma escala de quatro itens (3 = normal; 2 = comprometimento leve; 1 = comprometimento moderado; 0 = comprometimento grave)[16]. Os autores identificaram propriedades psicométricas adequadas dessa nova versão e verificaram que o escore expandido auxilia o potencial de discriminação do instrumento[16]. Entretanto, ainda não se encontra disponível uma versão brasileira do mDGI.

232 Seção III • Instrumentos de avaliação – Medidas de desempenho baseadas na observação

Quadro 29.2 Versão curta do *Dynamic Gait Index* (versão quatro itens)

DGI – Versão curta (DGI-4 itens)
1. Marcha em superfície plana
Instruções: "ande em sua velocidade normal daqui até a próxima marca (6m)"
Classificação: marque a menor categoria que se aplica
(3) Normal: anda 6m sem dispositivos de auxílio, em boa velocidade, sem evidência de desequilíbrio, marcha em padrão normal
(2) Comprometimento leve: anda 6m, em velocidade lenta, marcha com mínimos desvios ou utiliza dispositivos de auxílio à marcha
(1) Comprometimento moderado: anda 6m, em velocidade lenta, marcha em padrão anormal, evidência de desequilíbrio
(0) Comprometimento grave: não consegue andar 6m sem auxílio, grandes desvios da marcha ou desequilíbrio
2. Mudança de velocidade da marcha____
Instruções: "comece andando no seu passo normal (1,5m). Quando eu falar 'rápido', ande o mais rápido que você puder (1,5m). Quando eu falar 'devagar', ande o mais devagar que você puder (1,5m)"
Classificação: marque a menor categoria que se aplica
(3) Normal: é capaz de alterar a velocidade da marcha sem perda de equilíbrio ou desvios. Mostra diferença significativa na marcha entre as velocidades normal, rápida e devagar
(2) Comprometimento leve: é capaz de mudar de velocidade, mas apresenta discretos desvios da marcha, ou não tem desvios, mas não consegue mudar significativamente a velocidade da marcha ou utiliza um dispositivo de auxílio à marcha
(1) Comprometimento moderado: só realiza pequenos ajustes na velocidade da marcha ou consegue mudar a velocidade com importantes desvios na marcha, ou muda de velocidade e perde o equilíbrio, mas consegue recuperá-lo e continuar andando
(0) Comprometimento grave: não consegue mudar de velocidade ou perde o equilíbrio e procura apoio na parede, ou necessita ser amparado
3. Marcha com movimentos horizontais (rotação) da cabeça
Instruções: "comece andando no seu passo normal. Quando eu disser 'olhe para a direita', vire a cabeça para o lado direito e continue andando para frente até que eu diga 'olhe para a esquerda', então vire a cabeça para o lado esquerdo e continue andando. Quando eu disser 'olhe para frente', continue andando e volte a olhar para frente"
Classificação: marque a menor categoria que se aplica
(3) Normal: realiza as rotações da cabeça suavemente sem alteração da marcha
(2) Comprometimento leve: realiza as rotações da cabeça suavemente com leve alteração da velocidade da marcha, ou seja, com mínima alteração da progressão da marcha, ou utiliza dispositivo de auxílio à marcha
(1) Comprometimento moderado: realiza as rotações da cabeça com moderada alteração da velocidade da marcha, diminui a velocidade ou cambaleia, mas se recupera e consegue continuar a andar
(0) Comprometimento grave: realiza a tarefa com grave distúrbio da marcha, ou seja, cambaleando para fora do trajeto (cerca de 38cm), perde o equilíbrio, para, procura apoio na parede ou precisa ser amparado
4. Marcha com movimentos verticais (rotação) da cabeça
Instruções: "comece andando no seu passo normal. Quando eu disser 'olhe para cima', levante a cabeça e olhe para cima. Continue andando para frente até que eu diga 'olhe para baixo, então incline a cabeça para baixo e continue andando. Quando eu disser 'olhe para frente', continue andando e volte a olhar para frente"
Classificação: marque a menor categoria que se aplica
(3) Normal: realiza as rotações da cabeça sem alteração da marcha
(2) Comprometimento leve: realiza a tarefa com leve alteração da velocidade da marcha, ou seja, com mínima alteração da progressão da marcha, ou utiliza dispositivo de auxílio à marcha
(1) Comprometimento moderado: realiza a tarefa com moderada alteração da velocidade da marcha, diminui a velocidade ou cambaleia, mas se recupera e consegue continuar a andar
(0) Comprometimento grave: realiza a tarefa com grave distúrbio da marcha, ou seja, cambaleando para fora do trajeto (cerca de 38cm), perde o equilíbrio, para, procura apoio na parede ou precisa ser amparado

Fonte: Castro e cols.[8] e Marchetti e cols.[4].

METODOLOGIA

O DGI não contém manual com instruções operacionais para uso nem padronização das medidas dos materiais a serem utilizados[8]. Para sua aplicação, são necessários uma caixa de sapato, dois cones, um lance de escadas com corrimão e um espaço plano para deambular pelo menos 6 metros[8].

As características e dimensões dos materiais variam de acordo com os estudos[8,16,17]. Castro e cols.[8], no processo de adaptação transcultural, utilizaram como obstáculo uma caixa de sapato com as seguintes dimensões: 40cm de comprimento, 20cm de largura e 15cm de altura. Jønsson e cols.[17] citam que no processo de validação do instrumento para o dinamarquês a autora do instrumento, Shumway-Cook, recomendou a troca da caixa de sapato por uma tira de espuma com 1m de comprimento, 5cm de largura e 7,5cm de espessura. Entretanto, a autora alega, em publicação no ano de 2013, que o obstáculo do DGI tinha 76cm de comprimento, 12cm de largura e 5cm de espessura e sugere mudanças para o mDGI[16].

A grande maioria dos estudos não chega a citar as características e dimensões do obstáculo ao descrever a metodologia dos estudos. Outra informação não presente nos estudos diz respeito ao número de degraus utilizados no teste[8]. Contudo, no ambiente clínico é importante que o profissional padronize a forma de avaliação e os materiais utilizados para verificar possíveis mudanças ao longo do tempo.

A aplicação do teste demanda aproximadamente 10 minutos, e as instruções para cada atividade são fornecidas em cada um dos oito itens do instrumento[9]. Para uma correta aplicação do teste, é importante que o examinador esteja familiarizado com as tarefas a serem cumpridas, organize previamente os materiais e conheça bem as possíveis categorias de classificação do paciente. Para cada tarefa, o examinador irá marcar a menor categoria que se aplica ao paciente[8].

Durante a aplicação do DGI, para cada um dos oito itens será atribuída uma pontuação entre 0 (comprometimento grave) e 3 pontos (marcha normal). Ao final da aplicação, a pontuação dos itens é somada para chegar ao resultado do teste, que varia de 0 a 24 pontos – quanto menor a pontuação, pior o desempenho.

INTERPRETAÇÃO DOS RESULTADOS

Estudos apontam que o DGI, além de ser um instrumento com propriedades de medida adequadas para avaliação da mobilidade (equilíbrio dinâmico na marcha), também pode ser capaz de predizer o risco de quedas[9,15]. Pontuações inferiores a 19 têm sido associadas a distúrbios na marcha e risco de queda em diversas populações investigadas[7,9,18-20]. Tanto para a população idosa independente[9,19] como para pessoas com doença de Parkinson[18] e distúrbios vestibulares[21], o ponto de corte de 19 foi capaz de distinguir os "caidores" dos "não caidores".

Um ponto importante a ser ressaltado seria a possibilidade, ao aplicar o DGI em pessoas idosas muito ativos, de efeito teto, uma vez que as tarefas podem não ser suficientemente desafiadoras para essa população[9,19]. O efeito teto é mais comum nas pessoas idosas entre 60 e 70 anos de idade[9]. Entretanto, assim como outros instrumentos de medida, o DGI não está livre de limitações, como baixa a moderada responsividade à mudança, principalmente em indivíduos com déficits de equilíbrio menores.

CONSIDERAÇÕES FINAIS

O DGI avalia a capacidade de adaptar a marcha em tarefas complexas comumente vivenciadas no dia a dia. Trata-se de uma boa opção para avaliação da mobilidade e do risco de quedas em pessoas idosas com ou sem condições de saúde específicas.

Referências

1. Suíça. Organização Mundial da Saúde. Report on Aging and Health. Geneva: World Health Organization, 2015.
2. Freiberger E, Sieber CC, Kob R. Mobility in older community-dwelling persons: a narrative review. Front Physiol 2020; 11:881.
3. Webber SC, Porter MM, Menec VH. Mobility in older adults: a comprehensive framework. Gerontologist 2010; 50:443-50.
4. Mitchell JA, Johnson-Lawrence V, Williams EG, Thorpe R. Characterizing mobility limitations among older African American men. J Nat Med Assoc 2018; 110:190-6.
5. Shumway-Cook A, Woolacott MH. Control of posture and balance. In: Shumway-Cook A, Woolacott MH. Motor control theory and practical applications. Maryland: Williams & Wilkins, 1995: 120.
6. Shumway-Cook A, Gruber W, Baldwin M, Liao S. The effect of multidimensional exercises on balance, mobility, and fall risk in community-dwelling older adults. Phys Ther 1997; 77(1):46-57.
7. Shumway-Cook A, Baldwin M, Polissar NL, Gruber W. Predicting the probability for falls in community-dwelling older adults. Phys Ther 1997;77(8):812-9.
8. Castro SM, Perracini MR, Ganança FF. Versão brasileira do Dynamic Gait Index. Rev Bras Otorrinolaringol 2006; 72(6):817-25.
9. Herman T, Inbar-Borovsky N, Brozgol M, Giladi N, Hausdorff JM. The Dynamic Gait Index in healthy older adults: the role of stair climbing, fear of falling and gender. Gait Posture 2009; 29(2):237-41.
10. Marchetti G, Whitney SL. Construction and validation of the 4-item Dynamic Gait Index. Phys Ther 2006; 86(12):1651-60.
11. Viswanathan A, Sudarsky, L. Balance and gait problems in the eldery. Handb Clin Neurol 2012; 103:623-34.
12. Marchetti GF, Lin CC, Alghadir A, Whitney SL. Responsiveness and minimal detectable change of the Dynamic Gait Index and Functional Gait Index in persons with balance and vestibular disorders. Journal of Neurologic Physical Therapy 2014; 38:119-24.
13. Jonsdottir J, Cattaneo D. Reliability and validity of the Dynamic Gait Index in persons with chronic stroke. Arch Phys Med Rehabil 2007; 88:1410-5.
14. McConvey J, Bennett SE. Reliability of the Dynamic Gait Index in individuals with multiple sclerosis. Arch Phys Med Rehabil 2005; 86(1):130-3.
15. Torchio A, Corrini C, Anastasi D et al. Identification of modified Dynamic Gait Index cutoff scores for assessing fall risk in people with Parkinson disease, stroke and multiple sclerosis Gait Posture 2022; 91:1-6.
16. Shumway-Cook A, Taylor CS, Matsuda PN, Studer MT, Whetten BK. Expending the scoring for Dynamic Gait Index. Phys Ther 2013; 93(11):1493-506.
17. Jønsson LR, Kristensen MT, Tibaek S, Andersen CW, Juhl C. Intra- and interrater reliability and agreement of the Danish version of the Dynamic Gait Index in older people with balance impairments. Arch Phys Med Rehabil 2011; 92(10):1630-5.
18. Landers MR, Backlund A, Davenport J, Fortune J, Schuerman S, Altenburger P. Postural. Instability in idiopathic Parkinson's disease: discriminating fallers from nonfallers based on standardized clinical measures. J Neurol Phys Ther 2008; 32:56-61.
19. Boulgarides LK, McGinty SM, Willett JA, Barnes CW. Use of clinical and impairment-based tests to predict falls by community-dwelling older adults. Phys Ther 2003; 83(4):328-39.
20. Wrisley DM, Kumar NA. Functional gait assessment: concurrent, discriminative, and predictive validity in community-dwelling older adults. Phys Ther 2010; 90(5):761-73.
21. Brown KE, Whitney SL, Wrisley DM, Furman JM. Physical therapy outcomes for persons with bilateral vestibular loss. The Laryngoscope 2009; 111(10):1812-7.

Capítulo **30**

SENSORES INERCIAIS VESTÍVEIS PARA ANÁLISE DA MARCHA

Francis Trombini-Souza
Rafael Rêgo Caldas

INTRODUÇÃO

A marcha – considerada o ato de caminhar – é uma das atividades físicas diárias mais fundamentais para o ser humano[1-4]. Para se movimentar no espaço de forma bípede, o indivíduo desloca seu centro de massa anteriormente, a cada passo, usando movimentos coordenados entre membros inferiores, superiores e tronco[5]. No entanto, com o envelhecimento, o indivíduo passa a apresentar dificuldades funcionais no que diz respeito à marcha[3,4]. Em virtude de seu importante caráter funcional, essa é uma das atividades funcionais mais frequentemente utilizadas para quantificar a função física, a qualidade de vida e a saúde do indivíduo[6].

A análise do movimento humano da marcha é de grande importância para profissionais da gerontologia e geriatria clínica e científica. A mensuração precisa dos movimentos corporais responsáveis pela mobilidade ativa nos espaços de vida do indivíduo é essencial para a identificação de fatores como controle neuromuscular comprometido e distúrbios biomecânicos e a prevenção de eventos adversos, como quedas e suas consequências, especialmente em pessoas idosas[7].

A quantificação da marcha e do controle postural agrega informações valiosas que auxiliam a compreensão de condições de saúde nas quais predominam os sintomas motores que causam considerável prejuízo funcional. Na prática clínica existem diversas escalas específicas para uma vasta gama de condições de saúde; no entanto, muitas vezes esses instrumentos de avaliação funcional são suscetíveis de subjetividade e podem não apresentar acurácia suficiente para identificar, por exemplo, alterações sutis de marcha e controle postural para documentar a progressão de determinada condição de saúde[7].

Embora os sistemas optoeletrônicos continuem sendo considerados o padrão ouro para análise cinemática da marcha, esses sistemas, além do custo elevado de aquisição e manutenção, exigem laboratórios especializados com volume espacial consideravelmente grande para aquisição de dados cinemáticos, assim como um tempo relativamente extenso para preparação do indivíduo e coleta de dados, bem como longos períodos de pós-processamento dos dados[8]. Além disso, a maioria exige fixações específicas das câmeras optoeletrônicas em ambiente *indoor* (laboratórios de biomecânica), o que limita sua acessibilidade tanto para a prática científica como para a clínica[9]. Vale ressaltar que muitas vezes as análises cinemáticas obtidas por esses sistemas de câmeras optoeletrônicas tridimensionais (3D) podem fornecer dados de complexa interpretação, especialmente para a prática clínica[10].

Como alternativa aos sistemas optoeletrônicos 3D, o uso de sensores para análise do movimento tem se tornado cada vez mais comum na prática clínica[8,10-12]. Esses sensores podem ser do tipo acelerômetro, giroscópio, magnetômetro ou a combinação total ou parcial entre eles[13]. A combinação de acelerômetros e giroscópios dá origem aos sensores inerciais vestíveis (*wearable devices*), os quais são considerados uma opção muito vantajosa em razão de seu baixo custo, na maioria das vezes, consumo reduzido de energia, pequeno tamanho e da possibilidade de serem utilizados em ambientes sem restrições físicas que possam comprometer a coleta dos dados cinemáticos[13,14]. A captura de informações de movimento, em termos de aceleração linear e velocidade angular, é confiável e aplicável fora de ambientes de laboratórios, ou seja, aquisição de dados *outdoor*[15].

Os sensores inerciais vestíveis podem complementar, efetivamente, os sistemas tradicionais de análise 3D da marcha, sendo capazes de monitorar continuamente os parâmetros da marcha durante atividades diárias, reduzindo o estresse e a ansiedade dos indivíduos submetidos a estudos clínicos em ambientes controlados, como laboratórios[13].

A maioria desses sistemas utiliza sensores inerciais baseados em dispositivos microeletromecânicos (MEMS) para mensurar e informar dinamicamente aceleração, velocidade, orientação e forças gravitacionais de um objeto por meio de uma combinação de acelerômetros, giroscópios e magnetômetros. Esses dispositivos são capazes de fornecer medidas diretas da frequência, intensidade e duração dos movimentos relacionados com a atividade realizada[16].

Considerando essas vantagens, os sistemas formados por sensores inerciais vestíveis têm alcançado cada vez mais importância nos últimos anos com o objetivo de avaliar a marcha de pessoas idosas em diversos contextos clínicos e de pesquisa científica[12].

PRINCÍPIO DE FUNCIONAMENTO DOS SENSORES INERCIAIS

A expressão "sensores inerciais" refere-se a uma classe de transdutores representados essencialmente por sensores de aceleração (acelerômetros) e sensores de velocidade angular (giroscópios)[8]. O termo "inercial" significa que esses aparelhos medem seu próprio movimento (e, portanto, o movimento do corpo rígido ao qual estão fixados), usando o princípio da inércia, ou seja, a aceleração pode ser a resistência (inércia) ao mover uma massa livre contida no sensor, quando ele é acelerado por uma força externa ou torque (para acelerômetro ou giroscópio, respectivamente)[8]. Desse modo, o acelerômetro e o giroscópio medem, respectivamente, a aceleração linear e a velocidade angular ao longo e em torno de um eixo específico[12].

Um conjunto formado por um acelerômetro e um giroscópio com três eixos ortogonais, alinhados entre si, é geralmente referido como uma unidade de medida inercial (UMI)[8]. Em geral, os sensores inerciais são comercialmente disponibilizados em pequenas UMI sem fio, que podem ser facilmente fixadas a um segmento do corpo sem afetar o movimento. As UMI costumam conter transmissores *bluetooth* ou *wifi*, assim como cartões de memória micro-SD, para transmissão de dados em tempo real ou gravação interna de dados, respectivamente[8].

INSTRUMENTALIZAÇÃO

A taxonomia referente às aplicações clínicas de UMI para análise do movimento humano pode ser dividida em mensuração do movimento e classificação do movimento[13]. A primeira expressão (ou classe) refere-se à mensuração ou quantificação da cinemática linear ou angular de algum segmento corporal (por exemplo, membros superiores, membros inferiores ou tronco). A segunda classe baseia-se na interpretação ou classificação dos movimentos humanos, como os envolvidos na marcha[13]. De maneira mais específica, nessa categoria o interesse clínico está voltado para a compreensão de parâmetros espaçotemporais da marcha[13,17], detecção de episódios de quedas[18,19] e classificação de atividades de vida diária[20].

De acordo com a aplicação clínica e a acurácia do desfecho almejado, a quantidade de UMI posicionada no corpo do indivíduo pode variar[11]. Apenas uma UMI tem se mostrado suficiente para avaliar, por exemplo, a marcha e o equilíbrio postural estático e para detecção de quedas de pessoas idosas adultas[11,21]. No caso da utilização de apenas uma UMI, a região posteroinferior do tronco é a mais utilizada[21] por se tratar de uma localização considerada a correspondência aproximada do centro de massa do sujeito durante a postura ereta quieta[8]. O tronco inferior – considerado na literatura uma localização anatômica posterior entre a terceira e quinta vértebras lombares ou mais especificamente sobre a segunda vértebra lombar ou sobre o sacro – foi reportado como uma localização válida e confiável em aproximadamente 60% dos estudos abordados em recente revisão de escopo sobre o tema[21].

Para avaliação cinemática intersegmentar e alguns parâmetros espaçotemporais da marcha, geralmente são utilizados sistemas mais complexos, formados por duas ou mais UMI, dependendo da quantidade de segmentos de interesse[11]. Em caso de duas ou mais UMI, estas irão formar uma rede de sensores que deve ser temporalmente sincronizada entre si[8]. Para análise cinemática angular de membros inferiores e/ou parâmetros espaçotemporais da marcha, geralmente são posicionadas UMI na região dorsal de ambos os pés, no terço distal de ambas as pernas, em ambas as coxas e na região posteroinferior do tronco[21]. Embora os sistemas formados por diversas UMI estejam disponíveis no mercado para captura de movimento de corpo inteiro, a grande quantidade de sensores exigida para essa finalidade pode dificultar seu uso em contextos clínicos[11].

A fixação dessas UMI pode ser feita com velcro sobre uma vestimenta específica ou por meio de faixas/cintas elásticas de Neoprene[22]. Contudo, é importante destacar que alguns problemas e artefatos típicos podem afetar os dados, desde sua aquisição até o cálculo das variáveis de interesse a partir do sinal bruto adquirido pelo sensor inercial. Toda grandeza mecânica estimada por meio da integração de sinais obtidos por sensores inerciais pode conter certo nível de comprometimento, conhecido como *drift*[8]. Essas medidas incluem o deslocamento angular obtido a partir da integração numérica da velocidade angular e velocidade linear, e o deslocamento estimado, respectivamente, do primeiro e segundo números de integração da aceleração linear[8]. A aceleração em virtude da ação da gravidade deve ser removida dos dados do acelerômetro antes da integração numérica para estimação de variáveis como velocidade e deslocamento linear[23].

Antes da aquisição dos dados sobre o movimento pretendido, dois aspectos precisam de atenção: o sensor deve ser fixado adequadamente ao segmento corporal de interesse (para evitar artefatos de movimento) e os eixos do sistema de referência do sensor devem estar alinhados com os eixos anatômicos do segmento sobre o qual o sensor está fixado. Quanto melhor a fixação da UMI ao segmento corporal desejado, mais confiáveis serão as medidas inerciais obtidas[8]. Acelerações indesejadas, como artefatos decorrentes do movimento de tecidos moles ou vibrações externas, podem ser minimizadas por meio da fixação cuidadosa da UMI sobre o segmento e por processamento posterior do sinal bruto[24].

PROPRIEDADES DE MEDIDA

Considerando que o tópico principal deste capítulo consiste no uso de sensores inerciais vestíveis para aquisição e análise de parâmetros espaçotemporais da marcha, serão apresentadas apenas as propriedades de medidas de UMI com esse propósito, especialmente sob a ótica da análise de dados lineares.

De acordo com uma revisão sistemática e metanálise para determinação da validade concorrente e da confiabilidade de UMI usadas na análise da marcha em adultos saudáveis, a quantidade de artigos nessa área aumentou consideravelmente nos últimos anos[12]. Nos 82 estudos incluídos na revisão, o sistema UMI mais comumente utilizado foi o *Xsens Technology* ($n = 9$), seguido pelos sistemas *Opal* ($n = 7$), *Dynaport* ($n = 5$) e *Shimmer* ($n = 5$). A frequência de amostragem mais comumente utilizada para avaliação da marcha foi de 100Hz (intervalo de 25 a 2.000Hz)[12]. Uma síntese das medidas de validade dos sistemas de UMI empregados para análise de parâmetros espaçotemporais da marcha de adultos encontra-se no Quadro 30.1.

Para as métricas de confiabilidade, medida pelo coeficiente de correlação intraclasse (CCI), os autores observaram que a confiabilidade foi excelente para o tempo de passada (*stride time*) obtido com a UMI posicionada sobre o dorso do pé (CCI = 0,92; IC95% [intervalo de confiança de 95%]: 0,86 a 0,96; $I^2 = 0\%$; $p < 0,001$) e para o comprimento da passada (*stridelength*) (CCI = 0,94; IC95%: 0,80 a 0,97; $I^2 = 0\%$; $p < 0,001$). A confiabilidade foi boa para o tempo de apoio (*stance time*) (CCI = 0,85; IC95%: 0,72 a 0,92; $I^2 = 0\%$; $p < 0,001$) e o tempo de balanço (*swing time*) (CCI = 0,89; IC95%: 0,78 a 0,95; $I^2 = 4\%$; $p < 0,001$). Vale destacar que, para essas variáveis, as UMI foram posicionadas no dorso dos pés dos participantes. A confiabilidade dos dados da estabilidade dinâmica local (*local dynamic stability*), ou seja, o expoente máximo de Lyapunov de curto prazo no eixo

Quadro 30.1 Síntese das medidas de validade dos sistemas de unidade de medida inercial (UMI) empregados para análise de parâmetros espaço-temporais da marcha de adultos

Parâmetro da marcha	r	IC95%	I²	p-valor
Validade				
Tempo de passo (*step time*)	0,99	0,97 a 1,00	93%	< 0,001
Comprimento do passo (*step length*)	0,88	0,83 a 0,92	32%	< 0,001
Tempo de apoio (*stance time*)	0,91	0,87 a 0,94	0%	< 0,001
Tempo de balanço (*swing time*)	0,68	0,56 a 0,77	0%	< 0,001
Tempo de passo (*step time variability*)	0,35	0,18 a 0,50	31%	< 0,001
Comprimento do passo (*step length variability*)	0,06	-0,14 a 0,25	0%	0,543
Validade da variabilidade				
Tempo de apoio (*stance time variability*)	0,58	0,35 a 0,74	0,53%	< 0,001
Tempo de balanço (*swing time variability*)	0,34	0,11 a 0,53	30%	0,004
Simetria do tempo de passo (*step time symmetry*)	0,06	0,17 a 0,28	55%	0,618
Simetria do comprimento do passo (*step length symmetry*)	0,06	-0,14 a 0,25	0%	0,571
Simetria do tempo de apoio (*stance time symmetry*)	0,19	-0,01 a 0,37	0%	0,058
Simetria do tempo de balanço (*swing time symmetry*)	0,13	-0,17 a 0,41	56%	0,395

mediolateral, medido por uma UMI posicionada na região de L2, foi moderada (CCI = 0,60; IC95%: 0,48 a 0,69; I^2 = 0%; p < 0,001)[12].

O tempo do passo (*step time*) e o tempo da passada (*stride time*) foram as variáveis mais comumente adotadas na literatura e as que apresentaram melhores resultados referentes à validade e à confiabilidade[12].

APLICAÇÕES CLÍNICAS DOS SENSORES INERCIAIS VESTÍVEIS

Uma ou mais UMI podem ser usadas para aquisição dos parâmetros da marcha. O uso dessa tecnologia vestível possibilita a obtenção e análise, sob a ótica linear, de parâmetros espaciais da marcha, como o comprimento do passo (magnitude, variabilidade, simetria), o comprimento da passada (magnitude e variabilidade) e a largura do passo (magnitude e variabilidade)[25].

Ainda sob a abordagem de análises lineares, é possível adquirir também parâmetros temporais da marcha, como cadência (magnitude e variabilidade), tempo do passo (magnitude, variabilidade e simetria), tempo de passada (magnitude e variabilidade), tempo de apoio (magnitude, variabilidade e simetria), tempo de oscilação (magnitude, variabilidade e simetria) e tempos de apoio simples (magnitude, variabilidade e simetria) e de apoio duplo (magnitude e variabilidade)[25].

Os principais parâmetros espaçotemporais analisados são a velocidade da marcha (magnitude e variabilidade) e a velocidade da passada (magnitude e variabilidade)[25].

Um estudo que usou um par de sensores inerciais fixados sobre o dorso dos pés de pessoas idosas adultas evidenciou que os participantes "caidores" apresentaram aumento de 26,58% no tempo de passo e de 13,21% na quantidade de passos por minuto (cadência), em comparação aos participantes pessoas idosas "não caidores" durante a fase de giro (retorno) da marcha. No entanto, ambos os grupos ("caidores" e "não caidores") diminuíram a velocidade da marcha, o percentual de duplo apoio e a largura do passo na fase de balanço durante a transição da caminhada para frente em linha reta para a fase de giro (retorno) da marcha. Diferentemente dos "caidores", os "não caidores" foram capazes de aumentar a altura mínima de passagem livre dos pés (*minimum toe clearance*) durante a fase de balanço e apresentaram aumento na largura do passo na fase de balanço e na altura mínima de passagem livre dos pés na transição da marcha para frente para a fase de virada. Com o uso de UMI foi possível perceber que adultos idosos "caidores" podem adotar uma estratégia de maior precaução ao virar durante a marcha para reduzir o risco de quedas[26].

É notório que a independência funcional e a mobilidade segura, em especial de pessoas idosas, dependem principalmente da capacidade de realizar tarefas duplas, fundamentalmente durante atividades com atenção de prioridade variável e fixa[27]. Sensores inerciais vestíveis têm sido utilizados com o objetivo de avaliar os efeitos de protocolos de treinamento de dupla tarefa com progressão de instruções de prioridade variável para fixa *versus* treinamento de dupla tarefa com prioridade variável sobre variáveis espaciais, temporais e espaçotemporais da marcha de pessoas idosas comunitárias, visando contribuir para melhorar o entendimento de quais são os mecanismos compensatórios da marcha sob esse tipo de demanda motocognitiva[27].

CONSIDERAÇÕES FINAIS

Os sensores inerciais vestíveis são uma ferramenta promissora e de baixo custo para análise da marcha de pessoas idosas, assim como outras atividades funcionais de mobilidade ativa. Além das abordagens de análise sob a ótica linear, vale destacar que esse tipo de sensor inercial também tem sido utilizado para aquisição de dados em séries temporais, de curto e longo prazo, no contexto de ambiente controlado (laboratório de biomecânica) e no cotidiano de pessoas idosas, para análises clínicas e científicas sob a ótica não linear, como, por exemplo, o uso de técnicas de entropia multiescala para compreensão da complexidade fisiológica do movimento de pessoas idosas, em especial durante a marcha.

Referências

1. Kerrigan DC, Todd MK, Della Croce U, Lipsitz LA, Collins JJ. Biomechanical gait alterations independent of speed in the healthy elderly: evidence for specific limiting impairments. Arch Phys Med Rehabil 1998; 79(3):317-22.
2. Perry J, Burnfield JM. Gait analysis: Normal and pathological function: SLACK Incorporated, 2010.
3. Whittle MW. Gait analysis: An introduction. 4th ed. UK: Butterworth Heinemann Elsevier, 2007.
4. Winter D. The biomechanics and motor control of human gait: Normal, elderly and pathological. Canada: Waterlo Press, 1991.
5. Cruz-Jimenez M. Normal changes in gait and mobility problems in the elderly. Phys Med Rehabil Clin N Am 2017; 28(4):713-25.
6. Hollman JH, McDade EM, Petersen RC. Normative spatiotemporal gait parameters in older adults. Gait Posture 2011; 34(1):111-8.
7. Buckley C, Alcock L, McArdle R et al. The role of movement analysis in diagnosing and monitoring neurodegenerative conditions: Insights from gait and postural control. Brain Sci 2019; 9(2).
8. Iosa M, Picerno P, Paolucci S, Morone G. Wearable inertial sensors for human movement analysis. Expert Rev Med Devices 2016; 13(7):641-59.

9. Simon SR. Quantification of human motion: gait analysis-benefits and limitations to its application to clinical problems. J Biomech 2004; 37(12):1869-80.

10. Caldas R, Sarai R, Lima Neto FB, Markert B. Validation of two hybrid approaches for clustering age-related groups based on gait kinematics data. Medical Engineering & Physics 2020; 78:1.

11. Picerno P, Iosa M, D'Souza C, Benedetti MG, Paolucci S, Morone G. Wearable inertial sensors for human movement analysis: a five-year update. Expert Rev Med Devices 2021; 18(sup1):79-94.

12. Kobsar D, Charlton JM, Tse CTF et al. Validity and reliability of wearable inertial sensors in healthy adult walking: a systematic review and meta-analysis. J Neuroeng Rehabil 2020; 17(1):62.

13. Lopez-Nava IH, Munoz-Melendez A, Perez Sanpablo AI, Alessi Montero A, Quinones Uriostegui I, Nunez Carrera L. Estimation of temporal gait parameters using Bayesian models on acceleration signals. Comput Methods Biomech Biomed Engin 2016; 19(4):396-403.

14. Bonnet S, Heliot R. A magnetometer-based approach for studying human movements. IEEE Trans Biomed Eng 2007; 54(7):1353-5.

15. Caldas R, Mundt M, Potthast W, Buarque de Lima Neto F, Markert B. A systematic review of gait analysis methods based on inertial sensors and adaptive algorithms. Gait Posture 2017; 57:204-10.

16. Caldas R, Rátiva D, Lima Neto FB. Clustering of self-organizing maps as a means to support gait kinematics analysis and symmetry evaluation. Medical Engineering & Physics 2018; 62(46-52).

17. Ferrari A, Cutti AG, Garofalo P et al. First in vivo assessment of "Outwalk": a novel protocol for clinical gait analysis based on inertial and magnetic sensors. Medical & Biological Engineering & Computing 2010; 48:1-15.

18. Tong L, Song Q, Ge Y, Liu M. HMM-based human fall detection and prediction method using tri-axial accelerometer. IEEE Sensors Journal 2013; 13(5):1849-56.

19. Wu G, Xue S. Portable preimpact fall detector with inertial sensors. IEEE Trans Neural Syst Rehabil Eng 2008; 16(2):178-83.

20. López-Nava IH, Muñoz-Meléndez A, editors. Complex human action recognition on daily living environments using wearable inertial sensors, in Proc. 10th EAI Int. Conf. Pervas. Comput. Technol. Healthcare. 10th EAI Int Conf Pervas Comput Technol Healthcare, 2016.

21. Patel M, Pavic A, Goodwin VA. Wearable inertial sensors to measure gait and posture characteristic differences in older adult fallers and non-fallers: A scoping review. Gait Posture 2020; 76:110-21.

22. Prateek GV, Mazzoni P, Earhart GM, Nehorai A. Gait cycle validation and segmentation uing inertial sensors. IEEE Trans Biomed Eng 2020; 67(8):2132-44.

23. Veltink PH, Slycke P, Hemssems J, Buschman R, Bultstra G, Hermens H. Three dimensional inertial sensing of foot movements for automatic tuning of a two-channel implantable drop-foot stimulator. Med Eng Phys 2003; 25(1):21-8.

24. Mathie MJ, Coster AC, Lovell NH, Celler BG. Accelerometry: providing an integrated, practical method for long--term, ambulatory monitoring of human movement. Physiol Meas 2004; 25(2):R1-20.

25. Polhemus AM, Bergquist R, Bosch de Basea M et al. Walking-related digital mobility outcomes as clinical trial endpoint measures: protocol for a scoping review. BMJ Open 2020; 10(7):e038704.

26. Yeh TT, Liang PJ, Lee SC. Differences in walking-to-turning characteristics between older adult fallers and non-fallers: a prospective and observational study using wearable inertial sensors. Int J Rehabil Res 2022; 45(1):53-7.

27. Trombini-Souza F, de Maio Nascimento M, da Silva TFA, de Araujo RC, Perracini MR, Sacco ICN. Dual-task training with progression from variable- to fixed-priority instructions versus dual-task training with variable-priority on gait speed in community-dwelling older adults: A protocol for a randomized controlled trial: Variable- and fixed-priority dual-task for older adults. BMC Geriatr 2020; 20(1):76.

Capítulo 31

TIMED UP AND GO –
TUG TESTE E TUG MODIFICADO

Paulo Giusti Rossi
Mariana Luciano de Almeida
Daniela Dalpubel

INTRODUÇÃO

O teste *Timed Up and Go* (TUG) foi elaborado por Podsiadlo e Richardson[1] como uma adaptação cronometrada do teste *Get-Up and Go* com o objetivo de avaliar as habilidades de mobilidade básica de 60 pessoas idosas frágeis em um hospital-dia geriátrico. Assim, constatou-se que o instrumento era confiável entre os avaliadores e apresentava correlação com a velocidade da marcha e o equilíbrio, bem como com o índice de Barthel de atividades de vida diária, e que se tratava de um teste válido para mensuração da mobilidade funcional na população avaliada.

No Brasil, o TUG foi validado por Alexandre e cols.[2] com a proposta de avaliar sua acurácia para o risco de quedas em pessoas idosas..Os autores acompanharam durante 1 ano 60 pessoas idosas com idades entre 60 e 82 anos. Identificou-se que o TUG é um indicador do risco de quedas em pessoas idosas brasileiras, pois as pessoas que relataram quedas apresentavam desempenho mais lento no instrumento, além de maior dificuldade na realização de atividades básicas e instrumentais de vida diária.

O TUG é um teste simples e costuma ser utilizado para avaliação dos componentes da funcionalidade, como mobilidade, equilíbrio e agilidade das pessoas idosas. Seu potencial clínico advém da análise das diversas capacidades funcionais básicas realizadas durante o teste, como levantar e sentar, andar e virar-se[3], além de ser uma medida de fácil e rápida aplicação e não necessitar de muitos equipamentos[4,5].

A análise do TUG quantifica seu desempenho com base no tempo que as pessoas idosas despendem para executá-lo, sempre empregando a velocidade habitual de caminhada do avaliado.

PREPARAÇÃO DO AMBIENTE

Ao preparar o campo para aplicação do teste, o profissional deve procurar um ambiente iluminado e com amplitude mínima de 3 × 5 metros sem obstáculos nas laterais. Os materiais necessários são:

- Cadeira com apoio para os braços (altura do assento: 45cm; altura do braço: 68cm).
- Metro ou trena.
- Cone para demarcar a extremidade de 3 metros da execução do teste.
- Cronômetro, preferencialmente profissional.

Ao posicionar a cadeira, o profissional deverá realizar a medição a partir dos pés anteriores até a marca de 3 metros, onde deverá ser posicionado o cone de demarcação do teste (Figura 31.1).

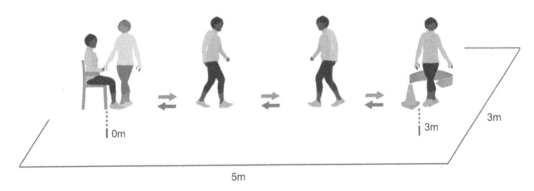

Figura 31.1 Ilustração do campo de coleta e execução do teste *Timed Up and Go*. (Adaptada de Rossi, 2021.)

INSTRUÇÕES PARA O TESTE

Para realização do TUG, a pessoa idosa é instruída a levantar-se de uma cadeira, andar 3 metros em direção ao cone em sua velocidade habitual, girar 180 graus em torno do cone, voltar e sentar-se novamente na cadeira. Ao comando "preparar, já", proferido pelo profissional, a pessoa idosa deverá iniciar o teste afastando as costas da cadeira no intuito de iniciar o movimento de levantar-se – nesse momento, o cronômetro deve ser iniciado. Ao final do teste, é importante que a pessoa idosa encoste as costas na cadeira para finalização da contagem do tempo pelo cronômetro.

Convém realizar uma tentativa inicial para familiarizar a pessoa idosa com o teste, e o profissional deve ressaltar que a velocidade de execução do teste é a habitual, ou seja, uma velocidade confortável e segura para o idoso[6]. Caso o paciente necessite utilizar o apoio de braços para se levantar ou sentar, ele pode fazê-lo sem alteração na qualidade do teste.

INTERPRETAÇÃO DOS RESULTADOS

Mobilidade

A realização do teste TUG em mais de 20 segundos indica que a pessoa idosa pode ser considerada funcionalmente dependente[1]. Nessas ocasiões, recomenda-se que o profissional aprofunde a avaliação funcional por meio de escalas para entender quais são as funcionalidades deficitárias.

Risco de quedas

A realização do teste em mais de 12,47 segundos indica que a pessoa idosa apresenta risco aumentado para quedas[2]. Embora diferente da literatura internacional, essa nota de corte demonstrou melhor valor preditivo para quedas na população idosa brasileira. Caso a pessoa idosa apresente risco de quedas, recomenda-se o aprofundamento das avaliações que envolvem o equilíbrio e o ambiente em que ele vive ou frequenta.

ADAPTAÇÕES DO TESTE

Teste adaptado para pessoas com sequelas de acidente vascular encefálico

O *Timed Up and Go Assessment of Biomechanical Strategies* (TUG-ABS) é a versão do instrumento validada para avaliação clínica da mobilidade funcional de indivíduos com hemiparesia pós-acidente vascular encefálico (AVE) e também para pessoas com a doença de Parkinson[7,8].

O TUG-ABS difere pela avaliação das estratégias biomecânicas utilizadas na realização do TUG. Para uma medida acurada, o instrumento é dividido em quatro itens com três a cinco questões cada, o que totaliza 15 subitens: transferência de sentado para de pé (três subitens), marcha (cinco subitens), giro (quatro subitens) e transferência de pé para sentado (três subitens)[7]. Cada subitem do TUG-ABS pode ser pontuado de 1 a 3 (1 ponto se refere a baixo desempenho; 2 pontos, a médio desempenho, e 3 pontos, ao melhor desempenho). A pontuação máxima do instrumento é de 45 pontos.

Cabe destacar que na folha de aplicação do TUG-ABS podem ser incluídas informações que o profissional considere relevantes para a interpretação dos resultados. Dados como especificações da cadeira utilizada, necessidade de apoio para os membros superiores e altura e profundidade do assento podem ser contemplados para proporcionar mais detalhes para um melhor diagnóstico.

Teste adaptado para amputados

O tipo de amputação mais prevalente na população idosa consiste na retirada total ou parcial dos membros inferiores[9]. As consequências dessas amputações incluem desde a dificuldade de acesso a uma prótese, passando pela manutenção do equilíbrio e aumento das oscilações laterais durante a marcha, até o pleno aprendizado da nova condição[10]. Por isso, é necessário avaliar o uso, a funcionalidade da prótese e o nível funcional da pessoa idosa amputado[11].

As *Trinity Amputation and Prosthesis Experience Scales* (TAPES) ou o *Prosthesis Evaluation Questionnaire* (PEQ) podem ser usados como opções. As TAPES são utilizadas para avaliação dos processos envolvidos na adaptação à amputação de membros inferiores e à prótese e consistem em um instrumento com 33 itens organizados em três domínios: ajustamento psicossocial, restrição de atividade e satisfação com a prótese. Além disso, as TAPES também contam com questões relacionadas com a dor do membro fantasma e do membro residual[12,13]. Utilizado para avaliar a prótese e a qualidade de vida relacionada com sua utilização, o PEQ é considerado um instrumento de aplicação relativamente simples e abrange ampla variedade de questões relacionadas com os resultados funcionais das próteses[14,15]. Para mais informações sobre os questionários citados, sugere-se a leitura complementar das referências.

Os valores de referência para amputados ainda não foram estabelecidos, apesar de o TUG ser realizado rotineiramente. De qualquer modo, o teste pode ser utilizado como uma medida de acompanhamento, comparação e observação da evolução e reabilitação em pessoas idosas amputadas. As informações sobre a funcionalidade do paciente amputado, obtidas no processo de avaliação, são essenciais para planejamento, avanço e conduta quando se idealiza um programa de reabilitação[16].

Teste adaptado para pessoas idosas com comprometimento cognitivo

Para avaliação da mobilidade funcional de pessoas idosas com comprometimento cognitivo, está indicada a inclusão de alguns comandos verbais padronizados durante a execução do TUG[17]. A preparação do ambiente físico segue as mesmas orientações do TUG; no entanto, é recomendada a filmagem do teste para análise posterior.

As principais adaptações dizem respeito às orientações iniciais e aos comandos verbais empregados durante a execução do teste. Cabe lembrar que o ambiente deve ser silencioso e conter o mínimo de estímulos visuais possíveis. Além disso, o profissional deve solicitar ao acompanhante que não interaja com a pessoa idosa no momento de aplicação do teste.

Antes do início da avaliação, o profissional deve explicar como será o teste e em seguida demonstrar sua execução. Enquanto faz a demonstração, o profissional deverá utilizar os seguintes comandos verbais padronizados: "O(A) senhor(a) vai se levantar, fazer o percurso, voltar e sentar-se." Cabe destacar que os comandos são simples e diretos, os quais deverão acompanhar cada uma das fases de demonstração do teste.

Com a pessoa idosa sentada na cadeira para iniciar o TUG, o profissional seguirá os comandos de acordo com cada etapa. Para dar início ao teste, o profissional deverá dizer "Prepare-se, já", seguido imediatamente dos comandos "levante-se" e "ande". No momento em que a pessoa idosa chegar ao lado do cone, deverá ser dado o comando "vire". Por fim, quando a pessoa idosa estiver próxima da cadeira, o profissional deve dizer "sente-se" (Figura 31.2).

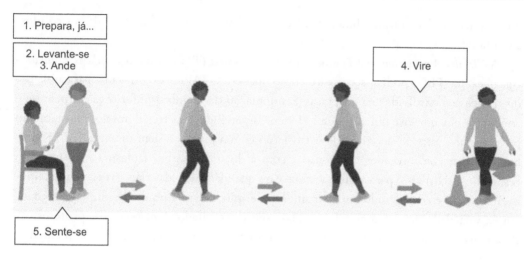

Figura 31.2 Instruções padronizadas e suas respectivas localizações para condução e execução do teste *Timed Up and Go* em pessoas idosas com comprometimento cognitivo. (Adaptada de Rossi, 2021.)

Considerando que as pessoas idosas apresentam tempo de resposta aumentado, o profissional deverá atentar para o tempo de início da execução do teste. O tempo registrado no cronômetro deverá ser iniciado somente quando a pessoa idosa afastar as costas da cadeira e finalizado ao seguir as instruções do teste.

Ao final, deverão ser registrados o tempo despendido e o número de passos necessários para execução do teste. Nesse caso, para facilitar a contagem do número de passos, recomenda-se que o profissional utilize a filmagem. Como ainda não foram estabelecidas notas de corte do teste TUG para pessoas idosas com comprometimento cognitivo, a análise do tempo e do número de passos é necessária para o cálculo da cadência.

A análise da cadência é importante por estar relacionada com diferentes áreas cerebrais e domínios cognitivos. Pessoas idosas com condições cognitivas mais comprometidas tendem a necessitar de mais tempo e passos para executar o teste TUG[18,19].

Timed Up and Go de dupla tarefa

O teste TUG de dupla tarefa é assim denominado por incluir um desafio com provocação simultânea. Em geral, a dupla tarefa consiste na aplicação de uma tarefa postural primária, associada a uma secundária, motora e/ou cognitiva[20-23]. No entanto, como ainda não há consenso nem diretrizes sobre a tarefa secundária ideal para essa modalidade de avaliação, o TUG de dupla tarefa tem sido indicado apenas como uma medida de acompanhamento.

Existem diversas maneiras de avaliação em dupla tarefa, as quais têm sido utilizadas para analisar pessoas idosas cognitivamente saudáveis[24-26], fisicamente ativas[27-29], com diagnóstico de demência[24,30-32], com comprometimento cognitivo[24,30,32], assim como pessoas idosas com síndrome de fragilidade[33-36].

Dentre as diversas modalidades de TUG de dupla tarefa, é possível elencar algumas tarefas secundárias mais utilizadas, como contagem regressiva de 7 em 7 ou de 3 em 3 a partir de um número aleatório entre 80 e 100[33,36-38], nomeação de animais[32,39], dizer os dias da semana em ordem inversa (sábado, sexta, quinta etc.)[28] ou utilizar um telefone para discar números preestabelecidos ou memorizados[24,30,35].

Uma modalidade prática e segura consiste em realizar o TUG segurando um copo com água. Utiliza-se um copo plástico com capacidade para 200mL de líquido cheio de água até 1,5cm da borda superior. Nesse caso, a pessoa idosa, ao mesmo tempo que realiza o teste TUG (seguindo as orientações padrões), segura o copo com uma das mãos, tomando cuidado para não derramar a água[36]. Antes de iniciar o teste, é importante fazer uma tentativa no sentido de familiarizar a pessoa idosa[27,40,41].

Para essa modalidade de teste, independentemente da tarefa secundária escolhida, orienta-se o registro em segundos do tempo de execução do teste, bem como a análise da tarefa secundária desempenhada pela pessoa idosa. Vale ressaltar que para isso é importante a filmagem do teste, tanto para conferência dos dados como para registro da evolução ao longo do tempo.

CONSIDERAÇÕES FINAIS

O TUG é uma ferramenta de fácil aplicação e não exige muito tempo de preparação ou execução. Além disso, pode ser amplamente utilizado em diversos níveis da Rede de Atenção à Saúde, desde o ambiente domiciliar, o consultório e a Unidade Básica, até o ambiente hospitalar. Por se tratar de um teste de fácil compreensão, pessoas idosas com diferentes níveis de escolaridade ou capacidade cognitiva podem ser avaliadas sem grandes dificuldades.

Embora algumas adaptações do teste não apresentem nota de corte, é importante salientar que o TUG pode ser utilizado como medida de acompanhamento do estado de saúde da pessoa idosa ao longo do tempo. No entanto, é imprescindível que o profissional de saúde esteja devidamente treinado para aplicá-lo.

Referências

1. Podsiadlo D, Richardson S. The timed "Up & Go": a test of basic functional mobility for frail elderly persons. Journal of the American Geriatrics Society 1991; 39(2):142-8.
2. Alexandre TS, Meira DM, Rico NC, Mizuta SK. Accuracy of Timed Up and Go Test for screening risk of falls among community-dwelling elderly. Brazilian Journal of Physical Therapy 2012 oct; 16: 381-8.
3. Galán-Mercant A, Cuesta-Vargas AI. Differences in trunk accelerometry between frail and non-frail elderly persons in functional tasks. BMC Research Notes 2014; 7:100.
4. Browne W, Nair BKR. The Timed Up and Go test. The Medical Journal of Australia 2019; 210(1):13-4.
5. Shumway-Cook A, Brauer S, Woollacott M. Predicting the probability for falls in community-dwelling older adults using the Timed Up & Go Test. Physical Therapy 2000; 80(9):896-903.
6. Schoppen T, Boonstra A, Groothoff JW, Vries J, Goeken LN, Eisma WH. Physical, mental, and social predictors of functional outcome in unilateral lower-limb amputees. Archives of Physical Medicine and Rehabilitation 2003; 84(6):803-11.
7. Faria CDCM, Teixeira-Salmela LF, Nadeau S. Development and validation of an innovative tool for the assessment of biomechanical strategies: the Timed "Up and Go" – Assessment of Biomechanical Strategies (TUG-ABS) for individuals with stroke. Journal of Rehabilitation Medicine 2013; 45(3):232-40.
8. Da Silva BA, Faria CDCM, Santos MP, Swarowsky A. Assessing Timed Up and Go in Parkinson's disease: Reliability and validity of Timed Up and Go Assessment of biomechanical strategies. Journal of Rehabilitation Medicine 2017; 49(9):723-31.

Seção III • Instrumentos de avaliação – Medidas de desempenho baseadas na observação

9. Ziegler-Graham K, Mackenzie Ej, Ephraim PL, Travison TG, Brookmeyer R. Estimating the prevalence of limb loss in the United States: 2005 to 2050. Archives of Physical Medicine and Rehabilitation 2008; 89(3):422-9.

10. Azuma Y, Chin T, Miura Y. The relationship between balance ability and walking ability using the Berg Balance Scale in people with transfemoral amputation. Prosthetics and Orthotics International 2019; 43(4):396-401.

11. Christiansen CL,Fields T, Lev G, Stephenson RO, Stevens-Lapsley JE. Functional Outcomes after the Prosthetic Training Phase of Rehabilitation after Dysvascular Lower Extremity Amputation. PM & R: the journal of injury, function, and rehabilitation 2015; 7(11):1118-26.

12. Gallagher P, Maclachlan M. Development and psychometric evaluation of the Trinity Amputation and Prosthesis Experience Scales (TAPES). Rehabilitation Psychology 2000; 45(2):130-54.

13. Matos DR, Naves JF,Araujo TCCF. Adaptação transcultural da Trinity Amputation and Prosthesis Experience Scales – Revised (TAPES-R): avaliação dos processos psicossociais envolvidos no ajuste à amputação e à prótese. Acta Fisiátrica 2018; 25(3):124-30.

14. Conrad C, Costa R, Melo GRGO et al. Translation into Brazilian Portuguese, cultural adaptation and validation of the Prosthesis Evaluation Questionnaire. Jornal Vascular Brasileiro 2015; 14:110-4.

15. Legro MW, Reiber GD, Smith DG, Aguila M, Larsen J, Boone D. Prosthesis evaluation questionnaire for persons with lower limb amputations: assessing prosthesis-related quality of life. Archives of Physical Medicine and Rehabilitation 1998; 79(8):931-8.

16. Johannesson A, Larsson GU, Oberg T, Atroshi I. Comparison of vacuum-formed removable rigid dressing with conventional rigid dressing after transtibial amputation: similar outcome in a randomized controlled trial involving 27 patients. Acta Orthopaedica 2008; 79(3):361-9.

17. De Melo ML, Ansai JH, Rossi PG et al. Performance of an adapted version of the Timed Up-and-Go test in people with cognitive impairments. Journal of Motor Behavior 2019; 51(6):647-54.

18. Holtzer R, Wang C, Verghese J. The relationship between attention and gait in aging: facts and fallacies. Motor Control 2012; 16(1):64-80.

19. Morris R, Lord S, Bunce J, Burm D, Rochester L. Gait and cognition: mapping the global and discrete relationships in ageing and neurodegenerative disease. Neuroscience & Biobehavioral Reviews 2016; 64:326-45.

20. Bloem BR et al. The Multiple Tasks Test: development and normal strategies. Gait & Posture 2001; 14(3):191-202.

21. Ansai JH, Andrade LP, Rossi PG et al. Differences in Timed Up and Go subtasks between older people with mild cognitive impairment and mild Alzheimer's disease. Motor Control 2019; 25(2):234-9.

22. Barbosa JM, Prates BS, Gonçalves CF, Aquino AR, Parentoni AN. Efeito da realização simultânea de tarefas cognitivas e motoras no desempenho funcional de idosos da comunidade. Fisioter Pesq 2008; 15(4):374-9.

23. Rossi PG. Efeitos do exercício físico na cognição de idosos pré-frágeis e frágeis. 172 f. Tese (Doutorado). Programa de Pós-Graduação em Fisioterapia, Departamento de Fisioterapia, Universidade Federal de São Carlos, 2021.

24. Ansai JH, Andrade LP, Rossi PG, Takahashi ACM, Vale FAC, Rebelatto JR. Gait, dual task and history of falls in elderly with preserved cognition, mild cognitive impairment, and mild Alzheimer's disease. Brazilian Journal of Physical Therapy 2017; 21(2):144-51.

25. Coelho-Júnior HJ, Gonçalves IO, Sampaio RAC et al. Effects of combined resistance and power training on cognitive function in older women: A randomized controlled trial. International Journal of Environmental Research and Public Health 2020; 17(10):3435.

26. Falbo S, Gondello G, Capranica L, Forte R, Pesce C. Effects of physical-cognitive dual task training on executive function and gait performance in older adults: A randomized controlled trial. Bio Med Research International 2016; 2016:5812092.

27. Ansai JH, Andrade LP, Buto MSS et al. Effects of the addition of a dual task to a supervised physical exercise program on older adults' cognitive performance. Journal of Aging and Physical Activity 2017; 25(2):234-9.

28. Lima LCA, Ansai JH, Andrade LP, Takahashi ACM. The relationship between dual-task and cognitive performance among elderly participants who exercise regularly. Brazilian Journal of Physical Therapy 2015; 19(2):159-66.

29. Medeiros LB, Ansai JH, Buto MSS et al. Impact of a dual task intervention on physical performance of older adults who practice physical exercise. Revista Brasileira de Cineantropometria e Desempenho Humano 2018; 20(1):10-9.

30. Ansai JH, Andrade LP, Rossi PG, Almeida ML, Vale FAC, Rebelatto JR. Association between gait and dual task with cognitive domains in older people with cognitive impairment. Journal of Motor Behavior 2018; 50(4):409-15.

31. Cadore EL, Moneo ABB, Mensat MM et al. Positive effects of resistance training in frail elderly patients with dementia after long-term physical restraint. Age 2014; 36(2):801-11.

32. Muir SW, Speechley M, Wells J, Borrie M, Gopaul K, Montero-Odasso M. Gait assessment in mild cognitive impairment and Alzheimer's disease: The effect of dual-task challenges across the cognitive spectrum. Gait & Posture 2012; 35(1):96-100.

33. Cadore EL, Casas-Herrero A, Zambom-Ferraresi F et al. Do frailty and cognitive impairment affect dual-task cost during walking in the oldest old institutionalized patients? Age 2015; 37(6):124.
34. Guedes RC, Dias RC, Pereira LSM, Silva SLA, Lustosa LP, Dias JMD. Influence of dual task and frailty on gait parameters of older community-dwelling individuals. Brazilian Journal of Physical Therapy 2014; 18(5):445-52.
35. Rossi PG, Andrade LP, Ansai JH et al. Dual-task performance: influence of frailty, level of physical activity, and cognition. Journal of Geriatric Physical Therapy 2019; 42(3):E142-E147.
36. Tang PF, Yang HJ, Peng YC, Chen HY. Motor dual-task Timed Up & Go test better identifies prefrailty individuals than single-task Timed Up & Go test. Geriatrics and Gerontology International 2015; 15(2):204-10.
37. Chu YH, Tang PF, Peng YC, Chen HY. Meta-analysis of type and complexity of a secondary task during walking on the prediction of elderly falls. Geriatrics & Gerontology International 2013; 13(2):289-97.
38. McLay R, Kirkwood RN, Kuspinar A et al. Validity of balance and mobility screening tests for assessing fall risk in COPD. Chronic Respiratory Disease 2020; 17:1479973120922538.
39. Borges SM, Radavinic M, Forlenza OV. Functional mobility in a divided attention task in older adults with cognitive impairment. Journal of Motor Behavior 2015; 47(5):378-85.
40. Campbell CM, Rowse J, Ciol MA, Shumway-Cook A. The effect of cognitive demand on Timed Up and Go performance in older adults with and without Parkinson disease. Journal of Neurologic Physical Therapy 2003; 27(1):2-7.
41. Hofheinz M, Schusterschitz C. Dual task interference in estimating the risk of falls and measuring change: A comparative, psychometric study of four measurements. Clinical Rehabilitation 2010; 24(9):831-42.

Capítulo **32**

TESTE DE CAMINHADA DE 6 MINUTOS

Arthur de Sá Ferreira
Patrícia Oliveira da Silva
Agnaldo José Lopes

INTRODUÇÃO

Ao se pensar em capacidade funcional, remete-se ao conjunto dos princípios que regem o Sistema Único de Saúde, constantes da Lei Orgânica da Saúde. Entre eles, destacam-se os relacionados com "a preservação da autonomia das pessoas na defesa de sua integridade física e moral", bem como os que garantem a universalidade de acesso e a integralidade de assistência (Lei 8080/90, Art. 7°, incisos I, II, III e IV). Para que as pessoas tenham sua autonomia garantida, é necessário que tenham independência para realização de atividades de vida diária (AVD). A capacidade funcional surge então como um novo paradigma de saúde da pessoa idosa, particularmente para que o indivíduo possa viver de modo independente.

Capacidade funcional é uma expressão bastante complexa e pode ser definida como a capacidade de um indivíduo realizar atividades físicas e mentais necessárias para manutenção de suas atividades básicas e instrumentais de vida diária[1]. Para avaliação da capacidade funcional, recomenda-se a verificação dos componentes das AVD, como frequência, duração, grau de dificuldade e satisfação ao executar determinada tarefa do dia a dia, sendo possível a utilização de testes físicos, escalas e questionários específicos para a população específica[2,3].

Na década de 1960, Balke[4] desenvolveu um teste de corrida por 15 minutos para medir a capacidade funcional para o exercício de controladores de tráfico e aviadores. O autor concluiu que o teste era de fácil administração, mais bem tolerado pelos participantes e mais relacionado com as AVD do que outros testes. Pouco mais de uma década depois, McGavin e cols.[5] introduziram o Teste de Caminhada de 12 Minutos para avaliação da capacidade funcional de pessoas com doença pulmonar obstrutiva crônica. Posteriormente, Butland e cols.[6] notaram que o Teste de Caminhada de 6 Minutos (TC6min) também era confiável, barato e seguro, assim como o teste de McGavin e cols. O TC6min foi novamente utilizado por Guyatt e cols.[7] para avaliação de pessoas com insuficiência cardíaca congestiva. Desde então, diversos estudos têm adotado o TC6min como método de avaliação da capacidade funcional ao exercício. Mais recentemente, o TC6min tem sido aplicado em pacientes que apresentam condições clínicas de alta morbimortalidade, como hipertensão arterial sistêmica (HAS)[8], anemia falciforme[9] e doenças hepáticas[10].

METODOLOGIA

A American Thoracic Society (ATS)[11] estabeleceu o consenso, em 2002, com indicações, medidas de segurança e preparação adequada para realização do TC6min com base em pesquisas conduzidas entre 1970 e 2001.

O TC6min deve ser realizado em um corredor plano, linear e, caso seja possível, com a distância indicada metro a metro na parede ou no chão. Em geral, usa-se uma distância linear de no mínimo 30 metros para realização do teste, e deve-se sempre encorajar e estimular o indivíduo para sua execução (Figura 32.1).

Durante a realização do teste, não é necessária a presença de um médico, mas o profissional responsável por sua aplicação deverá ser treinado em técnicas de ressuscitação, como, por exemplo, suporte básico de vida. Além disso, a segurança é maior quando o local em que é realizada a avaliação é de fácil acesso a serviços de emergência e quando estão disponíveis oxigênio e medicamentos.[11]

Antes, durante e após o TC6min, o participante pode utilizar um oxímetro de pulso para medir a saturação periférica de oxigênio ($SatO_2$) e a frequência cardíaca (FC). A pressão arterial sistólica (PAS) e diastólica (PAD), a FC, a frequência respiratória (FR), a $SatO_2$ e a sensação de dispneia e percepção de esforço pela Escala de Borg[12] são medidas antes e ao final do teste.

Antes do início do teste, os procedimentos para sua realização deverão ser explicados ao indivíduo, que deverá ser instruído a caminhar o mais rápido possível, sendo permitido que pare e descanse quando quiser. O avaliador não deverá caminhar com o participante; contudo, isso às vezes se torna necessário, como, por exemplo, para carregar fonte de oxigênio ou promover maior segurança em caso de déficits de equilíbrio. Nessa situação, o avaliador deverá caminhar sempre atrás do examinado.

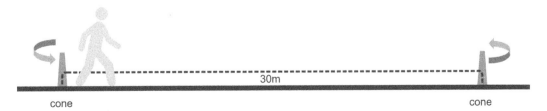

Figura 32.1 Representação esquemática da execução do Teste de Caminhada de 6 Minutos.

Ao término dos 6 minutos de teste, o avaliador mede a distância percorrida, considerando o número de voltas completas – definido como o cruzamento dos dois cones delimitadores – e a distância percorrida residual, se existente. A distância total percorrida durante o TC6min (DTC6min, em metros) é considerada a variável a ser medida por refletir adequadamente a capacidade funcional submáxima ao exercício dos indivíduos. O TC6min é um instrumento válido, comparado à estimativa de consumo máximo de oxigênio, e confiável[13-15]. Por meio de análise cinemática da trajetória do indivíduo durante o TC6min, foi identificado que a DTC6min pode ser medida com acurácia pelo avaliador, embora seja subestimada devido à trajetória elipsoide do participante, e não linear, o que envolve fases adicionais de aceleração e desaceleração a cada meia-volta[16].

Os indivíduos podem realizar dois testes com intervalo de 15 minutos. A repetição tem sido utilizada em diversos estudos no intuito de eliminar o efeito aprendizado e assegurar a reprodutibilidade do procedimento, apesar de não ser uma recomendação. Considera-se o melhor resultado, ou seja, a maior DTC6min.

Apesar das recomendações da ATS[11] para execução do TC6min, têm sido identificadas[17] variações de protocolo, como distância do percurso (10 a 85 metros), trajetórias do percurso não lineares (por exemplo, retangular ou quadrada), execuções do teste ao ar livre, encorajamento para aumentar o esforço e o uso de esteiras. Essas variações nas recomendações podem modificar o resultado do teste, bem como sua validade e confiabilidade.

INTERPRETAÇÃO DOS RESULTADOS

O objetivo do participante durante o TC6min é percorrer a maior distância possível em um trajeto plano, sem correr, durante os 6 minutos de duração do teste. A velocidade é determinada e autolimitada pelo participante, e o teste é considerado intenso, porém submáximo. Assim, quanto maior a distância percorrida, menor o comprometimento funcional do indivíduo[11,16,18].

A DTC6min costuma ser comparada às distâncias estabelecidas por equações de referência obtidas com dados de indivíduos saudáveis com o objetivo de predizer qual seria a distância de caminhada para pessoas com características similares, excluindo-se a doença e suas consequências biopsicossociais. Diversas equações de referência têm sido propostas, nas quais diferentes conjuntos de variáveis são utilizados para predição, como peso, idade, altura e sexo. Parte dessa diversidade de modelos é explicada pela busca de uma equação de referência com melhor qualidade para determinação da DTC6min, tendo como critérios o coeficiente de determinação (R^2) da equação estimada e o erro padrão (EP) da distância medida.

Estudos nacionais têm sido conduzidos com o objetivo de estimar uma equação de referência da DTC6min para a população infantil[19,20] e adulta[21-25] brasileira saudável. Esses estudos são relevantes, uma vez que as características regionais podem ser um fator condicionante da DTC6min[26]. As principais equações de referência da DTC6min mostradas nos estudos nacionais estão resumidas no Quadro 32.1 (quando disponível mais de uma equação na mesma referência, apenas uma delas é listada). Observa-se que os valores de R^2 dessas equações de predição da DTC6min estão no intervalo de 0,30 a 0,54, o que sugere que as equações não incluem todas as variáveis que contribuem para explicar a variação da DTC6min, mesmo em se tratando de indivíduos saudáveis. Finalmente, nota-se que algumas das equações são aplicáveis somente a subpopulações, como crianças ou pessoas idosas. A comparação entre equações brasileiras e internacionais tem mostrado importantes diferenças – subestimação ou superestimação – na predição da DTC6min em idosos[27].

Estudos nacionais também têm desenvolvido equações de predição da DTC6min em condições clínicas de alta morbimortalidade[8-10]. Similarmente, observa-se que os valores de R^2 dessas equações de predição da DTC6min estão em um intervalo de 0,329 a 0,680, o que também sugere que essas equações não incluem todas as variáveis que contribuem para a explicação da variação da DTC6min em populações específicas.

Em pacientes com HAS foi observada[8] excelente correlação intraclasse (0,984; IC95%: 0,965 a 0,992; p < 0,001) para avaliação da DTC6min em dois testes em um corredor de 18 metros com intervalo de 30 minutos para descanso. Os pacientes apresentaram valores de DTC6min significativamente inferiores aos dos controles saudáveis (338,8 ± 112,8 *vs.* 388,0 ± 66,7m; p < 0,010). Nesses pacientes, a DTC6min foi significativa e positivamente correlacionada com sexo masculino ($r = 0,737$; p < 0,001), altura ($r = 0,502$; p < 0,001) e peso ($r = 0,303$; p < 0,027). Após ajuste para idade, altura corporal e peso, foram observadas correlações negativas e significativas entre DTC6min e pressão arterial média ($r = 0,577$; p < 0,001), sistólica ($r = 0,521$; p < 0,001), diastólica ($r = 0,505$; p < 0,001) e de pulso ($r = 0,353$; p < 0,015). Esses resultados sugerem que a DTC6min é inversamente associada às variáveis hemodinâmicas e é menor em pacientes com HAS, em comparação com controles saudáveis.

Em pacientes com anemia falciforme[9], a distância média caminhada foi de 548,1 ± 101,3m. A DTC6min predita[24] foi significativamente correlacionada com o nível de hemoglobina ($r = 0,672$; p < 0,001), velocidade de regurgitação tricúspide ($r = 0,609$; p < 0,001), capacidade vital forçada ($r = 0,548$; p < 0,001) e capacidade de difusão ao monóxido de carbono ($r = 0,485$; p < 0,001). Esses resultados sugerem que hemodinâmica, função cardiovascular, função pulmonar e episódios de síndrome torácica aguda estão associados à DTC6min nessa população.

Em pacientes com doenças hepáticas[10], a distância média caminhada foi de 412 ± 102m. A DTC6min medida foi positivamente correlacionada com sexo masculino ($r = 0,271$; p = 0,029) e nível de atividade física classificada pelo Questionário Internacional de Atividade Física[28] ($r = 0,304$; p = 0,014) e negativamente correlacionada com idade ($r = -0,252$; p = 0,042) e pontuação na escala de gravidade de fadiga[29] ($r = -0,433$; p < 0,001). Esses re-

Quadro 32.1 Equações para predição da distância caminhada no teste de 6 minutos em amostras brasileiras saudáveis

População infantil saudável

Priesnitz e cols.[19:]
DTC6M prevista = 145,343 + (11,78 × idade anos) + (292,22 × altura m) + (0,611 × ΔFC bpm) + (2,684 × peso kg)
Erro padrão = 54,81m, R^2 = 0,36

Cacau e cols.[20:]
DTC6M prevista, meninos = (16,86 × idade anos) + (1,89 ×ΔFC bpm) + (0,80 x peso kg) + (336,91 × R1) + (360,91 × R2)
DTC6M prevista, meninas = (13,54 × idade anos) + (1,62 ×ΔFC bpm) + (1,28 × peso kg) + (352,33 × R1) + (394,81 × R2)
R^2 = 0,37

População adulta saudável

Iwama e cols.[21:]
DTC6M prevista = 622,461 − (1,846 × idade anos) + (61,503 × sexo masculino = 1; feminino = 0)
Erro padrão = 70,992m, R^2 = 0,30

Dourado e cols.[22:]
DTC6M prevista = 299,296 − (2,728 × idade anos) − (2,160 × peso kg) + (361,731 × altura m) + (56,386 × sexo
masculino = 1; feminino = 0)
Erro padrão = 57,7m, R^2 = 0,545

Soares & Pereira[23:]
DTC6M prevista = 511 + (altura cm^2 × 0,0066) − (idade $anos^2$ × 0,030) − (IMC^2 × 0,068)
R^2 = 0,55

Britto e cols.[24:]
DTC6M prevista = 890,46 − (6,11 × idade anos) + (0,0345 × idadea nos^2) + (48,87 × sexo masculino = 1; feminino = 0) −
(4,87 × IMC)
Erro padrão = 77,2m, R^2 = 0,46

Almeida e cols.[25:]
DTC6M prevista = 778,1+ (46,2 × sexo masculino = 1; feminino = 0) −[42,5 × l n(idade anos)]− (5 × IMC) + (0,1 ×
corredor m) + (8,43 × Borg) + (0,65 × FC) + (16,1 × IPAQ código)
Erro padrão = 69,5m, R^2 = 0,36

FC: frequência cardíaca; IMC: índice de massa corporal (kg/m²); R1: regiões Norte/Nordeste; R2: regiões Sul/Sudeste/Centro-Oeste; IPAQ: *International Physical Activity Questionnaire*; ln: logaritmo.

Apresentação do instrumento: Os equipamentos necessários para realização do Teste de Caminhada de 6 Minutos incluíram: cronômetro, trena, oxímetro de pulso, estetoscópio e esfigmomanômetro[11,18].

sultados apontam que melhor capacidade funcional, avaliada pela maior DTC6min, ocorre em homens, pessoas mais jovens e com maior nível de atividade física em receptores de transplante hepático.

CONSIDERAÇÕES FINAIS

Os testes de capacidade funcional que envolvem caminhadas são utilizados em pesquisa e prática clínica desde a segunda metade do século passado[4-7]. O TC6min tem merecido destaque por ser prático, simples e de fácil aplicação[30,31]. Além disso, o teste tem como objetivos principais a avaliação do estado funcional do sistema cardiorrespiratório e dos programas terapêuticos, a prevenção e reabilitação, bem como a predição de morbidade e mortalidade em diversas populações[18]. Equações de referência da população saudável pediátrica e adulta estão disponíveis, assim como para populações específicas com doenças crônicas não transmissíveis de alta morbimortalidade.

O TC6min é um método simples, rápido, confiável e válido para avaliação da capacidade funcional. Por ser considerado um exame submáximo, pode ser utilizado para análise do desempenho funcional e da capacidade de exercício ou para avaliação da eficácia de um tratamento em crianças, adultos e pessoas idosas – indivíduos que apresentam restrições para testes máximos – com o objetivo de identificar doenças cardíacas e pulmonares e prescrever e acompanhar a evolução de intervenções de programas de reabilitação[18]. Variações[17] do protocolo sugerido pela ATS[11] devem ser levadas em consideração durante a aplicação do teste, bem como as diferenças demográficas, antropométricas, nutricionais e étnicas da população.

Agradecimento

Os autores deste capítulo receberam financiamento da Fundação Carlos Chagas Filho de Amparo à Pesquisa do Estado do Rio de Janeiro (FAPERJ), Coordenação de Aperfeiçoamento de Pessoal de Nível Superior (CAPES) e Conselho Nacional de Desenvolvimento Científico e Tecnológico (CNPq).

Os autores reconhecem que todas as publicações originais relevantes não puderam ser incluídas no texto devido a restrições de espaço e pedem desculpas aos autores que não foram citados.

Referências

1. Arena R, Myers J, Williams MA et al. Assessment of functional capacity in clinical and research settings. Circulation 2007; 116(3):329-43.
2. De Baets S, Calders P, Schalley N et al. Updating the evidence on functional capacity evaluation methods: a systematic review. J Occup Rehabil 2018; 28(3):418-28.
3. Wind H, Gouttebarge V, Kuijer PPFM, Frings-Dresen MHW. Assessment of functional capacity of the musculoskeletal system in the context of work, daily living, and sport: a systematic review. J Occup Rehabil 2005; 15(2):253-72.
4. Balke B. A simple field test for the assessment of physical fitness. Rep Civ Aeromed Res Inst US 1963; 1-8.

5. McGavin CR. Twelve-minute walking chronic bronchitis for assessing disability. 1976(April): 822-3.
6. Butland RJ, Pang J, Gross ER, Woodcock AA, Geddes DM. Two-, six-, and 12-minute walking tests in respiratory disease. Br Med J 1982; 284(6329):1607-8.
7. Guyatt GH, Sullivan MJ, Thompson PJ et al. The 6-minute walk: a new measure of exercise capacity in patients with chronic heart failure. Can Med Assoc J 1985; 132(8):919-23.
8. Ramos RA, Guimarães FS, Cordovil I, De Sa Ferreira A. The six-minute walk distance is a marker of hemodynamic-related functional capacity in hypertension: A case-control study. Hypertens Res 2014; 37(8):746-52.
9. Marinho CDL, Maioli MCP, Soares AR et al. Predictive models of six-minute walking distance in adults with sickle cell anemia: Implications for rehabilitation. J Bodyw Mov Ther 2016; 20(4):824-31.
10. Willuweit MGA, Lopes AJ, Ferreira AS. Development of a multivariable prediction model of functional exercise capacity in liver transplant recipients. J Liver Transplant 2022; 6:100067.
11. Crapo RO, Casaburi R, Coates AL, et al. ATS Statement. Am J Respir Crit Care Med 2002; 166(1):111-7.
12. Heart Foundation. Borg scale – Rating of perceived exertion. Hear Educ Assess Rehabil Toolkit 2018; 1-4.
13. Dourado VZ, Nishiaka RK, Simões MSMP et al. Classification of cardiorespiratory fitness using the six-minute walk test in adults: Comparison with cardiopulmonary exercise testing. Pulmonology 2021; 27(6):500-8.
14. Demers C, McKelvie RS, Negassa A, Yusuf S. Reliability, validity, and responsiveness of the six-minute walk test in patients with heart failure. Am Heart J 2001; 142(4):698-703.
15. Noonan V, Dean E, Noonan V. Submaximal exercise testing: clinical application and interpretation. Phys Ther 2000; 782-807.
16. Saraiva NAO, Guimarães FS, Lopes AJ, Papathanasiou J, Ferreira AS. Feasibility of whole-body gait kinematics to assess the validity of the six-minute walk test over a 10-m walkway in the elderly. Biomed Signal Process Control 2018; 42:202-9.
17. Fell BL, Hanekom S, Heine M. Six-minute walk test protocol variations in low-resource settings – A scoping review. South African J Physiother 2021; 77(1).
18. Papathanasiou JV, Ilieva E, Marinov B. Six-minute walk test: an effective and necessary tool in modern cardiac rehabilitation. Hellenic J Cardiol 2013; 54(2):126-30.
19. Priesnitz CV, Rodrigues GH, Da Silva Stumpf C et al. Reference values for the 6-min walk test in healthy children aged 6-12 years. Pediatr Pulmonol 2009; 44(12):1174-9.
20. Cacau L de AP, Carvalho VO, dos Santos Pin A et al. Reference values for the 6-min walk distance in healthy children age 7 to 12 years in Brazil: Main results of the TC6minBrasil multi-center study. Respir Care 2018; 63(3):339-46.
21. Iwama AM, Andrade GN, Shima P, Tanni SE, Godoy I, Dourado VZ. The six-minute walk test and body weight-walk distance product in healthy Brazilian subjects. Brazilian J Med Biol Res 2009; 42(11):1080-5.
22. Dourado VZ, Vidotto MC, Luís R, Guerra F. Equações de referência para os testes de caminhada de campo em adultos saudáveis* Reference equations for the performance of healthy adults on field walking tests Artigo Original. J Bras Pneumol 2011; 37(5):607-14.
23. Soares MR, Pereira CA de C. Teste de caminhada de seis minutos: valores de referência para adultos saudáveis no Brasil. J Bras Pneumol 2011 Oct; 37(5):576-83.
24. Britto RR, Probst VS, Andrade AFD de et al. Reference equations for the six-minute walk distance based on a Brazilian multicenter study. Brazilian J Phys Ther 2013; 17(6):556-63.
25. Almeida VP, Ferreira AS, Guimarães FS, Papathanasiou J, Lopes AJ. Predictive models for the six-minute walk test considering the walking course and physical activity level. Eur J Phys Rehabil Med 2020; 55(6):824-33.
26. Casanova C, Celli BR, Barria P et al. The 6-min walk distance in healthy subjects: Reference standards from seven countries. Eur Respir J 2011; 37(1):150-6.
27. Marques NLXR, De Sá Ferreira A, Da Silva DPG, De Menezes SLS, Guimarães FS, Dias CM. Performance of national and foreign models for predicting the 6-minute walk distance for assessment of functional exercise capacity of Brazilian elderly women. Top Geriatr Rehabil 2017; 33(1):68-75.
28. Matsudo S, Araújo T, Matsudo V et al. Questionário Internacional de Atividade Física (IPAQ): estudo de validade e reprodutibilidade no Brasil. Rev Bras Atividade Física Saúde 2001; 6(2):5-18.
29. Krupp LB, Larocca NG, Muir Nash J, Steinberg AD. The fatigue severity scale: application to patients with multiple sclerosis and systemic lupus erythematosus. Arch Neurol 1989; 46(10):1121-3.

30. Guyatt GH, Sullivan MJ, Thompson PJ et al. The 6-minute walk: a new measure of exercise capacity in patients with chronic heart failure sur sa capacite dans les activites de la vie quotidienne. colleagues'0 introduced the 12-minute walking test, in. Can Med Assoc J 1985; 132:919-23.
31. Solway S, Brooks D, Lacasse Y, Thomas S. A qualitative systematic overview of the measurement properties of functional walk tests used in the cardiorespiratory domain. Chest 2001; 256-70.

Capítulo 33

FALLSENSING

Anabela Correia Martins

INTRODUÇÃO

Um dos problemas de saúde mais frequentes entre as pessoas idosas, representando mais de 50% das hospitalizações por lesões nesse grupo, as quedas estão entre as principais causas de perda de independência e institucionalização[1] e constituem um problema crescente de saúde pública, acarretando elevados custos sociais[2] e tornando imprescindível a adoção de medidas para sua prevenção.

As quedas têm origem multifatorial; no entanto, grande parte dos fatores de risco para queda é modificável. Consequentemente, as intervenções para prevenção das quedas devem ser multifatoriais e ajustadas aos fatores de risco identificados em uma medida de rastreio. O exercício terapêutico, incluindo treino de força, equilíbrio e marcha, constitui a principal modalidade de intervenção[1,3,4].

Com base na convicção de o quanto seria importante a detecção precoce dos riscos modificáveis de queda para definição das medidas preventivas para redução efetiva de sua incidência, o projeto *FallSensing*, financiado pelo programa comunitário Portugal 2020 e pelo Fundo de Desenvolvimento Regional da União Europeia – resultado de um consórcio entre a ESTeSC-IPC, a Sensing Future Technologies e a Fraunhofer Portugal AICOS – propôs o desenvolvimento de soluções tecnológicas que auxiliem o rastreio do risco de queda na população adulta com idade igual ou superior a 50 anos e a elaboração de planos de prevenção de quedas que contribuam para um envelhecimento ativo e saudável[5].

METODOLOGIA

A ferramenta de rastreio *FallSensing* é uma solução tecnológica para avaliação do risco de queda que inclui um *software*, uma plataforma de pressão e dois sensores inerciais. O *software* incorpora um inquérito que coleta informações sobre dados demográficos e antropométricos, histórico de quedas, medo de cair, medicação, condições de saúde, comportamentos e estilos de vida, autopercepção de saúde, perda de peso involuntária, riscos ambientais domésticos, atividades e perfil de participação e autoeficácia para o exercício.

No que diz respeito à segurança no domicílio e à identificação dos perigos domésticos em cada divisão de uma residência, nomeadamente *hall* e corredores, escadas, sala de estar, sala de jantar, cozinha, banheiro, quarto e exterior, no âmbito do projeto *FallSensing* foi desenvolvida uma lista de 38 itens com três opções de resposta: sem risco (0), com risco (1) e não se aplica (NA), sendo considerada uma pontuação de risco tanto para cada cômodo como para a casa em geral, incluindo os acessos exteriores[6,7].

Segundo a teoria da autoeficácia, a adoção e a manutenção de um comportamento são influenciadas pelas expectativas de autoeficácia e pelas expectativas de resultado. As expectativas de autoeficácia referem-se à convicção pessoal quanto à capacidade de executar determinado comportamento, ao passo que as de resultado são definidas como a crença de que certo comportamento conduzirá a um resultado esperado[8,9].

A avaliação da autoeficácia para o exercício, particularmente em pessoas com risco de queda, representa uma ferramenta fundamental para a prescrição de exercício, o qual deve adaptar as características do plano às características e preferências do indivíduo de modo a maximizar a adesão. A autoeficácia para o exercício foi avaliada por meio da Escala de Autoeficácia para o Exercício, adaptada por Martins e cols.[10] para a população portuguesa a partir da versão original desenvolvida por Schwarzer e Renner[11] em 2009.

O instrumento torna possível avaliar a confiança do indivíduo em sua capacidade de realizar exercício. Trata-se de uma escala composta por cinco itens que analisam a confiança do indivíduo de acordo com diferentes estados emocionais, nomeadamente: sentir-se preocupado e com problemas, deprimido, nervoso, cansado e ocupado. O questionário é administrado por entrevista, e cada um dos itens é graduado com uma escala tipo Likert de 4 pontos, definidos como: 1 – "de modo nenhum é verdade"; 2 – "dificilmente é verdade"; 3 – "provavelmente é verdade"; 4 – "exatamente verdade". A pontuação total resulta da soma das pontuações de cada um dos itens, variando entre 5 e 20. Quanto mais elevada a pontuação, maior a crença ou o sentido de autoeficácia para o exercício[11].

Para avaliação do desempenho de uma pessoa no contexto cotidiano e em relação a atividades significativas, existe uma escala, o Perfil de Atividade e Participação relacionado com a Mobilidade (PAPM), validada para a população portuguesa e que permite avaliar as dificuldades do indivíduo em seu contexto natural para realizar as atividades da vida diária, como as relacionadas com as interações e relações sociais, educação, emprego, gestão do dinheiro e da vida comunitária e social.

A PAPM é constituída por 18 itens com a seguinte pontuação: 0 – sem dificuldade; 1 – dificuldade ligeira; 2 – dificuldade moderada; 3 – dificuldade severa; 4 – dificuldade completa; NA – não se aplica. A pontuação total é obtida através do quociente entre o somatório da pontuação obtida em cada item respondido e o número de itens respondidos (0-4), e quanto maior a pontuação, pior o perfil de participação social[12], de acordo com os qualificadores da Classificação Internacional de Funcionalidade, Incapacidade e Saúde (CIF)[13].

Simultaneamente, o aplicativo está acoplado a um cronômetro, uma plataforma de pressão e dois sensores inerciais, utilizados para fazer o registro dos biossinais complementares ao registrado manualmente, associados aos testes de avaliação da capacidade funcional: Teste de Sentar e Levantar em 30 segundos (TSL30s), *Timed Up and Go* (TUG), *4-Stage Balance Test "Modified", Step Test* e Teste de Caminhada de 10 Metros (TC10m). No entanto, na ausência desse sistema tecnológico, o protocolo de testes funcionais pode ser realizado conforme a descrição a seguir:

Sentar e levantar da cadeira em 30 segundos

Uma vez que os níveis reduzidos de força muscular são a principal causa de problemas de equilíbrio e quedas na população idosa, o TSL30s é um dos testes clínicos de avaliação funcional mais importantes por medir a força e relacioná-la com as atividades mais exigentes da vida diária (por exemplo, subir escadas, sair de uma cadeira ou banheira, levantar-se de uma posição horizontal)[14]. A pessoa idosa é instruído a realizar repetições de sentar e levantar-se de uma cadeira, o maior número de vezes possível, durante 30 segundos.

O indivíduo inicia o teste sentado no centro da cadeira (altura da cadeira: entre 40 e 43,3cm), os pés aproximadamente à largura dos ombros e apoiados no chão, e os braços cruzados à frente do peito. A instrução vocal "vai" indica o início do teste e, caso o participante complete mais de metade da tarefa ao final dos 30 segundos, é contado como uma repetição completa[5]. A pontuação final envolve o registro do número de repetições completas em 30 segundos. Os níveis normativos dependem da idade e do sexo[15].

Timed Up and Go

O teste TUG é utilizado na avaliação do equilíbrio dinâmico durante a marcha, das tarefas de transferência, da mobilidade e da força muscular diminuída. Para realizar esse teste, o indivíduo, usando seu calçado usual, é instruído a sentar-se em uma cadeira padrão (44 a 47cm de altura) com as costas apoiadas. Em seguida, levanta-se e caminha ao longo de 3 metros, o mais rápido possível, faz o giro e volta a sentar-se[16-19]. A pessoa idosa deve ficar de pé sem apoio, mas, se for necessário, um dispositivo auxiliar de deambulação deve ser colocado ao lado da cadeira para realizar a marcha.

O teste é executado apenas uma vez. A contagem do tempo começa com a instrução "vai" e termina quando a pessoa se senta na cadeira[20]. Para os adultos mais velhos da comunidade, um teste com mais de 10 segundos de duração representa aumento da possibilidade de quedas[5,21].

4-Stage Balance Test "Modified"

Esse teste avalia o equilíbrio estático em quatro posturas distintas e progressivamente mais desafiadoras: (a) pés juntos em paralelo (posição Romberg); (b) pé preferido ligeiramente à frente do outro, estando a região medial do primeiro pé em contato com o primeiro dedo do outro pé (*semi-tandem*); (c) pés em linha reta, em que o calcanhar do pé da frente toca nos dedos do outro pé (*tandem*); e (d) apoio unipodal (membro inferior preferido em apoio).

A pessoa idosa é instruído a permanecer na plataforma de pressão com os braços ao longo do corpo, sem sapatos ou dispositivos auxiliares. Cada posição deve ser mantida por 10 segundos, sem movimentação dos pés, sem necessidade de apoio, sem perda do equilíbrio ou troca da perna de apoio pela outra, e deve ser realizada com os olhos abertos e em seguida fechados (excluindo a postura em apoio unipodal).

Caso a pessoa idosa não consiga realizar uma das posições de teste, este será interrompido. A pontuação final consistirá no número de posições concluídas com sucesso. A incapacidade de completar 10 segundos na segunda postura com olhos abertos foi associada a risco maior de queda e disfunção da mobilidade[22,23].

O equilíbrio estático é aferido nas quatro posições estáticas descritas anteriormente. O indivíduo, com os braços ao longo do tronco, descalço e sem apoio, deve manter cada posição durante 10 segundos e só passar para a posição seguinte se não houver desequilíbrio durante esse tempo e não deixar de manter a posição[24,25].

As posições que constituem o teste são: pés juntos lado a lado, *semi-tandem*, *tandem* e apoio unipodal[25]. Cada posição é realizada de olhos abertos e fechados, com exceção da última (apoio unipodal), realizada apenas com os olhos abertos. A sequência é: pés juntos lado a lado (olhos abertos); pés juntos lado a lado (olhos fechados); *semi-tandem* (olhos abertos); *semi-tandem* (olhos fechados); *tandem* (olhos abertos); *tandem* (olhos fechados), e apoio unipodal (olhos abertos). Contabiliza-se o número de posições realizadas com sucesso[5]. A incapacidade de manter os 10 segundos na posição *tandem* (olhos abertos) tem sido associada a risco maior de queda e disfunção de mobilidade[26,27].

Step Test

Esse teste foi projetado para avaliação do equilíbrio dinâmico de pé e reprodução do controle motor e coordenação dos membros inferiores[28,29]. Para realizar o teste, a pessoa idosa é solicitada a subir e descer um degrau (7,5cm de altura, 55cm de largura e 35cm de profundidade), colocado junto a uma parede, o maior número de vezes possível, durante 15 segundos. A pessoa idosa deve apoiar completamente a planta do pé no bloco e retornar ao chão. O número total de etapas concluídas em 15 segundos é registrado[30-32]. Não é oferecido qualquer suporte ao paciente, o qual deve olhar para frente, e o administrador do teste deve permanecer por perto por segurança.

Nos casos em que os pacientes estão desequilibrados ou precisem de estabilização durante o teste, a contagem de etapas é interrompida e o administrador registra o número completo de fases que antecederam a perda de equilíbrio. Esse teste é realizado apenas para o lado dominante, conforme indicado pela pessoa em avaliação. Um desempenho inferior a 10 etapas indica risco maior de queda[24].

Teste de caminhada de 10 metros

A velocidade de marcha é o produto de uma interação complexa de múltiplas estruturas e funções do corpo, como força dos membros inferiores, controle postural proativo e reativo, controle motor, propriocepção, visão e condição musculoesquelética. O TC10m, como ferramenta de avaliação, é útil para determinar a mobilidade funcional, bem como para prever o declínio funcional e o risco de queda, sendo considerado um teste de fácil e rápida execução[33,34].

O teste requer um trajeto plano, regular e bem iluminado, de 20 metros, incluindo 5 metros para aceleração e 5 metros para desaceleração. O participante é instruído a realizar seu ritmo de caminhada mais rápido, sem correr. O tempo de caminhada entre os 5 e os 15 metros é registrado. Os valores normativos da velocidade de marcha situam-se entre 1,2 e 1,4m/s, variando de acordo com idade, sexo e antropometria. Um valor < 0,4m/s indica a provável necessidade de um dispositivo auxiliar em casa; de 0,4 a 0,8m/s está correlacionado à limitação da mobilidade; de 0,8 a 1,25m/s indica deambulação na comunidade com alguns riscos; ≤ 1m/s indica a necessidade de iniciar um programa para reduzir o risco de queda; ≥ 1,42m/s representa uma velocidade segura para atravessar a rua[33-35].

Os valores de referência para a população portuguesa estão apresentados na Figura 33.1. Ainda não há padrões normativos do *FallSensing* para a população brasileira, mas todos os instrumentos que o compõem já foram validados isoladamente.

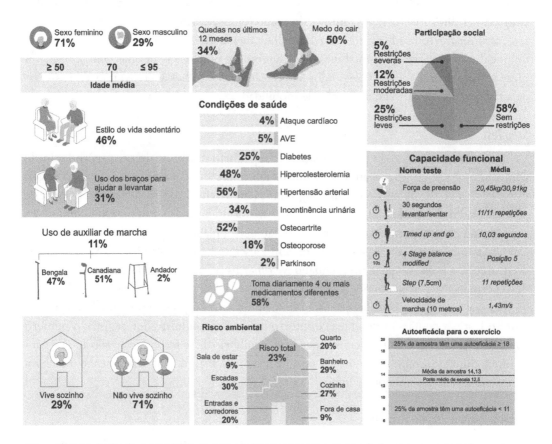

Figura 33.1 Resultados do rastreio *FallSensing* em amostra representativa da população portuguesa com 50 ou mais anos de idade. (N = 537, cálculo amostral para população finita, para um nível de confiança de 95% e erro amostral de 5%, de acordo com dados de 2018 do INE, PORDATA.)

CONSIDERAÇÕES FINAIS

Com a aplicação desse protocolo – cujo desenvolvimento e validação de cada instrumento novo ou validação global do protocolo demoraram aproximadamente 2 anos – ficou demonstrado que a população portuguesa de 50 ou mais anos de idade evidencia um risco de queda idêntico ao descrito na literatura em relação aos adultos com 65 anos de idade ou mais, confirmando a necessidade de uma intervenção preventiva mais precoce com base em programas de exercício personalizados, centrados na pessoa, e em seus fatores de risco modificáveis (funções e estruturas do corpo, atividades e perfis de participação, fatores pessoais e ambientais).

Ademais, parte significativa da população abrangida nessa pesquisa está em idade ativa (em Portugal, a idade da aposentadoria é de 67 a 68 anos de idade), ou seja, normalmente não é considerada de risco para queda, não é conscientizada para fazer rastreio e tampouco para iniciar os programas de prevenção dos fatores de risco. Uma das intenções do projeto *FallSensing*, particularmente o desenvolvimento desse rastreio para residentes na comunidade com idade igual ou superior a 50 anos, foi criar condições para a implementação precoce de medidas que previnam ou retardem o início da primeira queda e que isso possa ser baseado no aumento da conscientização da população quanto ao que pode e deve fazer em relação aos fatores modificáveis que possam controlar.

O protocolo encontra-se em fase de adaptação linguística e cultural e validação para a população brasileira, acreditando-se que em curto prazo possa estar disponível. Sua aplicação em contextos de rastreio comunitário, clínico e/ou de pesquisa representará mais uma aquisição de conhecimento sobre uma área de elevada relevância para diminuição dos anos de vida com incapacidade, um objetivo maior em todo o mundo.

Referências

1. Gillespie LD, Robertson MC, Gillespie WJ et al. Interventions for preventing falls in older people living in the community. Cochrane Database Syst Rev Rev 2009;2012;(2).
2. World Health Organization (WHO). Health Literacy: the solid facts. WHO: Copenhagen, Denmark, 2013.
3. American Geriatrics Society/British Geriatrics Society (AGS/BGS). Summary of the Updated American Geriatrics Society/British Geriatrics Society Clinical Practice Guideline for Prevention of Falls in Older Persons. Journal of the American Geriatrics Society 2011; 59:148-57.
4. National Institute for Health and Care Excellence (NICE). Falls: Assessment and prevention of falls in older people. NICE clinical guideline 161, 2013.
5. Martins AC, Moreira J, Silva C et al. Multifactorial screening tool for determining fall risk in community-dwelling adults aged 50 years or over (FallSensing): Protocol for a prospective study. J Med Internet Res 2018; 20(8):1-11.
6. Center for Disease Control and Prevention (CDC). Check for Safety, A Home Fall Prevention Checklist for Older Adults. Prevention. 2015. Disponível em: https://www.cdc.gov/steadi/pdf/check_for_safety_brochure-a.pdf. Acesso em 18 de dezembro 2018.
7. Silva C, Andrade I, Martins AC. Preventing falls – I can do it. Saarbrucken, Germany: Scholar's Press, 2015.
8. Lee LL, Arthur A, Avis M. Using self-efficacy theory to develop interventions that help older people overcome psychological barriers to physical activity: A discussion paper. International Journal of Nursing Studies 2008; 45(11):1690-9.
9. Bandura A. Self-efficacy: toward a unifying of behavioral change theory. Psychcological Review 1978; 84:139-61.
10. Schwarzer R, Renner B. Health-specific self-efficacy scales. 2009. Disponível em: https://userpage.fu-berlin.de/health/healself.pdf. Acesso em 18 de dezembro 2018.

11. Martins AC, Silva C, Moreira J, Rocha C, Gonçalves A. Escala de autoeficácia para o exercício: validação para a população portuguesa. In: Pocinho R, Ferreira SM, Anjos VN. (coord.). Conversas de psicologia e do envelhecimento ativo. 1 ed. Coimbra: Associação Portuguesa Conversas de Psicologia, 2017: 126-41.
12. Martins AC. Development and initial validation of the Activities and Participation Profile related to Mobility (APPM). In: BMC Health Serv Res 2016: 78-9.
13. World Health Organization (WHO). International Classification of Functioning, Disability and Health. Geneva: Classification, Assessment, Surveys and Terminology Team, 2001.
14. Jones CJ, Rikli RE, Beam WC. A 30-s chair-stand test as a measure of lower body strength in community-residing older adults. Res Q Exerc Sport 1999; 70(2):113-9.
15. Center for Disease Control and Prevention. ASSESSMENT: 30-Second Chair Stand 2017. Disponível em: https://www.cdc.gov/steadi/pdf/STEADI-Assessment-30Sec-508.pdf. Acesso em 18 de dezembro 2018.
16. Siggeirsdóttir K, Jónsson BY, Jónsson H, Iwarsson S. The timed 'Up & Go' is dependent on chair type. Clin Rehabil 2002; 16(6):609-16.
17. Podsiadlo D, Richardson S. The timed "Up & Go": a test of basic functional mobility for frail elderly persons. J Am Geriatr Soc 1991; 39(2):142-8.
18. Rehabilitation Measures Database. Disponível em: https://www.sralab.org/rehabilitation-measures/hand-held--dynamometergrip-strength. Acesso em 22 fevereiro de 2018.
19. Beauchet O, Fantino B, Allali G, Muir S, Montero-Odasso M, Annweiler C. Timed Up and Go test and risk of falls in older adults: a systematic review. J Nutr Health Aging 2011; 15(10):933-8.
20. Rehabilitation Measures Database. Disponível em: https://www.sralab.org/rehabilitation-measures/hand-held--dynamometergrip-strength. Acedido em fevereiro 22, 2018.
21. Rose DJ, Jones CJ, Lucchese N. Predicting the probability of falls in community-residing older adults using the 8-Foot Up-and-Go: a new measure of functional mobility. Journal of Aging and Physical Activity 2002; 10(4):466-75.
22. Murphy MA, Olson SL, Protas EJ, Overby AR. Screening for falls in community-dwelling elderly. Journal of Aging and Physical Activity 2003; 11(1):66-80.
23. Shubert TE, Schrodt LA, Mercer VS, Busby-Whitehead J, Giuliani CA. Are scores on balance screening tests associated with mobility in older adults? J Geriatr Phys Ther 2006; 29(1):35-9.
24. Martins A, Silva J, Santos A et al. Case-based study of metrics derived from instrumented fall risk assessment tests. Gerontechnology 2016; 15:106.
25. Rossiter-Fornoff JE, Wolf SL, Wolfson LI, Buchner DM. A cross-sectional validation study of the FICSIT common data base static balance measures. Frailty and Injuries: Cooperative Studies of Intervention Techniques. J Gerontol A Biol Sci Med Sci 1995; 50(6):M291-M297.
26. Thomas JC, Odonkor C, Griffith L et al. Reconceptualizing balance: attributes associated with balance performance. Exp Gerontol 2014; 57:218-23.
27. Murphy MA, Olson SL, Protas EJ, Overby AR. Screening for falls in community-dwelling elderly. Journal of Aging and Physical Activity 2003; 11(1):66-80.
28. Rose DJ, Jones CJ, Lucchese N. Predicting the probability of falls in community-residing older adults using the 8-Foot Up-and-Go: a new measure of functional mobility. Journal of Aging and Physical Activity 2002; 10(4):466-75.
29. L. Sturnieks D, St George R, Lord S. Balance disorders in the elderly. Neurophysiol Clin Neurophysiol 2008; 38(6):467-78.
30. Hill KD, Bernhardt J, McGann AM, Maltese D, Berkovits D. A new test of dynamic standing balance for stroke patients: reliability, validity and comparison with healthy elderly. Physiotherapy Canada 1996; 48(4):257-62.
31. Grimmer-Somers K, Hillier S, Young A, Sutton M, Lizarondo L. CAHE Neurological Outcomes Calculator User Manual: Monitoring patient status over time using common neurological outcome measures. Adelaide SA: University of South Australia – Centre for Allied Health Evidence, 2009.
32. Isles R, Choy N, Steer M, Nitz J. Normal values of balance tests in women aged 20-80. J Am Geriatr Soc 2004; 52(8):1367-72.
33. Fritz S, Lusardi M. White paper: "walking speed: the sixth vital sign". J Geriatr Phys Ther 2009; 32(2):46-9.
34. Novaes RD, Miranda AS, Dourado VZ. Usual gait speed assessment in middle-aged and elderly Brazilian subjects. Rev Bras Fisioter 2011; 15(2):117-22.
35. Middleton A, Fritz SL, Lusardi M. Walking speed: the functional vital sign. J Aging Phys Act 2015; 23(2):314-22.

Capítulo 34

PHYSIOLOGICAL PROFILE ASSESSMENT

Daniele Sirineu Pereira
Leani Souza Máximo Pereira
Bárbara Zille de Queiroz

INTRODUÇÃO

Diante da alta prevalência de quedas na população idosa e de seu ônus para o sistema social e de saúde pública, o *Physiological Profile Assessment* (PPA) é um instrumento direcionado à identificação do risco fisiológico de quedas entre as pessoas idosas[1]. As quedas ocorrem quando as demandas da tarefa e/ou do ambiente excedem às capacidades fisiológicas individuais e estão relacionadas com diferentes fatores de risco, como biológicos, psicológicos, ambientais e comportamentais[2,3]. A identificação do risco de cair para o desenvolvimento de estratégias de prevenção desses eventos ainda representa um desafio para os profissionais de saúde diante de sua natureza multifatorial.

A manutenção do controle postural depende da integração de múltiplos aspectos fisiológicos dos sistemas sensorial e motor. Quando se consideram os efeitos do envelhecimento, associados às condições crônicas de saúde comuns nas pessoas idosas, sobre os componentes dos sistemas corporais envolvidos no controle postural, qualquer déficit ou combinação de alterações nesses domínios pode aumentar o risco de cair[4]. Assim, a avaliação de habilidades sensorimotoras e de equilíbrio pode auxiliar a elaboração de estratégias de prevenção das quedas.

O PPA envolve a avaliação de diferentes aspectos fisiológicos envolvidos na manutenção do controle postural, respondendo à necessidade de uma abordagem do risco de quedas a partir de fatores biológicos passíveis de intervenção pela reabilitação. Esse instrumento foi desenvolvido pelo Falls and Balance Research Group do Prince of Wales Medical Research Institute, em Sydney, Austrália, e incluía a avaliação multifatorial das habilidades sensorimotoras e de equilíbrio envolvidas no controle postural para evitar quedas: visão, sensação de membros inferiores, força muscular, tempo de reação e equilíbrio, a partir de testes quantitativos[1,4].

O instrumento conta com medidas válidas e confiáveis, é de simples aplicação, envolve um tempo curto de administração e é viável para avaliação de pacientes com diferentes níveis de incapacidade. Além disso, é portátil, podendo ser usado em diferentes cenários de atenção à saúde da pessoa idosa, como ambientes comunitários e clínicos. Cabe destacar que os resultados são apresentados em medidas quantitativas e tornam possível direcionar a elaboração do plano de tratamento de acordo com as especificidades do idoso[1,4]. Estudos longitudinais indicaram que as medidas do PPA são capazes de discriminar corretamente grupos de pessoas idosas com múltiplas quedas com uma precisão de 75% a 79%, tanto no contexto comunitário como de instituições de longa permanência[5-8].

Há duas versões disponíveis do PPA: uma longa (abrangente) e uma curta (triagem), e ambas fornecem a mesma pontuação geral de risco de quedas[4]. A versão abrangente é composta por testes de visão (um de percepção de profundidade e dois de sensibilidade ao contraste visual), teste de sensibilidade periférica (tátil e proprioceptiva), testes de força de membros inferiores (flexão e extensão de joelho e dorsiflexão de tornozelo), testes de tempo de reação (em mão e pé), oscilação corporal, de olhos abertos e fechados em superfície fixa e em espuma, coordenação do deslocamento do centro de gravidade dentro da base de suporte e limite de estabilidade anteroposterior. Essa versão leva cerca de 45 minutos para ser aplicada, sendo adequada para uso em ambientes clínicos[4].

A versão curta, por sua vez, é mais adequada para ambientes com restrição de tempo para avaliação da pessoa idosa e leva de 10 a 15 minutos para ser aplicada. Ela inclui um teste de visão (sensibilidade ao contraste de borda), sensação periférica (propriocepção), força da extremidade inferior (força de extensão do joelho), tempo de reação em mão e oscilação do corpo (em pé sobre espuma de densidade média)[4]. Essa versão foi elaborada a partir de uma análise discriminante multivariada com amostra de 341 pessoas idosas acompanhadas por 1 ano, a qual identificou esses cinco itens como as habilidades capazes de discriminar pessoas idosas "caidoras"[5-7].

METODOLOGIA

A Figura 34.1 apresenta cada um dos testes da versão longa do PPA. A visão é avaliada por meio de três testes:

1. **Acuidade visual de alto e baixo contraste:** é avaliada por meio de um gráfico com letras de alto e baixo contraste (10%), de maneira binocular. A pessoa idosa deve ser posicionada a 3 metros de distância do gráfico, sendo permitido o uso de lentes corretivas (óculos), e então solicitada a ler as letras em voz alta. São computados a linha identificada corretamente e o número de letras corretas contidas nessa linha.
2. **Sensibilidade ao contraste:** é investigada por meio do *Melbourne Edge Test*, composto por um cartão contendo 20 círculos com bordas de contraste com orientação variável (vertical, horizontal, 45 graus para direita ou para esquerda) e contraste reduzido progressivamente. A pessoa idosa é instruída a identificar a direção de cada borda, até que haja uma resposta errada. O último círculo identificado corretamente indica a pontuação a ser registrada.

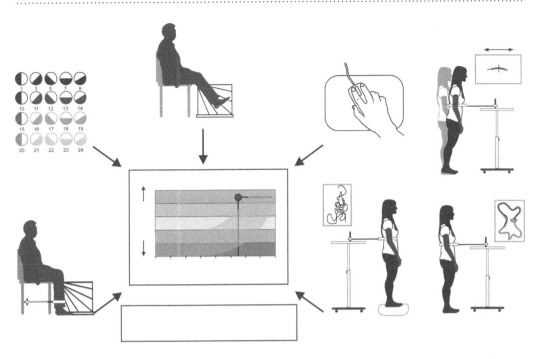

Figura 34.1 Testes usados na versão curta da avaliação do risco fisiológico de quedas pelo *Physiological Profile Assssment* (PPA), como força de extensores de joelho, sensibilidade ao contraste, propriocepção, tempo de reação e oscilação postural. (Reproduzida de Lord SR, Delbaere K, Gandevia SC. Use of a physiological profile to document motor impairment in ageing and in clinical groups. J Physiol 2016; 594[16]:4513-23. doi: 10.1113/JP271108.)

3. **Percepção de profundidade:** é avaliada por meio de duas hastes verticais com o objetivo de alinhar essas hastes lado a lado a uma distância de 3 metros. A pessoa idosa é instruída a alinhar as hastes lado a lado, puxando a corda para mover a haste direita, enquanto a haste esquerda permanece fixa. Erros no alinhamento das hastes são medidos em milímetros.

A sensibilidade tátil é medida com um estesiômetro de pressão do tipo Semmes-Weinstein, contendo oito filamentos de náilon do mesmo comprimento, mas variando em diâmetro. Os filamentos são aplicados no centro do maléolo lateral do pé dominante, sendo computado o número do último filamento percebido. A propriocepção é avaliada por meio de uma tarefa de correspondência de membros inferiores realizada com uma folha de acrílico transparente vertical (60 × 60 × 1cm) inscrita com um transferidor. A pessoa idosa é posicionada em uma cadeira alta padronizada com os olhos fechados e com a placa de acrílico entre as pernas e instruída a posicionar as pernas de maneira alinhada, cada uma de um lado da placa, sendo registrada a diferença em graus no posicionamento no encontro dos hálux em cada lado da placa de acrílico. São feitas duas tentativas como teste, sendo realizado um total de cinco alinhamentos.

A força dos músculos flexores e extensores do joelho é medida isometricamente na perna dominante, com a pessoa idosa sentada em uma cadeira alta padronizada com joelhos e quadris posicionados a 90 graus. Uma cinta não flexível é colocada 10cm acima da articulação do tornozelo e presa a um dinamômetro digital. A pessoa idosa é instruída a puxar a cinta com o máximo de força por 2 a 3 segundos. São realizadas três tentativas, e o valor máximo é registrado em quilogramas. Já a força de dorsiflexão do tornozelo é medida por meio de uma placa de pé presa por uma cinta a um medidor de mola com o joelho em 110 graus. São realizadas três tentativas e registrada a maior força (em quilogramas).

O tempo de reação é avaliado por meio de um cronômetro eletrônico portátil e uma luz como estímulo. Um botão adaptado de *mouse* de computador é acionado por pressão em dois testes,um pelo dedo da mão e outro pelo pé. A pessoa idosa é orientada a pressionar o botão de resposta assim que observar o estímulo luminoso, que varia aleatoriamente entre 1 e 5 segundos. São feitas cinco tentativas de teste e outras 10 experimentais. O equipamento apresenta o tempo de reação em milissegundos entre o estímulo luminoso e o toque.

A oscilação postural é avaliada com um medidor de oscilação que registra os deslocamentos do corpo por meio de um dispositivo adaptado na altura da cintura. Esse dispositivo é composto por uma haste de 40cm de comprimento com uma caneta acoplada verticalmente em sua extremidade, presa a pessoa idosa por um cinto e que se estende posteriormente. A pessoa idosa é instruída a permanecer o mais imóvel possível por 30 segundos, com os olhos abertos e fechados, em uma superfície firme e em uma espuma de densidade média (15cm de espessura). A caneta, então, registra a oscilação do sujeito em uma folha de papel milimetrada fixada a uma mesa de altura ajustável à pessoa idosa, sendo realizada uma tentativa em cada condição: superfície fixa com os olhos abertos, superfície fixa com os olhos fechados, na espuma com os olhos abertos e na espuma com os olhos fechados (Figura 34.2).

A oscilação total é registrada pelo número de quadrados milimétricos percorridos pela caneta, e as oscilações anteroposterior e mediolateral são registradas para os quatro testes. O medidor de oscilação mostrou boa concordância com as medidas de oscilação do centro de pressão obtidas por meio de uma plataforma de força[1]. Esses testes avaliam a capacidade do indivíduo de ajustar a posição do corpo de maneira estável e coordenada quando no limite ou próximo de sua base de apoio.

A partir da inserção dos dados em um *software (Neura® software)*, o desempenho da pessoa idosa é comparado a dados normativos de mais de 4.000 indivíduos[5-7], considerando sexo e idade e produzindo z-escores. O programa formula um relatório de avaliação do risco fisiológico de quedas que inclui: (1) um gráfico que indica o risco geral de quedas a partir do escore composto do PPA, que compreende contribuições ponderadas dos testes; (2) um perfil do desempenho da pessoa idosa, que possibilita a identificação de pontos fortes e fracos do indivíduo; (3) uma tabela que indica o desempenho da pessoa idosa em cada um dos testes em relação a sexo e idade; (4) um relatório que explica os resultados obtidos e fornece recomendações globais para melhorar as alterações identificadas e o desempenho do indivíduo. O escore composto do PPA é considerado uma pontuação global para risco fisiológico de cair. Escores abaixo de 1 são classificados como risco baixo a leve de quedas, 1 a 2, risco moderado, e os maiores que 2, alto risco de queda. As Figuras 34.3 e 34.4 e o Quadro 34.1 apresentam o resultado da versão curta do PPA para uma pessoa idosa de 78 anos.

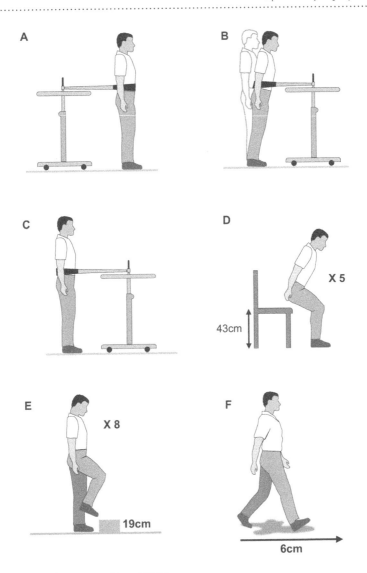

Figura 34.2 Valores pontos de corte para idosos (TSL5x).

O PPA apresenta validade concorrente e convergente[9,10], bem como boa acurácia para classificação de pessoas idosas em grupos de múltiplas quedas ou grupos de uma ou nenhuma queda[1]. Em estudo de Singh e cols.[9] foram encontradas correlações entre o risco fisiológico de quedas avaliado pelo PPA e os testes de desempenho físico – Teste de Sentar e Levantar da cadeira (TST [$r = 0,25$]), *Timed Up and Go test* (TUG [$r = 0,27$]), *Short Physical Performance Battery* ($r = -0,33$) e *Functional Reach Test* (FRT [$r = -0,23$]). O PPA apresentou curva ROC (*Receiver Operating Characteristic*) de 0,70 ($p = 0,01$; IC95%: 0,59 a 0,82). O valor de 2,18 (sensibilidade de 0,65 e especificidade de 0,37) foi determinado para identificação de "caidores" de alto risco entre pessoas idosas residentes na comunidade[9].

Relatório de Avaliação da Prevenção de Quedas

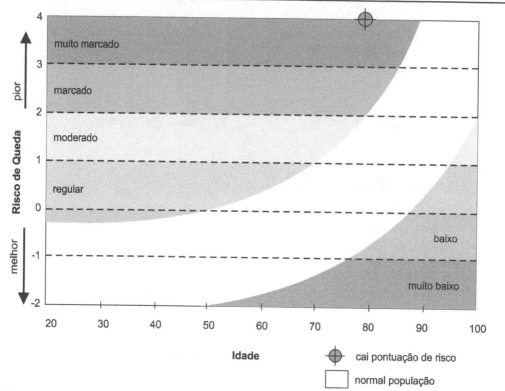

Figura 34.3 Gráfico de risco de quedas pelo Physiological Profile Assessment (PPA), versão curta. A figura mostra o risco de quedas derivado das avaliações do perfil fisiológico e a idade. A pontuação de risco de quedas é indicada pela cruz (z-escore = 6,46). A faixa curva em branco mostra a faixa normal em todas as idades, a borda superior indica o percentil 75, e a borda inferior, o décimo percentil. (Dados fornecidos pelo *Neura® software* a partir da entrada de informações de avaliação de uma pessoa idosa de 78 anos por meio da versão curta do PPA.)

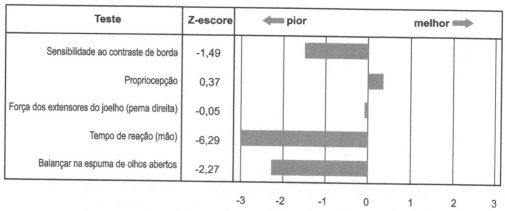

Figura 34.4 Z-escore da avaliação de risco de quedas pelo *Physiological Profile Assessment* (PPA), versão curta. As barras mostram o desempenho em cada teste de acordo com idade e sexo. Pontuações acima de zero mostram desempenhos acima da média e abaixo de zero caracterizam desempenhos abaixo da média. Pontuações abaixo de -1 indicam déficits significativos. (Dados fornecidos pelo *Neura® software* a partir da entrada de informações de avaliação de uma pessoa idosa de 78 anos por meio da versão curta do PPA.)

Quadro 34.1 Dados normativos de avaliação do risco de quedas

Teste	Escore	Jovem	Correspondência por idade
Sensibilidade ao contraste	13,0*	(23 a 24)	(18 a 23)
Propriocepção	1,4	(0,2 a 1,4)	(0,8 a 3,2)
Força de extensores de joelho	25,6*	(50 a 84)	(29 a 52)
Tempo de reação (mão)	855,0*	(182 a 236)	(196 a 267)
Oscilação em espuma com olhos abertos	487,99*	(60 a 110)	(87 a 206)

Homens, idade entre 74 e 79 anos.
* Pior que a média correspondente à idade.
Notas: (1) baixas pontuações em propriocepção, tempo de reação e oscilação indicam bom desempenho; (2) altos escores em sensibilidade ao contraste e força de extensão do joelho indicam bom desempenho.
Fonte: dados fornecidos pelo *Neura® software* a partir da entrada de informações de avaliação de uma pessoa idosa de 78 anos por meio da versão curta do PPA.

Liu e cols.[10], em amostra de pessoas idosas residentes na comunidade com acidente vascular encefálico (AVE), avaliaram a validade concorrente e convergente usando a versão curta do PPA. Correlações significativas foram observadas entre o escore composto do PPA e as medidas de equilíbrio, incluindo Escala de Berg (rho = –0,70; p < 0,001), FRT (rho = –0,57; p < 0,001) e TUG (rho = 0,49; p < 0,001). Além disso, foi encontrada uma correlação negativa entre o escore composto do instrumento e o escore da escala de confiança no equilíbrio específica de atividade (ABC) (rho = –0,35; p < 0,001). A pontuação de corte do PPA de 0,87 foi identificada entre "caidores" e "não caidores" no grupo de AVE e a curva ROC apresentou uma área sob a curva de 0,62 (IC95%: 0,52 a 0,72), sensibilidade de 39% e especificidade de 81%[10]. Estudos prospectivos apontaram uma acurácia de 79% para classificação de pessoas idosas institucionalizadas[5] e de 75% para pessoas idosas residentes na comunidade[6] em grupos de múltiplas quedas (mais de duas quedas no último ano).

No estudo original[1], a versão longa do PPA apresentou confiabilidade teste-reteste de moderada a alta para os testes que compõem a versão longa do instrumento, com variação do coeficiente de correlação intraclasse (CCI) de 0,50 a 0,97. Um estudo brasileiro investigou a confiabilidade intra e interexaminadores tanto para os componentes da versão curta como para o escore composto do PPA, observando boa confiabilidade intraexaminador (CCI = 0,55) e muito boa interexaminadores (CCI = 0,69) para o escore composto da PPA. O CCI para os testes da versão curta variou de 0,54 a 0,93[11].

Os equipamentos para a versão longa ou curta do PPA são comprados em conjunto e incluem acesso ao uso do *software*. A aquisição pode ser feita por meio do *site* do Falls and Balance Research Group of the Prince of Wales Medical Research Institute. O instrumento apresenta um manual de instruções, sendo indicado o treinamento do examinador antes da aplicação[1].

INTERPRETAÇÃO DOS RESULTADOS

Estudo transversal com 1.762 pessoas idosas (de 60 a 100 anos) residentes na comunidade demonstrou que, independentemente da idade, as pessoas idosas com histórico de quedas apresentaram redução da força de extensão do joelho, menor sensibilidade tátil e maior oscilação do que aqueles sem histórico de quedas[7]. Ademais, as medidas do PPA foram capazes de discriminar entre pessoas idosas "caidoras" e "não caidoras"[12] e entre pessoas idosas com e sem histórico de quedas prejudiciais[13].

O PPA vem sendo usado em diferentes populações de interesse, como pessoas idosas comunitárias e institucionalizadas[5,14], indivíduos com esclerose múltipla[15], AVE[10], doença de Alzheimer[16], degeneração macular[17], depressão[18], doença de Parkinson[19], poliomielite[20], osteoartrite de membros inferiores[21] e pessoas idosas frágeis[22]. Em um estudo brasileiro com 104 pessoas idosas, aquelas com lombalgia agudizada apresentaram risco fisiológico de quedas significativamente maior, com pior desempenho na oscilação corporal e no tempo de reação e menos força do quadríceps, indicando a importância da avaliação do risco de quedas nessa população[23].

O instrumento é capaz de identificar déficits sensorimotores específicos relacionados com quedas nesses grupos clínicos, de modo a possibilitar a elaboração e o direcionamento de intervenções personalizadas[4].

CONSIDERAÇÕES FINAIS

O PPA é um instrumento válido e confiável para avaliação do risco fisiológico de quedas na população idosa. Robusto, portátil, de fácil aplicação e com medidas que fornecem informações sobre déficits em domínios específicos, torna possível a caracterização de um perfil de risco fisiológico de quedas para condições de saúde específicas, bem como o direcionamento de abordagens e intervenções individualizadas para prevenção de quedas em pessoas idosas. No entanto, é importante considerar que o instrumento não deve ser usado de maneira isolada para avaliação do risco de queda, mas como complemento à investigação de outros fatores de risco de importância clínica no contexto das quedas.

Referências

1. Lord SR, Menz HB, Tiedemann A. A physiological profile approach to falls risk assessment and prevention. Phys Ther 2003; 83(3):237-52.
2. Sherrington C, Tiedemann A. Physiotherapy in the prevention of falls in older people. J Physiother 2015; 61(2):54-60.
3. Terroso M, Rosa N, Marques AT, Simoes R. Physical consequences of falls in the elderly: a literature review from 1995 to 2010. Eur Rev Aging Phys Act 2013; 11(1):51-9.
4. Lord SR, Delbaere K, Gandevia SC. Use of a physiological profile to document motor impairment in ageing and in clinical groups. J Physiol 2016; 594(16):4513-23.
5. Lord SR, Clark RD, Webster IW. Physiological factors associated with falls in an elderly population. J Am Geriatr Soc 1991; 39:1194-200.
6. Lord SR, Ward JA, Williams P, Anstey K. Physiological factors associated with falls in older community-dwelling women. J Am Geriatr Soc 1994; 42:1110-7.
7. Lord SR, Sambrook PN, Gilbert C et al. Postural stability, falls and fractures in the elderly: results from the Dubbo Osteoporosis Epidemiology Study. Med J Aust 1994; 160:688-91.
8. Lord SR, Dayhew J. Visual risk factors for falls in older people. J Am Geriatr Soc 2001; 49:676-7.
9. Singh DK, Pillai SG, Tan ST, Tai CC, Shahar S. Association between physiological falls risk and physical performance tests among community-dwelling older adults. Clin Interv Aging 2015; 10:1319-26.
10. Liu TW, Ng SSM. Assessing the fall risks of community-dwelling stroke survivors using the Short-form Physiological Profile Assessment (S-PPA). PLoSOne 2019; 14(5):e0216769.

11. Sampaio NR, Rosa NMDB, Godoy APS et al. Reliability evaluation of the physiological profile assessment to assess fall risk in older people. J Gerontol Geriatr Res 2014; 3:1-5.
12. Lord SR, Lloyd DG, Li SK. Sensori-motor function, gait patterns and falls in community-dwelling women. Age Ageing 1996; 25:292-9.
13. Lord SR, Clark RD. Simple physiological and clinical tests for the accurate prediction of falling in older people. Gerontology 1996; 42:199-203.
14. Siong KH, Kwan MM, Lord SR, Lam AK, Tsang WW, Cheong AM. Fall risk in Chinese community-dwelling older adults: A physiological profile assessment study. Geriatr Gerontol Int 2016; 16(2):259-65.
15. Gunn H, Cameron M, Hoang P, Lord S, Shaw S, Freeman J. Relationship Between Physiological and Perceived Fall Risk in People with Multiple Sclerosis: Implications for Assessment and Management. Arch Phys Med Rehabil 2018; 99(10):2022-9.
16. Lorbach ER, Webster KE, Menz HB, Wittwer JE, Merory JR. Physiological falls risk assessment in older people with Alzheimer's disease. Dement Geriatr Cogn Disord 2007; 24(4):260-5.
17. Szabo SM, Janssen PA, Khan K, Potter MJ, Lord SR. Older women with age-related macular degeneration have a greater risk of falls: a physiological profile assessment study. J Am Geriatr Soc 2008; 56(5):800-7.
18. Kvelde T, Lord SR, Close JCT et al. Depressive symptoms increase fall risk in older people, independent of anti-depressant use, and reduced executive and physical functioning. Arch Gerontol Geriatr 2015; 60:190-5.
19. Morrison S, Moxey J, Reilly N, Russell DM, Thomas KM, Grunsfeld AA. The relation between falls risk and movement variability in Parkinson's disease. Exp Brain Res 2021; 239(7):2077-87.
20. Lord SR, Allen GM, Williams P, Gandevia SC. Risk of falling: Predictors based on reduced strength in persons previously affected by polio. Arch Phys Med Rehabil 2002; 83:757-63.
21. Sturnieks DL, Tiedemann A, Chapman K, Munro B, Murray SM, Lord SR. Physiological risk factors for falls in older people with lower limb arthritis. J Rheumatol 2004, 31:2272-9.
22. Chittrakul J, Siviroj P, Sungkarat S, Sapbamrer R. Multi-system physical exercise intervention for fall prevention and quality of life in pre-frail older adults: a randomized controlled trial. Int J Environ Res Public Health 2020; 17(9):3102.
23. Rosa NM, Queiroz BZ, Lopes RA, Sampaio NR, Pereira DS, Pereira LS. Risk of falls in Brazilian elders with and without low back pain assessed using the Physiological Profile Assessment: BACE study. Braz J Phys Ther 2016; 20(6):502-9.

Capítulo **35**

STRATIFY – RISCO DE QUEDA HOSPITALAR

Juleimar Soares Coelho de Amorim

INTRODUÇÃO

A ocorrência de queda em ambiente hospitalar é um problema grave para pacientes, familiares e clínicos, uma vez que, além de aumentar o tempo de internação, pode também contribuir para o óbito precoce[1]. Essa questão é tão importante que a Joint Commission International (JCI) inclui entre seus padrões de segurança no manual de acreditação hospitalar internacional a meta de "reduzir o risco de danos ao paciente resultantes de quedas"[2]. As diretrizes da prática clínica sobre o assunto recomendam que as boas práticas para prevenção de quedas em hospitais devem incluir quatro componentes principais: implementação de estratégias de prevenção, identificação do risco de quedas, intervenções direcionadas a esses riscos, para prevenir quedas, e prevenção de lesões em pessoas que caem[3]. De acordo com o National Institute for Health and Care Excellence (NICE)[4], no Reino Unido, as pessoas idosas devem ser consideradas com risco de queda e merecem cuidados específicos.

Ferramentas de triagem de risco de quedas podem ser instrumentos importantes durante a internação, sendo usadas para identificação dos pacientes com alto risco e para facilitar a aplicação eficaz de intervenções adequadas[5,6]. Instrumentos padronizados e validados predizem melhor o risco, quando comparados à avaliação clínica subjetiva comportamental da pessoa idosa[7,8].

Atualmente, para avaliação do risco de queda em contexto hospitalar estão disponíveis a escala Morse[9], a escala Downton[10], o teste Tinetti[11], a escala Conley[12] e o modelo de risco de queda de Hendrich[13]. Contudo, a validação desses instrumentos revelou resultados insatisfatórios, e os estudos ainda são insuficientes[14], exceto para o *St. Thomas Risk Assessment Tool in Falling elderly in patients* (STRATIFY)[15]. Além disso, a imprecisão e a diversificação das ferramentas de rastreio, bem como a dinâmica do processo de trabalho hospitalar, têm conduzido à baixa utilização, controvérsias e inconsistências na avaliação padronizada do risco de queda[16].

O STRATIFY é a ferramenta mais amplamente estudada, e os resultados obtidos foram avaliados em diversos ambientes, incluindo cuidados agudos, geriatria, reabilitação e pacientes institucionalizados[17-21]. O instrumento foi elaborado na língua inglesa e traduzido para outros idiomas, exceto para o português, bem como ainda não foi validado para a população brasileira, embora seja uma recomendação fundamental que qualquer método de avaliação do risco de quedas seja testado e adaptado para uso no ambiente onde será implantado. Esse é um instrumento rotineiramente utilizado em serviços de saúde europeus (90%) em razão do contexto de internação em unidades de reabilitação[22].

METODOLOGIA

O STRATIFY consiste em cinco itens preditores para avaliação do risco de quedas de pessoas idosas em contexto hospitalar[15]. Para cada item é atribuída a pontuação 0 (ausente) ou 1 (presente), e o escore total varia de 0 a 5. Os itens que compõem o instrumento são mostrados no Quadro 35.1.

O STRATIFY foi projetado e validado para predição categórica de "alto" *versus* "baixo risco"[17]. A primeira questão se refere a um dado obtido diretamente pelo relato do paciente, enquanto da segunda à quarta questão há uma observação e um julgamento do profissional avaliador. Por fim, o último item consiste na inspeção direta da execução de uma atividade de mobilidade.

Por ser um instrumento de avaliação de risco pragmático, as principais vantagens do STRATIFY são o curto tempo necessário para sua administração (cerca de 1 minuto por semana para cada paciente), não exigir medições objetivas ou laboratoriais e o fato de ser facilmente compreensível pela equipe assistencial, exigindo treinamento mínimo. Esses fatores são muito relevantes em um ambiente hospitalar agudo com altas cargas de trabalho e onde são aconselháveis reavaliações periódicas dos pacientes[17].

Quadro 35.1 Conjunto de itens preditores de quedas do STRATIFY

Item	Sim	Não
1. O paciente deu entrada no hospital devido a uma queda ou caiu desde sua admissão?	1	0
2. Você considera que o paciente está agitado?	1	0
3. O paciente tem alguma limitação visual que afeta suas atividades de vida diária?	1	0
4. O paciente precisa usar o banheiro com muita frequência?	1	0
5. Combinação de transferência e mobilidade (0 a 6). Atribua a seguinte pontuação: Transferência: 0 = incapaz 1 = necessita de muita ajuda (uma ou duas pessoas ou dispositivo externo) 2 = necessita de pouca ajuda (verbal ou apoio físico) 3 = independente Mobilidade: 0 = imóvel 1 = independente com ajuda de cadeira de rodas 2 = deambula com ajuda de uma pessoa 3 = independente Qual o somatório dos escores de transferência e mobilidade?	1 Se somatório for igual a 3 ou 4	0 Se somatório for 0, 1, 2, 5 ou 6
Total (0 a 5)		

A utilização desse instrumento deve ser rotineira e não se pode limitar ao momento de admissão hospitalar ou no setor (enfermaria, por exemplo). Alguns componentes do STRATIFY, como agitação, instabilidade de marcha e frequência urinária, não são estáticos, mas podem variar de um dia para outro, tornando questionável o valor de uma avaliação de risco "única"[17]. Os dados devem ser preenchidos pelo profissional que presta assistência ao internado, o qual poderá conduzir a estratificação do paciente e registrar em prontuário.

O instrumento original foi validado com avaliação nas primeiras 24 horas após a entrada, e as pessoas idosas internadas foram acompanhados semanalmente[15]. O momento ideal para utilização do protocolo é até 72 horas após a internação[14]. A avaliação do risco de queda apenas no momento da admissão hospitalar não identifica mudanças no estado clínico dos pacientes durante a internação, o que é comum, principalmente em pessoas idosas, que podem ficar desorientadas, agitadas ou perder a funcionalidade durante a internação e, portanto, correm risco maior de sofrer uma queda[23].

A fase aguda da doença e as mudanças na medicação podem afetar tanto a mobilidade como o estado físico e cognitivo; portanto, os hospitais precisam contar com um instrumento que possa ser utilizado de maneira rápida e fácil para avaliações repetidas desses pacientes[24]. A orientação prática consiste em pelo menos uma reavaliação, seja em uma programação semanal, seja após mudanças na condição do paciente, como comprometimento cognitivo, medicação ou queda[16].

Contudo, tanto a iniciativa NICE[4] como Aranda-Gallardo e cols.[14] defendem que instrumentos de avaliação de risco não devem ser usados para identificação dos pacientes com risco de quedas em hospitais porque ainda não existe um padrão ouro. Essa conclusão pode ser desanimadora para os clínicos, e pode parecer que o tempo investido no preenchimento desses instrumentos é em vão, mas a lacuna entre as recomendações baseadas em evidências e as políticas de sistemas de saúde é óbvia. No caso da prevenção de quedas durante a internação, parece estar bem comprovado que um instrumento de avaliação válido ainda não foi desenvolvido. Até que isso ocorra, a melhor abordagem consiste no uso do STRATIFY como um conjunto de fatores que podem sinalizar cuidados direcionados mais específicos.

INTERPRETAÇÃO DOS RESULTADOS

Um escore $\geq$ 2 pontos indica alto risco de quedas com sensibilidade de 93% (IC95%: 84,3 a 97,7) e especificidade de 88% (IC95%: 83,6 a 91,0)[15]. Escore < 2 deve ser usado como ponto de corte para melhor classificação do baixo risco[22]. Quando se considera um escore $\geq$ 3 pontos, o risco de queda é extremamente elevado, com sensibilidade de 69% (IC95%: 56,9 a 79,5) e especificidade de 96,3% (IC95%: 93,6 a 98,1)[15]. Em outras palavras, escores $\geq$ 2 e $\geq$ 3 teriam, respectivamente, a capacidade de 93% de prever a ocorrência de quedas e de 96,3% de prever as pessoas idosas que não cairão na semana seguinte.

Em síntese, nos estudos posteriores que procuraram reproduzir essas medidas de acurácia diagnóstica, a sensibilidade (proporção de "caidores" corretamente classificados com alto risco de queda) variou de 42,9% (IC95%: 15,8 a 75,0) a 80% (IC95%: 72,0 a 86,0) entre os estudos[16,17,22]. Já a especificidade (proporção de "não caidores" corretamente classificados com baixo risco de quedas) variou de 43,2% (IC95%: 28,7 a 59,1) a 68% (IC95%: 66,0 a 69,0)[16,17,22]. Esses achados da literatura mostram que o instrumento tem acurácia diagnóstica limitada para ponto de corte ≥ 2 e, portanto, não deve ser utilizado isoladamente para identificação de pessoas idosas com alto risco de queda.

Tanto a sensibilidade como a especificidade tendem a ser mais elevadas em estudos com baixa (< 10%) prevalência de quedas, reforçando que a acurácia não é excelente; portanto, pode não ser ótimo para identificação de pessoas idosas com alto risco de quedas durante a hospitalização. Metodologicamente, uma possível explicação é que, de modo geral, os pacientes avaliados como de alto risco para quedas estão de fato sob alto risco, mas, por causa das intervenções de prevenção contra quedas adotadas de imediato no setor, as quedas "potenciais" foram evitadas no desenvolvimento dos estudos (paradoxo do tratamento)[21]. A não implementação de medidas de prevenção contra quedas seria um problema ético, além de uma negligência do enfermeiro que cuida desses pacientes. Esse "paradoxo do tratamento" é um fato a ser levado em consideração nesse tipo de estudos. Por outro lado, o STRATIFY foi capaz de detectar uma chance de risco de queda sete vezes maior entre aqueles "caidores", comparados aos "não caidores" (*diagnostic Odds Ratio* [dOR]: 7,64; IC95%: 4,86 a 12,01)[16].

CONSIDERAÇÕES FINAIS

Apesar de a literatura ainda apresentar poucos instrumentos validados para avaliação do risco de quedas em pessoas idosas hospitalizadas, o STRATIFY, apesar de limitado, tem se mostrado o melhor no que diz respeito às medidas de acurácia diagnóstica, validade psicométrica e efetividade clínica da avaliação, mas também quanto ao tempo de aplicação e à facilidade de uso. Em termos de utilidade clínica, ele: (a) é mais útil para descartar quedas em pacientes com pontuação < 2 (indivíduos de baixo risco); (b) não deve ser usado isoladamente, e (c) pode ser usado na fase de rastreamento como estratégia de gerenciamento de quedas, para ajudar os clínicos a identificarem quais pacientes necessitam de uma avaliação multifatorial mais completa das quedas.

Convém ter em mente que, em geral, é difícil prever com precisão o risco de quedas em pessoas idosas hospitalizadas que estão sujeitas a fatores de risco externos, específicos do ambiente hospitalar, e que não são levados em consideração por nenhuma das avaliações. Também cabe considerar que o comportamento desse instrumento varia de acordo com a população estudada (adultos *vs.* pessoas idosas) e o ambiente (enfermaria *vs.* instituição de longa permanência).

O corpo clínico e as instituições devem estar cientes das limitações das ferramentas de avaliação de risco e não se deixar seduzir pela atratividade de uma solução "pronta para uso" para o problema das quedas. Na verdade, os ensaios sobre intervenção em caso de queda de maior qualidade e mais bem-sucedidos na literatura não tendem a confiar na previsão de risco formal, mas nas precauções universais ou se utilizar da avaliação pós-queda e da elaboração de planos de tratamento/minimização de risco para fatores de risco comuns em todos os pacientes[25].

Por fim, a reavaliação dos internados e a adesão dos profissionais de saúde à utilização do instrumento ainda representam grande desafio para incorporação efetiva nos protocolos relacionados com a segurança do paciente e, em particular, com a prevenção de quedas. Esse desafio poderá ser superado com a promissora predição de risco futuro por meio de *machine learning*, a partir da implantação do prontuário eletrônico na rotina clínica[25].

Referências

1. Morello RT, Barker AL, Watts JJ et al. The extra resource burden of in-hospital falls: a cost of falls study. Med J Aust 2015; 203(9):367.
2. The Joint Commission International: JCI Accreditation Standards for Hospitals. 4th edition. USA: Joint Commission International, 2010.
3. Australian Commission on Safety and Quality in Healthcare. Preventing falls and harm from falls in older people. Best Practice Guidelines for Australian Hospitals. 2009. Retrieved from http://www.activeandhealthy.nsw.gov. au/assets/pdf/ Hospital_Guidelines.pdf on 07 January 2022.
4. National Institute for Health and Care Excellence (NICE). Falls: assessment and prevention of falls in older people. 2013. Disponível em: http://bit.ly/2coPZ9G. Acessado em 6 jan 2022.
5. Haines TP, Bennell KL, Osborne RH, Hill KD. A new instrument for targeting falls prevention interventions was accurate and clinically applicable in a hospital setting. J Clin Epidemiol 2006; 59(2):168-75.
6. Cameron ID, Murray GR, Gillespie LD et al. Interventions for preventing falls in older people in nursing care facilities and hospitals. Cochrane Database Syst Rev 2010: CD005465.
7. Vassallo M, Poynter L, Sharma JC, Kwan J, Allen SC. Fall risk-assessment tools compared with clinical judgment: an evaluation in a rehabilitation ward. Age and Ageing 2008; 37:277-81.
8. Strupeit S, Buss Arne, Wolf-Ostermann K. Assessing risk of falling in older adults – a comparison of three methods. Worldviews Ediv Based Nurs 2016; 13(5):349-55.
9. Morse JM, Morse RM, Tylko SJ. Development of a scale to identify the fall-prone patient. Canadian Journal on Aging, La Revue Canadienne du Vieillissement 1988; 8:366-77.
10. Downton JH. Falls in the elderly. Great Britain: Edward Arnold, 1993.
11. Tinetti ME, Williams TF, Mayewski R. Fall risk index for elderly patients based on number of chronic disabilities. Am J Med 1986; 80:429-34.
12. Conley D, Schultz AA, Selvin R. The challenge of predicting patients at risk for falling: development of the Conley Scale. Medsurg Nurs 1999; 8:348-54.
13. Hendrich AL, Bender PS, Nyhuis A. Validation of the Hendrich II Fall Risk Model: a large concurrent case/control study of hospitalized patients. Applied Nursing Research 2003; 16:9-21.
14. Aranda-Gallardo M, Luna Rodrigues ME, Vazquez-Blanco MJ, Canca-Sanchez JC, Moya-Suarez AB, Morales-Asencio JM. Diagnostic validity of the STRATIFY and Downton instruments for evaluating the risk of falls by hospitalized acute-care patients: a multicentre longitudinal study. BMC Health Services Research 2017; 17:277.
15. Oliver D, Britton M, Seed P, Martin FC, Hopper AH: Development and evaluation of evidence based risk assessment tool (STRATIFY) to predict which elderly inpatients will fall: case-control and cohort studies. BMJ 1997; 315:1049-53.
16. Aranda-Gallardo M, Morales-Asencio JM, Canca-Sanchez JC et al. Instruments for assessing the risk of falls in acute hospitalized patients: a systematic review and meta-analysis. BMC Health Services Research 2013; 13:122.
17. Oliver D, Papaioannou A, Giangregorio L, Thabane L, Reizgys K, Foster G. A systematic review and meta-analysis of studies using the STRATIFY tool for prediction of falls in hospital patients: how well does it work? Age and Ageing 2008; 37:621-7.
18. Barker A, Kamar J, Graco M, Lawlor V, Hill K. Adding value to the STRATIFY falls risk assessment in acute hospitals. Journal of Advanced Nursing 2011; 67:450-7.
19. Walsh W, Hill KD, Bennell K, Vu M, Haines TP. Local adaptation and evaluation of a falls risk prevention approach in acute hospitals. International Journal for Quality in Health Care 2011; 23:134-41.
20. Wijnia JW, Ooms ME, Van Balen R. Validity of the STRATIFY risk score of falls in nursing homes. Preventive Medicine 2006; 42:154-7.
21. Aranda-Gallardo M, Luna-Rodriguez ME, Canca-Sanchez JC, Moya-Suarez AB, Morales-Asencio JM. Validation of the STRATIFY falls risk-assessment tool for acute-care hospital patients and nursing home residents: study protocol. J Adv Nurs 2015; 71(8):1948-57.

22. Billington J, Fahey T, Galvin R. Diagnostic accuracy of the STRATIFY clinical prediction rule for falls: A systematic review and meta-analysis. BMC Family Practice 2012; 13:76.
23. Conley D, Schultz AA, Selvin R. The challenge of predicting patients at risk for falling: development of the Conley Scale. Medsurg Nursing Official Journal of the Academy of Medical-Surgical Nurses 1999; 9:348-54.
24. Perell KL, Nelson A, Goldman RL, Luther SL, Prieto-Lewis N, Rubenstein LZ. Fall risk assessment measures: an analytic review. J Gerontol A Biol Sci Med Sci 2001; 56:M761-766.
25. Cho I, Jin IS, Park H, Dykes P. Clinical impact of an analytic tool for predicting the fall risk in inpatients: controlled interrupted time series. JMIR Medical Inform 2021; 9(11):e26456.

Capítulo **36**

TESTE DE SENTAR E LEVANTAR DA CADEIRA

Juleimar Soares Coelho de Amorim

INTRODUÇÃO

A capacidade de se levantar de uma cadeira, sofá, banco ou qualquer outro assento de maneira independente é um componente essencial e integral da segurança e do desempenho em atividades de vida diária das pessoas idosas[1-3]. As pessoas idosas independentes que vivem na comunidade costumam levantar-se cerca de 33 a 71 vezes a cada dia[4].

O baixo desempenho na atividade de sentar e levantar é preditivo de concorrente e subsequente incapacidade[3,5,6] e de quedas recorrentes[7] e está associado à mortalidade[8]. Csuka e McCarty[9] inicialmente descreveram o Teste de Sentar e Levantar da cadeira (TSL) como uma medida de avaliação da capacidade de gerar força e resistência muscular dos membros inferiores (quadríceps mais especificamente), mas o uso do teste ampliou-se e atualmente ele pode ser útil para avaliação do desempenho de membros inferiores, do equilíbrio corporal e do risco de quedas[10,11].

Enquanto análise objetiva, o TSL mede o aspecto de transferência (domínio de atividade) e desempenho muscular (domínio função) por quantificar a força muscular de membro inferior. Nesse caso, o escore do paciente é medido em tempo ou número de repetições completas. Em uma análise subjetiva, ou qualitativa, o TSL também identifica estratégias de movimento adotadas pelo paciente para completar a transição para verticalização. Assim, são feitos registros das tentativas de sentar e levantar, compensações corporais e apoios externos necessários.

O TSL é um teste rápido, de fácil administração e muito conveniente, o que explica sua ampla utilização em serviços de saúde que rastreiam fragilidade, sarcopenia e limitações na mobilidade, mas também tem sido cada vez mais utilizado em pesquisas epidemiológicas de base populacional[12]. Existem algumas variações, como TSL cinco vezes consecutivas, TSL seis vezes, TSL 10 vezes, TSL em uma perna, TSL por 30 segundos e TSL de 1 minuto. Os mais comumente utilizados são o TSL cinco vezes (TSL5x) e o TSL de 30 segundos (TSL30s) em razão das melhores medidas de confiabilidade e da execução mais prática. O TSL5x, por exemplo, é o mais responsivo a mudanças no equilíbrio ao longo de um seguimento longitudinal e as medições de tempo são mais precisas do que a contagem de repetições (comparado ao TSL30s, por exemplo)[2,3,6,13,14]. Por outro lado, indivíduos frágeis ou sarcopênicos graves podem não ser capazes de completar as cinco repetições e, consequentemente, a contagem do número de repetições possíveis em um período preestabelecido pode ser preferível para essas populações de pacientes, como é o caso do TSL30s[14-16].

METODOLOGIA

Para melhor visualização da instrução prática, assista ao vídeo produzido pela American Academy of Orthotists and Prosthetists, disponível em: https://www.youtube.com/watch?v=_jPl-IuRJ5A. A Figura 36.1 mostra a técnica de execução do teste sem uso do apoio de braço da cadeira e valores de referência. Neste capítulo serão apresentadas duas versões do TSL: TSL5x e TSL30s. O custo para sua execução é livre, e os materiais necessários incluem uma cadeira padrão, papel, caneta e um cronômetro com precisão de 0,01 segundo.

Em ambas as versões, inicialmente, o paciente deve sentar-se com os braços cruzados sobre o peito e as costas contra a cadeira. As pessoas idosas são orientadas a usar um calçado de salto baixo e roupa confortável durante a realização do teste[10]. Deve ser realizada pelo

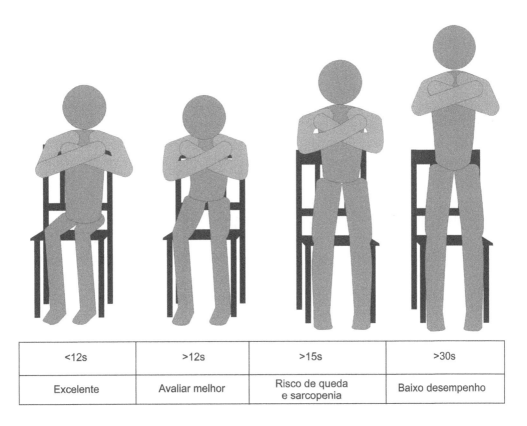

<12s	>12s	>15s	>30s
Excelente	Avaliar melhor	Risco de queda e sarcopenia	Baixo desempenho

Figura 36.1 Técnica de execução do Teste de Sentar e Levantar da cadeira.

menos uma tentativa ou ensaio para familiarização e para que o paciente compreenda a execução do teste, uma vez que o mais importante é que a pessoa idosa entenda todo o protocolo de execução do teste[17]. O examinador deve demonstrar lentamente a tarefa e depois de maneira mais rápida, para que a pessoa idosa compreenda a execução, o posicionamento do corpo e a agilidade necessária durante o teste. Convém evitar qualquer forma de diálogo com o paciente durante o teste, o que pode reduzir a velocidade de execução.

Para acompanhamento da evolução do paciente ou participante de pesquisa, recomendam-se no mínimo duas coletas (por exemplo, admissão e alta, fases inicial e final da pesquisa) e, quando possível, uma nova medida entre esses períodos, considerando as mesmas condições de teste. O tempo ideal para reavaliação da pessoa idosa é de 6 semanas, considerado o período mais sensível para detecção de mudanças na força muscular, explicação das limitações na função e avaliação da efetividade da terapia[15]. Também é recomendável revisar os procedimentos padronizados com os examinadores e estabelecer a cada ano a consistência intra e interavaliadores dos que se utilizam da ferramenta.

Para o paciente/examinado, a instrução padronizada consiste em:

Quero que você se levante e se sente o mais rápido que puder quando eu disser 'Vá'. Certifique-se de ficar de pé completamente e, ao sentar, tente não deixar suas costas tocarem o encosto entre cada repetição. Não use a parte de trás das pernas contra a cadeira.

A partir dessa instrução serão explorados os pontos que merecem atenção.

Cadeira padrão

A cadeira usada no TSL não deve ter braços, o encosto deve ser preferencialmente reto e o assento deve ter 43 a 45cm de altura e 38cm de profundidade. A cadeira deve estar apoiada em superfície fixa para garantir a segurança na execução do teste. É preferível que a cadeira tenha ponteiras de borracha e fique próxima a uma parede ou móvel fixo para evitar qualquer deslocamento.

Para pesquisa científica, a determinação da altura do assento da cadeira tem sérias repercussões. Segundo Mazza e cols.[18], ajustes na altura do assento promovem mudanças nas estratégias das pessoas idosas para sentar-se e levantar-se. Uma distância mais baixa entre o piso e o assento compromete principalmente o desempenho dos que apresentam maiores limitações funcionais.

As estratégias biomecânicas adotadas pelas pessoas idosas para acessar assentos mais baixos incluem aumento da compressão articular de joelho e quadril, maior produção de torque muscular e pico de flexão do quadril, aumento do tempo para verticalização e de aproximação do centro de massa da base de suporte ao sentar, maior inclinação anterior do tronco, aumento do ângulo de flexão e abdução dos ombros e mais tempo para extensão total dos segmentos corporais[19-21]. Essas alterações são consideradas estratégias adaptativas e revelam que o aumento do momento de subida e da velocidade de flexão do quadril é um recurso para aumentar a estabilidade, o que aumenta o tempo para passar para a posição de pé e para sentar. Essas mudanças significam dificuldade maior e resultam em menos sucesso no TSL. Então, recomenda-se que o teste seja realizado em cadeira com altura ajustável.

Do ponto de vista clínico, é importante determinar se a pessoa idosa é funcionalmente capaz de se levantar de uma cadeira com a altura padrão encontrada em condições cotidianas. Para a prática clínica, a melhor recomendação é que a altura do assento esteja nivelada à altura da interlinha articular do joelho[19-21]. O mais importante é garantir uma altura consistente ao realizar a avaliação seriada de um mesmo paciente ou avaliações pontuais de vários pacientes.

Apoio de braço

Não é permitido toque ou propulsão do tronco com apoio do braço da cadeira. Entretanto, se o paciente não puder assumir o ortostatismo sem usar as mãos, deve-se anotar o motivo, como "incapaz" ou "requer o uso das mãos". É possível registrar 0 (zero) como número de repetição (TSL30s) ou tempo de execução (TSL5x).

A posição do braço e da mão influencia fortemente o momento e a estratégia para sentar e levantar. Embora o protocolo do teste tenha sido validado e sejam recomendáveis repetições sem o uso das mãos, têm sido desenvolvidas algumas tentativas de adaptação do protocolo para que pessoas idosas institucionalizadas, frágeis ou até mesmo dependentes graves para AVD sejam capazes de executar as repetições[22]. Nesse caso, a cadeira dever braços e a pessoa idosa deve ser instruída a colocar as mãos nos apoios de braço da cadeira, permitindo o uso conforme necessário para se levantar; no entanto, é instruída a soltar o apoio e a trazer os braços para a linha média do corpo ao atingir uma postura totalmente ereta. Não é permitido o uso de andador ou outro dispositivo de equilíbrio em pé[22].

Esse protocolo obteve boas medidas de confiabilidade interexaminador (coeficiente de correlação intraclasse [CCI = 0,737) e intraexaminador (CCI = 0,987) e boa validade de construto (r = 0,737), quando comparado à Escala de Equilíbrio de Berg[22]. Em reavaliações periódicas, qualquer repetição adicional da pessoa idosa já revela uma mudança clinicamente relevante. Quando o paciente inicia o teste, mas é incapaz de finalizar as cinco repetições ou concluir o teste em 30 segundos, o examinador pode oferecer o suporte necessário, mas considerar como "incapaz" e anotar o número de repetições completas, o tempo para execução e/ou os movimentos compensatórios. Essas informações são valiosas para o acompanhamento do paciente ao longo da reabilitação ou da evolução de sua condição física e funcional.

Apoio do tronco

O encosto da cadeira só deve ser utilizado antes do início do teste. A cada repetição, não é necessário tocar o encosto da cadeira com o tronco, pois essa estratégia favorece a impulsão para completar o movimento de sentar e levantar.

Posicionamento dos pés

Os pés devem estar completamente apoiados no chão, à distância da largura dos ombros e um pouco atrás da linha dos joelhos. Entretanto, nos pacientes neurológicos, a posição deve ser autosselecionada.

A posição dos pés influencia significativamente o tempo necessário para passar da posição sentada para de pé[10,23]. A posição mais posteriorizada dos pés é a mais rápida para a execução de cada repetição[24]. Se ao sentar na cadeira os pés não tocarem o chão e ao mesmo tempo o tronco apoiar-se no encosto da cadeira, o indivíduo pode avançar o quadril anteriormente até que seus pés estejam totalmente apoiados no chão. Se o indivíduo for muito alto, é apropriado o uso de uma cadeira mais alta ou de uma almofada para garantir um ângulo de flexão do quadril de 90 graus na posição sentada. Essas mudanças no protocolo devem ser registradas.

Contagem do tempo e das repetições

- A contagem da repetição (TSL30s) ou do tempo (TSL5x) tem início com a retirada do tronco do encosto, após o comando "Vá", e termina quando as nádegas tocam a cadeira. Cada verticalização completa conta uma repetição. O tempo necessário para conclusão do teste deve ser documentado em segundos (até o decimal mais próximo). A contagem de cada repetição correta deve ser feita silenciosamente.
- **Interrupção:** para o examinador, o teste será interrompido quando o paciente tocar a cadeira após a quinta repetição (TSL5x) ou quando o cronômetro marcar 30 segundos (TSL30s). Outros critérios para interrupção do teste incluem exacerbação da dor, apoio das mãos ou braços, ajuda externa e incapacidade de executar a primeira repetição.
- **Incapacidade de execução:** caso a pessoa idosa não consiga completar a primeira repetição de maneira independente, sem o uso dos braços, o teste é encerrado[10,25].

Além das considerações acerca do posicionamento e do material padrão para realização do teste e das medidas coletadas (tempo de execução ou número de repetições), o TSL tem recebido atenção especial em razão de sua capacidade de coletar dados sobre a velocidade média, a força, potência e potência relativa[26]. No entanto, ainda é recente a adoção do TSL como procedimento para avaliação da potência muscular, utilizando a massa corporal e o comprimento da perna do indivíduo, a altura da cadeira e o tempo necessário para completar cinco repetições. O Quadro 36.2 apresenta as equações utilizadas para estimativa da potência muscular das pessoas idosas.

A velocidade média do TSL (m/s) foi calculada como a distância vertical (m) percorrida pelo centro de massa dividida pelo tempo médio (s) gasto para completar a fase concêntrica de uma repetição do TSL (*Equação 1*). O deslocamento vertical foi obtido a partir da diferença entre o comprimento da perna (0,50 ± 0,01 altura do corpo) e a altura

Quadro 36.1 Apresentação do instrumento

	TSL5x	TSL30s
Quando usar	Detectar mudanças no equilíbrio e maior precisão da medida	Preferencialmente em pacientes frágeis ou sarcopênicos graves
Tempo	< 5 minutos	~1 minuto
Instruções	Diga ao paciente: "Quero que você se levante e se sente cinco vezes o mais rápido que puder quando eu disser 'vá'"	Diga ao paciente: "Vou marcar 30 segundos no cronômetro e quero que você se levante da cadeira o maior número de vezes e o mais rápido possível"
Registro	O tempo começa em "Vá" e termina quando as nádegas tocam a cadeira após a quinta repetição	Se o tempo for atingido e o paciente tiver percorrido mais da metade da verticalização, conta como uma repetição completa. As repetições incorretas não devem ser contabilizadas

Para a linha de Valores de referência:

	TSL5x	TSL30s
Valores de referência	Padrão (Bohannon et al., 2006): 60 a 69 anos: 11,4s 70 a 79 anos: 12,6s 80+ anos: 14,8s	Padrão (Rikli e Jones, 1999, 2013):

Padrão (Rikli e Jones, 1999, 2013):

Idade	60 a 64	65 a 69	70 a 74	75 a 79	80 a 84	85 a 89	90 a 94
Mulheres	15	15	14	13	12	11	9
Homens	17	16	15	14	13	11	9

	TSL5x	TSL30s
Confiabilidade teste-reteste	Varia de adequada (CCI = 0,890) (Tiedemann et al., 2008) a excelente (CCI = 0,957) (Bohannon et al., 2007)	Média geral é adequada (r = 0,89) para homens (r = 0,84), mas excelente para mulheres (r = 0,92) (Jones et al., 1999)
Confiabilidade interexaminador	–	Excelente: r = 0,95 (Jones et al., 1999)
Validade de construto	Varia de adequada para força de flexão e extensão de joelhos (r = -0,43, p < 0,01) (Lord et al., 2002) a excelente correlação com TUG (r = 0,918) e velocidade de marcha (r = 0,943) (Schaubert et al., 2005)	Moderada: r = 0,77 (comparado ao *leg press*)

TUG: *Timed Up and Go.*

Quadro 36.2 Indicadores de desempenho no Teste de Sentar e Levantar da cadeira (TSL)

1	$$\text{TSL velocidade média} = \frac{[\text{estatura} \times 0,5 - \text{altura assento}]}{(\text{Tempo TSL} \times 0,1)}$$
2	$\text{TSL força média} = \text{IMC} \times 0,9 \times g$
3	$$\text{TSL potência média} = \frac{[\text{IMC} \times 0,9 \times g \times (\text{estatura} \times 0,5 - \text{altura assento})]}{(\text{Tempo TSL} \times 0,1)}$$
4	$$\text{TSL potência média relativa} = \frac{[0,9 \times g \times ([\text{estatura} \times 0,5 - \text{altura assento}])}{(\text{Tempo TSL} \times 0,1)}$$

IMC: índice de massa corporal (kg/m^2).

da cadeira. O tempo gasto para completar a fase concêntrica de uma repetição do TSL foi estimado como a décima parte do tempo gasto para completar as cinco repetições concêntricas-excêntricas (ou seja, assumindo que a duração das fases concêntrica e excêntrica é semelhante). A aceleração média sobre o deslocamento concêntrico deve ser zero, pois as velocidades inicial e final são zero e, portanto, a força (N) foi calculada como a massa corporal deslocada durante o teste (massa corporal total – massa de pernas e pés) (0,90 $\pm$ 0,01 massa corporal [kg]) multiplicada por g (9,81m/s) (*Equação 2*). Então, a potência muscular média (W) foi o produto da velocidade média e da força média (*Equação 3*) e a potência muscular média relativa do (W·kg^1) como a razão da potência muscular média e da massa corporal total (*Equação 4*).

Os valores da potência muscular estiveram mais fortemente associados à função física, à função cognitiva, à sarcopenia e à qualidade de vida do que os valores tradicionais de tempo TSL (apenas o tempo de execução). A validade dessas medidas foi testada, e o CCI foi de 0,97 (IC95%: 0,92 a 0,99) com erro padrão da medida igual a 0,96% (IC95%: 0,55 a 1,56%).

INTERPRETAÇÃO DOS RESULTADOS

Ambas as versões do TSL apresentam valores normativos e adaptações para diversas outras populações, como pacientes com doença de Parkinson[25], acidente vascular encefálico[23], osteoartrite[26], dor lombar, fraturas e doença pulmonar[3,4,27].

Para o TSL5x, o ponto de corte abaixo de 12 segundos é um bom indicador de triagem para avaliação adicional do risco de queda[28]. Um tempo superior a 15 segundos tem sido associado a quedas recorrentes[7] e sarcopenia[14,16]. Os resultados do teste podem ser obtidos a partir do tempo de execução (TSL5x) ou do número de repetições (TSL30s).

Em pessoas idosas ativas vivendo na comunidade, o protocolo com oito ou menos repetições no TSL30s é capaz de revelar o risco de declínio funcional precoce[1,13,28]. Esse mesmo ponto de corte foi testado em pessoas idosas hospitalizadas e apresentou boa validade para predizer dependência em atividades básicas e instrumentais de vida diária, assim como uso de dispositivo auxiliar de mobilidade[13].

CONSIDERAÇÕES FINAIS

O TSL é uma ferramenta confiável e viável para uso na população geriátrica em geral, mas também nas pessoas idosas com nível de funcionalidade mais dependente, hospitalizadas e institucionalizadas. Esse teste á amplamente utilizado por clínicos e pesquisadores, o que fortalece a adoção do escore obtido como uma medida de resultado para uso clínico e científico. Como meta terapêutica, duas repetições podem ser consideradas um bom indicador de mudança clinicamente detectável em atividades de vida diária das pessoas idosas[27].

Por fim, como uma alternativa à avaliação objetiva por meio do escore, a filmagem do paciente durante a execução das repetições parece ser uma boa estratégia para aferir qualitativamente o desempenho da pessoa idosa, especialmente daqueles que são incapazes de concluir o teste com segurança ou por fadiga[22].

Referências

1. Rikli RE, Jones CJ. Development and validation of criterion-referenced clinically relevant fitness standards for maintaining physical independence in later years. Gerontologist 2013; 53(2):255-67.
2. Gama ZA, Gomex-Conesa A. Risk factors for falls in the elderly: systemic review. Rev Saúde Pública 2008; 42(5):946-56.
3. den Ouden ME, Schururmans MJ, Arts IE, van der Schouw YT. Physical performance characteristics related to disability in older persons: a systematic review. Maturitas 2011; 69(3):208-19.
4. Bohannon RW. Daily sit-to-stands performed by adults: a systematic review. J Phys Ther Sci 2015; 27(3):939-42.
5. Huang WW, Perera S, Van Swearingen J, Studenski S. Performance measures predict the onset of basic ADL difficulty in community-dwelling older adults. J Am Geriatr Soc 2010; 58(5):844-52.
6. Zhang F, Ferrucci L, Culham E, Metter EJ, Guralnik J, Deshpande N. Performance on Five Times Sit to Stand task as a predictor of subsequent falls and disability in older persons. J Aging Health 2013; 25(3):478-92.
7. Buatois S, Miljkovic D, Manckoundia P et al. Five Times Sit to Stand test is a predictor of recurrent falls in healthy community-living subjects aged 65 and older. J Am Geriatr Soc 2008; 56(8):1575-77.
8. Cooper R, Kuh D, Hardy R, Mortality Review Group; FALCon and HALCyon Study Teams. Objectively measured physical capability levels and mortality: systematic review and meta-analysis. BMJ 2010; 341:c4467.
9. Csuka M, McCarty JD. Simple method for measure men to flower extremity muscle strength. Am J Med 1985; 78:77-81.
10. Whitney SL, Wrisley DM, Marchetti GF, Gee MA, Redfern MS, Furman JM. Clinical measurement of sit-to-stand performance in people with balance disorders: validity of data for the Five-Times- Sit-to-Stand Test. Phys Ther 2005; 85(10):1034-45.
11. Bohannon RW. Reference value for the five-repetition sit-to-stand test: a descriptive meta-analysis of data from elders. Perceptual and Motor Skills 2006; 103:215-22.
12. Alajlouni D, Bliuc D, Tran T, Eisman JA, Nguyen TV, Center JR. Decline in muscle strength and performance predicts fracture risk in elderly women and men. J Clin Endocrinol Metab 2020; 105(9):dgaa414.
13. Bruun IH, Mogensen CB, Norgaard B, Schiottz-Christensen B, Maribo T. Validity and responsiveness to change of the 30-second chair-stand test in older adults admitted to an emergency department. J Geriatr Phy Ther 2019; 42(4):265-74.
14. Cesari M, Kritchevsky SB, Newman AB et al. Added value of physical performance measures in predicting adverse health- related events: results from the Health, Aging and Body Composition Study. J Am Geriatr Soc 2009; 57:251-9.
15. Schaubert KL, Bohannon RW. Reliability and validity of three strength measures obtained from community--dwelling elderly persons. J Stregth and Conditioning Research 2005; 19(3):717-20.
16. Cruz- Jentoft A, Bahat G, Bauer J et al. Sarcopenia: revised European consensus on definition and diagnosis. Age and Ageing 2019; 48(1):16-31.
17. Bohannon R W, Budela DJ, Magasi SR, Wang YC, Gershon RC. Sit-to-stand test: performance and determinants across the age-span. Isokinet Exerc Sci 2010; 18(4):235-40.

18. Mazza C, Benvenuti F, Bimbi C, Stanhope SJ. Association between subject functional status, seat height, and movement strategy in sit-to-stand performance. J Am Geriatr Soc 2004; 52:1750-4.
19. Weiner DK, Long R, Hughes MA et al. When older adults face the chair-rise challenge: a study of chair height availability and height- modified chair-rise performance in the elderly. J Am Geriatr Soc 1993; 41:6-10.
20. Hughes MA, Schenkman ML. Chair rise strategy in the functionally impaired elderly. J Rehabil Res Dev 1996; 33:409-12.
21. Hughes MA, Myers BS, Schenkman ML. The role of strength in rising from a chair in the functionally impaired elderly. J Biomech 1996; 29:1509-13.
22. McAllister LS, Palombaro KM. Modified 30-second sit-to-stand test: reliability and validity in older adults unable to complete traditional sit-to-stand testing. J Geriatr Phys Ther 2020; 43(3):153-8.
23. Mong Y, Teo TW, Ng SS. 5-repetition sit-to-stand test in subjects with chronic stroke: reliability and validity. Arch Phys Med Rehabil 2010; 91(3):407-13.
24. Kwong PWH, Ng SSM, Chung RCK, Ng GYF. Foot placement and arm position affect the Five Times Sit-to-Stand Test time of individuals with chronic stroke. Bio Med Research International 2014; 636530.
25. Duncan RP, Leddy AL, Earhart GM. Five times sit-to-stand test performance in Parkinson's disease. Arch Phys Med Rehabil 2011; 92(9):1431-6.
26. Alcazar J, Losa-Reyna J, Rodriguez-Lopez C et al. The sit-to-stand muscle power test: an easy, inexpensive and portable procedure to assess muscle power in older people. Experimental Gerontology 2018; 112:38-43.
27. Dobson F, Hinman RS, Hall M, Terwee CB, Roos EM, Bennell KL. Measurement properties of performance-based measures to assess physical function in hip and knee osteoarthritis: a systematic review. Osteoarthritis Cartilage 2012; 20(12):1548-62.
28. Lord SR, Murray SM, Chapman K, Munro B, Tiedemann A. Sit-to-stand performance depends on sensation, speed, balance, and psychological status in addition to strength in older people. J Gerontoly: Medical Sciences 2002; 57(8):M539-M543.
29. Rikli RE, Jones CJ. Senior Fitness Test Manual. 1st ed. Fullerton, CA: California State University, 2001.

Capítulo 37

SHORT PHYSICAL PERFORMANCE BATTERY

Gisele de Cássia Gomes
Lorena de Oliveira Camargo
Annie Stephanie de Castro e Paula

INTRODUÇÃO

A avaliação do estado funcional da pessoa idosa por meio de um instrumento sensível e confiável é muito importante para que seja elaborado um plano de tratamento preventivo ou reabilitador eficaz, bem como para comunicação dos resultados da intervenção. Entretanto, pode ser um desafio encontrar em apenas um modelo de avaliação funcional todas essas características, tornando necessária, muitas vezes, a utilização de dois ou mais instrumentos para análise de diversos domínios da capacidade funcional.

A *Short Physical Performance Battery* (SPPB) é um instrumento criado por Guralnik e cols.[1] em 1994, nos EUA, que avalia o comportamento motor em pessoas idosas e compreende uma bateria de três testes para análise do desempenho físico de membros inferiores (MMII). Segundo os autores, a SPPB pode ser utilizada tanto em pessoas idosas sem incapacidades, para medida do desempenho funcional em pessoas idosas saudáveis, como no rastreamento de pessoas idosas com risco de apresentar incapacidades no futuro[2-9].

Os testes são compostos por tarefas de equilíbrio estático em ortostatismo, velocidade de marcha em passo habitual, medida em dois tempos em pequenos percursos de ida e retorno e de força muscular dos MMII avaliada de maneira indireta, por meio de sentar-se e levantar-se de uma cadeira sem braços, por cinco repetições, sem utilizar os membros superiores. O escore varia de 0 a 12 pontos, sendo o pior desempenho retratado pelos escores menores[1].

Esse instrumento exige treinamento de modo a evitar discrepâncias entre os resultados de mais de um examinador, porém é simples e de fácil aplicação[4]. Assim, a SPPB é prática, de rápida aplicação em qualquer ambiente clínico e facilmente reprodutível[1,5-9].

Suas propriedades de medida, testadas em sua criação, apresentaram boa correlação entre seus diversos domínios pelo teste de Spearman. A consistência interna foi avaliada pelo alfa de Cronbach ($\alpha = 0,76$)[1]. A confiabilidade interobservador foi de 0,93 para velocidade de marcha e de 0,93 a 0,99 para o teste de levantar da cadeira, por meio do coeficiente de correlação intraclasse (CCI)[5]. A confiabilidade intraobservador, ou teste-reteste, foi de 0,89 para o teste de velocidade de marcha, 0,73 para o teste de levantar da cadeira e 0,97 para o teste de equilíbrio, também de acordo com o CCI[5].

Uma amostra de 5.000 pessoas idosas comunitárias demonstrou correlação entre aumento da idade e pior desempenho na SPPB, bem como que escores maiores no teste estavam correlacionados à mortalidade menor. Além disso, a SPPB foi capaz de predizer declínios funcionais em pessoas idosas com doenças crônicas mesmo antes da detecção clínica[1,3].

Em estudo de monitoramento longitudinal de 4 anos, a SPPB demonstrou marcante associação entre escores maiores no teste e risco menor de desenvolvimento de limitações das atividades do cotidiano e de incapacidade. Nesse estudo, os pacientes com escores mais baixos apresentaram chances maiores de desenvolver incapacidades. Naqueles com escores entre 4 e 6, a chance de desenvolver prejuízo nas atividades básicas de vida diária e na mobilidade foi de 4,2 a 4,9 vezes maior no período analisado[8]. Esses resultados foram corroborados por outros estudos que demonstraram que o risco relativo para o desenvolvimento de incapacidade aumenta ao longo do tempo em maiores amplitudes para os escores mais baixos na SPPB na população de pessoas idosas da comunidade e nos institucionalizados[10-12].

O Quadro 37.1 mostra a classificação do desempenho segundo os pontos de corte estabelecidos para o instrumento[5,8,13].

Uma vasta lista de publicações comprova as propriedades de medida da SPPB para diversos tipos de acometimento de pessoas idosas, atestando sua segurança, objetividade e a capacidade de promover uma avaliação multidimensional do comportamento motor de idosos[1,4-8,10,11,13,14].

A SPPB pode indicar a possibilidade de desenvolvimento de incapacidades ao longo do tempo. Um estudo sugere que escores abaixo de 6 seriam indicativos de baixo desempenho e complicações futuras[15]. Ostir e cols.[7] demonstraram que a SPPB apresenta excelente confiabilidade teste-reteste para equilíbrio, marcha e no teste de sentar e levantar, além de alta sensibilidade para identificação de mudanças na funcionalidade com o passar dos anos.

Outros estudos revelaram que esse instrumento é capaz de prever, também, o início de incapacidades na população de pessoas idosas, bem como a ocorrência de quedas, a necessidade de utilização dos serviços de saúde, a institucionalização, a hospitalização e a morte de pacientes idosos[1,4,6,8,13]. Além disso, o instrumento mostrou-se mais forte e consistente para prever o declínio funcional do que a avaliação por autorrelato[7,16].

Quadro 37.1 Classificação do desempenho segundo a *Short Physical Performance Battery* (SPPB)

0 a 3 pontos	Incapacidade ou desempenho muito ruim
4 a 6 pontos	Baixo desempenho
7 a 9 pontos	Desempenho moderado
10 a 12 pontos	Bom desempenho

Assim, a SPPB tem sido amplamente utilizada em razão de sua fácil aplicação e, em virtude de sua sensibilidade e confiabilidade, é considerada eficaz na comunicação das mudanças na funcionalidade dos indivíduos testados ao longo do tempo. A pontuação obtida é útil para determinar as intervenções necessárias de prevenção e tratamento e para comunicar os resultados dessas intervenções, discriminando pequenas alterações no desempenho motor das pessoas idosas[6,8,17].

A SPPB já foi amplamente testada por diversos estudos que comprovaram sua eficácia na avaliação do desempenho motor e da mobilidade[10,11,15,18-28]. Em 2007, o instrumento foi adaptado transculturalmente por Nakano e cols. para a população idosa brasileira[31]. Para a adaptação, a autora reuniu um comitê com 27 avaliadores e o teste foi aplicado posteriormente em 38 pessoas idosas para avaliação da qualidade de entendimento e sua aplicabilidade, até que fossem obtidos 85% de concordância entre cada item. A avaliação da confiabilidade foi realizada por duas fisioterapeutas, que examinaram 30 pessoas idosas. As análises de confiabilidade apresentaram os seguintes resultados: consistência interna, por meio do coeficiente alfa de Cronbach ($\alpha = 0,725$) e confiabilidades interobservador e teste-reteste, as duas por meio do CCI (0,996 e 0,876, respectivamente), com $p < 0,001$. Analisou-se também a correlação do escore de cada teste *versus* o escore total da SPPB por meio do coeficiente de correlação de Spearman, resultando em $r = 0,703$ para o teste de equilíbrio, $r = 0,898$ para o teste de velocidade de marcha e $r = 0,769$ para o teste de levantar da cadeira, todos com $p < 0,0001$. Desse modo, a autora concluiu que a versão brasileira da SPPB apresentou boa confiabilidade para pessoas idosas brasileiras.

APLICAÇÃO

Antes do início de cada teste, o examinador deve certificar-se de que o participante esteja seguro para executar cada movimento. Além disso, o examinador deve permanecer próximo o suficiente para evitar possíveis quedas[1]. A pontuação de cada teste varia de 0 (pior desempenho) a 4 pontos (melhor desempenho)[1,6].

Teste de equilíbrio

O participante deve conseguir manter-se em cada posição (*side-by-side, semi-tandem stand, tandem stand*) por 10 segundos. Recebe escore 0 a pessoa idosa incapaz de manter-se em equilíbrio por 10 segundos na primeira posição. Caso permaneça nessa posição por 10 segundos, mas seja incapaz de manter a segunda posição também por 10 segundos, recebe 1 ponto. Atribui-se escore 2 ao participante que consegue permanecer nessa posição, mas não por mais de 3 segundos na terceira posição. Atribui-se escore 3 ao indivíduo que permaneça na terceira posição por 3 a 9 segundos, e o escore máximo de 4 pontos é dado ao que consegue ficar na terceira posição por 10 segundos ou mais[6,8].

Teste de velocidade de marcha

Para o teste de velocidade de marcha, pode ser utilizada a distância de 2,4, 3 ou 4 metros. Atribui-se escore 0 ao participante incapaz de completar o teste, enquanto o escore 1 é alcançado à velocidade menor ou igual a 0,46m/s ou acima de 8,70 segundos; recebe o escore 2 o indivíduo que consegue chegar à velocidade de 0,47 a 0,64m/s ou a 6,21 a 8,70 segundos; o escore 3 é dado à velocidade de 0,65 a 0,82m/s ou 4,82 a 6,20 segundos, e o escore máximo, de 4 pontos, é dado aos que conseguem alcançar velocidade maior que 0,83m/s ou menos de 4,82 segundos para realização do teste[6].

Teste de levantar-se da cadeira

O participante recebe 0 ponto quando não completa o teste. Atribui-se escore 1 ao indivíduo com tempo para se levantar da cadeira, nas cinco vezes consecutivas, acima de 16,7 segundos; o escore 2 é dado ao indivíduo que precisa de 13,7 a 16,6 segundos para se levantar, o escore 3 ao que precisa de 11,2 a 13,6 segundos, e o escore máximo, de 4 pontos, ao que consegue se levantar em menos de 11,1 segundos[6].

O escore total da SPPB é obtido pela soma das pontuações de cada teste, variando de 0 (pior desempenho) a 12 pontos (melhor desempenho). A pontuação de 0 a 6 pontos foi considerada baixo desempenho[15].

Para administração da SPPB, é necessário dispor apenas de uma cadeira sem apoio de braços, um cronômetro, fita métrica ou trena e fita adesiva para demarcar a posição inicial e a final do percurso de 3 ou 4 metros para o teste de marcha. Nos primeiros estudos com esse protocolo foi utilizada a distância de 2,4 metros, adaptada ao espaço disponível no domicílio dos participantes[1, 29]. Os estudos mais recentes têm adotado a distância de 4 metros para o teste de velocidade de marcha[12,17-19,25]. Essa distância não limita a participação de pessoas com doenças cardiorrespiratórias ou doença vascular periférica e ainda melhora a acurácia do resultado[6,28]. Os testes de desempenho consistem em medidas validadas, confiáveis e bastante sensíveis às mudanças ao longo do tempo[7,17,28-30].

A SPPB combina dados de testes de equilíbrio estático (Figuras 37.1 a 37.3), de velocidade da marcha (Figuras 37.4 e 37.5) e de força de MMII (indiretamente pelo Teste de Sentar e Levantar [Figuras 37.6 e 37.7]). Esses três parâmetros são considerados preditores válidos para o desempenho dos MMII principalmente na população idosa (veja o Anexo 1).

METODOLOGIA

As recomendações aqui apresentadas foram retiradas da adaptação transcultural de Nakano e cols.[31]:

- **Materiais:** cadeira com encosto e sem braços; cronômetro padrão com mecanismo de disparo e interrupção do tempo pelo examinador; fita métrica ou trena para demarcação do percurso; fita adesiva para demarcar a posição inicial e final do percurso para o teste de marcha.
- **Preparação do ambiente:** o teste deverá ser realizado em ambiente tranquilo, em sala com piso liso, não escorregadio, sem rugosidades. Os pacientes devem ser orientados a utilizar o calçado de seu dia a dia ou que considerem o mais confortável.

Capítulo 37 • *Short physical performance battery* **293**

VERSÃO BRASILEIRA DA *SHORT PHYSICAL PERFORMANCE BATTERY* – SPPB

Todos os testes devem ser realizados na ordem em que são apresentados neste protocolo. As instruções para o avaliador e para o paciente estão separadas nos quadros abaixo. As instruções aos pacientes devem ser dadas exatamente como estão descritas neste protocolo.

1. TESTES DE EQUILÍBRIO

A. POSIÇÃO EM PÉ COM OS PÉS JUNTOS

Instruções para o Avaliador	Instruções para o Paciente
O paciente deve conseguir ficar em pé sem utilizar bengala ou andador. Ele pode ser ajudado a levantar-se para ficar na posição.	a) Agora vamos começar a avaliação. b) Eu gostaria que o(a) Sr(a). tentasse realizar vários movimentos com o corpo. c) **Primeiro eu demonstro e explico** como fazer cada movimento. d) Depois o Sr(a). tenta fazer o mesmo. e) Se o(a) Sr(a). não puder fazer algum movimento, ou sentir--se inseguro para realizá-lo, avise-me e passaremos para o próximo teste. f) Vamos deixar bem claro que o(a) Sr(a). não tentará fazer qualquer movimento se não se sentir seguro(a). g) O(A) Sr(a). tem alguma pergunta antes de começarmos?
	Agora eu vou mostrar o primeiro movimento. **Depois** o(a) Sr(a). fará o mesmo.
1. Demonstre.	a) Agora, fique de pé, com os pés juntos, um **encostado** no outro, por 10 segundos. b) Pode usar os braços, dobrar os joelhos ou balançar o corpo para manter o equilíbrio, mas procure não mexer os pés. c) Tente ficar nesta posição até eu falar "pronto".
2. Fique perto do paciente para ajudá-lo a ficar em pé com os pés juntos. 3. Caso seja necessário, segure o braço do paciente para ficar na posição e evitar que ele perca o equilíbrio.	
4. Assim que o paciente estiver com os pés juntos, pergunte:	"O(A) Sr(a). está pronto(a)?"
5. Retire o apoio, se foi necessário ajudar o paciente a ficar em pé na posição, e diga:	"Preparar, já!" (disparando o cronômetro)
6. Pare o cronômetro depois de 10 segundos, ou quando o paciente sair da posição ou segurar seu braço, dizendo:	"Pronto, acabou."
7. Se o paciente não conseguir se manter na posição por 10 segundos, marque o resultado e prossiga para o teste de velocidade de marcha	

A. PONTUAÇÃO	Manteve por 10 segundos ☐ 1 ponto Não manteve por 10 segundos ☐ 0 ponto Não tentou ☐ 0 ponto **Se pontuar 0, encerre os testes de equilíbrio e marque o motivo no Quadro 1** Tempo de execução quando for menor que 10 segundos: __.__ segundos.

(NAKANO MM. Versão brasileira da *Short Physical Performance Battery* – SPPB: Adaptação Cultural e Estudo da Confiabilidade. Campinas, 2007. [Mestrado em Gerontologia] – Faculdade de Educação, Universidade Estadual de Campinas – UNICAMP).

Figura 37.1 Avaliação do equilíbrio – A. (Reproduzida de Nakano MM. Versão brasileira da Short Physical Performance Battery - SPPB: adaptação cultural e estudo da confiabilidade. 2007. Dissertação [Mestrado] – Universidade Estadual de Campinas – Faculdade de Educação, Campinas-SP.)

B. POSIÇÃO EM PÉ COM UM PÉ PARCIALMENTE À FRENTE

Instruções para o Avaliador	Instruções para o Paciente
	Agora eu vou mostrar o segundo movimento. Depois o(a) Sr(a), fará o mesmo.
1. Demonstre.	a) Eu gostaria que o(a) Sr(a). colocasse um dos pés um pouco mais à frente do outro pé, até ficar com o calcanhar de um pé encostado ao lado do dedão do outro pé. b) Fique nesta posição por 10 segundos. c) O(A) Sr(a). pode colocar tanto um pé quanto o outro na frente, o que for mais confortável. d) O(A) Sr(a). pode usar os braços, dobrar os joelhos ou o corpo para manter o equilíbrio, mas procure não mexer os pés. e) Tente ficar nesta posição até eu falar "pronto".
2. Fique perto do paciente para ajudá-lo a ficar em pé com um pé parcialmente à frente. 3. Caso seja necessário, segure o braço do paciente para ficar na posição e evitar que ele perca o equilíbrio.	
4. Assim que o paciente estiver na posição, com o pé parcialmente à frente, pergunte:	"O(A) Sr(a). está pronto(a)?"
5. Retire o apoio, caso tenha sido necessário ajudar o paciente a ficar em pé na posição, e diga:	"Preparar, já!" (disparando o cronômetro)
6. Pare o cronômetro depois de 10 segundos, ou quando o paciente sair da posição ou segurar seu braço, dizendo:	"Pronto, acabou."
7. Se o paciente não conseguir se manter na posição por 10 segundos, marque o resultado e prossiga para o teste de velocidade de marcha.	

B. PONTUAÇÃO

Manteve por 10 segundos ☐ 1 ponto
Não manteve por 10 segundos ☐ 0 ponto
Não tentou ☐ 0 ponto

Se pontuar 0, encerre os testes de equilíbrio e marque o motivo no Quadro 1
Tempo de execução quando for menor que 10 segundos: ___,___ segundos.

Figura 37.2 Avaliação do equilíbrio – B. (Reproduzida de Nakano MM. Versão brasileira da Short Physical Performance Battery – SPPB: adaptação cultural e estudo da confiabilidade. 2007. Dissertação [Mestrado] – Universidade Estadual de Campinas – Faculdade de Educação, Campinas-SP.)

C. POSIÇÃO EM PÉ COM UM PÉ À FRENTE

Instruções para o Avaliador	Instruções para o Paciente
	Agora eu vou mostrar o segundo movimento. Depois o(a) Sr(a), fará o mesmo.
1. Demonstre.	a) Eu gostaria que o(a) Sr(a). colocasse um dos pés totalmente à frente do outro até ficar com o calcanhar deste pé encostado nos dedos do outro pé. b) Fique nesta posição por 10 segundos. c) O(A) Sr(a). pode colocar qualquer um dos pés na frente, o que for mais confortável. d) Pode usar os braços, dobrar os joelhos ou o corpo para manter o equilíbrio, mas procure não mexer os pés. e) Tente ficar nesta posição até eu avisar quando parar.
2. Fique perto do paciente para ajudá-lo a ficar na posição em pé com um pé à frente. 3. Caso seja necessário, segure o braço do paciente para ficar na posição e evitar que ele perca o equilíbrio.	
4. Assim que o paciente estiver na posição com os pés um na frente do outro, pergunte:	"O(A) Sr(a). está pronto(a)?"
5. Retire o apoio, caso tenha sido necessário ajudar o paciente a ficar em pé na posição, e diga:	"Preparar, já!" (disparando o cronômetro)
6. Pare o cronômetro depois de 10 segundos, ou quando o paciente sair da posição ou segurar seu braço, dizendo:	"Pronto, acabou."

C. PONTUAÇÃO

Manteve por 10 segundos ☐ 2 ponto
Manteve por 3 a 9,99 segundos ☐ 1 ponto
Não manteve por 10 segundos ☐ 0 ponto
Não tentou ☐ 0 ponto

Se pontuar 0, encerre os testes de equilíbrio e marque o motivo no Quadro 1

Tempo de execução quando for menor que 10 segundos: ___.___ segundos.

• Pontuação total nos testes de equilíbrio: _____ (soma dos pontos)

Quadro 1

Se o paciente não realizou o teste ou falhou, marque o motivo:

1) Tentou, mas não conseguiu.
2) O paciente não consegue manter-se na posição sem ajuda.
3) Não tentou, o avaliador sentiu-se inseguro.
4) Não tentou, o paciente sentiu-se inseguro.
5) O paciente não conseguiu entender as instruções.
6) Outros (especifique): _____
7) O paciente recusou participação.

Figura 37.3 Avaliação do equilíbrio – C. (Reproduzida de Nakano MM. Versão brasileira da Short Physical Performance Battery – SPPB: adaptação cultural e estudo da confiabilidade. 2007. Dissertação [Mestrado] – Universidade Estadual de Campinas – Faculdade de Educação, Campinas-SP.)

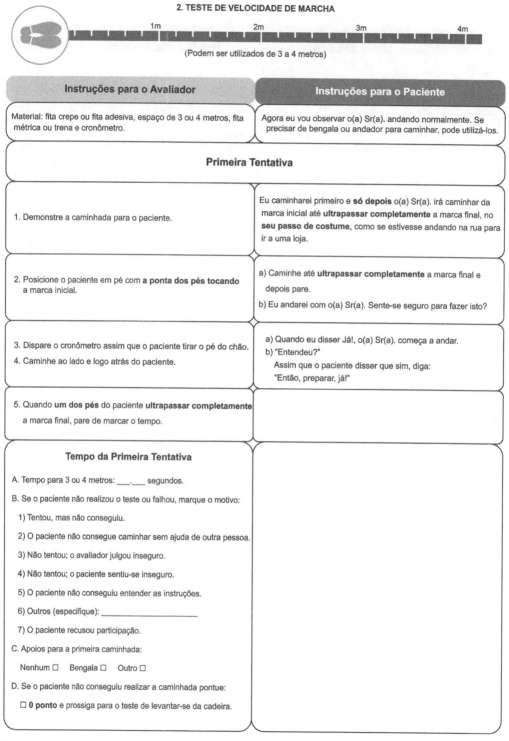

Figura 37.4 Teste de velocidade de marcha – A. (Reproduzida de Nakano MM. Versão brasileira da Short Physical Performance Battery – SPPB: adaptação cultural e estudo da confiabilidade. 2007. Dissertação [Mestrado] – Universidade Estadual de Campinas – Faculdade de Educação, Campinas-SP.)

B. Segunda Tentativa

Instruções para o Avaliador	Instruções para o Paciente
1. Posicione o paciente em pé com **a ponta dos pés tocando** a marca inicial.	
2. Dispare o cronômetro assim que o paciente tirar o pé do chão. 3. Caminhe ao lado e logo atrás do paciente. 4. Quando **um dos pés** do paciente **ultrapassar completamente** a marca final, pare de marcar o tempo.	

Tempo da Segunda Tentativa

A. Tempo para 3 ou 4 metros: ___.___ segundos.

B. Se o paciente não realizou o teste ou falhou, marque o motivo:
1) Tentou, mas não conseguiu.
2) O paciente não consegue caminhar sem ajuda de outra pessoa.
3) Não tentou; o avaliador julgou inseguro.
4) Não tentou; o paciente sentiu-se inseguro.
5) O paciente não conseguiu entender as instruções.
6) Outros (especifique): _____
7) O paciente recusou participação.

C. Apoios para a primeira caminhada:
Nenhum ☐   Bengala ☐   Outro ☐

D. Se o paciente não conseguiu realizar a caminhada pontue: ☐ **0 ponto**

PONTUAÇÃO DO TESTE DE VELOCIDADE DE MARCHA

Extensão do teste de marcha: 4 metros ☐   ou   3 metros ☐

Qual foi o tempo mais rápido dentre as duas caminhadas?

Marque o menor dos dois tempos: ___.___ segundos e **utilize para pontuar**

(Se somente uma caminhada foi realizada, marque esse tempo) ___.___ segundos

Se o paciente não consegui realizar a caminhada: ☐ **0 ponto**

Pontuação para a caminhada de 3 metros:		Pontuação para a caminhada de 4 metros:	
Se o tempo for maior que 6,52 segundos:	☐ 1 ponto	Se o tempo for maior que 8,70 segundos:	☐ 1 ponto
Se o tempo for de 4,66 a 6,52 segundos:	☐ 2 pontos	Se o tempo for de 6,21 a 8,70 segundos:	☐ 2 pontos
Se o tempo for de 3,62 a 4,65 segundos:	☐ 3 pontos	Se o tempo for de 4,82 a 6,20 segundos:	☐ 3 pontos
Se o tempo for menor que 3,62 segundos:	☐ 4 pontos	Se o tempo for menor que 4,82 segundos:	☐ 4 pontos

Figura 37.5 Teste de velocidade de marcha – B. (Reproduzida de Nakano MM. Versão brasileira da Short Physical Performance Battery – SPPB: adaptação cultural e estudo da confiabilidade. 2007. Dissertação [Mestrado] – Universidade Estadual de Campinas – Faculdade de Educação, Campinas-SP.)

3. TESTE DE LEVANTAR-SE DA CADEIRA

Posição inicial   Posição final

Instruções para o Avaliador	Instruções para o Paciente
Material: cadeira com encosto reto, sem apoio lateral, com aproximadamente 45cm de altura, e cronômetro. A cadeira deve estar encostada à parede ou estabilizada de alguma forma para que se mova durante o teste.	

PRÉ-TESTE: LEVANTAR-SE DA CADEIRA UMA VEZ

1. Certifique-se de que o paciente esteja sentado ocupando a maior parte do assento e com os pés bem apoiados no chão. Não precisa necessariamente encostar a coluna no encosto da cadeira; isso vai depender da altura do paciente	Vamos fazer o último teste. Ele mede a força de suas pernas. O(a) Sr(a). se sente seguro(a) para levantar-se da cadeira sem ajuda dos braços?
2. Demonstre e explique os procedimentos.	Eu vou demonstrar primeiro. Depois o(a) Sr(a). fará o mesmo. a) Primeiro, cruze os braços sobre o peito e sente-se com os pés apoiados no chão. b) Depois **levante-se completamente**, mantendo os braços cruzados sobre o peito e sem tirar os pés do chão.
3. Anote o resultado.	Agora, por favor, levante-se completamente, mantendo os braços cruzados sobre o peito.
4. Se o paciente não conseguir levantar-se sem usar os braços, não realize o teste, apenas diga: "Tudo bem, este é o fim dos testes." 5. Finalize e registre o resultado e prossiga para a pontuação completa da SPPB.	

Resultado do pré-teste:
Levantar-se da cadeira uma vez

Levantou-se sem ajuda e com segurança
  Sim ☐   Não ☐
O paciente levantou-se sem usar os braços
  ☐ Vá para o teste levantar-se da cadeira cinco vezes
O paciente usou os braços para levantar-se
  ☐ Encerre o teste – pontue **0 ponto**
Teste não completado ou não realizado
  ☐ Encerre o teste – pontue **0 ponto**
Se o paciente não realizou o teste ou falhou, marque o motivo:
  1) Tentou, mas não conseguiu.
  2) O paciente não consegue levantar-se da cadeira sem ajuda.
  3) Não tentou; o avaliador julgou inseguro.
  4) Não tentou; o paciente sentiu-se inseguro.
  5) O paciente não conseguiu entender as instruções.
  6) Outros (especifique): _____
  7) O paciente recusou participação.

Figura 37.6 Teste de sentar e levantar (pré-teste). (Reproduzida de Nakano MM. Versão brasileira da Short Physical Performance Battery – SPPB: adaptação cultural e estudo da confiabilidade. 2007. Dissertação [Mestrado] – Universidade Estadual de Campinas – Faculdade de Educação, Campinas-SP.)

Capítulo 37 • *Short physical performance battery* **299**

TESTE DE LEVANTAR-SE DA CADEIRA CINCO VEZES

Instruções para o Avaliador	Instruções para o Paciente
	Agora o(a) Sr(a). se sente seguro(a) para levantar-se da cadeira completamente cinco vezes, com os pés bem apoiados no chão e sem usar os braços?
1. Demonstre e explique os procedimentos.	Eu vou demonstrar primeiro. Depois o(a) Sr(a). fará o mesmo. a) Por favor, levante-se **completamente o mais rápido possível** cinco vezes seguidas, **sem parar** entre as repetições. b) Cada vez que se levantar, sente-se e levante-se novamente, mantendo os braços cruzados sobre o peito. c) Eu vou marcar o tempo com um cronômetro
2. Quando o paciente estiver sentado adequadamente, como descrito anteriormente, avise que vai disparar o cronômetro, dizendo:	"Preparar, já!"
3. Conte em **voz alta** cada vez que o paciente se levantar, até a quinta vez. 4. Pare se o paciente ficar cansado ou com a respiração ofegante durante o teste. 5. Pare o cronômetro quando o paciente **se levantar completamente** pela quinta vez. 6. Também pare: Se o paciente usar os braços. Após 1 minuto, se o paciente não completar o teste. Quando achar que é necessário para a segurança do paciente. 7. Se o paciente parar e parecer cansado antes de completar os cinco movimentos, pergunte-lhe se ele pode continuar. 8. Se o paciente disser "Sim", continue marcando o tempo. Se ele disser "Não", pare e zere o cronômetro.	
Resultado do teste: **Levantar-se da cadeira cinco vezes** A. Levantou-se as cinco vezes com segurança Sim ☐ Não ☐ B. Levantou-se as cinco vezes com êxito, registre o tempo: ___.___ segundos C. Se o paciente não realizou o teste ou falhou, marque o motivo: 1) Tentou, mas não conseguiu. O paciente não consegue levantar-se da cadeira sem ajuda. 3) Não tentou; o avaliador julgou inseguro. 4) Não tentou; o paciente sentiu-se inseguro. 5) O paciente não conseguiu entender as instruções. 6) Outros (especifique): _____ 7) O paciente recusou participação.	

PONTUAÇÃO DO TESTE DE LEVANTAR-SE DA CADEIRA

O paciente não conseguiu levantar-se as cinco vezes ou completou o teste em tempo maior que 60 segundos: ☐ 0 ponto

Se o tempo do teste for de 16,70 segundos ou mais:	☐ 1 ponto
Se o tempo do teste for de 13,70 a 16,69 segundos:	☐ 2 pontos
Se o tempo do teste for de 11,20 a 13,69 segundos:	☐ 3 pontos
Se o tempo do teste for de 11,19 segundos ou menos:	☐ 4 pontos

PONTUAÇÃO COMPLETA PARA A VERSÃO BRASILEIRA DA *SHORT PHYSICAL PERFORMANCE BATTERY – SPPB*	1. Pontuação total do teste de equilíbrio: ____ pontos 2. Pontuação do teste de velocidade de marcha: ___ pontos 3. Pontuação do teste de levantar-se da cadeira: ___ pontos 4. Pontuação total: ___ pontos (some os pontos acima)

Figura 37.7 Teste de sentar e levantar. (Reproduzida de Nakano MM. Versão brasileira da Short Physical Performance Battery – SPPB: adaptação cultural e estudo da confiabilidade. 2007. Dissertação [Mestrado] – Universidade Estadual de Campinas – Faculdade de Educação, Campinas-SP.)

- **Instruções:** todos os testes devem ser demonstrados pelo examinador para que a pessoa idosa observe e entenda o procedimento antes de realizá-lo. A pessoa idosa deve utilizar seu calçado usual para realização dos testes:
  - **Para o teste de equilíbrio:** se necessário, é permitido segurar o braço do paciente para ajudá-lo a se posicionar para o teste de equilíbrio; a pessoa idosa pode usar os braços e dobrar os joelhos ou o corpo para manter o equilíbrio, mas não pode mexer os pés.
  - **Para o teste da marcha:** indivíduos que realizam a marcha com auxílio devem utilizá-lo durante o teste; a velocidade usual é correspondente a "como se estivesse andando na rua".
  - **Para o teste de sentar e levantar:** a pessoa idosa deverá estar sentada e ocupar a maior parte do assento, com os pés apoiados no chão, mas não precisa necessariamente encostar a coluna no encosto da cadeira. Se o paciente parar e parecer cansado antes de completar os cinco movimentos, deve ser questionado se consegue continuar o teste. Em caso positivo, continua-se marcando o tempo até que ele retome e finalize o teste[31].

O instrumento é validado para pacientes com doenças pulmonares, pessoas idosas e em cuidados geriátricos, com esclerose lateral amiotrófica (ELA), doença de Alzheimer e demência progressiva. O Quadro 37.2 apresenta os resultados das medidas psicométricas para diferentes populações.

A SPPB pode não ser capaz de diferenciar o desempenho de pacientes com alta funcionalidade. O Teste de Caminhada de 400 Metros pode ser uma opção melhor para esses indivíduos[36].

CONSIDERAÇÕES FINAIS

A SPPB é uma escala amplamente utilizada e testada, apresentando, portanto, excelente validade de face em virtude de seu uso em diversos artigos e validade de construto avaliada em diversas situações de saúde e acometimento em pessoas idosas. Assim, parece ser um instrumento altamente recomendável, sensível às mudanças clínicas, simples e de fácil reprodutibilidade para uso clínico. A adaptação transcultural realizada por Nakano é bastante adequada para uso em ambientes clínicos e domiciliares e dever ser recomendada.

Quadro 37.2 Medidas psicométricas e clinimétricas da *Short Physical Performance Battery* (SPPB)

Métrica	Resultado
Confiabilidade	
Teste-reteste – pessoas idosas da comunidade	Excelente (CCI = 0,91)[32]
Pessoas idosas da comunidade com demência	Excelente (CCI = 0,84)
Confiabilidade intra-avaliador/interavaliador DPOC	Excelente (CCI = 0,92)[33]

(Continua)

Quadro 37.2 Medidas psicométricas e clinimétricas da *Short Physical Performance Battery* (SPPB) *(continuação)*

Dados normativos-pontuação média (desvio padrão)	
Pessoas idosas "caidoras"	8,2(±3,26)[34]
Pessoas idosas "não caidoras"	9,5(±2,46)[34]
Mulheres < 68 anos	9,7(±2,19)[34]
Mulheres > 68 anos	7,5(±3,05)[34]
Homens < 68 anos	10,4(±2,76)[34]
Homens > 68 anos	8,4(±2,82)[34]
DPOC	10,35(±,2)[34]
Capacidade de resposta	
Pessoas idosas da comunidade	O risco relativo de incapacidade relacionada com a mobilidade para aqueles pontuados de 4 a 6 variou de 2,9 a 4,9 O risco relativo de incapacidade relacionada com a mobilidade para aqueles pontuados de 7 a 9 variou de 1,5 a 2,1[6]
Pontos de corte	
Pessoas idosas da comunidade	≤ 10 – risco aumentado e incapacidade de mobilidade no acompanhamento[35]
DPOC	< 10 – limitação de mobilidade[35]
Mudança mínima detectável	
Pessoas idosas da comunidade	1,88
Pessoas idosas com demência	1,88[36]
Mudança mínima clinicamente importante	
Pessoas idosas da comunidade	1,0

Fonte: https://www.sralab.org/rehabilitation-measures/short-physical-performance-battery.
DPOC: doença pulmonar obstrutiva crônica.

Referências

1. Guralnik JM, Simonsick EM, Ferrucci L et al. A Short Physical Performance Battery assessing lower extremity function: association with self reported disability and prediction of mortality and nursing home admission. Journal of Gerontology Medical Sciences1994; 49(2):85-94.
2. Guralnik JM, Seeman TE, Tinetti ME, Nevitt MC, Berkman LF. Validation and use of performance measures of functioning in a non-disabled older population: MacArthur studies of successful aging. Agin Clin Exp Res1994; 6(6):410-9.
3. Guralnik JM, Ferrucci L, Simonsick EM, Salive ME, Wallace RB. Lower-extremity function in persons over the age of 70 years as a predictor of subsequent disability. New Engl J Med 1995; 332(9):556-61.
4. Penninx BWJH, Guralnik JM, Ferrucci L. Depressive symptoms and physical decline in community-dwelling older persons. JAMA 1998; 279:1720-6.
5. Guralnik JM, Simonsick EM, Ferrucci L et al. Lower-extremity function in persons over the age of 70 years as predictor of subsequent disability. New Engl J Med 1995; 332(9):556-62.
6. Guralnik JM, Ferrucci L, Pieper CF et al. Lower-extremity function and subsequent disability: consistency across studies, predictive models, and value of gait speed alone compared with the short physical performance battery. J Gerontol A Biol Sci Med Sci 2000; 55(4):M221-31.
7. Ostir GV, Goodwin JS, Markides KS et al. Differential effects of premorbid physical and emotional health on recovery from acute events. J Am Geriatr Soc 2002; 50(4):713-8.

8. Penninx BWJH, Ferrucci L, Leveille SG, Rantanen T, Pahor M, Guralnik JM. Lower-extremity performance in nondisabled older persons as a predictor of subsequent hospitalization. J Gerontol A Biol Sci Med Sci 2000; 55(11):M691-M697.
9. Sayers SP, Jette AM, Haley SM, Heeren TC, Guralnik JM, Fielding RA. Validation of the late-life function and disability instrument. J Am Geriatr Soc 2004; 52(9):1554-9.
10. Cesari M, Onder G, Russo A et al. Comorbidity and physical function: results from the aging and longevity study in the Sirente geographic area (ilSIRENTE study). Gerontology 2006; 52(1):24-32.
11. Nagasaki H, Itoh H, Furuna T. The structure underlying physical performance measures for older adults in the community. Aging 1995; 7(6):451-8.
12. Bandinelli S, Lauretani F, Boscherini V et al. A randomized, controlled trial of disability prevention in frail older patients screened in primary care: the Frasi Study. Design and baseline evaluation. Aging Clin Exp Res 2006; 18(5):359-66.
13. Ferruci L, Penninx BWJH, Leveille SG et al. Characteristics of nondisabled older persons who perform poorly in objective tests of lower extremity function. J Am Geriatr Soc 2000; 48:1102-10.
14. Guralnik JM, Ferrucci L, Penninx BWJH et al. New and worsening conditions and change in physical and cognitive performance during weekly evaluations over 6 months: The Women's Health and Aging Study. J Gerontol Med Sci 1999; 54(8):410-22.
15. Rolland Y, Lauwers-Cances V, Cesari M, Vellas B, Pahor M, Gradjean H. Physical performance measures as predictors of mortality in a cohort of community-dwelling older French women. European Journal of Epidemiology 2006; 21:113-22.
16. Studenski S, Perera S, Wallace D et al. Physical performance measures in the clinical setting. J Am Geriatr Soc 2003; 51:314-22.
17. Onder G, Liperoti R, Russo A et al. Body mass index, free insulin-like growth factor I, and physical function among older adults: results from the ilSIRENTE study. Am J Physiol Endocrinol Metab 2006; 291(4):829-34.
18. Coppin AK, Shumway-Cook A, Saczynski J, Patel KV, Ble A, Ferrucci L, Guralnik JM. Association of executive function and performance of dual-task physical tests among older adults: analyses from the InChianti study. Age and Ageing 2006; 35:619-24.
19. Coppin AK, Ferrucci L, Lauretani F et al. Low socioeconomic status and disability in old age: evidence from the InChianti study for the mediating role of physiological impairments. J Gerontol A Biol Sci Med Sci 2006; 61(1):86-91.
20. Leveille SG, Bean J, Ngo L, Mcmullen W, Guralnik JM. The pathway from musculoskeletal pain to mobility difficulty in older disabled women. Pain 2007; 128(1-2):69-77.
21. Marsh AP, Katula JA, Pacchia CF, Johnson LC, Koury KL, Rejeski WJ. Effect of treadmill and overground walking on function and attitudes in older adults. Med Sci Sports Exerc 2006; 38(6):1157-64.
22. Garg PK, Tian L, Criqui MH et al. Physical activity during daily life and mortality in patients with peripheral arterial disease. Circulation 2006; 114:242-8.
23. Hoenig H, Ganesh SP, Taylor DH, Pieper C, Guralnik J, Fried L. Lower extremity physical performance and use of compensatory strategies for mobility. J Am Geriatr Soc 2006; 54:262-9.
24. Balzini L, Vannucchi L, Benvenuti F et al. Clinical characteristics of flexed posture in elderly women. J Am Geriatr Soc 2003; 51:1419-26.
25. Landi F, Russo A, Liperoti R et al. Anticholinergic drugs and physical function among frail elderly population. Clin Pharmacol Ther 2007; 81(2):235-41.
26. Fujita Y, Nakamura Y, Hiraoka J et al. Physical-strength tests and mortality among visitors to health promotion centers in Japan. J Clin Epidemiol 1995; 48:1349-59.
27. Woo J, Ho SC, Yu AL. Walking speed and stride length predicts 36 months dependency, mortality, and institutionalization in Chinese aged 70 and older. J Am Geriatr Soc 1999; 47:1257-60.
28. McDermont MM, Greenland P, Ferrucci L et al. Lower extremity performance is associated with daily life physical activity in individuals with and without peripheral arterial disease. J Am Geriatr Soc 2002; 50:247-55.
29. Onder G, Penninx BWJH, Ferrucci L, Fried LP, Guralnik JM, Pahor M. Measures of physical performance and risk for progressive and catastrophic disability: Results from the Women's Health and Aging Study. J Gerontol Med Sci 2005; 60(1):74-9.
30. Onder G, Pennix BW, Lapuerta P et al. Change in physical performance over time in older women: The Women's Health and Aging Study. J Gerontol Med Sci 2002; 57A:M289-M293.

31. Nakano MM. Versão brasileira da Short Physical Performance Battery-SPPB: adaptação cultural e estudo da confiabilidade. Campinas: Universidade Estadual de Campinas, 2007.
32. Olsen C, Fromholt AB. Reliability of the Norwegian version of the short physical performance battery in older people with and without dementia. BMC Geriatrics 2017; 17(1):1-10.
33. Medina-Mirapeix F, Bernabeu-Mora R, Llamazares-Herrán E, Sánchez-Martínez MP, García-Vidal JA, Escolar-Reina P. Interobserver reliability of peripheral muscle strength tests and Short Physical Performance Battery in patients with chronic obstructive pulmonary disease: A prospective observational study. Arch Phys Med Rehabil 2016; 97(11):2002-5.
34. Halaweh H, Willen C, Grimby-Ekman A, Svantesson U. Physical functioning and fall-related efficacy among community-dwelling elderly people. European Journal of Physiotherapy 2016; 18(1):11-7.
35. Vasunilashorn S, Coupin AK, Patel KV et al. Use of the Short Physical Performance Battery score to predict loss of ability to walk 400 meters: analysis from the InCHIANTi study. J Gerontol A Biol Sci Med Sci 2009; 64(2):223-9.
36. Perera S, Mody SH, Woodman RC, Studenski SA. Meaningful change and responsiveness in common physical performance measures in older adults. J Am Geriatr Soc 2006; 54(5):743-9.

Capítulo 38

OBSERVAÇÃO E PALPAÇÃO DIGITAL DO ASSOALHO PÉLVICO

Aline Moreira Ribeiro

INTRODUÇÃO

É de pleno reconhecimento científico o papel central de uma boa avaliação física e funcional na prevenção e tratamento das disfunções do assoalho pélvico e dos sintomas do trato urinário inferior. Nessa abordagem, além de uma anamnese completa e detalhada, o profissional que presta assistência deverá avaliar a função dos músculos do assoalho pélvico (MAP) por meio de métodos subjetivos ou objetivos de avaliação da condição e função muscular[1]. Contudo, apesar da subjetividade de alguns métodos, eles não perdem a importância para determinação da capacidade de contração dos MAP[2-5].

É imprescindível que essa avaliação seja feita assim que possível, na primeira consulta e/ou no início da reabilitação, pois muitas pessoas são incapazes de contrair voluntariamente os MAP. Isso se explica pelo fato desses músculos não serem visíveis externamente e serem raramente utilizados de maneira consciente nas atividades do dia a dia. Estudos confirmam que mais de 30% das mulheres não contraem seus MAP corretamente na primeira consulta, mesmo após receberem instrução adequada[2,6-9].

O erro mais comum durante a tentativa de recrutamento dos MAP é a cocontração dos músculos glúteos, adutores do quadril ou abdominais[8]. A apneia, o exagero na inspiração em vez de contrair os MAP e a realização do movimento oposto, de empurrar juntamente com a manobra de Valsalva, também são erros que necessitam ser corrigidos pelo clínico[7,10].

Neste capítulo, o foco estará na avaliação da capacidade de contração dos MAP e na medição de sua função por meio de métodos subjetivos de avaliação física.

OBSERVAÇÃO VISUAL – O PONTO DE PARTIDA

A contração dos MAP é descrita como uma compressão ao redor da uretra, vagina e ânus, associada à elevação dessas estruturas para o interior da pelve, que é visível na região do períneo[2,3,9,11-13].

Apesar da escassez de pesquisas sobre responsividade, confiabilidade e validade da observação visual como método avaliativo dos MAP, grande parte dos clínicos a utiliza em sua prática clínica como ponto de partida para medição da capacidade de contração.

Em geral, por meio da observação visual são analisados os músculos perineais mais superficiais[2,14]. A partir dessa observação, os avaliadores supõem que o músculo levantador do ânus, a porção muscular mais profunda dos MAP, responderá de maneira semelhante. Todavia, nem sempre esse é o caso. A elevação para dentro pode ser causada apenas pela contração das camadas musculares superficiais. Por outro lado, pode haver contração palpável dos MAP sem movimento externo visível. Isso ocorre frequentemente em mulheres obesas, nas quais é mais difícil observar esse movimento interno do períneo[2].

No entanto, apesar da grande subjetividade da observação visual, resultados de confiabilidade interexaminadores[15] mostraram coeficientes *kappa* entre 0,94 e 0,97, através de uma escala de inspeção para os MAP e músculos abdominais nas posições deitada, sentada e em pé.

PALPAÇÃO DIGITAL

A palpação vaginal consiste na introdução do dedo indicador e/ou do terceiro dedo aproximadamente 4cm no interior da vagina, solicitando a realização da contração da MAP para verificar se ela ocorre e como se comporta durante o exame. Em homens, realiza-se a palpação anal apenas com o dedo indicador (Figura 38.1).

A palpação vaginal/anal pode ser realizada para avaliação da capacidade de contração e relaxamento corretos dos MAP, aferição da força muscular e sua capacidade de sustentação e repetições e avaliação de outros elementos dos MAP, como tônus de repouso, coorde-

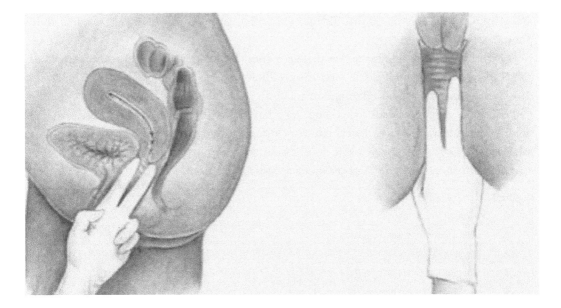

Figura 38.1 Avaliação do assoalho pélvico por meio de palpação digital vaginal[36].

nação com a musculatura abdominal profunda, simetria direita-esquerda da contração, presença de cicatrizes, aderências e dor[1,2].

Kegel descreveu a palpação vaginal como método para avaliação da capacidade de realizar uma contração correta[9,13], porém não usou esse método para medir a força dos MAP. Após a descrição inicial, mais de 25 métodos diferentes de palpação foram desenvolvidos[16].

Uma das escalas mais utilizadas atualmente, e que avalia o movimento muscular em diferentes planos, foi desenvolvida por Laycock: a Escala de Oxford Modificada[17,18]. Essa escala objetiva graduar a força muscular em uma escala de 6 pontos (0 a 5), aos quais é possível adicionar os sinais de mais (+) ou de menos (–) caso a contração seja considerada entre duas pontuações completas. Assim, a escala poderá atingir até 15 pontos de graduação (Quadro 38.1).

O sistema de graduação de Oxford foi modificado a partir da escala do *Medical Research Council*[17], em 1943, que apresenta baixa capacidade de resposta e falta de linearidade[19]. Uma das dificuldades de medição por meio dessa escala consiste na produção de um valor para dois elementos: oclusão e elevação perineal. Os dedos podem não ser sensíveis o suficiente para diferenciar as proporções de oclusão *versus* elevação. Para separar esses dois elementos, manômetros ou dinamômetros podem ser usados para avaliação da oclusão e o ultrassom para medição do componente de elevação[1,2].

Bø e Finkenhagen[20] questionaram a responsividade da escala original (sem + e –) porque não entendem que a escala seja capaz de distinguir entre fraco, moderado, bom e forte ao ser comparada a medida da pressão vaginal. Seu questionamento foi apoiado por Morin e cols.[21], que compararam a palpação vaginal à dinamometria em mulheres continentes e incontinentes. Os autores descobriram que importantes sobreposições foram observadas entre cada categoria de palpação vaginal. Da mesma maneira, Frawley e cols.[22] verificaram que a Escala de Oxford Modificada usando + e – apresentou valores de *kappa* mais baixos nos testes de confiabilidade e recomendaram o uso da escala original de 6 pontos em pesquisas.

Os resultados dos estudos que avaliaram a confiabilidade intra e interexaminadores da palpação vaginal para medição de força são conflitantes[20,22-27]. Dois desses estudos mostram dados antagônicos, variando de nenhuma a alta confiabilidade entre avaliadores[24,25]. Bø e Finkenhagen[20] (usando a escala de 6 pontos) e Laycock e Jerwood[26] (usando a escala de 15 pontos) encontraram concordância entre os testadores em apenas 45%. Frawley e cols.[27] relataram 79% de concordância em decúbito dorsal com o uso da escala de 6 pontos, mas esse percentual caiu para 58% ao ser usada a escala de 15 pontos.

Quadro 38.1. Escala de Oxford Modificada[1]

0	Contração ausente
1	Esboço de contração
2	Contração fraca
3	Contração moderada (com elevação)
4	Contração boa (com elevação)
5	Contração forte (com elevação)

Vários pesquisadores estudaram a validade de critério da palpação vaginal, comparando-a com a medida de pressão vaginal[20,23,24,28-30]. Isherwood e Rane[24] compararam a palpação vaginal (Escala de Oxford Modificada) e encontraram um *kappa* alto (0,73). Contrastando com esse resultado, Bø e Finkenhagen[20] encontraram um *kappa* de 0,37 para as mesmas variáveis do estudo anterior. Heitner[31] concluiu que a elevação foi mais confiavelmente testada por meio de palpação e que todas as outras medidas de função muscular foram mais bem testadas com a eletromiografia.

Devreese e cols.[15] investigaram a confiabilidade interexaminadores da observação visual e da palpação vaginal nas posições deitada, sentada e em pé, encontrando alta confiabilidade intertestadores em todas as posições, porém não relataram se houve diferenças nas diversas posições. Segundo Frawley e cols.[27], a palpação vaginal apresentou confiabilidade intrateste de moderada a alta nas posições deitada, supina, sentada e em pé. Bø e Finkenhagen[32], por sua vez, afirmaram que a padronização do procedimento é mais fácil quando a paciente se encontra em decúbito dorsal e recomendam essa postura na prática clínica.

Há discussão quanto ao uso de um ou dois dedos para palpação vaginal[14,33], o que depende de a paciente ser nulípara, ter um introito vaginal estreito ou de haver desconforto ou dor à palpação. Como um músculo em alongamento pode dificultar a contração máxima[34], a palpação vaginal objetiva obter uma sensação máxima da palpação sem alongamento[35].

RECOMENDAÇÕES PARA A PRÁTICA CLÍNICA

Observação visual

- Informe e explique o procedimento ao(à) paciente, ensinando-o(a) a contrair os MAP por meio de modelos ou desenhos anatômicos.
- Após o(a) paciente se despir, peça que ele(a) se deite na maca com quadris e joelhos flexionados e afastados na largura dos ombros (mulheres) ou em decúbito lateral (homens). Cubra sempre a área pélvica com uma toalha ou lençol.
- Peça ao(à) paciente para manter a respiração normalmente e, em seguida, contrair os MAP como se fosse "segurar o 'xixi' ou um 'pum'", sem qualquer movimento da pelve ou cocontração visível dos músculos glúteos ou adutores do quadril. É aceitável um pequeno movimento do abdome inferior devido à contração sinérgica do músculo transverso do abdome. Observe a tentativa de contração do(a) paciente e registre como foi realizada a contração (correta, sem contração, inconclusiva, esforço – descida do períneo).

Palpação digital vaginal/anal

- Explique o procedimento de palpação ao(à) paciente e obtenha seu consentimento.
- Após observação visual, se houver uma contração observável, dê *feedback* positivo e explique que você irá realizar a palpação para registrar a ação muscular mais profunda, a coordenação e a força da contração. Se você não conseguir observar o movimento para dentro, explique que isso é comum na primeira tentativa e que nem sempre é fácil

avaliar do lado de fora, e que você precisa realizar uma palpação vaginal/anal para se certificar de que há contração ou não.

- Prepare luvas de procedimento, gele lenços de papel e verifique com o(a) paciente se ele(a) tem alergia ao látex e/ou ao gel. Use luvas de vinil e gel à base de água, preferencialmente.
- Lave as mãos, calce as luvas e aplique um pouco de gel no(s) dedo(s): indicador somente para homens e indicador e/ou dedo médio para mulheres.
- Nas mulheres, separe suavemente os grandes lábios e insira um dedo no terço externo da vagina. Pergunte à paciente se ela se sente confortável. Se apropriado, insira o segundo dedo.
- Para os homens, separe as pregas glúteas e insira o dedo indicador no terço externo do ânus, aprofundando devagar, conforme o conforto do paciente.
- Peça ao paciente para realizar a contração dos MAP, controlando para que a pelve não se mova ou os músculos adutores do quadril ou glúteos não sejam contraídos.
- Dê *feedback* de correção, desempenho e força.
- Registre se a contração dos MAP é correta, se só é possível com cocontração visível de outros músculos, se não está presente ou se ocorre na direção oposta (esforço ou Valsalva).
- Use a Escala de Oxford Modificada para graduar a estimativa de força muscular. Lembre-se de avaliar, durante a contração, o movimento de oclusão do canal, bem como o de elevação perineal.
- Além disso, observe o relaxamento voluntário após as contrações e registre-o como ausente, parcial ou completo.
- Terminada a avaliação local, descarte as luvas de procedimento no recipiente de resíduos apropriado e dê privacidade para o(a) paciente se trocar.

CONSIDERAÇÕES FINAIS

A observação visual pode ser adotada na prática clínica para uma primeira avaliação sobre a capacidade de contração dos MAP. A observação visual não deve ser usada para fins científicos, pois existem outros métodos mais responsivos, confiáveis e válidos para avaliação do movimento durante a contração e o esforço.

A palpação vaginal é considerada uma boa técnica para os profissionais da assistência entenderem, ensinarem e darem *feedback* aos pacientes sobre a correção da contração. A posição do(a) paciente, as instruções fornecidas e o uso de um ou dois dedos devem ser padronizados e relatados nas avaliações e evoluções na reabilitação. Trata-se de um método de baixo custo e de condução relativamente fácil na prática clínica. Além disso, torna possível a avaliação tanto da pressão de fechamento vaginal/anal como da elevação perineal, apesar da restrita capacidade de discriminação.

Referências

1. Bø K, Sherburn M. Evaluation of female pelvic-floor muscle function and strength. Phys Ther 2005; 85(3):269-82.
2. Matheus-Vasconcelos ECL, Ribeiro AM. Força e função muscular do assoalho pélvico: como avaliar? Fisiot Bras 2013; 14(6):465-9.

Capítulo 38 • Observação e palpação digital do assoalho pélvico **309**

3. Brækken IH, Majida M, Engh ME, Bø K. Test-retest reliability of pelvic floor muscle contraction measured by 4D ultrasound. Neurourol Urodynam 2009; 28(1):68-73.
4. Caroci AS, Riesco MLG, Sousa WS et al. Analysis of pelvic floor musculature function during pregnancy and postpartum: a cohort study. Clin Nurs 2010; 19(17-18):2424-33.
5. Rahmani R, Mohseni-Bandpei MA. Application of perineometer in the assessment of pelvic floor muscle strength and endurance: A reliability study. J Body Mov Ther 2011; 15(2):209-14.
6. Benvenuti F, Caputo GM, Bandinelli S, Mayer F, Biagini C, Sommavilla A. Reeducative treatment of female genuine stress incontinence. Am J Phys Med 1987; 66(4):155-68.
7. Bump R, Hurt WG, FantlJA, Wyman JF. Assessment of Kegel exercise performance after brief verbal instruction. Am J Obstet Gynecol 1991; 165(2):322-9.
8. Bø K, Larsen S, Oseid S et al. Knowledge about and ability to correct pelvic floor muscle exercises in women with urinary stress incontinence. Neurourol Urodyn 1988; 7:261-2.
9. Kegel AH. Progressive resistance exercise in the functional restoration of the perineal muscles. Am J Obstet Gynecol 1948; 56(2):238-49.
10. Bø K, Kvarstein B, Hagen R, Larsen S. Pelvic floor muscle exercise for the treatment of female stress urinary incontinence: II. Validity of vaginal pressure measurements of pelvic floor muscle strength and the necessity of supplementary methods for control of correct contraction. Neurourol Urodyn 1990; 9(5):479-87.
11. Assis TR, Sá ACAM, Amaral WN, Batista EM, Formiga CKMR, Conde DM. Efeito de um programa de exercícios para o fortalecimento dos músculos do assoalho pélvico de multíparas. Rev Bras Ginecol Obstet 2013; 35(1):10-5.
12. Slieker-ten Hove MCP, Pool-Goudzwaard AL, Eijemans MJC, Steegers-Theunissen RPM, Burger CW, Vierhout ME. Face validity and reliability of the first digital assessment scheme of pelvic floor muscle function confirm the new standardized terminology of the International Continence Society. Neurourol Urodyn 2009; 28(4):295-300.
13. Kegel AH. Stress incontinence and genital relaxation; a nonsurgical method of increasing the tone of sphincters and their supporting structures. Ciba Clin Symp 1952; 4(2):35-51.
14. Shull B, Hurt G, Laycock J, Palmtag H, Young Y, Zubirta R. Physical examination. In: Abrams P, Cardozo L, Khoury S, Wein A (eds.) Incontinence. Plymouth, UK: Plymbridge Distributors, 2002: 373-88.
15. Devreese A, Staes F, De Weerdt W et al. Clinical evaluation of pelvic floor muscle function in continent and incontinent women. Neurourol Urodyn 2004; 23(3):190-7.
16. Van Kampen M, De Weerdt W, Feys H et al. Reliability and validity of a digital test for pelvic muscle strength in women. Neurourol Urodyn 1996; 15:338-9.
17. Alastair C. Aids to the investigation of peripheral nerve injuries. Medical Research Council: Nerve Injuries Research Committee. Brain 2010; 133(10):2838-44.
18. Laycock J. Clinical evaluation of the pelvic floor. In: Schussler B, Laycock J, Norton P, Stanton SL (eds.) Pelvic floor re-education. London: Springer-Verlag, 1994: 42-8.
19. Beasley WC. Quantitative muscle testing: principles and applications to research and clinical services. Arch Phys Med Rehabil 1961; 42:398-425.
20. Bø K, Finckenhagen HB. Vaginal palpation of pelvic floor muscle strength: inter-test reproducibility and the comparison between palpation and vaginal squeeze pressure. Acta Obstet Gynecol Scand 2001; 80(10):883-7.
21. Morin M, Dumoulin C, Bourbonnais D, Gravel D, Lemieux MC. Pelvic floor maximal strength using vaginal digital assessment compared to dynamometric measurements. Neurourol Urodyn 2004; 23(4):336-41.
22. Frawley HC, Galea MP, Philips BA, Sherburn M, Bø K. Reliability of pelvic floor muscle strength assessment using different test positions and tools. Neurourol Urodyn 2006; 25(3):236-42.
23. Hahn I, Milsom I, Ohlson BL, Ekelund P, Uhlemann C, Fall M. Comparative assessment of pelvic floor function using vaginal cones, vaginal digital palpation and vaginal pressure measurement. Gynecol Obstet Invest 1996; 41(4):269-74.
24. Isherwood P, Rane A. Comparative assessment of pelvic floor strength using a perineometer and digital examination. BJOG 2000; 107(8):1007-11.
25. Jeyaseelan S, Haslam J, Winstanley J, Roe B. Digital vaginal assessment. An inter-tester reliability study. Physiotherapy 2001; 87(5):243-50.
26. Laycock J, Jerwood D. Pelvic floor muscle assessment: The PERFECT scheme. Physiotherapy 2001; 87(12):631-42.
27. Frawley HC, Galea MP, Phillips BA. Survey of clinical practice: pre- and postoperative physiotherapy for pelvic surgery. Acta Obstet Gynecol Scand 2005; 84(5):412-8.
28. McKey PL, Dougherty MC. The circumvaginal musculature: correlation between pressure and physical assessment. Nurs Res 1986; 35(5):307-9.
29. Jarvis S, Dietz H, Vancaillie T. A comparison between vaginal palpation, perineometry and ultrasound in the assessment of levator function. Int Urogynecol J Pelvic Floor Dysfunct 2001; 12(suppl 3):31.

30. Kerschan-Schindel K, Uher E, Wiesinger G et al. Reliability of pelvic floor muscle strength measurement in elderly incontinent women. Neurourol Urodyn 2002; 21(1):42-7.
31. Heitner C. Valideringsonderzoek Naar Palpatie biofeedback bij vrouwen met symptomen van stress urineincontinentie. Master Thesis. The Netherlands: Universityof Maastricht, 2000.
32. Bø K, Finckenhagen HB. Is there any difference in measurement of pelvic floor muscle strength in supine and standing position? Acta Obstet Gynecol Scand 2003; 82(12):1120-4.
33. Bø K, Raastad R, Finckenhagen HB. Does the size of the vaginal probe affect measurement of pelvic floor muscle strength? Acta Obstet Gynecol Scand 2005; 84(2):129-33.
34. Frontera W, Meredith C. Strength training in the elderly. In: Harris R, Harris S (eds.) Physical activity, aging and sports, vol 1, Scientific and medical research. Center for the Study of Aging, New York: Albany, 1989: 319-31.
35. Brown C. Pelvic floor re-education: a practical approach. In: Corcos J, Schick E (eds.) The urinary sphincter. New York: Marcel Dekker, 2001: 459-73.
36. Reis AO, Câmara CNS, Santos SG, Dias TS. Estudo comparativo da capacidade de contração do assoalho pélvico em atletas de voleibol e basquetebol. Rev Bras Med Esporte 2011; 17(2):97-101.

Capítulo **39**

PERINEOMETRIA E DINAMOMETRIA DO ASSOALHO PÉLVICO

Aline Moreira Ribeiro

INTRODUÇÃO

Medidas quantitativas de força são críticas para determinação da progressão clínica da fraqueza neuromuscular e avaliação da resposta a uma intervenção destinada a aumentar a força[1,2]. Atualmente, no entanto, nenhum método de avaliação de força para os músculos do assoalho pélvico (MAP) é considerado padrão ouro, o que torna difícil e imprecisa a comparação dos resultados[1,3].

A Sociedade Internacional de Continência recomenda que a avaliação funcional dos MAP seja realizada por meio de observação visual, palpação digital, perineometria ou eletromiografia[4]. Trata-se de métodos de avaliação importantes, mas que não fornecem informações diretas a respeito da função da região, sendo considerados métodos que avaliam estimativas de força muscular[5].

Neste capítulo será discutida a análise da função dos MAP através de métodos objetivos de avaliação: perineometria e dinamometria.

MEDIDAS DE PRESSÃO VAGINAL/ANAL

A medição da pressão de compressão é o método mais comumente utilizado para estimativa da força e resistência máxima dos MAP. O(A) paciente é solicitado(a) a contrair o MAP o mais forte possível (força máxima), a sustentar uma contração (resistência) ou a repetir o maior número possível de contrações (resistência). A medição pode ser feita na uretra, vagina ou reto[1,2].

Kegel[6] desenvolveu um dispositivo de pressão vaginal conectado a um manômetro (chamado perineômetro) que mostra a pressão em milímetros de mercúrio (mmHg) como medida da estimativa da força dos MAP. Ele, no entanto, não relatou nenhum dado sobre responsividade, confiabilidade ou validade para seu método.

O termo *perineômetro* é um tanto enganoso porque a região sensível à pressão, onde é colocada a sonda do manômetro, não é o períneo, mas a vagina, no nível do músculo levantador do ânus. Atualmente, vários tipos de dispositivos de pressão vaginal estão disponíveis (Figura 39.1) para medir a pressão vaginal e anal[7-9], tendo seus valores expressos em mmHg ou centímetros de água (cmH2O).

A medida da pressão vaginal tem confiabilidade satisfatória. Uma variação significativa foi confirmada por Bø e cols.[7], que também mostraram que algumas mulheres, na primeira tentativa, precisavam de algum tempo para encontrar e recrutar unidades motoras, enquanto outras se cansavam, fazendo a força cair consideravelmente após algumas tentativas. No entanto, na comparação dos resultados de todo o grupo de mulheres em duas ocasiões diferentes com 14 dias de intervalo, foram encontrados resultados reprodutíveis.

Wilson e cols.[10] também observaram uma diferença significativa entre a primeira e a última contração, mas sem variação nas medidas obtidas com a bexiga cheia ou vazia ou durante o período menstrual. Dougherty e cols.[11] não verificaram diferença significativa quando a força muscular foi medida em dias diferentes, em diversos momentos do dia ou durante o estresse. Frawley e cols.[13], por sua vez, testaram a confiabilidade intratestador do perineômetro Peritron® e concluíram haver altos valores de confiabilidade da contração voluntária máxima medida pelo aparelho. No entanto, o teste de resistência não era confiável, assim como a pressão de repouso nas posições sentada e em pé.

Dos três canais pélvicos, a medição dentro da uretra tem a melhor validade para medir a pressão de fechamento uretral causada pela contração muscular[2]. Contudo, devido ao risco de infecção e à escassez de equipamentos específicos para a prática clínica, esse método tem sido usado principalmente para fins de pesquisa.

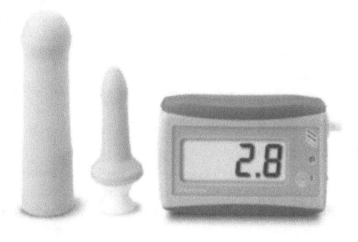

Figura 39.1 Um dos perineômetros mais comumente usados (Peritron® com *probe* vaginal e anal – Cardio Design Pty Ltd, Australia)[48].

A pressão retal pode não ser uma medida válida em relação à incontinência urinária, pois inclui também a contração do músculo esfíncter anal externo. Em homens, no entanto, a pressão retal é a única opção. Já nas mulheres a sensação ideal de contração dos MAP é mais bem percebida pela vagina. Assim, a medida da pressão vaginal é o método mais comumente usado na clínica[2].

Kegel[6,13] sugeriu que os MAP estariam localizados no terço distal da vagina e Bø[14] verificou que a maioria das mulheres apresentou aumento maior da pressão quando o meio do balão estava posicionado a 3,5cm no interior do introito vaginal. Assim, o tamanho do *probe* (sonda) tem importância na análise, pois pode diferir entre os aparelhos. Alguns dispositivos cobrem todo o comprimento da vagina e, portanto, a colocação da sonda não é um problema. Entretanto, com dispositivos menores[7,8] a localização da sonda na vagina cria um problema de confiabilidade e validade porque o balão pode estar posicionado fora da localização anatômica dos MAP.

Os MAP formam o chão da cavidade abdominopélvica, e todos os aumentos na pressão abdominal acarretarão aumento da pressão medida na uretra, na vagina e no reto. Assim, é extremamente necessário observar o abdome durante a medição, devendo ser desestimuladas as contrações dos músculos reto anterior do abdome e oblíquo externo. Uma cocontração normal da parede abdominal inferior, portanto, pode ser permitida porque o aumento da pressão abdominal é pequeno com essa manobra[11,15-17]. A contração de outros músculos, como adutores do quadril e rotadores externos e glúteos, também altera a medida da pressão intravaginal, devendo ser inibida durante a avaliação[15,18].

A perineometria é um método com boas sensibilidade e especificidade para os MAP. Estudos que compararam a força dos MAP com a pressão de contração vaginal demonstraram que as mulheres continentes apresentam mais força do que as incontinentes[19,20] e que há uma associação entre a melhora na função ou força muscular e a redução da incontinência urinária[21].

DINAMOMETRIA DO ASSOALHO PÉLVICO

Embora esses instrumentos sejam amplamente utilizados por profissionais para avaliação dos músculos do tronco e dos membros superiores e inferiores há mais de 50 anos, os dinamômetros para os MAP são relativamente novos[2]. Caufriez[22,23] e Rowe[24] foram os primeiros a relatar o desenvolvimento de dinamômetros para medir a função dos MAP, mas apenas em manuscritos não revisados por seus pares[22,23] e em um breve resumo de conferência[24]. Sampselle e cols.[25] e Howard e cols.[26] foram os primeiros a mencionar o uso de um dinamômetro para avaliação dos MAP em ensaios clínicos. Em documento de patente publicado em 2002, Ashton-Miller descreveu o dispositivo *strain gauge* usado nesses ensaios[27]. Alguns estudos desenvolveram seus dinamômetros[28-45], um deles de origem brasileira[41] (Figura 39.2).

Para avaliação da função perineal, que analisa parâmetros dos MAP, como força, resistência, velocidade de contração e forças passivas, a paciente adota a posição supina, com quadril e joelhos fletidos e pés planos, em mesa de ginecologista convencional. O avaliador

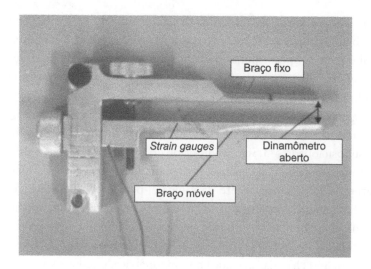
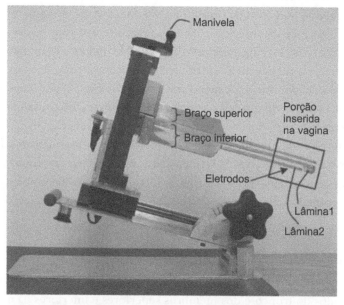
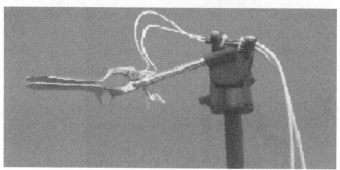

Figura 39.2 Espéculos dinamométricos[41,48].

prepara o instrumento cobrindo cada ramo com um preservativo de látex e lubrificando-o com um gel hipoalergênico. O dinamômetro é então inserido na vagina a uma profundidade de 5cm, o que torna possível medir as forças exercidas pelos MAP. A contração resulta no alongamento ou encurtamento de um *strain gauge,* promovendo mudança em sua resistência elétrica, a qual, por sua vez, é medida como uma variação de tensão. Os valores de tensão do medidor são amplificados, digitalizados e convertidos em unidades de força (Newtons). Em seguida, um programa de computador apresenta as medidas de força do MAP nas formas escrita e gráfica.

A confiabilidade teste-reteste dos parâmetros dos MAP (força máxima, velocidade e resistência) foi alta o suficiente para estimular futuras investigações sobre reabilitação do assoalho pélvico[30,33,46].

Morin e cols.[47] avaliaram a sensibilidade e a especificidade da dinamometria dos MAP. As análises de covariância foram utilizadas para controlar as variáveis de confusão idade e paridade na comparação da função da MAP em mulheres continentes e incontinentes. As mulheres incontinentes demonstraram menor força passiva e resistência absoluta do que as continentes (p ≤ 0,001). No protocolo de contrações de repetição rápida, a taxa de desenvolvimento de força e o número de contrações foram menores entre os sujeitos incontinentes (p ≤ 0,01). O dinamômetro mostrou ter a capacidade de discriminar mulheres incontinentes e puérperas continentes, confirmando aspectos da validade de construto.

Apesar de ser um instrumento promissor para avaliação direta da força dos MAP, os dinamômetros perineais ainda não estão disponíveis comercialmente.

RECOMENDAÇÕES PARA A PRÁTICA CLÍNICA

Perineometria

- Informe a paciente sobre o procedimento do teste e obtenha consentimento.
- Dê privacidade à paciente para se despir e se preparar para a avaliação.
- Sempre inicie a instrução com observação e palpação da contração dos MAP.
- Se a paciente não souber contrair os MAP ou usar músculos acessórios (glúteos, adutores de quadril e abdominais), a medição da pressão não deverá ser realizada.
- A paciente poderá se posicionar em decúbito dorsal, decúbito lateral, semissentada ou em pé. Use a mesma posição para cada avaliação dessa paciente.
- O avaliador deve estar em condições de observar o períneo e o abdome da paciente.
- Prepare o aparelho antes de lavar as mãos e calçar as luvas de exame e envolva a sonda do equipamento em um preservativo não lubrificado. Lubrifique-o levemente com gel hipoalergênico antes da inserção.
- Insira suavemente o *probe* e instrua a paciente a relaxar e respirar normalmente antes da contração dos MAP.
- Segure o dispositivo para mantê-lo na mesma posição quando a contração for realizada.
- Instrua a paciente a contrair os MAP o mais forte possível, sem cocontração visível dos músculos acessórios, e depois relaxar, sem pressionar o períneo para baixo (movimento de empurrar).

- É permitida uma pequena retração dos abdominais inferiores (músculos transverso do abdome e oblíquo interno), mas sem retroversão pélvica.
- A pressão de repouso, o tempo de sustentação e as contrações repetidas também podem ser registrados, a depender dos parâmetros do dispositivo.
- Apenas as contrações com movimento visível simultâneo do períneo ou do dispositivo de medição podem ser consideradas medições válidas da força dos MAP.
- Registre três contrações e utilize a média dos valores dessas contrações como valor de registro.
- Remova cuidadosamente a sonda e descarte o preservativo. Higienize o *probe* de acordo com as diretrizes de limpeza e conservação do fabricante.
- Permita que a paciente tenha privacidade para se vestir antes de discutir os resultados.

Dinamometria

- Informe o procedimento à paciente e obtenha seu consentimento.
- Após a paciente se despir, peça-lhe que adote uma posição deitada em decúbito dorsal, com os quadris e joelhos flexionados e apoiados e os pés retos em uma maca.
- Antes da inserção do dinamômetro, dê instruções detalhadas sobre a contração dos MAP por meio de modelos anatômicos, desenhos ou palpação vaginal.
- Prepare o dinamômetro, cobrindo cada ramo do espéculo com um preservativo e lubrificando-o com gel hipoalergênico.
- Traga os dois ramos do dispositivo de medição para a abertura mínima e insira o dinamômetro suavemente na cavidade vaginal em um eixo anteroposterior, a uma profundidade de 5cm.
- Dê algum tempo para que a paciente se acostume com a unidade dentro da vagina e tempo para praticar antes de registrar uma contração dos MAP.
- Peça à paciente para respirar normalmente e então aperte e levante os MAP.
- Dê *feedback* positivo ao longo da medição de força, resistência e coordenação.
- Após a sessão de avaliação, descarte os preservativos e desinfete o dinamômetro.

CONSIDERAÇÕES FINAIS

Como qualquer aumento na pressão abdominal afeta as pressões uretral, vaginal e retal, a medida de pressão vaginal/anal não pode ser usada isoladamente. São obrigatórios o ensino cauteloso da contração à paciente e a padronização da instrução e do comando verbal da contração, bem como da posição adotada. Se a força geral dos MAP é o objetivo da investigação, é preferível a medida de pressão vaginal ou força dinamométrica, por ser o método menos invasivo e com risco menor de infecção em mulheres e homens.

Referências

1. Matheus-Vasconcelos ECL, Ribeiro AM. Força e função muscular do assoalho pélvico: como avaliar? Fisiot Bras 2013; 14(6):465-9.
2. Bø K, Berghmans B, Morkved S. Evidence based physical therapy for the pelvic floor. 2. ed. Amsterdam: Elsevier, 2015: 446 p.

3. Botelho S, Pereira LC, Marques J et al. Is there correlation between electromyography and digital palpation as means of measuring pelvic floor muscle contractility in nulliparous, pregnant, and postpartum women? Neurourol Urodyn 2013; 32(5):420-3.

4. Staskis D, Kelleher C, Avery K. Initial assessment of urinary and faecal incontinence in adult male and female patients. In: Abrams P, Cardozo L, Wein A, Khoury S (eds.) Incontinence: 4th International Consultation on Incontinence. Paris, France: Health Publications, 2009: 311-412.

5. Pereira VS, Hirakawa HS, Oliveira AB, Driusso P. Relationship among vaginal palpation, vaginal squeeze pressure, electromyographic and ultrasonographic variables of female pelvic floor muscles. Braz J PhysTher 2014; 18(5):428-34.

6. Kegel AH. Progressive resistance exercise in the functional restoration of the perineal muscles. Am J Obstet Gynecol 1948; 56(2):238-49.

7. Bø K, Kvarstein B, Hagen R, Larsen S. Pelvic floor muscle exercise for the treatment of female stress urinary incontinence: I: Reliability of vaginal pressure measurements of pelvic floor muscle strength. Neurourol Urodyn 1990a; 9:471-7.

8. Dougherty MC, Abrams R, McKey PL. An instrument to assess the dynamic characteristics of the circumvaginal musculature. Nurs Res 1986; 35(4):202-6.

9. Laycock J, Jerwood D. Development of the Bradford perineometer. Physiotherapy 1994; 80(3):139-42.

10. Wilson P, Herbison G, Heer K. Reproducibility of perineometry measurements. Neurourol Urodyn 1991; 10:399-400.

11. Dougherty M, Bishop K, Mooney R, Gimotty PA, Landy LB. Variation in intravaginal pressure measurement. Nurs Res 1991; 40(5):282-5.

12. Frawley H C, Galea MP, Phillips BA, Sherburn M, Bø K. Reliability of pelvic floor muscle strength assessment using different test positions and tools. Neurourol Urodyn 2006; 25(3):236-42.

13. Kegel AH. Stress incontinence and genital relaxation; a nonsurgical method of increasing the tone of sphincters and their supporting structures. Ciba Clin Symp 1952; 4(2):35-51.

14. Bø K. Pressure measurements during pelvic floor muscle contractions: the effect of different positions of the vaginal measuring device. Neurourol Urodyn1992; 11(2):107-13.

15. Bø K, Kvarstein B, Hagen R, Larsen S. Pelvic floor muscle exercise for the treatment of female stress urinary incontinence: II. Validity of vaginal pressure measurements of pelvic floor muscle strength and the necessity of supplementary methods for control of correct contraction. Neurourol Urodyn 1990; 9(5):479-87.

16. Neumann P, Gill V. Pelvic floor and abdominal muscle interaction: EMG activity and intra-abdominal pressure. Int Urogynecol J Pelvic Floor Dysfunct 2002; 13(2):125-32.

17. Sapsford R, Hodges P, Richardson C, Cooper DH, Markwell SJ, Jull GA. Co-activation of the abdominal and pelvic floor muscles during voluntary exercises. Neurourol Urodyn 2001; 20(1):31-42.

18. Peschers U, Gingelmaier A, Jundt K, Leib B, Dimpfl T. Evaluation of pelvic floor muscle strength using four different techniques. Int Urogynecol J Pelvic Floor Dysfunct 2001; 12(1):27-30.

19. Hahn I, Milsom I, Ohlson BL, Ekelund P, Uhlemann C, Fall M. Comparative assessment of pelvic floor function using vaginal cones, vaginal digital palpation and vaginal pressure measurement. Gynecol Obstet Invest 1996; 41(4):269-74.

20. Mørkved S, Salvesen KÅ, Bø K, Eik-Nes S. Pelvic floor muscle strength and thickness in continent and incontinent nulliparous pregnant women. Int Urogynecol J Pelvic Floor Dysfunct 2004; 15(6):384-90.

21. Bø K. Pelvic floor muscle strength and response to pelvic floor muscle training for stress urinary incontinence. Neurourol Urodyn 2003; 22(7):654-8.

22. Caufriez M. Post-partum: rééducation urodynamique. Tome 3. Maïte Collection. Belgium: Brussels, 1993.

23. Caufriez M. Thérapies manuelles et instrumentales em urogynécologie. Belgium: Brussels, 1998.

24. Rowe P. A new system for the measurement of pelvic floor muscle strength in urinary incontinence. In: World Confederation for Physical Therapy. Proceedings of the 12th International Congress of the World Confederation for Physical Therapy. Alexandria: American Physical Therapy Association, 1995.

25. Sampselle C, Miller J, Mims B, Delancey JO, Ashton-Miller JA, Antonakos CL. Effect of pelvic muscle exercise on transient incontinence during pregnancy and after birth. Obstet Gynecol 1998; 91(3):406-12.

26. Howard D, DeLancey JO, Tynn R, Ashton-Miller JA. Racial differences in the structure and function of the stress urinary incontinence mechanism. Obstet Gynecol 2000; 95(5):713-7.

27. Ashton-Miller JA, DeLancey JOL, Warwick DN. Method and apparatus for measuring the properties of the pelvic floor muscles. Univ Michigan (Unmi-C) 2002; 25 p.

28. Dumoulin C, Bourbonnais D, Lemieux MC. Development of a dynamometer for measuring the isometric force of the pelvic floor musculature. Neurourol Urodyn 2003; 22(7):648-53.

318   Seção III • Instrumentos de avaliação – Medidas de desempenho baseadas na observação

29. Verelst M, Leivseth G. Are fatigue and disturbances in pre–programmed activity of pelvic floor muscles associated with female stress urinary incontinence? Neurourol Urodyn 2004a; 23(2):143-7.
30. Verelst M, Leivseth G. Force–length relationship in the pelvic floor muscles under transverse vaginal distension: a method study in healthy women. Neurourol Urodyn 2004b; 23(7):662-7.
31. Morgan DM, Kaur G, Hsu Y et al. Does vaginal closure force differ in the supine and standing positions? Am J Obstet Gynecol 2005; 192(5):1722-8.
32. Miller JM, Ashton-Miller JA, Perruchini D, DeLancey JOL. Test-retest reliability of an instrumented speculum for measuring vaginal closure force. Neurourol Urodyn 2007; 26(6):858-63.
33. Dumoulin C, Gravel D, Bourbonnais D, Lemieux MC, Morin M. Reliability of dynamometric measurements of the pelvic floor musculature. Neurourol Urodyn 2004; 23(2):134-42.
34. Guerette N, Neimark M, Kopka SL, Jones JE, Davila GW. Initial experience with a new method for the dynamic assessment of pelvic floor function in women: the Kolpexin Pull Test. Int Urogynecol J Pelvic Floor Dysfunct 2004; 15(1):39-43.
35. Lukban JC, Aguirre OA, Davila GW, Sand PK. Safety and effectiveness of Colpexin Sphere in the treatment of pelvic organ prolapse. Int Urogynecol J Pelvic Floor Dysfunct 2006; 17(5):449-54.
36. Jean-Michel M,Biller DH, Bena JF, Davila GW. Measurement of pelvic floor muscular strength with the Colpexin pull test: a comparative study. Int Urogynecol J 2010; 21(8):1011-7.
37. Parezanovic-Ilic K, Jeremić B, Mladenović-Segedi L, Arsenijević S, Jevtić M. Physical therapy in the treatment of stress urinary incontinence. Srp Arh Celok Lek 2011; 139(9-10):638-44.
38. Constantinou CE, Omata S. Direction sensitive sensor probe for the evaluation of voluntary and reflex pelvic floor contractions. Neurourol Urodyn 2007; 26(3):386-91.
39. Saleme CS, Rocha DN, Vecchio SD, Silva Filho AL, Pinotti M. Multidirectional pelvic floor muscle strength measurement. Ann Biomed Eng 2009; 37(8):1594-600.
40. Morin M, Gravel D, Bourbonnais D, Dumoulin C, Ouellet S, Pilon JF. Application of a new method in the study of pelvic floor muscle passive properties in continent women. J Electromyogr Kinesiol 2010; 20(5):795-803.
41. Nunes FR, Martins CC, Guirro ECO, Guirro RRJ. Reliability of bidirectional and variable-opening equipment for the measurement of pelvic floor muscle strength. PMR 2011; 3(1):21-6.
42. KrugerJA, Nielsen PMF, Budgett SC, Taberner AJ. An automated hand-held elastometer for quantifying the passive stiffness of the levator ani muscle in women. Neurourol Urodyn 2013; 34(2):133-8.
43. Ashton-Miller JA, Zielinski R, DeLancey JOL, Miller JM. Validity and reliability of an instrumented speculum designed to minimize the effect of intra-abdominal pressure on the measurement of pelvic floor muscle strength. Clin Biomech 2014; 29(10):1146-50.
44. Martinho NM, Marques J, Silva VR, Silva SLA, Carvalho LC, Botelho S. Intra and inter-rater reliability study of pelvic floor muscle dynamometric measurements. Braz J PhysTher 2015; 19(2):97-104.
45. Romero-Culleres G, Peña-Pitarch E, Jané-Feixas C, Arnau A, Montesinos J, Abenoza-Guardiola M. Intra-rater reliability and diagnostic accuracy of a new vaginal dynamometer to measure pelvic floor muscle strength in women with urinary incontinence. Neurourol Urodyn 2015; 36(2):333-7.
46. Morin M, Dumoulin C, Gravel D et al. Test-retest reliability of speed of contraction and endurance parameters of the pelvic floor muscles using an instrumented speculum. Progrèsen Urologie 2004a; 3(3):abstract #40.
47. Morin M, Bourbonnais D, Gravel D, Dumoulin C, LemieuxMC. Pelvic floor muscle function in continent and stress urinary incontinent women using dynamometric measurements. Neurourol Urodyn 2004c; 23(7):668-74.
48. Bo K, Frawley HC, Haylen BT, Abramov Y, Almeida FG, Berghmans B, Bortolini M, Dumoulin C, Gomes M, McClurg D, Meijlink J, Shelly E, Trabuco E, Walker C, Wells A. An International Urogynecological Association (IUGA)/International Continence Society (ICS) joint report on the terminology for the conservative and nonpharmacological management of female pelvic floor dysfunction. Neurourol Urodyn 2017; 36(2), 221-44.

Capítulo 40

EXAME DAS FUNÇÕES SENSORIAIS E MOTORAS DOS MÚSCULOS DO ASSOALHO PÉLVICO

Juliana Magalhães Machado Barbosa
Elyonara Mello de Figueiredo
Fernanda Saltiel Barbosa Velloso

INTRODUÇÃO

O exame das funções sensoriais e motoras dos músculos do assoalho pélvico (EFSMAP) foi desenvolvido, em 2018, pelas pesquisadoras Fernanda Saltiel e Elyonara Figueiredo na Universidade Federal de Minas Gerais[1]. Trata-se de uma ferramenta para padronização e quantificação das diferentes funções dos músculos do assoalho pélvico (MAP). Elaborado a partir de extensa revisão da literatura dos instrumentos disponíveis para avaliação dos MAP e dos pontos positivos e limitações de cada um deles[2], baseia-se na Classificação Internacional de Funcionalidade, Incapacidade e Saúde (CIF/OMS) e pode ser usado em pesquisas e na prática clínica para diagnóstico funcional e avaliação do resultado de intervenções[1,3]. Portanto, o EFSMAP estabelece uma terminologia com base em conceitos padronizados e favorece a prática baseada em evidências e a comunicação interprofissional.

Os MAP devem ser examinados quando se presumem alterações de suas funções e estruturas (deficiências) relacionadas com a continência urinária e fecal, a sustentação dos órgãos pélvicos e a sexualidade[3,4]. Em pessoas idosas, os MAP apresentam modificações associadas à senescência. Comparados às pessoas jovens, as pessoas idosas apresentam redução do tamanho e volume das fibras musculares, da força contrátil e da elasticidade, bem como aumento de gordura intracelular e do conteúdo de colágeno, o que pode levar ao aumento do tônus muscular[4-6].

Adicionalmente, situações comuns em pessoas idosas, como disfunções da próstata, alta paridade, constipação intestinal crônica e alterações posturais, favorecem ainda mais as deficiências nos MAP[5,6]. Deficiências musculares do assoalho pélvico estão associadas à ocorrência de disfunções miccionais, como incontinência urinária, incontinência anal, prolapso de órgãos pélvicos e disfunção sexual, dentre outras. Em conjunto, essas condições são chamadas de disfunções do assoalho pélvico[7].

Durante a avaliação de pessoas idosas, o exame do assoalho pélvico é fundamental para implementação de programas de reabilitação efetivos, centrados no indivíduo. Esse exame visa ao diagnóstico fisioterapêutico das deficiências que deverão ser priorizadas no tratamento de pessoas idosas com disfunções do assoalho pélvico. Os MAP podem ser avaliados por meio de palpação vaginal digital, manometria, ultrassonografia, eletromiografia, dinamometria e ressonância magnética[6,8]. Alguns desses métodos possibilitam uma mensuração objetiva de algumas funções dos MAP, mas não avaliam outras[2,3].

A palpação digital é um método simples, de baixo custo e acessível em qualquer contexto clínico[2,6] (mais detalhes podem ser encontrados no Capítulo 35). As funções musculares examinadas por palpação mais frequentemente citadas na literatura são força e resistência muscular[2,3]. No entanto, assim como outros músculos do corpo, os MAP exercem funções adicionais, como tônus, controle da contração e do relaxamento, coordenação com outros músculos e sensação de dor e de pressão[2,3].

Para que sejam alcançados índices adequados de confiabilidade intra e interexaminadores, convém observar a realização adequada da palpação vaginal e do diagnóstico funcional e o conhecimento a respeito das funções musculares que serão examinadas, dos procedimentos e instruções fornecidas ao paciente, bem como de seu posicionamento, motivação e, por fim, a interpretação dos resultados[6,8].

Uma revisão da literatura sobre o tema indicou ampla variação desses parâmetros, o que dificulta a comparação dos resultados entre os serviços e entre os estudos e compromete a comunicação interprofissional[6]. O EFSMAP foi desenvolvido com o objetivo de apresentar uma ferramenta que se utiliza de definições conceituais e operacionais claras das funções musculares do assoalho pélvico, válidas e reprodutíveis para uso em pesquisas científicas e na prática clínica de fisioterapeutas que trabalham com deficiências dos MAP[1].

O desenvolvimento do EFSMAP passou pelas seguintes etapas: (a) revisão sistemática da literatura para identificação das funções e terminologia dos MAP; (b) padronização da terminologia selecionada para o instrumento de acordo com os termos da CIF/OMS; (c) padronização dos procedimentos, incluindo instruções para os pacientes; (d) avaliação da reprodutibilidade e da validade de construto em mulheres com disfunções do assoalho pélvico[1]. O instrumento encontra-se organizado em funções sensoriais e motoras do assoalho pélvico, possibilitando respostas objetivas e a padronização do modo de utilização[1-3].

O EFSMAP é uma ferramenta promissora para avaliação dos MAP em pessoas idosas e tem o potencial de contribuir para uniformização dos procedimentos de avaliação do assoalho pélvico e incluir as diversas funções dessa musculatura. Além disso, possibilita a interpretação clara dos resultados e, portanto, a quantificação das deficiências existentes e do resultado das intervenções em contextos clínicos e de pesquisa.

Entretanto, apesar de a amostra de reprodutibilidade do EFSMAP incluir mulheres idosas[1], o instrumento ainda não foi testado especificamente em idosas. É possível que ajustes sejam necessários em relação ao posicionamento, aos comandos e à reprodutibilidade nesse grupo. Esse instrumento deve, portanto, ser objeto de novas pesquisas, considerando as peculiaridades das pessoas idosas, e usado com cautela nesse público. Uma possibilidade adicional a ser considerada em novos estudos é seu uso em homens idosos e na avaliação do assoalho pélvico por meio da palpação anal.

METODOLOGIA

A avaliação pelos MAP é realizada por meio de inspeção e palpação vaginal, com a idosa em decúbito dorsal, joelhos apoiados em um rolo pequeno (30cm de diâmetro), com flexão, abdução e rotação externa de quadris e flexão de joelhos. A palpação vaginal pode ser realizada com um ou dois dedos, de acordo com a anatomia pélvica e as características individuais da examinada, bem como conforme a habilidade do examinador. Gel lubrificante deve ser sempre utilizado.

Inicialmente, as idosas podem ser orientadas por meio de figuras ou modelos anatômicos sobre os MAP e os procedimentos de avaliação. Para instrução quanto à contração muscular esperada durante o exame, elas devem ser orientadas a contrair ativamente os MAP, como se fossem interromper o fluxo de urina ou segurar gases. Convém atentar para a possibilidade de contração dos músculos sinergistas aos MAP, como os músculos do abdome, glúteos e adutores de quadril, devendo a paciente ser orientada a priorizar a contração dos MAP e não dos músculos sinergistas (que podem estar ativos, mas não em substituição aos MAP)[1]. O Quadro 40.1 apresenta o EFSMAP, as funções avaliadas, as definições conceitual e operacional de cada uma, a escala com a interpretação do resultado obtido e o comando verbal a ser dado à paciente durante cada teste[1].

O EFSMAP foi desenvolvido e testado em mulheres quanto às variáveis psicométricas: (a) reprodutibilidade intra e interexaminador (classificação boa a excelente para a maioria das funções); (b) especificidade (boa a excelente para as funções controle, dor e coordenação); (c) sensibilidade alta para a função reação ao movimento involuntário – a área sob a curva ROC (força e resistência diferenciam os grupos de mulheres com e sem incontinência urinária). Para o estudo de confiabilidade participaram 30 mulheres de 18 a 81 anos de idade (média de 51,2 $\pm$ 14,7 anos) e para a validade de construto foram selecionadas 182 mulheres com e sem incontinência urinária entre 26 e 91 anos, com mediana de 50,9 e 46,0 anos, respectivamente[1].

A tese de doutorado com as informações a respeito do EFSMAP está disponível para consulta e o instrumento é de domínio público, não sendo necessária a solicitação aos autores para usá-lo, mas os cuidados éticos de indicação de autoria e direitos devem ser respeitados.

INTERPRETAÇÃO DOS RESULTADOS

A interpretação dos resultados obtidos em cada subescala do EFSMAP é mostrada nos Quadros 40.1 e 40.2. Esses resultados devem ser considerados na elaboração do diagnóstico funcional da idosa com base na CIF/OMS, subdividida nos domínios estruturas e funções,

Quadro 40.1 Definições conceituais e operacionais da escala de avaliação das funções sensoriais e musculares do assoalho pélvico conforme vinculação prévia com a terminologia da CIF/OMS

Função	Definição conceitual	Definição operacional	Escala	Comando verbal
b2702 Sensibilidade à pressão	Função sensorial que permite sentir a pressão contra ou sobre a pele/músculo (OMS/OPAS, 2003)	Palpação digital vaginal: o examinador pressiona as paredes vaginais posterior (sobre o reto), laterais (posições de 5h e 7h de um relógio) e anterior (sobre a uretra) e solicita que a mulher informe o sentido da pressão	**Ausente:** não identifica os sentidos da pressão – anotar qual(is) parede(s) vaginal(is) **Presente:** identifica os sentidos da pressão	"Eu vou pressionar assim (realiza pressão em uma parede vaginal) e você vai me dizer se estou pressionando para cima (apontar o sentido), para baixo (idem), para a direita (idem) ou para a esquerda (idem)"
b28018 Dor localizada	Sensação desagradável em uma ou várias partes específicas do corpo que indica lesão potencial ou real de alguma estrutura (OMS/OPAS, 2003)	Palpação digital vaginal: o examinador exerce pressão digital sobre as paredes vaginais laterais (posições de 5h e 7h de um relógio) e solicita que a paciente informe a presença de dor (2). Em caso afirmativo, solicita-se que a paciente gradue a intensidade da dor (3)	**Ausente:** sem relato de dor **Presente:** relata dor (anotar em qual[is] parede[s] vaginal[is]) **Escala de classificação numérica** (0-10)	"Eu vou pressionar as paredes da sua vagina e você vai me informar se sente alguma dor ou desconforto" "Qual a intensidade da dor/desconforto?"
b7350 Tônus muscular	Tensão presente nos MAP quando palpados no estado máximo de relaxamento que o indivíduo consegue atingir (4)	Palpação digital vaginal: o examinador pressiona os ventres musculares do puborretal alternadamente à direita e à esquerda* (posições de 7h e 5h de um relógio). Manobra repetida três vezes após três contrações voluntárias (se possível) dos MAP (5)	**Baixo:** músculo oferece mínima resistência à pressão (muito deformável; ou músculo não palpável devido à atrofia muscular por hipoestrogenia) **Normal:** músculo oferece alguma resistência à pressão (deformável) **Aumentado:** músculo rígido (pouco ou não deformável)	"**Respire fundo, solte o ar, contraia o períneo e pare de contrair (repetir essa sequência três vezes) Agora solte a contração e mantenha-se tranquila enquanto eu examino"
Função	Definição conceitual	Definição operacional	Escala	Comando verbal
b7608 Controle de movimentos voluntários simples (*contração*)	Capacidade de contrair os músculos do assoalho pélvico ao comando (6)	Inspeção e palpação (bi) digital vaginal: o examinador sente a resposta muscular à contração (Messelink e cols., 2005)	**Inspeção:** **Presente:** quando se observa o deslocamento cranial do centro tendíneo do períneo **Ausente:** nenhum movimento do centro tendíneo do períneo é observado **Palpação:** **Ausente:** sem contração palpável dos músculos do assoalho pélvico **Presente:** aumento inequívoco da tensão muscular	"Respire fundo, solte o ar e contraia os músculos do períneo como se fosse segurar o xixi, evitando prender a respiração ou usar abdome, bumbum e/ou coxas, e depois pare de contrair"

(Continua)

Quadro 40.1 Definições conceituais e operacionais da escala de avaliação das funções sensoriais e musculares do assoalho pélvico conforme vinculação prévia com a terminologia da CIF/OMS *(continuação)*

Função	Definição conceitual	Definição operacional	Escala	Comando verbal
b7608 Controle de movimentos voluntários simples (*relaxamento*)	Capacidade de relaxar os músculos do assoalho pélvico sob comando após uma contração (6)	Palpação (bi)digital vaginal: o examinador sente a redução na tensão muscular à solicitação do relaxamento (Messelink e cols., 2005)	**Ausente:** nenhum relaxamento é sentido; a contração persiste, mesmo após o comando *"pare de contrair"* **Parcial/lento:** os MAP não retornam a seu estado de repouso ou o fazem de modo lento **Presente:** os MAP retornam rápida e completamente a seu estado de repouso **ATENÇÃO:** sempre que a função *controle* (contração) for classificada como ausente, essa função não pode ser avaliada.	"Respire fundo, solte o ar e contraia os músculos do períneo como se fosse segurar o xixi, e depois pare de contrair"
b7602 Coordenação dos movimentos voluntários	Ativação dos músculos corretos em tempo e intensidade corretos para desenvolver uma ação específica (7)	Palpação (bi)digital vaginal + inspeção: o examinador sente o aumento da tensão muscular e inspeciona o padrão respiratório e o uso de outros músculos durante a contração dos MAP: abdome, coxas e glúteos	**Presente:** contração dos MAP sem o uso de músculos sinergistas **Ausente:** contração dos MAP concomitantemente à contração visível de músculos sinergistas mais frequentemente observados: abdome, adutores, glúteos, respiratórios e Valsalva **ATENÇÃO:** sempre que a função *controle* na contração for classificada como ausente, a coordenação não poderá ser avaliada e deve ser registrada como NA (não se aplica)	"Respire fundo, solte o ar e contraia os músculos do períneo como se fosse segurar o xixi, evitando prender a respiração ou usar abdome, bumbum e/ou coxas, e depois pare de contrair"
Função	Definição conceitual	Definição operacional	Escala	Comando verbal
b755 Reação (reflexo)** ao movimento involuntário (tosse)	Contração muscular em resposta a uma perturbação (Latash e Zatsiorsky, 2016)	Palpação digital vaginal:o examinador sente a resposta à solicitação de uma tosse intensa (Messelink e cols., 2005)	**Ausente:** não se sente contração muscular em resposta à tosse **Presente:** sente-se contração muscular evidente à direita e/ou à esquerda da parede vaginal	"Dê uma tosse forte"

(Continua)

324 Seção III • Instrumentos de avaliação – Medidas de desempenho baseadas na observação

Quadro 40.1 Definições conceituais e operacionais da escala de avaliação das funções sensoriais e musculares do assoalho pélvico conforme vinculação prévia com a terminologia da CIF/OMS *(continuação)*

Função	Definição conceitual	Definição operacional	Escala	Comando verbal
b7300 Força muscular	Força máxima que um músculo ou grupo de músculos pode gerar a uma velocidade de contração específica (Cirpiani e Falkel, 2007)	Palpação (bi)digital vaginal: o examinador identifica a intensidade da tensão muscular gerada pela contração, assim como o deslocamento do dedo no canal vaginal (Laycock e Jerwood, 2001)	**Escala de Oxford Modificada (EOM)** (8): **0** Ausência de contração palpável **1** Esboço de contração **2** Percebe-se aumento de tensão sem elevação perceptível **3** Aumento da tensão muscular caracterizada por elevação do ventre muscular e da parede posterior da vagina. Observa-se visualmente movimento para dentro do períneo e ânus **4** Aumento da tensão muscular e boa contração estão presentes e são capazes de elevar a parede posterior da vagina contra resistência (pressão digital aplicada na parede posterior da vagina) **5** Forte resistência pode ser aplicada à elevação da parede posterior vaginal; o dedo do examinador é comprimido e sugado para dentro da vagina (como um bebê sugando o dedo)	"Contraia os músculos do assoalho pélvico com o máximo de força que conseguir sem usar bumbum, barriga e coxas ou prender a respiração"
b7400 Resistência muscular (duração e repetições)	Capacidade de sustentar uma contração ou realizar um número de contrações até que ocorra fadiga ou degradação do movimento (9)	Palpação (bi)digital vaginal: o examinador sente o tempo de sustentação da contração máxima ou próxima da máxima. Uma queda consistente e marcada da intensidade da contração e/ou o início explícito do uso de músculos sinergistas são os pontos de corte para o registro da sustentação da contração muscular (6)	**Segundos** **Número** de contrações repetidas	"Contraia os músculos do assoalho pélvico com força e mantenha essa contração pelo máximo de tempo que conseguir sem usar bumbum, barriga e coxas ou prender a respiração. Segure a contração, segure, segure"

(Continua)

Quadro 40.1 Definições conceituais e operacionais da escala de avaliação das funções sensoriais e musculares do assoalho pélvico conforme vinculação prévia com a terminologia da CIF/OMS *(continuação)*

Função	Definição conceitual	Definição operacional	Escala	Comando verbal
		Palpação (bi)digital vaginal: o examinador sente o número de repetições da contração sustentada que a mulher é capaz de realizar. Os intervalos entre as contrações correspondem ao tempo de um ciclo respiratório (aproximadamente 4 a 5 segundos). O ponto de corte do número de repetições é qualquer sinal de fadiga muscular, como redução explícita da intensidade da contração, contração irregular ou relaxamento lento após a contração. Após identificar esses sinais, o examinador repete mais uma vez a contração, sem intervalo de repouso, para confirmar os sinais de fadiga (6)	**ATENÇÃO:** sempre que a função *controle* – capacidade de contração (b7600) – estiver ausente ou a função *força* (b7300) for graduada como *ausente*, essa função não pode ser avaliada	Idem ao comando anterior, acrescido de: "Pare de contrair, respire fundo, solte o ar, contraia de novo e segure, segure, segure"

*Essa posição do dedo foi utilizada em todos os testes de palpação do canal vaginal, salvo indicação contrária.

**A expressão descrita na CIF, na versão em inglês, é *involuntary muscle reaction*, traduzida apenas para a versão brasileira como reflexo de movimento involuntário. Tendo em vista a definição do termo (resposta motora à perturbação), entendemos ser mais apropriado o termo reação, e não reflexo.

***"Respire fundo": comando que objetiva direcionar o foco da mulher para seu corpo, de modo a favorecer a percepção corporal.

Fonte: Velloso, FSB. Exame das Funções Sensoriais e Musculares do Assoalho Pélvico (EFSMAP): desenvolvimento, confiabilidade e validação para mulheres com incontinência urinária. Belo Horizonte. Tese [Doutorado em Ciências da Reabilitação] Universidade Federal de Minas Gerais, 2018.[1]

atividades, participação e fatores de contexto. As alterações observadas devem ser descritas como deficiências do domínio estrutura e função e devem ser relacionadas com os sintomas e disfunções do assoalho pélvico relatados na história da paciente[1,3].

O uso do EFSMAP favorece um exame criterioso e detalhado das funções dos MAP e o consequente diagnóstico das deficiências musculares do assoalho pélvico a serem relacionadas com os sintomas de disfunções do assoalho pélvico levantados na história da paciente, além de relacionadas com os outros domínios de funcionalidade investigados (atividade, participação social e fatores contextuais). Desse modo, oferece medidas objetivas, válidas e reprodutíveis para avaliação do assoalho pélvico de mulheres idosas com ou sem sintomas de disfunções do assoalho pélvico.

Quadro 40.2 Exame das funções sensoriais e motoras do assoalho pélvico (EFSMAP)

Examinador:_____Data:_____		
Posicionamento	( ) Supino com apoio de MMII no rolo ( ) supino ( ) litotomia ( ) lateral ( ) de pé ( ) Supino com flexão de MMII sem rolo	
INSPEÇÃO		
Controle (contração) (b7608)*	( ) ausente ( ) presente	
PALPAÇÃO		
Nº dedos	( ) 1 ( ) 2	
Sensibilidade à pressão (b2702)	( ) sim ( ) não	
Dor localizada (b28018) (ECN** 0 a 10)	( ) não ( ) sim D:_____ E:_____	
Tônus (b7350)	D ( ) diminuído ( ) normal ( ) aumentado	E ( ) diminuído ( ) normal ( ) aumentado
Controle (contração) (b7608)	( ) ausente ( ) presente	
Controle (relaxamento) (b7608)	( ) ausente ( ) completo ( ) parcial/lento	
Reação ao movimento involuntário (tosse) (b755)	( ) ausente ( ) presente	
Coordenação (b7602)	( ) presente ( ) ausente ( ) abdominais ( ) glúteos ( ) adutores ( ) respiração ( ) outros:_____	
Força (b7300)	EOM***:_____	
Resistência (duração) (b7408)	_____ s	
Resistência (repetições) (b7408)	_____vezes	

* Código da função na CIF.
**ECN: Escala de Classificação Numérica.
*** EOM: Escala de Oxford Modificada.

Referências

1. Velloso FSB. Exame das Funções Sensoriais e Mmusculares do Assoalho Pélvico (EFSMAP): desenvolvimento, confiabilidade e validação para mulheres com incontinência urinária. Belo Horizonte. Tese [Doutorado em Ciências da Reabilitação] – Universidade Federal de Minas Gerais, 2018.
2. Saltiel F, Miranda-Gazzola APG, Vitória RO, Figueiredo EM. Terminology of pelvic floor muscle function in women with and without urinary incontinence: A systematic review. Phys Ther 2018; 98(10):876-90.
3. Saltiel F, Miranda-Gazzola APG, Vitória RO, Sampaio RF, Figueiredo EM. Linking pelvic floor muscle function terminology to the International Classification of Functioning, Disability and Health. Phys Ther 2020; 100(9):1659-80.

4. Rieger M, Duran P, Cook M et al. Quantifying the effects of aging on morphological and cellular properties of human female pelvic floor muscles. Ann Biomed Eng 2021; 49(8):1836-47.
5. Chen GD. Pelvic floor dysfunction in aging women. Taiwan J Obstet Gynecol 2007; 46(4):374-8.
6. Rocha F, Carvalho J, Natal RJ, Viana R. Evaluation of the pelvic floor muscles training in older women with urinary incontinence: a systematic review. Porto Biomed J 2018; 3(2):9-18.
7. Bump RC; Norton PA. Epidemiology and natural history of pelvic floor dysfunction. Obstet Gynecol Clin North Am 1998; 25(4):723-46.
8. Meister MR, Shivakumar N, Sutcliffe S, Spitznagle T, Lowder JL. Physical examination techniques for the assessment of pelvic floor myofascial pain: a systematic review. Am J Obstet Gynecol 2018; 219(5):497.e1-497.e13.

Capítulo 41

TESTE DA ALMOFADA –
PAD TEST

Juliana Magalhães Machado Barbosa

INTRODUÇÃO

O *Pad test*, ou teste da almofada, é uma ferramenta usada para quantificação da perda urinária[1]. Essa condição, em qualquer quantidade ou circunstância, é denominada incontinência urinária (IU)[2]. A IU é considerada uma das síndromes geriátricas, e sua prevalência é maior em pessoas idosas, principalmente em mulheres e em pacientes hospitalizados e institucionalizados[3]. Embora comum em pessoas idosas, a IU não é decorrente da senescência, mas da combinação das alterações fisiológicas do envelhecimento com hábitos, condições de saúde e morbidades[4].

Entre os principais fatores de risco para o desenvolvimento de IU em pessoas idosas estão lesões obstétricas, obesidade, constipação intestinal, disfunções de próstata e fragilidade[5,6]. A IU compromete a qualidade de vida e aumenta o risco de quedas, lesões cutâneas, infecções urinárias, depressão, isolamento social e institucionalização[5]. Portanto, deve ser adequadamente identificada, avaliada e tratada em pessoas idosas.

A avaliação da IU em pessoas idosas deve basear-se no modelo teórico da Classificação Internacional de Funcionalidade, Incapacidade e Saúde (CIF) da Organização Mundial da Saúde e incluir a identificação de deficiências, limitações, restrições e fatores do contexto[7]. É importante conhecer a história (perda miccional, urológica, obstétrica, ginecológica, proctológica), hábitos de vida, medicamentos, cognição e humor, atividade física e doenças associadas. O exame físico deve contemplar, entre outros, a avaliação da postura, mobilidade, ambiente e períneo[8,9]. Adicionalmente, medidas objetivas devem ser utilizadas para mensurar a IU e avaliar o efeito das intervenções sobre essa condição de saúde[9].

Diferentes instrumentos podem ser usados para quantificação da perda urinária, sendo o *Pad test* um dos mais utilizados[9,10]. Inicialmente descrito por James e cols., esse teste consiste em uma avaliação da quantidade de urina perdida em um ou vários absorventes, que devem ser pesados antes e após o teste. O *Pad test* pode ser realizado por períodos curtos (20 minutos ou 1 hora), com tarefas que favorecem a IU, ou períodos longos (24 ou 48 horas), com trocas sucessivas[10,11]. O teste é considerado um método simples, não invasivo e de baixo custo para avaliação objetiva da IU e está indicado para definição do tratamento, estimativa do prognóstico e avaliação do resultado das intervenções[1,10,12]. Apesar de suas vantagens clínicas e em pesquisa e de ser amplamente usado, o *Pad test* não é indicado para identificação dos tipos de IU nem para separação das pessoas continentes e incontinentes[1].

METODOLOGIA

Realização do teste e cálculo do escore

A Sociedade Internacional de Continência (ICS)[1] indica os procedimentos para realização e interpretação do *Pad test*, reconhecendo os períodos de 1 ou de 24 horas. As versões de 20 minutos e 48 horas não são reconhecidas pela ICS, mas são citadas em alguns estudos:

- **20 minutos:** o teste é realizado por meio de um cateter uretral com infusão de água esterilizada, motivo pelo qual é considerado mais invasivo e menos isento de risco que os tradicionais de 1 hora e de 24 horas[13]. Após a remoção do cateter, o paciente fica de pé com um absorvente previamente pesado e deve obedecer ao seguinte protocolo: tossir 10 vezes, abaixar 10 vezes, flexionar os joelhos 10 vezes, pular no lugar 10 vezes, lavar as mãos com água gelada por 1 minuto, subir e descer cinco degraus 10 vezes e caminhar no plano por 10 minutos. O absorvente é então retirado e novamente pesado[13,14]. O ponto de corte estabelecido não classifica a gravidade[13].
- **1 hora:** a bexiga deve ser enchida através de um cateter uretral, sendo citadas as seguintes opções de volume: 150 a 300mL, 50% a 75% da capacidade vesical ou até o primeiro desejo de urinar. Para evitar o uso do cateter, a opção mais adotada consiste na ingestão de 500mL de líquido sem sódio 15 minutos antes do início do teste e na solicitação de que o paciente permaneça 15 minutos sentado ou em repouso. A pessoa idosa deve então colocar um absorvente pré-pesado e realizar as seguintes atividades: caminhar por 30 minutos, subir e descer um lance de escadas, passar de sentado para de pé 10 vezes, tossir vigorosamente 10 vezes, correr no lugar por 1 minuto, pegar um objeto no chão cinco vezes e lavar as mãos em água corrente por 1 minuto. Uma hora após a colocação do absorvente, este é retirado e pesado novamente[1].
- **24 horas:** o teste deve ser iniciado com a bexiga vazia e encerrado 24 horas depois, no mesmo horário. Devem ser realizadas as atividades normais do cotidiano, incluídas em diário miccional com os horários de micção no banheiro e de perda urinária, bem como as circunstâncias da perda e a ingesta hídrica. Os absorventes devem ser previamente pesados e numerados e, após o uso, guardados em sacos plásticos à prova d'água e hermeticamente fechados para evitar evaporação. A pessoa idosa deve ser orientada a trocar o absorvente a cada 4 a 6 horas. Se o paciente tiver uma balança de precisão em casa, o absorvente pode ser pesado imediatamente após a retirada e os valores anotados. Caso contrário, o saco plástico com os absorventes é entregue ao profissional que fará a pesagem, a comparação com o peso prévio de cada absorvente e o cálculo da diferença em 24 horas[1].
- **48 horas:** o *Pad test* de 48 horas é realizado da mesma maneira que o de 24 horas, a não ser pela extensão de sua duração[15]. Ekelund e cols.[15] usaram o teste de 48 horas em mulheres idosas com IU, mas sem controle dos fatores que podem influenciar os resultados[15].

Os valores de ponto de corte para cada tempo de duração do *Pad test* são apresentados no Quadro 41.1.

Quadro 41.1 Valores de ponto de corte (em gramas) para classificação da incontinência urinária de acordo com o tempo de duração do *Pad test*

Tempo de duração	Ponto de corte (g)
20 minutos	
Presente	1
1 hora	
Negativo	< 1,4
Leve	1 a 10
Moderada	11 a 50
Grave	> 50
24 horas	
Negativo	< 4,4
Leve	4 a 20
Moderada	31 a 74
Grave	> 75
48 horas	
Presente	80 a 88g

ESCOLHA DO TESTE PARA PESSOAS IDOSAS

Nessa parcela populacional, o *Pad test* de 1 hora pode ser exaustivo, especialmente para os mais debilitados, além de não reproduzir o contexto funcional de perda de urina nesse grupo. Por outro lado, o teste de 24 horas pode reproduzir um dia típico do paciente; entretanto, depende da adesão, motivação e, muitas vezes, da colaboração da família ou do cuidador. É mais longo, não pode ser realizado no consultório e ainda pode ser afetado por outros fatores, como atividade sexual, temperatura do ambiente, atividade física e fatores ambientais que nem sempre podem ser controlados. Um diário que inclua essas variáveis pode minimizar o viés de comparação do teste em diferentes momentos[1,10].

PROPRIEDADES CLINIMÉTRICAS

O *Pad test* é considerado padrão ouro para documentação da quantidade de urina perdida, mas os estudos de validação são raros. A ICS relata que o teste tem boa validade quando comparado à percepção subjetiva do paciente e às escalas de gravidade da IU[1]. Yi e cols.[16] relataram que o *Pad test* de 24 horas apresentou forte correlação positiva com outras medidas de intensidade da IU em homens com média de idade de 66,5 anos submetidos à colocação de esfíncter uretral artificial após prostatectomia[16].

As avaliações sobre a confiabilidade do *Pad test* demonstram boa confiabilidade teste-reteste do teste de 24 horas (coeficiente de correlação intraclasse [CCI] de 0,850 com 3 dias de intervalo) em homens com IU pós-prostatectomia com média de idade de 64,5 $\pm$ 8,1 anos[17]. Para o *Pad test* de 20 minutos em mulheres com menos de 60 anos, o CCI foi de 0,797 (p = 0,0002), indicando boa confiabilidade teste-reteste. Adicionalmente, o teste de 20 minutos mostrou moderada correlação (r = 0,63; p < 0,001) com o de 1 hora em homens pós-prostatectomizados[13,14].

O teste de 1 hora mostra sensibilidade de 34% a 83% e especificidade de 65% a 89%[1]. Para o teste de 24 horas, os estudos documentaram valores entre 60% e 93% para sensibilidade e de 60% a 84% para especificidade[10].

Em homens prostatectomizados, o *Pad test* pré-operatório tem valor preditivo para ocorrência de IU após a cirurgia. Yi e cols.[16] observaram que os pacientes com *Pad test* de 24 horas com valores acima de 400g apresentaram desfechos pós-operatórios piores e aqueles com valores em torno de 100g não tiveram complicações[16]. Similarmente, mas com o *Pad test* de 1 hora, Kurimura e cols.[18] registraram que a presença de valores superiores a 2g no *Pad test* pré-operatório foi um preditor de IU prolongada com impacto na qualidade de vida no pós-operatório.

Não foram encontrados estudos que tenham analisado as propriedades clinimétricas e as adaptações necessárias para uso do *Pad test* em pessoas idosas. Ainda assim, todas as suas versões estão disponíveis para uso nas pessoas idosas brasileiras, mas ainda sem pontos de corte definidos. Não é necessário autorização ou cadastro para uso do *Pad test*.

CONSIDERAÇÕES SOBRE A INTERPRETAÇÃO DO *PAD TEST*

Para utilização do *Pad test* entre as pessoas idosas brasileiras, devem ser considerados fatores como temperatura ambiental, prática de atividade física, sexo, faixa etária, nacionalidade e tipo de absorvente utilizado. Em mulheres brasileiras continentes com idade variando entre 19 e 82 anos (mediana de 44 anos), Figueiredo e cols.[19] identificaram pontos de corte diferentes dos propostos pela ICS, com ganho não relacionado à IU de 1,9g. Os autores discutem que a diferença pode estar relacionada com a temperatura ambiental com efeitos na sudorese, a descarga vaginal, o tipo de absorvente e a frequência de troca[19].

De fato, Ekelund e cols.[15] observaram valores de corte diferentes em pessoas idosas de acordo com dois tipos de absorventes usados para avaliação nos mesmos pacientes. Almofadas com gel superabsorventes seriam mais indicadas para evitar o efeito da evaporação. As mulheres na pós-menopausa apresentaram valores significativamente diferentes das não menopausadas (1,7 *versus* 2,1g; p = 0,026). O hipoestrogenismo na menopausa pode reduzir a umidade vaginal e afetar o resultado normal entre as mulheres que não fazem terapia de reposição hormonal[19].

Além dos fatores mencionados, a prática de atividade física e a sudorese decorrente dos exercícios podem comprometer o resultado do *Pad test*, especialmente o de 24 horas. Malik e cols.[17] identificaram que uma mudança de um nível na prática de atividade física (por exemplo, de sedentário para levemente ativo) aumentou 118g no *Pad test* de 24 horas em homens pós-prostatectomizados com média de idade de 64 anos[17].

Em outro estudo, com mulheres com média de idade de 52 anos e IU de esforço, houve uma diferença de 20% no valor do *Pad test* de 24 horas entre as minimamente e as normalmente ativas (5,2 *versus* 9,9g; p = 0,0001)[20]. Os autores recomendam que: (a) a atividade física realizada seja controlada quando o *Pad test* for utilizado para comparação dos resultados após intervenções e (b) o paciente seja orientado a não realizar atividade física no dia do *Pad test* de 24 horas[20]. Com relação a esta última orientação, existe um consenso da ICS de que o paciente mantenha suas atividades habituais no dia do teste[1]. A orientação de não realizar atividade física poderia deixar de documentar a perda de urina associada aos exercícios. Nesse caso, uma orientação melhor poderia ser a de registrar o tipo, a intensidade e a duração da atividade física realizada.

Embora a maioria dos estudos defina os pontos de corte e estude as propriedades clinimétricas do *Pad test* em mulheres[12,21,22], estão disponíveis pesquisas sobre esse teste em homens[16-18]. De acordo com Yi e cols.[16], o *Pad test* é capaz de quantificar os níveis de IU, documentar as mudanças pré e pós-tratamento e predizer o resultado da intervenção em homens com IU pós-prostatectomia. Não foram encontradas indicações de pontos de corte diferentes para homens.

CONSIDERAÇÕES FINAIS

O *Pad test* é indicado como padrão ouro para quantificação da IU[1]. Não foram encontrados estudos sobre as peculiaridades de sua utilização em pessoas idosas, embora ele seja adotado para documentar a efetividade das intervenções em estudos com esse grupo populacional[23-25]. Entre as variações do teste indicadas pela ICS, a versão de 24 horas, além de menos exaustiva, é mais factível e funcional para as pessoas idosas. Os pontos de corte para interpretação e classificação da IU ainda precisam ser mais bem estabelecidos em pessoas idosas, homens e no contexto do Brasil. A metodologia de realização do *Pad test* está bem estabelecida na literatura e, quando adequadamente seguida, obtém adequadas propriedades clinimétricas. Novos estudos precisam ser conduzidos para quantificar a mudança nos valores do *Pad test* com diferentes níveis de atividades físicas e nos valores esperados de sudorese e de perda urinária. A adesão de pessoas idosas e cuidadores à realização do *Pad test* de 24 horas também precisa ser investigada.

Referências

1. Krhut J, Zachoval R, Smith PP et al. Pad weight testing in the evaluation of urinary incontinence. Neurourol Urodyn 2014; 33:507-10.
2. D'Ancona CD, Haylen BT, Oelke M et al. An International Continence Society (ICS) report on the terminology for adult male lower urinary tract and pelvic floor symptoms and dysfunction. Neurourol Urodyn 2019; 38(2):433-77.
3. Suskind AM, Vaittinen T, Gibson W et al. International Continence Society white paper on ethical considerations in older adults with urinary incontinence. Neurourol Urodyn 2022; 41(1):14-30.
4. Silay K, Akinci S, Ulas A et al. Occult urinary incontinence in elderly women and its association with geriatric condition. Eur Rev Med Pharmacol Sci 2016; 20(3):447-51.
5. Yagmur Y, Gul S. Urinary incontinence in women aged 40 and older: Its prevalence, risk factors, and effect on quality of life. Niger J Clin Pract 2021; 24(2):186-92.
6. Aly WW, Sweed HS, Mossad NA, Tolba MF. Prevalence and risk factors of urinary incontinence in frail elderly females. J Aging Res 2020; 27(2020):242-59.
7. Dantas THM, Castaneda L, Magalhães AG, Dantas DS. Linking of assessment scales for women with urinary incontinence and the International Classification of Functioning, Disability and Health. Disabil Rehabil 2019; 41(12):1443-9.
8. Kataria K, Ilsley A. Urinary incontinence in older adults: what you need to know. Br J Hosp Med (Lond) 2021; 2;82(4):1-8.
9. Nambiar AK, Bosch R, Cruz F et al. EAU Guidelines on assessment and nonsurgical management of urinary incontinence. Eur Urol 2018; 73(4):596-609.

10. Medeiros Araujo C, de Morais NR, Sacomori C, de Sousa Dantas D. Pad test for urinary incontinence diagnosis in adults: Systematic review of diagnostic test accuracy. Neurourol Urodyn 2022; 41(3):696-709.
11. James ED, Flack FC, Caldwell KP, Martin MR. Continuous measurement of urine loss and frequency in incontinent patients. Preliminary report. Br J Urol 1971; 43(2):233-7.
12. Albuquerque MT, Micussi MTABC, Soares EMM et al. Correlação entre as queixas de incontinência urinária de esforço e o pad test de uma hora em mulheres na pós-menopausa. ver Bras Ginecol Obstet 2011; 33(2):70-4.
13. Wu WY, Hsiao SM, Wu PC, Lin HH. Test-retest reliability of the 20-min pad test with infusion of strong-desired volume in the bladder for female urodynamic stress incontinence. Sci Rep 2020; 10(1):18472.
14. Machold S, Olbert PJ, Hegele A, Kleinhans G, Hofmann R, Schrader AJ. Comparison of a 20-min pad test with the 1-hour pad test of the international continence society to evaluate post-prostatectomy incontinence. Urol Int 2009; 83(1):27-32.
15. Ekelund P, Bergström H, Milsom I, Norlén L, Rignell S. Quantification of urinary incontinence in elderly women with the 48-hour pad test. Arch Gerontol Geriatr 1988; 7(4):281-7.
16. Yi YA, Keith CG, Graziano CE et al. Strong correlation between standing cough test and 24-hour pad weights in the evaluation of male stress urinary incontinence. Neurourol Urodyn 2020; 39(1):319-23.
17. Malik RD, Cohn JA, Fedunok PA, Chung DE, Bales GT. Assessing variability of the 24-hour pad weight test in men with post-prostatectomy incontinence. Int Braz J Urol 2016; 42(2):327-33.
18. Kurimura Y, Haga N, Yanagida T et al. The preoperative pad test as a predictor of urinary incontinence and quality of life after robot-assisted radical prostatectomy: a prospective, observational, clinical study. Int Urol Nephrol 2020; 52(1):67-76.
19. Figueiredo EM, Gontijo R, Vaz CT et al. The results of a 24-h pad test in Brazilian women. Int Urogynecol J 2012; 23(6):785-9.
20. Painter V, Karantanis E, Moore KH. Does patient activity level affect 24-hr pad test results in stress-incontinent women? Neurourol Urodyn 2012; 31(1):143-7.
21. Karantanis E, O'Sullivan R, Moore KH. The 24-hour pad test in continent women and men: normal values and cyclical alterations. BJOG 2003; 110(6):567-71.
22. Ferreira CH, Bø K. The Pad Test for urinary incontinence in women. J Physiother 2015; 61(2):98.
23. Dumoulin C, Morin M, Mayrand MH, Tousignant M, Abrahamowicz M. Group physiotherapy compared to individual physiotherapy to treat urinary incontinence in aging women: study protocol for a randomized controlled trial. Trials 2017; 16;18(1):544.
24. Wallis MC, Davies EA, Thalib L, Griffiths S. Pelvic static magnetic stimulation to control urinary incontinence in older women: a randomized controlled trial. Clin Med Res 2012; 10(1):7-14.
25. Elliott V, de Bruin ED, Dumoulin C. Virtual reality rehabilitation as a treatment approach for older women with mixed urinary incontinence: a feasibility study. Neurourol Urodyn 2015; 34(3):236-43.

Capítulo 42

ELETROMIOGRAFIA E *BIOFEEDBACK* DOS MÚSCULOS DO ASSOALHO PÉLVICO

Claudia Pignatti Frederice Teixeira
Ericka Kristhine Valentin
Mariana Maia de Oliveira Sunemi

INTRODUÇÃO

O aumento na incidência de disfunções relacionadas com o envelhecimento[1] é decorrente da desnervação de parte das fibras musculares, o que resulta em atrofia e perda progressiva, especialmente das fibras do tipo II[2]. Observam-se alterações nas moléculas de miosina, bem como taxa menor de renovação de proteínas e capacidade regenerativa menor das fibras musculares[2].

Os músculos do assoalho pélvico (MAP) de indivíduos jovens são compostos principalmente por fibras do tipo I (70%), de contração lenta, que são responsáveis basicamente pela sustentação e manutenção do posicionamento ideal dos órgãos pélvicos. Os 30% restantes correspondem a fibras musculares do tipo II, cuja principal função é a contração rápida diante dos aumentos de pressão intra-abdominal.

Com o envelhecimento, o diâmetro médio e a contagem de fibras musculares dos tipos I e II diminuem. Nas mulheres idosas, que se encontram no climatério, o hipoestrogenismo conduz à diminuição do tônus da musculatura estriada em geral, que se estende para os MAP e o esfíncter uretral. Essas mudanças na estrutura muscular influenciam a funcionalidade dos MAP, como a suspensão dos órgãos pélvicos, e aumentam o risco de prolapsos de órgãos pélvicos e de incontinência urinária[3,4]. Em homens, a influência hormonal sobre a musculatura estriada é reduzida, pois a queda da testosterona é mais suave ao longo do processo de envelhecimento.

A eletromiografia (EMG) é um indicador de recrutamento muscular empregado como método de estudo da função muscular. A avaliação dos MAP de pessoas idosas por meio de EMG, com ou sem *biofeedback* (BFB), pode contribuir para detecção dos padrões musculares, bem como sua correlação com os sintomas miccionais e de suporte dos órgãos pélvicos. No entanto, estudos que utilizaram essa ferramenta de avaliação dos MAP em pessoas idosas são escassos. Dois estudos demonstram a tendência de que, quanto maior a idade, menor a atividade eletromiográfica dos MAP em mulheres[5,6]. Em homens, essa correlação ainda precisa ser mais bem investigada.

METODOLOGIA

Eletromiografia de superfície (EMGs)

A captação eletromiográfica de músculos profundos é feita com a utilização de eletrodos de agulha, enquanto para captação dos músculos superficiais são empregados eletrodos de superfície, fixados sobre a pele, ou intracavitários (vaginal ou anal). A EMGs é de fácil reprodução e amplamente utilizada na prática clínica em detrimento da EMG intramuscular[7].

A EMGs dos MAP consiste na captação e registro de disparos dos potenciais de ação da unidade motora (PAUM) de fibras musculares em repouso e em contração[8,9]. Os eletrodos de superfície são responsáveis por captar os sinais eletromiográficos brutos, os quais são processados e analisados por meio de *software* do próprio equipamento e transformados em sinal visual e/ou sonoro.

O sinal *Root Mean Square* (RMS), o mais utilizado para análise da atividade mioelétrica, é obtido por meio de um cálculo matemático realizado pelo próprio *software* do equipamento, em que se eleva ao quadrado cada valor do sinal eletromiográfico, estimando-se a média e a raiz quadrada. A utilização do RMS não exige retificação do sinal, o que torna mais fidedignos os valores captados[10].

A captação da atividade mioelétrica fornece informações sobre a função muscular tanto para o examinador como para a paciente[9]. Quando o examinador, durante a realização do exame, compartilhar com a paciente os achados da avaliação dos MAP, este pode visualizar a contração e o relaxamento dos MAP. Assim, a EMGs contribui para motivar, reeducar e conscientizar a paciente quanto à contração dos MAP, o que configura uma avaliação com BFB[11,12].

Avaliação por EMGs

O equipamento de EMGs funciona com *software* específico de acordo com o fabricante. As características necessárias para um exame de qualidade consistem em:

- **Frequência de amostragem:** deve ser, no mínimo, o dobro da frequência de disparo de contração muscular[8,9]. Considerando que o intervalo de frequência de disparo muscular é de 20 a 500Hz, a frequência de amostragem deve ser, no mínimo, de 1.000Hz[13-17].
- **Filtros:** a filtragem da captação da contração muscular é fundamental para a exclusão de valores indesejados abaixo e acima do intervalo da frequência de disparo muscular determinada (20 a 500Hz). Os quatro tipos de filtro comumente utilizados são: (1) passa alta, (2) passa baixa, (3) passa faixa ou banda e (4) *notch*.

1. **Filtro passa alta:** possibilita a passagem das frequências acima da frequência de corte (20Hz).
2. **Filtro passa baixa:** limita a passagem das frequências acima da frequência de corte (500Hz). O sinal da EMGs adquire ruído enquanto percorre diferentes tecidos entre a fibra muscular e o local onde o eletrodo é fixado. Desse modo, pode haver perda de captação dos potenciais de ação da musculatura desejada, criando um efeito de filtro passa baixa. Quanto maior a espessura do tecido, maior é a dificuldade (impedância/ruído) para captação do sinal da EMGs[15,17-19].
3. **Filtro passa banda ou passa faixa:** combinação dos dois anteriores – faixa ou banda que se forma entre o filtro passa alta e o filtro passa baixa (por exemplo, 20 a 500Hz).
4. **Filtro *notch*:** pode ser programado para rejeitar uma frequência específica do sinal coletado e suas harmônicas (são os múltiplos de uma frequência) tanto de ruído como de sinal verdadeiro. O exemplo mais comum de uso desse filtro é o corte da frequência de 60Hz, que é a frequência da rede de energia elétrica e de equipamentos ligados a ela. Portanto, esse filtro reduz a contaminação da coleta por frequências elétricas oriundas de equipamentos elétricos ou eletrônicos durante a captação da função muscular[15,17-21].

Normalização de sinal

O procedimento de normalização possibilita a avaliação do nível relativo de ativação para um dado músculo por meio da relação dos valores absolutos da amplitude do sinal EMGs em microvolt, expressos como percentual de um valor de referência comum[10,17,22,23]. Para normalização, pode ser utilizado como referencial o pico ou a média da contração voluntária máxima (CVM) ou contração isométrica voluntária máxima (CIVM), contração dos MAP diante da tosse ou até a contração abdominal[24,25]. A escolha do referencial para normalização deve adequar-se aos objetivos de análise eletromiográfica determinados pelo profissional, uma vez que até o momento não há consenso sobre uma padronização específica para os MAP.

Posicionamento de eletrodos

O posicionamento da paciente, o tipo e a colocação dos eletrodos e o músculo avaliado devem ser padronizados, visando garantir a uniformização das coletas no mesmo indivíduo e nos grupos[19,26,27]. Os eletrodos transcutâneos mais usados para captação do sinal eletromiográfico são os mesmos utilizados em eletrocardiogramas (Figura 42.1*A*), os quais são de baixa impedância, cobertos com adesivo acrílico hipoalergênico, gel acrílico com cloreto de potássio e pino metálico de aço inox[21].

Os eletrodos devem estar fixados no sentido das fibras musculares, a uma distância de 20mm entre seus centros. Nos músculos particularmente pequenos, a distância não deve ser maior que um quarto do comprimento da fibra muscular (Figura 42.1*B*)[13,14,21,25,26].

No caso dos MAP, é difícil seguir esses princípios em virtude da anatomia e profundidade desses músculos. Embora o posicionamento dos eletrodos nessa região não seja padronizado, a colocação dos eletrodos transcutâneos nos pontos 3 e 9 do relógio análogo anal (Figura 42.2A) costuma ser empregada na prática clínica[19,26,28]. Em relação aos eletrodos intracavitários, recomenda-se o uso dos indicados pelo fabricante do equipamento (Figura 42.2B).

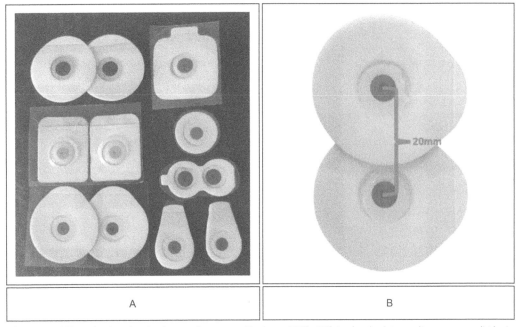

Figura 42.1A Tipos de eletrodos de eletrocardiograma utilizados na EMGs. **B** Eletrodos de eletrocardiograma com distância de 20mm entre os centros.

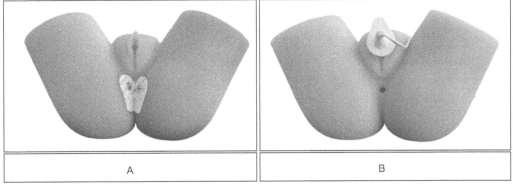

Figura 42.2A Sugestão local para fixação dos eletrodos transcutâneos para EMGs. **B.** EMGs com eletrodo intracavitário, intravaginal.

Fatores que podem afetar os sinais do EMGs e o BFB

Os principais fatores que comprometem tanto a captação do sinal do EMGs como o BFB estão resumidos no Quadro 42.1.

Como avaliar por meio do EMGs

O Quadro 42.2 apresenta um resumo dos principais passos para avaliação por meio do EMGs.

Quadro 42.1 Fatores que podem afetar os sinais eletromiográficos e o *biofeedback* eletromiográfico[15,17,18,20,27,29-31]

Posicionamento inadequado dos eletrodos em relação às fibras musculares	Impedância elétrica
Interferências, artefatos ou ruídos	Interferências dos músculos próximos (*Crosstalk*)
Artefatos mecânicos, como o movimento da paciente, dos eletrodos, dos cabos, ou atrito com lençóis e roupas – falso sinal de contração	Cicatrizes (internas e externas)
	Mau posicionamento/contato/tamanhos da sonda intracavitária e dos eletrodos de superfície
Ruídos fisiológicos (edema, lesão da pele, sinal de ECG, fármacos)	Mau posicionamento da paciente
	Contração incorreta – inversão de comando
Ruídos térmicos (calor-frio) – é importante manter constante a temperatura da sala de exame	Não entendimento e falta de coordenação da paciente
	Falta ou excesso de gel de contato (qualidade elétrica do gel)
Qualquer forma de interferência elétrica: campos eletromagnéticos/corrente elétrica (50/60Hz), sinais de rádio/TV, salas inadequadas	Não colocação do fio terra (quando disponível no equipamento)
	Bateria baixa do equipamento

ECG: eltrocardiograma.

Quadro 42.2 Passos para avaliação por meio de eletromiografia de superfície[14,17,19,25,27]

Preparar pele
• Remover a oleosidade, células mortas, pelos
• Esfregar com pasta eletrolítica suavemente abrasiva ou outra ação que promova esfoliação leve
• Depilar no sentido do crescimento do pelo (para não ferir a pele)
Colocação dos eletrodos e/ou sondas
• Fixar os eletrodos na direção das fibras musculares e com até 20mm de distância entre os centros dos eletrodos ou
• Colocar sonda intracavitária (cuidado com tamanho da sonda e quantidade de gel)
Filtros
• Passa alta: 20Hz
• Passa baixa: 500Hz
• *Notch*: 50Hz/60Hz e harmônicas
Normalização
• Posicionamento da paciente
• Coleta da CVM ou CIVM, AEVM
Escolha do protocolo
• Protocolo de Glazer ou
• Criação ou escolha de outro
Testar o funcionamento do equipamento e o sinal de EMGs
• Conferir se tudo está de acordo com os itens anteriores
• Verificar o sinal do EMGs
Iniciar a coleta
• Dar início à coleta e terminar o processo

INTERPRETAÇÃO DOS RESULTADOS

Objetivos da EMGs e do BFB

A EMGs e o BFB tornam possível a avaliação das características de contração dos múscu-los examinados em comparação a eles próprios ou a seus simétricos, bem como a observação da interação dos antagonistas e agonistas sinergistas, obtendo dados como:

- **Valores de repouso:** são utilizados para avaliação da condição de um músculo antes, depois ou entre os ciclos de atividade. Essa medida indica se o músculo em avaliação se encontra em repouso adequado, bem como aponta se, após determinada atividade, ele retorna aos valores iniciais.
- **Amplitude de pico da contração:** mostra a intensidade e a força máxima da con-tração do grupo muscular, quando registrada.
- **Contração sustentada:** informa a resistência, a capacidade de sustentação, pela mé-dia, o tempo de sustentação e a estabilidade (a depender do equipamento, pode ser mostrada pelo desvio padrão, pela variância ou pelo coeficiente de variação) da contra-ção, pelo desvio padrão.
- **Tempo de ativação e desativação de uma contração:** mostra quão rápido é a ativação da contração muscular até seu pico ou patamar e depois o tempo da desativação da contração até o repouso.
- **Estabilidade do sinal ou variância:** mostra o quanto a contração sustentada é está-vel ao longo do processo com o objetivo de estabilizar (diminuir a variância) o melhor possível essa contração.
- **Frequências (em hertz):** determina com que frequência as contrações acontecem e sua inferência sobre a tipificação das fibras musculares.

Com base nesses achados é possível estabelecer o diagnóstico físico e funcional, bem como o plano terapêutico, e acompanhar a evolução e a resposta ao tratamento.

Biofeedback por EMGs

Existem equipamentos capazes de operar com sistemas de EMGs e outros que funcio-nam apenas como aparelhos de BFB por EMGs, pois contêm informações mais limitadas de coleta. Nesse tipo de equipamento não é necessário configurar filtros, e as informações estatísticas da coleta variam de acordo com o *software* de cada fabricante.

O BFB por EMGs emite sinais visuais e sonoros e possibilita que a paciente reaja e interaja com o equipamento. Essa interação facilita a percepção da paciente em relação às mudanças da atividade muscular, tornando possível a alteração voluntária da resposta muscular. Assim, funciona como um recurso de treinamento para melhora do desempenho e/ou reabilitação dos MAP, possibilita reavaliações subsequentes e a adaptação das tarefas propostas e contribui para motivação da paciente. Além disso, alguns equipamentos possibi-litam a programação de protocolos de tratamento individualizados com telas lúdicas e *games* (gamificação) que podem ser associados a outros equipamentos, acessórios e atividades para potencializar os efeitos terapêuticos[32-34].

Ao selecionar esse equipamento, o clínico deve avaliar a presença de alterações cognitivas, as quais dificultam o emprego do recurso.

Protocolos de avaliação

Quando padronizados, os protocolos de avaliação fornecem uma base para comparação de um indivíduo com ele próprio e com outros. Além disso, os achados do exame podem ser apresentados e discutidos com outros profissionais. No entanto, quando se trata de MAP, não há uma padronização das formas de avaliação ou mesmo consenso quanto aos valores de normalidade da função muscular. Há apenas um protocolo específico para avaliação dos MAP, proposto por Glazer e cols.[35] e mostrado na Figura 42.3 e no Quadro 42.3.

Os resultados da avaliação por meio de EMGs são:

- CVM e CIVM.
- Valores de repouso.
- Amplitude em microvolts (µV): máxima (pico) e média (resistência).
- Resistência das contrações isométricas/sustentadas (para programação terapêutica).
- Velocidade de resposta: tempo de ativação/*onset* e tempo de desativação/*offset* (da contração).
- Estabilidade/variação do sinal – coeficiente de variação.
- Análise das frequências de disparo motor.
- Músculos adjacentes (agonistas e antagonistas).
- Recuperação: tempo de retorno aos valores de base/repouso inicial[17,20,27,34,35].

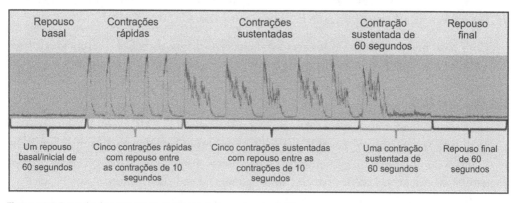

Figura 42.3 Exemplo de captação de EMGs seguindo protocolo de Glazer.

Quadro 42.3 Etapas da avaliação por EMGs proposta por Glazer

1	Um repouso basal/inicial de 60 segundos
2	Cinco contrações rápidas com repouso entre as contrações de 10 segundos
3	Cinco contrações sustentadas de 10 segundos com repouso de 10 segundos entre as contrações
4	Uma contração sustentada/*endurance* 60 segundos
5	Um repouso final de 60 segundos (avalia recuperação)

Referências

1. Travassos GF, Coelho AB, Arends-Kuenning MP. The elderly in Brazil: Demographic transition, profile, and socioeconomic condition. Revista Brasileira de Estudos de População 2020;37:1-27.
2. Degens H. Age-related skeletal muscle dysfunction: causes and mechanisms. Journal of Musculoskeletal & Neuronal Interactions 2007; 7:246-52.
3. Koelbl H, Strassegger H, Riss P, Gruber H. Morphologic and functional aspects of pelvic floor muscles in patients with pelvic relaxation and genuine stress incontinence. Obstet Gynecol 1989; 74:789-95.
4. Trutnovsky G, Guzman-Rojas R, Martin A, Dietz HP. Pelvic floor dysfunction – Does menopause duration matter? Maturitas 2013; 76:134-8.
5. Bocardi DAS, Baldon P V, Driusso P. Influência do envelhecimento sobre a função e atividade eletromiográfica dos músculos do assoalho pélvico de mulheres nuligestas. São José dos Campos: XX Encontro Latino-Americano de Iniciação Científica, XVI Encontro Latino-Americano de Pós-Graduação e VI Encontro de Iniciação à Docência – Universidade do Vale do Paraíba, 2016: 1-6.
6. Aukee P, Penttinen J, Airaksinen O. The effect of aging on the electromyographic activity of pelvic floor muscles: A comparative study among stress incontinent patients and asymptomatic women. Maturitas 2003; 44:253-7.
7. Frawley H, Shelly B, Morin M et al. An International Continence Society (ICS) report on the terminology for pelvic floor muscle assessment. Neurourol Urodyn 2021; 40:1217-60.
8. Soderberg GL, Knutson LM. A guide for use and interpretation of kinesiologic electromyographic data. Physical Therapy 2000; 80:485-98.
9. Messelink B, Benson T, Berghmans B et al. Standardization of terminology of pelvic floor muscle function and dysfunction: Report from the pelvic floor clinical assessment group of the International Continence Society. Neurourol Urodyn 2005; 24:374-80.
10. Cram JR, Kasman GS. Part I – The basics of surface electromyography: Instrumentation. In: Criswell E, editor. Cram's introduction to surface electromyography. 2nd ed., Jones and Bartlett Publishers, 2011.
11. Oliveira MMF. Recursos fisioterapêuticos e aplicabilidade ao tratamento da incontinência urinária. In: Tratado de fisioterapia em saúde da mulher. Rio de Janeiro: Gen-Rocca, 2019: 305-20.
12. Oliveira MMF. Avaliação fisioterapêutica na incontinência urinária. In: Pinto MP, Silva AAM (eds.) Tratado de fisioterapia em saúde da mulher. Rio de Janeiro: Gen-Rocca, 2019: 289-304.
13. Merletti R, Hermens H. Introduction to the special issue on the SENIAM European Concerted Action. Journal of Electromyography and Kinesiology : Official Journal of the International Society of Electrophysiological Kinesiology 2000; 10:283-6.
14. Merletti R. Surface electromyography for non invasive assessment of muscles (SENIAM, 1996-1999) twenty years later. 2021.
15. Criswell E, Cram JR. Cram's introduction to surface electromyography. 2nd ed. Jones and Bartlett Publishers, 2011.
16. Merletti R, Farina D. Surface electromyography physiology, engineering, and applications. New Jersey: John Wiley & Sons, Inc., 2016.
17. Schwartz MS, Andrasik F (eds.) Biofeedback – A practitioner's guide. 4th ed. New York: The Guilford Press, 2016.
18. Karmen G, Gabriel DA. Fundamentos da eletromiografia.1st ed. São Paulo: Editora Phorte, 2015.
19. Papagiannis GI, Triantafyllou AI, Roumpelakis IM et al. Methodology of surface electromyography in gait analysis: review of the literature. Journal of Medical Engineering and Technology 2019; 43:59-65.
20. Merletti R, Farina D. Surface electromyography physiology, engineering, and applications. New Jersey: John Wiley & Sons, Inc., 2016.
21. Hermens HJ, Freriks B, Disselhorst-Klug C, Rau G. Development of recommendations for SEMG sensors and sensor placement procedures. J Electromyogr Kinesiol 2000; 10(5):361-74.
22. Ball N, Scurr J. Electromyography normalization methods for high-v elocity muscle actions: Review and recommendations. J Appl Biomech 2013; 29(5):600-8.
23. Burden A. How should we normalize electromyograms obtained from healthy participants? What we have learned from over 25years of research. J Electromyogr Kinesiol 2010; 20:1023-35.
24. Pereira-Baldon VS, de Oliveira AB, Padilha JF, Degani AM, Avila MA, Driusso P. Reliability of different electromyographic normalization methods for pelvic floor muscles assessment. Neurourol Urodyn 2020; 39:1145-51.
25. Marchetti PH, Duarte M. Instrumentação em eletromiografia. 2006.
26. Forti F. Análise do sinal eletromiografico em diferentes posicionamentos, tipos de eletrodos, ângulos articulares e intensidades de contração. 2005.
27. Konrad P. The ABC of EMG – A practical introduction to kinesiological electromyography. 2005.

28. Moretti E, de Moura Filho AG, de Almeida JC, Araujo CM, Lemos A. Electromyographic assessment of women's pelvic floor: What is the best place for a superficial sensor? Neurourol Urodyn 2017; 36:1917-23.
29. Sannomiya P, Manreza LA, Zanini AC. Farmacologia da unidade motora – Aspectos de interesse em neurologia. Arq Neuro-Psiquiat 1975; 55:252-60.
30. Kiesswetter H. EMG – Patterns of pelvic floor muscles with surface electrodes. Urol Int 1976; 31:60-9.
31. Chu SK, Jayabalan P, Christopher JV (eds.) McLean EMG Guide. 2nd ed. New York, NY: Springer Publishing Company, 2019.
32. Lundervold DA, Poppen R. Biobehavioral intervention for older adults coping with essential tremor. Applied Psychophysiology Biofeedback 2004; 29:63-73.
33. Bertotto A, Schvartzman R, Uchôa S, Wender MCO. Effect of electromyographic biofeedback as an add-on to pelvic floor muscle exercises on neuromuscular outcomes and quality of life in postmenopausal women with stress urinary incontinence: A randomized controlled trial. Neurourol Urodyn 2017; 36:2142-7.
34. Glazer HI, Laine CD. Pelvic floor muscle biofeedback in the treatment of urinary incontinence: A literature review. Applied Psychophysiology and Biofeedback 2006; 31:187-201.
35. Glazer HI, Romanzi L, Polaneczky M. Pelvic floor muscle surface electromyography – Reliability and clinical predictive validity. J Reprod Med 1999: 779-82.

Capítulo **43**

ULTRASSONOGRAFIA DOS MÚSCULOS DO ASSOALHO PÉLVICO

Marcela Grigol Bardin
Natalia Martinho
Mariana Maia de Oliveira Sunemi

INTRODUÇÃO

As disfunções do assoalho pélvico impactam negativamente a qualidade de vida das pessoas idosas[1]. De acordo com a Sociedade Internacional de Continência (ICS)[2], os sintomas de disfunções do assoalho pélvico são classificados em: (a) sintomas do trato urinário inferior: incontinência urinária, aumento da frequência urinária, urgência, fluxo urinário reduzido ou intermitente, hesitação urinária e esvaziamento vesical incompleto; (b) sintomas intestinais: obstrução da defecação, constipação intestinal, incontinência fecal, prolapso retal; (c) sintomas vaginais: prolapso de órgão pélvico; (d) função sexual: dispareunia (na mulher), disfunção erétil e ejaculatória (no homem) e, em ambos os gêneros, desordem de orgasmo; (f) dor: síndrome da dor pélvica crônica.

Apesar de ocorrerem em ambos os gêneros, a prevalência de disfunções do assoalho pélvico é mais elevada entre as mulheres. Observa-se taxa de incontinência urinária de 35,3% nas mulheres, contra 4,4% nos homens de 18 a 97 anos de idade, afetando principalmente as mulheres de 70 a 74 anos[3].

Este capítulo aborda brevemente o impacto do envelhecimento nas estruturas do assoalho pélvico com enfoque principal no assoalho pélvico feminino. Em seguida, será apresentado o uso da ultrassonografia (USG) como ferramenta de avaliação cinética funcional do assoalho pélvico na área da geriatria.

IMPACTO DO ENVELHECIMENTO NO ASSOALHO PÉLVICO

Com o envelhecimento, várias alterações prejudiciais ocorrem nas estruturas do assoalho pélvico e trato urinário inferior. Alterações na arquitetura muscular são decorrentes da redução no comprimento das miofibrilas e na quantidade de fibras musculares (sarcopenia) com consequente diminuição da massa muscular, principal determinante da função muscular. Esta ainda é afetada pelo acúmulo patológico de colágeno ou fibrose na matriz extracelular das miofibrilas, provocando rigidez muscular e redução de sua capacidade de carga. Essas mudanças também afetam negativamente as propriedades mecânicas dos músculos do assoalho pélvico (MAP) e são responsáveis pela fraqueza clinicamente observada do músculo levantador do ânus[4], o que contribui para redução do suporte anatômico dos órgãos pélvicos, do colo vesical e da uretra proximal em repouso e durante atividades dinâmicas. Ocorrem, assim, aumento da incidência de prolapso dos órgãos pélvicos e perda urinária, causados principalmente por aumento da pressão intra-abdominal.

Adicionalmente, o hipoestrogenismo, inerente à menopausa, altera a remodelação do colágeno com impacto negativo sobre a mobilidade uretral e os mecanismos de fechamento uretral. Ocorre, ainda, deposição de colágeno na musculatura lisa do detrusor, o que contribui para a fisiopatologia de diversas disfunções de esvaziamento vesical[5,6], desencadeando sintomas urinários, como aumento da frequência urinária e episódios de urgência e noctúria[7]. Como consequência do hipoestrogenismo, ocorre a atrofia genital que, com ressecamento vaginal, incontinência urinária de esforço e dispareunia, integra a síndrome geniturinária da menopausa.

A síndrome geniturinária da menopausa é frequente na população idosa feminina e geralmente exige tratamento à base de reposição hormonal estrogênica tópica, hidratação vaginal e fisioterapia para recuperação ou prevenção da redução da capacidade elástica muscular. Muitas vezes, a atrofia genital promove redução do introito vaginal e pode ser confundida, à avaliação física, com aumento do tônus dos MAP. No entanto, é comum notar hipotonia desse grupo muscular ao aprofundar o toque para além do introito vaginal, avaliando-se com frequência aumento do hiato genital e menor resistência muscular, bem como frouxidão vaginal.

Assim, o tratamento da síndrome geniturinária da menopausa e da frouxidão vaginal em mulheres idosas deverá ser proposto sempre que se manifestarem sintomas de dispareunia, dificuldade ao exame ginecológico, sensação de prurido ou ressecamento vaginal, que podem ser acompanhados por ardência, fissuras vaginais frequentes (síndrome geniturinária da menopausa), flatos vaginais e diminuição da sensibilidade durante a penetração vaginal, entre outros sintomas relacionados com frouxidão vaginal. O Quadro 43.1 sintetiza as principais alterações que ocorrem na bexiga, uretra, próstata, vagina e nos MAP e que irão predispor as disfunções previamente descritas.

A polifarmácia, frequente entre as pessoas idosas, pode produzir efeitos adversos que contribuem para o aumento dos sintomas do trato urinário inferior, como é o caso das disfunções urinárias associadas ao uso de diuréticos para tratamento da hipertensão arterial sistêmica. Também devem ser considerados as pessoas idosas frágeis que apresentam sarcopenia. Essas condições podem agravar a capacidade da pessoa idosa de manter as funções do assoalho pélvico de maneira adequada. Desse modo, a avaliação detalhada da função (ou disfunção) do assoalho pélvico é imprescindível para nortear o plano terapêutico.

Quadro 43.1 Principais alterações nas estruturas do assoalho pélvico e do trato urinário inferior decorrentes do envelhecimento

Na bexiga	Na uretra
↑Trabeculação	↓Celularidade
↑Fibrose	↑Deposição de colágeno
↓Inervação autonômica	↓Resistência ao fluxo miccional
↑Formação de divertículos	↓Pressão de fechamento
↓Capacidade vesical	↑Risco de infecção do trato urinário
↓Habilidade de adiar micção	↑Risco de incontinência urinária
↓Contratilidade	
↑Resíduo pós-miccional	
↑Contrações involuntárias	
↑Risco de infecção do trato urinário	
↑Risco de incontinência urinária	
Na próstata	**Na vagina**
↑Hiperplasia	↓Celularidade
↑Irritação de receptores adrenérgicos	↑Atrofia do epitélio
↑Risco de infecção do trato urinário	↑Dispareunia
↑Risco de incontinência urinária	↑Uretrite atrófica
↑Retenção urinária	
Nos músculos do assoalho pélvico	
↑Deposição de colágeno	
↑Tecido conjuntivo	
↑Fraqueza muscular	

Fonte: Palma e cols.[8].

METODOLOGIA

Avaliação ultrassonográfica do assoalho pélvico

A habilidade na avaliação do assoalho pélvico varia bastante entre os profissionais, tornando diversos e subjetivos tanto o exame como a interpretação funcional. A USG do assoalho pélvico representa um método de avaliação relativamente barato e possibilita ampla visualização das estruturas superficiais e profundas do assoalho pélvico em tempo real e durante atividades dinâmicas[9-11], tornando possíveis a educação e a otimização da consciência pélvico-perineal do(a) paciente[12]. Nesse contexto, a USG cinesiológica emerge como técnica complementar com crescente empregabilidade clínica para avaliação da integridade e função do assoalho pélvico e apresenta de média a boa acurácia interobservador para avaliação dos defeitos nos músculos levantadores do ânus e para medida do hiato do levantador[13].

A avaliação ultrassonográfica do assoalho pélvico pode ser realizada via transperineal, transabdominal ou endocavitária. A USG transabdominal (com transdutor posicionado em região suprapúbica) fornece informações importantes sobre o enchimento vesical e, indiretamente, sobre a contração dos MAP mediante visualização da elevação da base da bexiga[14,15]. Técnicas endocavitárias, como USG endovaginal e USG endoanal[16], promovem informações detalhadas sobre os compartimentos anterior e posterior do assoalho pélvico. Entretanto, essas técnicas são consideradas limitadas para investigação e visualização da função dos MAP[17].

Em contrapartida, a modalidade transperineal (ou translabial), realizada com o transdutor posicionado em região perineal, possibilita a visualização da morfologia e função dos MAP em repouso, durante manobra de Valsalva e contração voluntária máxima (CVM), sem interferência na mobilidade dos órgãos pélvicos. Em virtude de sua característica minimamente invasiva, essa modalidade vem sendo amplamente utilizada e difundida.

Escolha do equipamento

Atualmente, encontram-se disponíveis desde equipamentos de USG portáteis, que se conectam a *tablets* e celulares, até aqueles com tecnologias sofisticadas e que promovem a aquisição de imagens tri ou quadridimensionais, por exemplo. Especificamente para a USG transperineal, faz-se necessário um transdutor convexo bidimensional ou volumétrico[16]. Para avaliação da função dos MAP, o equipamento a ser utilizado deve, no mínimo, apresentar modo B (*brightness*) e recurso *cine-loop*, o que permitirá ao avaliador analisar vários segundos de *frames* capturados antes de a imagem ter sido congelada. Esse recurso é particularmente útil em atividades dinâmicas (por exemplo, momento de repouso, contração voluntária submáxima e CVM)[18].

Posicionamento do(a) paciente

Para realização da USG transperineal, utiliza-se a posição supina ou litotomia modificada (decúbito dorsal, com os joelhos fletidos, quadris abduzidos e pés apoiados na maca). A região perineal deve estar desnuda e pronta para o contato com o transdutor. O posicionamento em ortostatismo é especialmente útil para pacientes que apresentam dificuldade em realizar manobras dinâmicas na posição supina[19], como é o caso de mulheres que realizam involuntariamente a cocontração do levantador do ânus durante a manobra de Valsalva, prejudicando a avaliação da mobilidade das estruturas e dos órgãos pélvicos.

A posição ortostática também está indicada diante da queixa do(a) paciente de algo relacionado especificamente com essa postura, como sensação de peso vaginal ou dificuldade de contrair os MAP nessa postura. Entretanto, convém dar atenção especial ao posicionamento dos órgãos quando são adotadas diferentes posturas, uma vez que o colo vesical em repouso, por exemplo, apresenta-se significativamente mais baixo quando avaliado na postura ortostática em comparação à posição supina[20].

Preparo do transdutor

Inicialmente, deve ser aplicado gel condutor sobre o transdutor convexo para em seguida revesti-lo com uma barreira de proteção, que pode ser um preservativo masculino (de preferência não lubrificado), filme plástico ou luva sem talco. Convém ter cuidado para evitar bolhas de ar entre a superfície do transdutor e a barreira de proteção utilizada, a fim de garantir a boa qualidade das imagens ecográficas. Por fim, uma nova camada de gel condutor deve ser aplicada ao transdutor antes de posicioná-lo na região perineal.

Posicionamento do transdutor e aquisição da imagem

O transdutor deve estar na vertical e posicionado na região perineal (no caso dos homens) ou na abertura dos lábios genitais externos (no caso das mulheres) para obtenção de imagem das estruturas pélvicas no plano sagital mediano (Figura 43.1). O transdutor não deve ser pressionado excessivamente contra o períneo, de modo que a sínfise púbica apareça na imagem ecográfica a aproximadamente 1cm da superfície do transdutor.

Na imagem bidimensional do assoalho pélvico feminino é possível visualizar, no plano sagital mediano e de ventral para dorsal: sínfise púbica, colo vesical, uretra, bexiga, vagina, porção distal do reto com a junção anorretal e a parte distal do músculo puborretal, conforme apresentado na Figura 43.2. Equipamentos que promovem a aquisição de imagens 3D/4D ainda possibilitam a visualização das estruturas do assoalho pélvico no plano axial, como mostrado na Figura 43.3. Após adequadas visualização e compreensão das estruturas que serão avaliadas, a análise das disfunções do assoalho pélvico pode seguir o protocolo apresentado no Quadro 43.2 e sugerido por Bahrami e cols.[16].

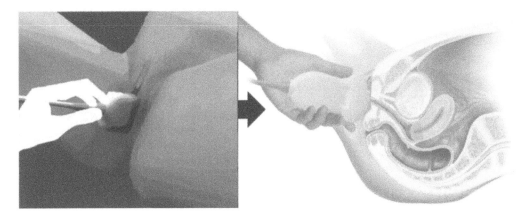

Figura 43.1 Paciente posicionada em litotomia modificada com transdutor posicionado na abertura dos lábios genitais externos, possibilitando a visualização das estruturas pélvicas no plano sagital mediano.

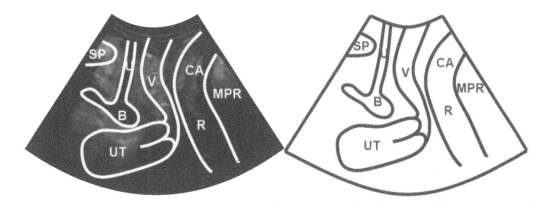

Figura 43.2 Imagem ultrassonográfica (à esquerda) e respectiva representação esquemática (à direita) das estruturas anatômicas visualizadas por meio da ultrassonografia transperineal 2D do assoalho pélvico feminino, possibilitando visualizar, de ventral para dorsal, as seguintes estruturas pélvicas: sínfise púbica (*SP*), uretra (*U*), bexiga (*B*), vagina (*V*), útero (*UT*), canal anal (*CA*), reto (*R*) e alça do músculo puborretal (*MPR*). Orientação da imagem: estruturas craniais na parte inferior da imagem, estruturas ventrais à esquerda e estruturas dorsais à direita da imagem.

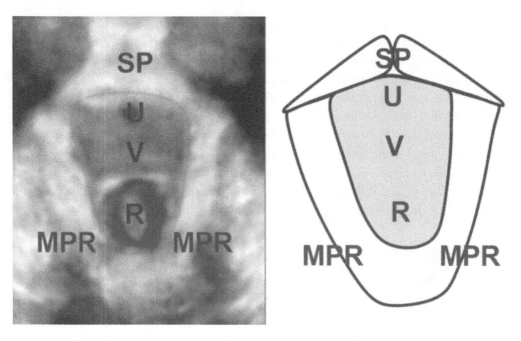

Figura 43.3 À esquerda, imagem ultrassonográfica das estruturas do assoalho pélvico no plano axial. À direita, representação esquemática das estruturas visualizadas na imagem ecográfica: sínfise púbica (*SP*), uretra (*U*), vagina (*V*), reto (*R*) e músculo puborretal (*MPR*). Orientação da imagem: estruturas craniais na parte inferior da imagem, estruturas ventrais à esquerda e estruturas dorsais à direita da imagem.

INTERPRETAÇÃO E APLICABILIDADE CLÍNICA

A USG do assoalho pélvico está indicada em diversas condições de saúde que afetam as funções do assoalho pélvico, como mostra o Quadro 43.3. Nesses casos, a avaliação ultrassonográfica possibilitará a identificação detalhada das possíveis alterações morfológicas e funcionais que estão predispondo tais disfunções. De acordo com a queixa do(a) paciente, alguns parâmetros ultrassonográficos podem ser avaliados e mensurados, como mostra o Quadro 43.4.

Vale ressaltar que até a elaboração deste capítulo não foram definidos valores de referência para comparação do exame USG individual. Assim, nos referimos à "aumentado" ou "diminuído" em comparação a pacientes controles saudáveis. As evidências sobre a correlação entre o aumento da espessura do músculo detrusor e os sintomas de bexiga hiperativa ainda são inconclusivas.

A USG do assoalho pélvico também se mostra útil para avaliação da condição cinética funcional dos MAP, como a capacidade de contração muscular e a dinâmica das vísceras pélvicas durante o movimento (cinesiofuncionologia). Durante a contração efetiva dos MAP ocorrem o deslocamento cranioventral dos órgãos pélvicos e a constrição do hiato urogenital. A Figura 43.4 apresenta alguns parâmetros ultrassonográficos que podem ser observados e mensurados no plano sagital mediano a fim de traduzir a funcionalidade dos MAP feminino (a Figura 43.6 lista os referentes aos MAP do sexo masculino). Assim,

Capítulo 43 • Ultrassonografia dos músculos do assoalho pélvico **349**

Quadro 43.2 Protocolo para avaliação das disfunções do assoalho pélvico por meio da ultrassonografia transperineal

Protocolo	Posicionamento do transdutor	Comentários
Repouso		
Imagem 2D no plano sagital mediano	Verticalmente, medial aos lábios genitais menores	Incluir pontos de referência: sínfise púbica, uretra, colo vesical, vagina e junção anorretal
Varredura sagital 2D	Verticalmente, medial aos lábios genitais menores	*Cine-loop* capturado da direita para esquerda para incluir obturador interno. Imagens estáticas com incrementos de 1 a 2cm, equidistantes. Útil para avaliação anatômica e para avaliar *sling* da uretra média ou malhas
Varredura coronal 2D	Girar o *probe* em 90 graus a partir da posição adotada no plano sagital mediano (orientação horizontal em relação ao introito vaginal)	*Cine-loop* capturado de anterior (púbis) para posterior (junção anorretal). Imagens estáticas com incrementos de 1 a 2cm, equidistantes. Útil para avaliação anatômica e para avaliar *sling* da uretra média ou malhas
Aquisição de volume 3D	Verticalmente, medial aos lábios genitais menores	Necessário incluir pontos de referência do púbis, uretra e colo vesical, vagina e junção anorretal dentro do campo de visão para capturar todo o hiato do levantador. Talvez seja preciso que o(a) paciente realize a contração dos MAP para incluir toda a anatomia supracitada no campo de visão Obtenção de visão multiplanar (sagital, coronal e axial) e exibição da imagem axial renderizada
Dinâmica – Valsalva		
Imagem 2D no plano sagital mediano	Verticalmente, medial aos lábios genitais menores	*Cine-loop* obtido durante manobra de Valsalva, usualmente sustentada por 6 a 10 segundos. Costuma exigir três repetições com orientação ao(à) paciente para alcançar o máximo esforço da manobra. Caso ocorra grande prolapso, pode ser necessária a aquisição de imagens centradas, respectivamente, nos compartimentos anterior e posterior
Dinâmica – contração voluntária máxima		
Imagem 2D no plano sagital mediano	Verticalmente, medial aos lábios genitais menores	*Cine-loop* realizado durante a contração dos MAP após instrução ativa do(a) paciente. Usualmente é necessária uma ou duas tentativas para alcançar a contração máxima. Contração sustentada deve durar pelo menos 10 segundos e demonstrar o movimento cranioventral das estruturas pélvicas, acompanhado pela redução do diâmetro anteroposterior do hiato urogenital

Fonte: traduzido de Bahrami e cols., 2021.
MAP: músculos do assoalho pélvico; 2D: bidimensional; 3D: tridimensional.

Quadro 43.3 Indicações para realização da ultrassonografia do assoalho pélvico

Indicações clínicas
Infecção urinária de repetição
Urgência, frequência, noctúria e/ou urge-incontinência urinária
Incontinência urinária de esforço
Perda urinária insensível
Dor vesical
Disúria persistente
Sintomas de prolapso de órgãos pélvicos
Disfunção de esvaziamento vesical
Obstrução fecal, constipação intestinal crônica, sensação de esvaziamento intestinal incompleto
Dor pélvica ou vulvovaginal e/ou corrimento vaginal após cirurgia pélvica

Fonte: traduzido de Dietz. Pelvic floor ultrasound: a review. Am J Obstet Gynecol 2010[20].

Quadro 43.4 Interpretação dos achados ultrassonográficos de acordo com os sinais e sintomas clínicos apresentados pelo(a) paciente idoso(a)

Alterações clínicas	Alterações morfológicas e/ou funcionais que podem ser observadas à USG
Incontinência urinária de esforço feminina e masculina	Hipermobilidade do colo vesical (deslocamento do colo vesical durante Valsalva, partindo do repouso > 25mm) Hipermobilidade da uretra durante manobra de esforço e/ou Valsalva (uretra proximal, média e distal) Mobilidade do colo vesical aumentada mesmo se solicitada CVM durante tosse Afunilamento do colo vesical em repouso e/ou durante manobra de esforço e/ou Valsalva Rotação uretral durante manobra de esforço e/ou Valsalva Bexiga urinária baixa em relação à linha de referência traçada no nível da sínfise púbica Pouco deslocamento dos órgãos pélvicos no sentido cranioventral durante a CVM e em relação ao repouso
Bexiga hiperativa	Visualização e mensuração da espessura do músculo detrusor
Disfunção de esvaziamento por possível obstrução infravesical (urinária) ou constipação (intestinal) justificadas pelo aumento do tônus dos MAP	Diminuição da distância sínfise-levantador (plano mediossagital) e dos diâmetros anteroposterior e transversal do hiato do levantador (plano axial) Menor angulação anorretal Menor amplitude de movimento entre repouso e CVM e repouso e Valsalva Resíduo miccional aumentado Possível descenso perineal e/ou prolapso de parede posterior associado ao esforço evacuatório No homem: hiperplasia prostática
Prolapso dos órgãos pélvicos	Visualização do órgão prolapsado em relação à sínfise púbica (plano mediossagital) e mensuração do descenso máximo durante manobra de Valsalva Visualização dinâmica do órgão prolapsado (plano axial) durante manobra de Valsalva *Ballooning* hiatal (aumento da área do hiato do levantador avaliada no plano axial e durante manobra de Valsalva) Aumento da distância sínfise-levantador (plano mediossagital) e dos diâmetros anteroposterior e transversal do hiato do levantador (plano axial) Distinção entre retocele verdadeira (descenso da ampola retal com herniação do conteúdo retal para vagina) e hipermobilidade perineal (descenso da junção anorretal em relação à sínfise púbica de mais de 2cm sem herniação para vagina) Identificação de casos de intussuscepção retal (invaginação do segmento proximal do intestino para dentro do segmento distal) Visualização do posicionamento dos órgãos em diferentes posturas e atividades dinâmicas (p. ex., CVM, tosse, Valsalva)
Frouxidão vaginal	Aumento da distância sínfise-levantador (plano mediossagital) e dos diâmetros anteroposterior e transversal do hiato do levantador (plano axial) *Ballooning* hiatal (aumento da área do hiato do levantador avaliada no plano axial e durante manobra de Valsalva) Identificação de casos de lesão dos MAP (avulsão e/ou microtrauma do músculo levantador do ânus) que predispõe aumento da área hiatal
Síndrome geniturinária da menopausa (presença de possíveis sintomas de disfunção, como dispareunia, incontinência urinária de esforço, atrofia genital e secura vaginal)	Aumento da distância sínfise-levantador (plano mediossagital) e dos diâmetros anteroposterior e transversal do hiato do levantador (plano axial) em repouso Maior angulação anorretal em repouso devido à diminuição do tônus dos MAP Menor elevação do colo vesical durante CVM e maior descenso do colo vesical durante Valsalva Menor amplitude de movimento entre repouso e CVM e repouso e Valsalva Posição dos MAP mais baixa em relação ao nível da sínfise púbica Resíduo miccional aumentado Diminuição do fluxo arterial do assoalho pélvico (artéria pudenda e artéria dorsal do clitóris)

CVM: contração voluntária máxima; MAP: músculos do assoalho pélvico.

durante a contração voluntária dos MAP são esperados a diminuição da distância sínfise-levantador, o aumento do ângulo do platô do levantador e a redução do ângulo anorretal. De modo semelhante, a área do hiato do levantador também pode ser mensurada no plano axial, sendo esperada a redução da área hiatal durante a contração dos MAP (Figura 43.5). Após a contração muscular, as respectivas estruturas pélvicas devem retornar à posição de repouso inicial, demonstrando boa capacidade de relaxamento muscular.

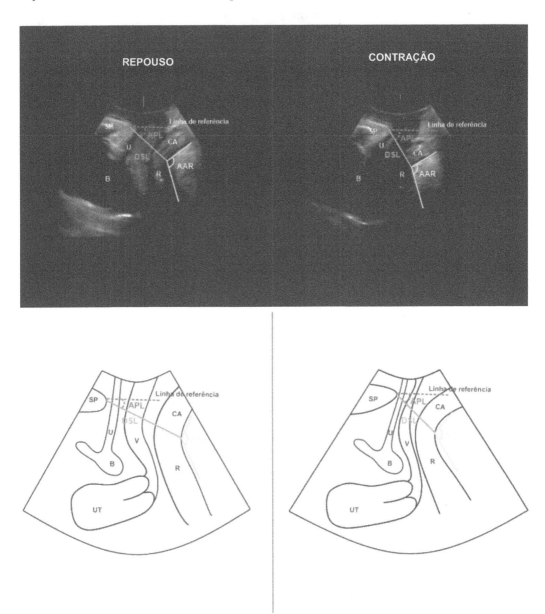

Figura 43.4 Imagens ultrassonográficas e esquemáticas das estruturas pélvicas em repouso (à esquerda) e durante a contração dos músculos do assoalho pélvico feminino (à direita) no plano sagital. (*SP*: sínfise púbica; *U*: uretra; *B*: bexiga; *V*: vagina; *UT*: útero; *CA*: canal anal; *R*: reto; *APL*: ângulo do platô do levantador; *DSL*: distância sínfise-levantador; *AAR*: ângulo anorretal.)

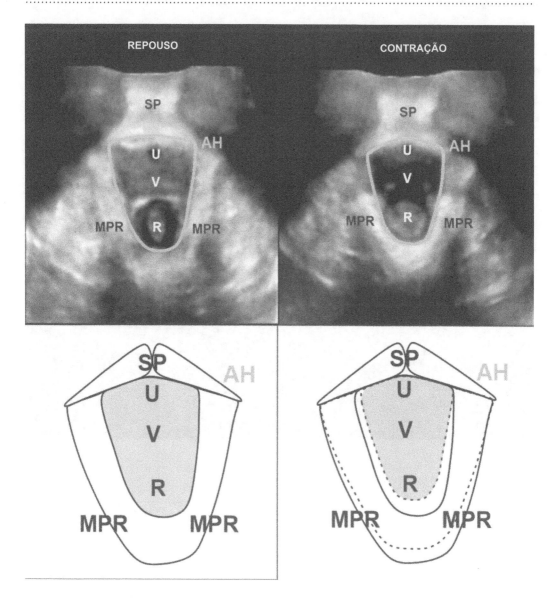

Figura 43.5 Imagens ultrassonográficas e esquemáticas das estruturas pélvicas em repouso (à esquerda) e durante a contração dos músculos do assoalho pélvico feminino (à direita) no plano axial. (*SP*: sínfise púbica; *U*: uretra; *V*: vagina; *R*: reto; *MPR*: músculo puborretal; *AH*: área hiatal.)

Durante a manobra de Valsalva, os órgãos pélvicos sofrem deslocamento dorsocaudal associado à abertura do hiato genital. Dessa maneira, os parâmetros ultrassonográficos supracitados irão apresentar comportamento oposto ao descrito durante a contração dos MAP.

Quando a capacidade de contração e/ou relaxamento muscular é inadequada, a USG pode ser utilizada como recurso de *biofeedback* para o(a) paciente e o clínico. O(A) paciente receberá *feedback* visual da (dis)função muscular, associado ao comando verbal do fisiotera-

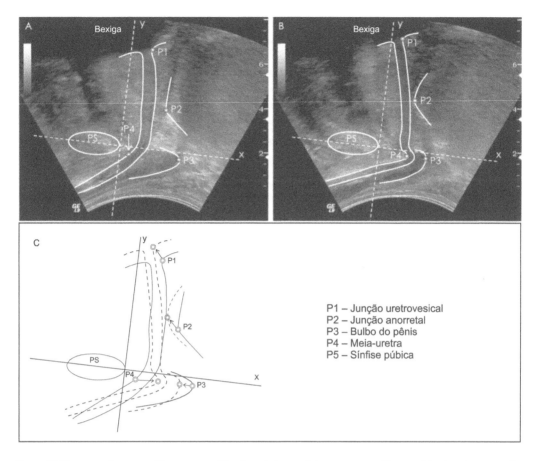

Figura 43.6 Imagens ultrassonográficas e esquemática das estruturas pélvicas em repouso (à esquerda) e durante a contração dos músculos do assoalho pélvico masculino (à direita) no plano sagital. (*SP*: sínfise púbica; *U*: uretra; *B*: bexiga; *V*: vagina; *UT*: útero; *CA*: canal anal; *R*: reto; *APL*: ângulo do platô do levantador; *DSL*: distância sínfise-levantador; *AAR*: ângulo anorretal.)

peuta (denominado reforço positivo), e será capaz de adequar sua função motora. Assim, o(a) paciente reconhecerá o movimento disfuncional e, por meio de um processo de *feedback*, será capaz de corrigir sua função motora a fim de contrair e/ou relaxar adequadamente os MAP. Nesse contexto, a USG é recomendada como ferramenta de avaliação anatômica e cinesiofuncional dos MAP para profissionais de saúde envolvidos com o cuidado da população idosa, que exige atenção especial a essa região do corpo[12,16].

CONSIDERAÇÕES FINAIS

Convém considerar os princípios fundamentais da reabilitação do assoalho pélvico aplicada às características clínicas e às particularidades das pessoas idosas que, quando avaliadas cuidadosamente, podem melhorar substancialmente os resultados. Por isso, os profissionais devem compreender as alterações senis e da senescência, sempre apoiados por técnicas e métodos seguros e eficazes. A adoção de métodos de avaliação válidos e apropriados possibilitará a análise de uma ampla gama de detalhes, contribuindo para a escolha de condutas mais assertivas.

Referências

1. Gin-Den C. Pelvic floor dysfunction in aging women. Taiwanese Journal of Obstetrics and Gynecology 2007; 46(4):374-8.
2. Messelink B, Benson T, Berghmans B et al. Standardization of terminology of pelvic floor muscle function and dysfunction. Report from the pelvic floor clinical assessment group of the International Continence Society. Neurourol Urodyn 2005; 24(4):374-80.
3. MacLennan AH, Taylor AW, Wilson DH, Wilson D. The prevalence of pelvic floor disorders and their relationship to gender, age, parity and mode of delivery. BJOG 2000; 107: 1460-70.
4. Miljkovic N, Lim JY, Miljkovic I, Frontera WR. Aging of skeletal muscle fibers. Ann Rehabil Med 2015; 39(2):155-62.
5. Russo E, Caretto M, Giannini A et al. Management of urinary incontinence in postmenopausal women: An EMAS clinical guide. Maturitas 2021; 143:223-30.
6. Radziszewski P, Borkowski A, Torz C, Bossowska A, Gonkowski S, Majewski M. Distribution of collagen type VII in connective tissues of postmenopausal stress-incontinent women. Gynecol Endocrinol 2005; 20(3):121-6.
7. Zhu J, Hu X, Dong X, Li L. Associations between risk factors and overactive bladder: A meta-analysis. Female Pelvic Med Reconstr Surg 2019; 25(3):238-46.
8. Palma PCR. Urofisioterapia – Aplicações clínicas das técnicas fisioterapêuticas nas disfunções miccionais e do assoalho pélvico. 2 ed. São Paulo, 2014.
9. Dietz HP. Pelvic floor ultrasound – Atlas and textbook. 2016. Disponível em: http://sydney.edu.au/medicine/nepean/research/obstetrics/pelvic-floor-assessment/English/Resources/Literature/PF%20US%20Dietz%202016.pdf.
10. Dietz HP. Pelvic floor ultrasound: a review. Clin Obstet Gynecol 2017; 60(1):58-81.
11. Shobeiri SA. Practical pelvic floor ultrasonography: a multicompartimental approach to 2D/3D/4D ultrasonography of pelvic floor. New York: Springer, 2014.
12. Dietz HP, Wilson PD, Clarke B. The use of perineal ultrasound to quantify levator activity and teach pelvic floor muscle exercises. Int Urogynecol J Pelvic Floor Dysfunct 2001; 12(3):166-8.
13. Notten KJB, Vergeldt TFM, van Kuijk SMJ, Weemhof M, Roovers JWR. Diagnostic accuracy and clinical implications for the assessment of levator ani defects and levator ani biometry in women with pelvic floor prolapse: a systematic review. Female Pelvic Med Reconstr Surg 2017; 23(6):420-8.
14. Thompson JP, O'Sullivan PB, Briffa K, Neumann P, Court S. Assessment of pelvic floor movement using transabdominal and transperineal ultrasound. Int Urogynecol J Pelvic Floor Dysfunct 2005; 16(4):285-92.
15. Thompson JA, O'Sullivan PB, Briffa NK, Neumann P. Comparison of transperineal and transabdominal ultrasound in the assessment of voluntary pelvic floor muscle contractions and functional manoeuvres in continent and incontinent women. Int Urogynecol J Pelvic Floor Dysfunct 2007; 18(7):779-86.
16. Bahrami S, Khatri G, Sheridan AD, Palmer SL, Lockhart ME, Arif-Tiwari H, Glanc P. Pelvic floor ultrasound: when, why, and how? Abdom Radiol (NY) 2021; 46(4):1395-413.
17. Jamard E, Blouet M, Thubert T, Rejano-Campo M, Fauvet R, Pizzoferrato AC. Utility of 2D-ultrasound in pelvic floor muscle contraction and bladder neck mobility assessment in women with urinary incontinence. J Gynecol Obstet Hum Reprod 2020.
18. Johnson AW, Stoneman P, McClung MS et al. Use of cine loops and structural landmarks in ultrasound image processing improves reliability and reduces error in the assessment of foot and leg muscles. J Ultrasound Med 2020; 39(6):1107-16.
19. Ornö A, Dietz HP. Levator co-activation is a significant confounder of pelvic organ descent on Valsalva maneuver. Ultrasound Obstet Gynecol 2007; 30(3):346-50.
20. Dietz HP, Clarke B. The influence of posture on perineal ultrasound imaging parameters. Int Urogynecol J 2001; 12:104-6.

Capítulo **44**

ERGOESPIROMETRIA – PRINCÍPIOS BÁSICOS

Danielle Aparecida Gomes Pereira

INTRODUÇÃO

Dentre as condições de saúde cardiovasculares e pulmonares, a intolerância ao esforço com presença de sintomas é característica clínica prevalente[1]. Para a condução de uma reabilitação adequada, com base na prescrição individualizada de exercícios aeróbicos, é necessário quantificar a limitação ao exercício e compreender os mecanismos fisiológicos envolvidos. Assim, testes específicos para esse fim propiciam melhor entendimento da origem da limitação e direcionamento da conduta clínica. Esse racional teórico tem particular importância na população idosa com doenças cardiovasculares e pulmonares, a qual apresenta uma fonte variada de causas para a intolerância ao esforço.

Considerado padrão ouro para avaliação da capacidade de exercício e da tolerância ao esforço[1], o teste cardiopulmonar de exercício ou ergoespirometria consiste na realização de teste de esforço com análise de gases expirados, o que possibilita a avaliação completa da fisiologia do exercício de maneira integrada, envolvendo os sistemas pulmonar, cardiovascular e muscular[1-4]. A ergoespirometria, comumente realizada em teste máximo, avalia as respostas hemodinâmicas e o eletrocardiograma em tempo real, assim como no teste ergométrico convencional[3]. Adicionalmente, torna possível a análise direta de variáveis, como consumo de oxigênio (VO_2), produção de dióxido de carbono (VCO_2) e ventilação pulmonar (VE)[1-3].

Em pessoas idosas, a ergoespirometria é ainda pouco utilizada na prática clínica[5]. No entanto, vale destacar seu potencial clínico nessa população, visto possibilitar a definição dos mecanismos relacionados com a baixa capacidade funcional e o direcionamento da prescrição segura e mais eficaz de exercício aeróbico.

METODOLOGIA

A ergoespirometria deve ser conduzida por equipe clínica especializada com treinamento em suporte avançado de vida. Antes do teste de esforço, deve ser efetuado todo

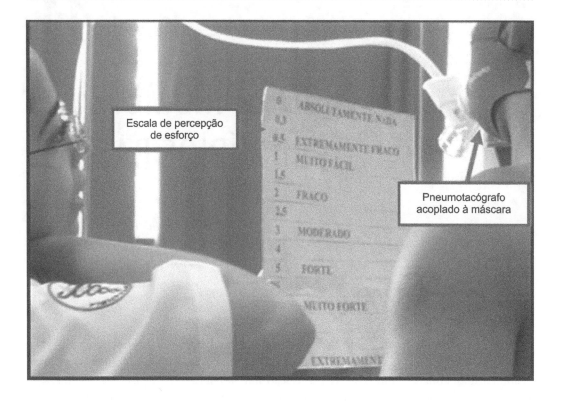

Figura 44.1 Ergoespirometria.

procedimento operacional de calibração e preparação do analisador de gases[2,5]. O teste pode ser realizado em esteira ou cicloergômetro mediante a adoção de diversos tipos de protocolo (incremental ou constante). O protocolo incremental é o mais utilizado na prática clínica com intuito de definir de maneira mais acurada a potência aeróbica e, portanto, a capacidade cardiorrespiratória, além das possíveis causas fisiológicas da intolerância ao exercício, levando o paciente ao esforço máximo[2].

Em pessoas idosas, o protocolo incremental em rampa seria o mais indicado, em comparação aos escalonados, por permitir progressões suaves de carga/velocidade/inclinação e possibilitar uma duração adequada do teste, entre 8 e 12 minutos[6], com o alcance do esforço máximo pretendido[5,7]. Durante o teste, os gases são coletados respiração a respiração por meio de uma máscara bem adaptada à face em conjunto com um pneumotacógrafo (Figura 44.1), em conexão ao analisador de gases, que possibilita o registro contínuo das variáveis em tempo real (Figura 44.2)[2].

INTERPRETAÇÃO DOS RESULTADOS

Os resultados específicos da análise de gases por meio da ergoespirometria, a partir do teste de esforço máximo, acompanham a interpretação mais frequente das seguintes variáveis:

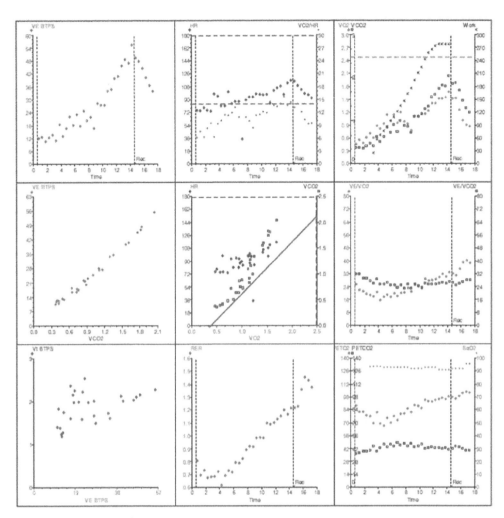

Figura 44.2 Representação gráfica das variáveis da ergoespirometria.

- **VO$_2$:** reflete a capacidade de captar, transportar e utilizar o oxigênio, ou seja, é a variável que indica a potência aeróbica. O VO$_2$ aumenta linearmente com a intensidade imposta no teste e, ao alcançar um platô, indica que o paciente alcançou seu VO$_2$ máximo. Na população idosa, entretanto, a fadiga e a finalização do teste ocorrem frequentemente antes de ser alcançado o platô do VO$_2$, recebendo a denominação de VO$_{2pico}$[2]. O VO$_{2pico}$ pode ser expresso em valor absoluto (litros/minuto [L/min]), em percentual do valor previsto ou normalizado pelo peso corporal (mililitros/quilograma/minuto [mL/kg·min^{-1}])[2]. O VO$_{2pico}$ é interpretado para cada paciente em relação ao valor previsto. Existem diversas equações para determinação do VO$_2$ previsto, mas uma equação brasileira, que contemplou amostra abrangente, com idade até 90 anos, pode ser utilizada para a população idosa com risco menor de viés:

$$VO_{2pico} = 53{,}478 + (-7{,}518 \times s) + (-0{,}254 \times i) + (-0{,}430 \times IMC) + (6{,}132 \times AF)[8]$$

Onde:

S: sexo – 1: masculino; 2: feminino

I: idade em anos

IMC: índice de massa corporal em kg/m^2

AF: atividade física – 1: sedentário (sem atividade física regular, inferior a três vezes por semana); 2: ativo (atividade física regular, três a seis vezes por semana, há mais de 3 meses); 3: atleta (treino diário por mais de 2 horas em nível competitivo)

Um VO_{2pico} abaixo de 85% do previsto é considerado inadequado e indica capacidade de exercício alterada[9]. Outra classificação utilizada é a Weber[3,4], que define classe A como VO_{2pico} maior que 20mL/kg·min[-1], classe B como VO_{2pico} entre 16 e 20mL/kg·min[-1], classe C como VO_{2pico} entre 10 e 15mL/kg·min[-1] e classe D como VO_{2pico} menor que 10mL/kg·min[-1].

- **VCO_2:** reflete a produção de dióxido de carbono e é particularmente importante para determinação do limiar anaeróbico (LA).
- **Razão de troca respiratória (RER):** é a razão VCO_2/VO_2. Indica se o teste de esforço realizado foi realmente máximo do ponto de vista metabólico. Uma RER maior que 1 indica esforço máximo em idosos[2].
- **LA:** indica o ponto a partir do qual a energia aeróbica para o esforço é suplementada pelo metabolismo anaeróbico com consequente aumento de lactato sanguíneo[2,3,6]. Esse aumento de lactato gera íons H^+ que são tamponados no sangue por bicarbonato, produzindo, a partir dessa reação química, dióxido de carbono extra e aumento do VCO_2[2]. O aumento abrupto do VCO_2 acarreta a exacerbação da resposta ventilatória, constatada por aumento maior da VE. Existem vários métodos de determinação do LA. A ergoespirometria torna possível a detecção do LA por método ventilatório a partir do comportamento das variáveis VCO_2 em relação ao VO_2, principalmente[6].

Dois métodos populares são o método visual-gráfico e o método *V-slope*[2,6]. No primeiro, a análise do gráfico do VCO_2 e VO_2 em função do tempo possibilita a identificação do LA a partir da quebra da linearidade da resposta de VCO_2 em relação ao VO_2 (Figura 44.3). No método *V-slope*, o LA é identificado no ponto a partir do qual há modificação brusca na inclinação da curva (Figura 44.4). Ambos os métodos demonstraram alta confiabilidade, tanto intraexaminador como interexaminadores, em amostra brasileira[6].

O LA pode ser expresso em percentual do VO_2, e valores abaixo de 40% do VO_2 indicam limitação importante[2]. Em valor absoluto, um LA abaixo de 11mL/kg·min[-1] é indicativo de pior prognóstico. A determinação do LA tem aplicabilidade clínica relevante para a prescrição de exercício em reabilitação na presença de condições de saúde cardiopulmonares. Intensidades de esforço próximas ou acima do LA exigem adaptações maiores para aumento da capacidade de exercício[10]. Adicionalmente, sua avaliação em longo prazo torna possível a análise do efeito da reabilitação, pois o aumento do LA em percentual relativo do VO_2 indica melhora da potência aeróbica[2].

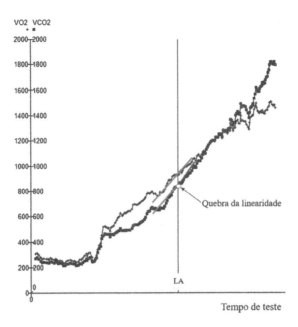

Figura 44.3 Método visual-gráfico de determinação do limiar anaeróbico (*LA*). (*VO₂*: consumo de oxigênio; *VCO₂*: produção de dióxido de carbono.)

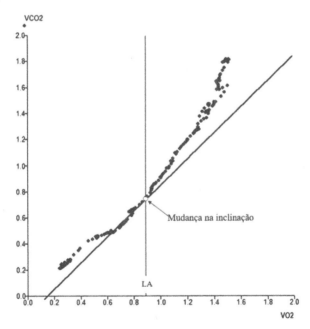

Figura 44.4 Método *V-slope* de determinação do limiar anaeróbico (*LA*). (*VO₂*: consumo de oxigênio; *VCO₂*: produção de dióxido de carbono.)

- **Ponto de compensação respiratória (PCR):** é o segundo LA[2,3], momento em que há nova quebra na linearidade do VCO₂. Indica o ponto a partir do qual há nova sobrecarga anaeróbica e incapacidade do sistema de equilibrar a produção de íons H⁺, seu tamponamento e a produção excessiva de dióxido de carbono, ocasionando ventilação excessiva.

- **VE:** é a ventilação pulmonar, operacionalizada pelo volume em litros/minuto, calculada pelo produto do volume expirado e a frequência respiratória[2]. Seu comportamento é contínuo e progressivo com a intensidade do esforço e há incremento adicional no momento do LA[3]. O comportamento oscilatório do VE indica mau prognóstico, principalmente em casos de insuficiência cardíaca[11]. A oscilação ventilatória no esforço caracteriza-se pela presença de oscilação no VE em 60% ou mais do tempo do teste de esforço com amplitude maior ou igual a 15% em relação à média da ventilação em repouso[11].

- **Equivalente ventilatório de oxigênio (VE/VO$_2$):** é a razão entre VE e VO$_2$, que indica a necessidade de ventilação diante de um dado consumo de oxigênio[2,3]. Seu comportamento durante o esforço é de declínio até o LA, momento que marca seu aumento devido à subida brusca da ventilação para eliminação do dióxido de carbono extra.

- **Equivalente ventilatório de dióxido de carbono (VE/VCO$_2$):** é a razão entre VE e VCO$_2$, que indica a necessidade de ventilação para eliminar dióxido de carbono[2,3]. Seu comportamento também é de declínio no esforço até apresentar uma elevação no PCR.

- **VE/VCO$_2$ *slope*:** consiste na inclinação do gráfico VE (eixo y) por VCO$_2$ (eixo x), que reflete se há necessidade de hiperventilação no esforço[2,3]. Tem importância na avaliação do prognóstico de pacientes com insuficiência cardíaca, havendo indicação de pior prognóstico na presença de valores acima de 34[11].

- **Pulso de oxigênio (PO$_2$):** caracteriza a razão entre VO$_2$ e frequência cardíaca e indica a quantidade de oxigênio extraída por batimento. Indiretamente, indica inotropismo cardíaco durante o esforço, ou seja, o volume de ejeção pelo ventrículo esquerdo. O comportamento do PO$_2$ durante o esforço é ascendente; portanto, um platô ou queda no teste incremental indica falha do coração como bomba e consequente disfunção cardiovascular[2]. Essa falha pode ser decorrente de isquemia miocárdica e de insuficiência cardíaca. Na presença de platô ou queda do PO$_2$, é necessário que durante a reabilitação a prescrição da intensidade de exercício fique abaixo desse valor que indica a resposta cardíaca deficitária. Em casos de isquemia grave, a queda do PO$_2$ pode preceder alterações eletrocardiográficas e sintomas, sendo, portanto, mais sensível para detectar isquemia miocárdica.

CONSIDERAÇÕES FINAIS

Do ponto de vista clínico, é relevante que um profissional de saúde tenha capacidade de interpretar os principais resultados da ergoespirometria. Este capítulo finaliza com a aplicação prática do referencial teórico apresentado a partir da interpretação da ergoespirometria de uma idosa de 69 anos de idade:

- Paciente D.L.P., 69 anos, sexo feminino.
- Peso: 79kg; estatura; 1,74m; IMC: 26,1kg/m^2.

- Data do teste: 7 de junho de 2019.
- Contexto clínico: mulher assintomática e fisicamente ativa. Apresenta hipotireoidismo. Em uso de levotiroxina, 112µg/dia.
- Motivo para realização da ergoespirometria: já fazia caminhada cinco vezes por semana e queria aumentar sua capacidade de exercício, pois tinha viagem programada para o exterior com jovens do grupo de sua igreja. Vale ressaltar que a paciente é considerada fisicamente ativa por realizar exercício três a seis vezes por semana há mais de 3 meses.
- Protocolo do teste de esforço máximo: incremental em rampa, em esteira ergométrica, até o limite máximo da tolerância.
- Ergoespirometria:
  - Duração do teste: 10 minutos e 55 segundos, sem intercorrência. A duração foi adequada dentro do ideal de 8 a 12 minutos.
  - Motivo de finalização: a pedido da paciente com percepção subjetiva 8 a 9 em escala de esforço de 0 a 10 para fadiga de membros inferiores e dispneia, indicando evidência subjetiva de teste máximo. Sintomatologia compatível com exaustão em razão do esforço realizado.
  - RER no pico do esforço = 1,03, indicando evidência objetiva de teste máximo.
  - Frequência cardíaca (FC) de repouso de 77bpm e a atingida no pico do esforço de 151bpm, indicando que atingiu 100% da FC máxima prevista para a idade (220 – idade)[2].
  - Consumo de oxigênio atingido no pico do exercício: sem formação de platô próximo ao pico do esforço. VO_{2pico} = 29,2mL/kg·min^{-1}. [VO_{2pico} previsto = 53,478 + (−7,518 × 2) + (−0,254 × 69) + (−0,430 × 26,1) + (6,132 × 2) = 53,478 + (−15,036) + (−17,526) + (−11,223) + (12,264) = 21,957mL/kg·min^{-1}]. Diante do VO_{2pico} alcançado, a paciente pode ser classificada na classe A de Weber, com potência aeróbica de 133% do previsto.
  - LA determinado pelo método *V-slope*: aos 6 minutos e 20 segundos da fase de esforço (6,1km/h e 2% inclinação) com FC em torno de 117bpm (77% da FC de pico) e a 49% do VO_{2pico}. O momento de alcance do LA acima de 40% do VO_2 indica a boa capacidade funcional da paciente.
  - PCR alcançado aos 9 minutos e 10 segundos da fase de esforço (7km/h e 3% inclinação) com FC de 136bpm (90% da FC de pico). Após alcançado o PCR, o teste ainda durou mais 1 minuto e 45 segundos, indicando a boa resistência da paciente.
  - VE/VCO_2 *slope* = 31,2, sendo considerado adequado o comportamento do VE em relação ao VCO_2 (≤ 34).
  - O PO_2 apresenta padrão de incremento fisiológico até o fim do teste, indicando inotropismo cardíaco adequado.
  - Queda da FC ao final do primeiro minuto de recuperação ativa pós-teste: 20bpm, indicando recuperação adequada da FC (queda ≥ 12bpm)[2].
  - Sem alterações relevantes do eletrocardiograma para isquemia miocárdica. Presença de extrassístoles supraventriculares isoladas, frequentes nas fases de aquecimen-

to e esforço, que desaparecem quando a FC atinge 120bpm, indicando comportamento benéfico com o incremento do esforço.

o Níveis pressóricos normais no pré-esforço: pressão arterial (PA) de 110/84mmHg. Comportamento fisiológico da PA durante o esforço (última medida aos 7km/h: 155/80mmHg) com descenso normal no pós-esforço (PA no primeiro minuto de recuperação = 150/60mmHg e ao sexto minuto = 114/64mmHg).

A ergoespirometria apresentada torna possível concluir que o teste evidenciou boa capacidade funcional diante da potência aeróbia mensurada e ausência de evidências de disfunção cardiopulmonar e metabólica ante o exercício dinâmico progressivo.

Referências

1. Guazzi M, Bandera F, Ozemek C, Systrom D, Arena R. Cardiopulmonary exercise testing: What is its value? J Am Coll Cardiol 2017; 70(13):1618-36.
2. American Thoracic Society; American College of Chest Physicians. ATS/ACCP Statement on cardiopulmonary exercise testing. Am J Respir Crit Care Med 2003; 167(2):211-77.
3. Herdy AH, Ritt LE, Stein R et al. Cardiopulmonary exercise test: Background, applicability and interpretation. Arq Bras Cardiol 2016; 107(5):467-81.
4. Weber KT, Kinasewitz GT, Janicki JS, Fishman AP. Oxygen utilization and ventilation during exercise in patients with chronic cardiac failure. Circulation 1982; 65:1213-23.
5. Adachi H. Cardiopulmonary exercise test. Int Heart J 2017; 58(5):654-65.
6. Pereira DAG, Samora GAR, Alencar MCN et al. Cardiopulmonary exercise test with ramp protocol in adults with heart failure. Rev Bras Med Esporte 2012; 18:369-72.
7. Kozlov S, Caprnda M, Chernova O et al. Peak responses during exercise treadmill testing using individualized ramp protocol and modified Bruce protocol in elderly patients. Folia Med (Plovdiv) 2020; 62(1):76-81.
8. Almeida AEM, Stefani CM, Nascimento JA et al. An equation for the prediction of oxygen consumption in a Brazilian population. Arq Bras Cardiol 2014; 103(4):299-307.
9. Wasserman K, Whipp BJ. Exercise physiology in health and disease. Am Rev Resp Dis 1975; 112(2):219-49.
10. Mezzani A, Hamm LF, Jones AM et al. Aerobic exercise intensity assessment and prescription in cardiac rehabilitation: a joint position statement of the European Association for Cardiovascular Prevention and Rehabilitation, the American Association of Cardiovascular and Pulmonary Rehabilitation and the Canadian Association of Cardiac Rehabilitation. Eur J Prev Cardiol 2013; 20(3):442-67.
11. Rovai S, Corrà U, Piepoli M et al. Exercise oscillatory ventilation and prognosis in heart failure patients with reduced and mid-range ejection fraction. Eur J Heart Fail 2019; 21(12):1586-95.

Capítulo 45

MEDIDAS DA FUNÇÃO MUSCULAR RESPIRATÓRIA

Roberta Berbert Lopes

INTRODUÇÃO

Os pulmões apresentam alterações fisiológicas e estruturais relacionadas com o envelhecimento, o que inclui aumento da complacência estática, em razão do aumento do volume residual (VR) e da capacidade residual funcional (CRF), menor complacência torácica, modificação da proporção de fibras de contração rápida e atrofia muscular, acarretando redução da força muscular inspiratória após os 65 anos de idade[1]. Essas alterações podem predispor as pessoas idosas a um risco maior de doenças respiratórias com diminuição da funcionalidade.

A avaliação da função muscular respiratória é considerada de grande importância para a prática clínica em geriatria e gerontologia, uma vez que é um marcador da capacidade ventilatória e um preditor do desempenho global tanto em sujeitos saudáveis como em doentes crônicos[2-4]. Essa avaliação pode ser tanto da força como da *endurance* dos músculos inspiratórios e expiratórios. Habitualmente, as medidas que detectam a força da musculatura respiratória são obtidas de maneira indireta por meio da medida estática das pressões exercidas contra uma via aérea ocluída (pressões respiratórias máximas)[5] ou por uma medida da força muscular inspiratória realizada de forma dinâmica (*S-index*). Já para avaliação da *endurance* muscular respiratória encontram-se disponíveis testes de hiperpneia e de respiração inspiratória sob carga.

Neste capítulo serão abordados os músculos respiratórios, sua biomecânica, as causas da fraqueza muscular respiratória em pessoas idosas e como executar e interpretar os testes de força e *endurance* que podem ser aplicados em diversas faixas etárias, inclusive nas pessoas idosas.

MÚSCULOS RESPIRATÓRIOS E SUA DINÂMICA

Os músculos respiratórios são esqueléticos estriados, e os primários incluem o diafragma, os intercostais internos, os intercostais externos e os escalenos[6]. A cada inspiração basal, todos eles são acionados. A inspiração exige contração ativa desses músculos para alcançar um volume pulmonar adequado, garantindo boa expansão pulmonar e trocas gasosas efetivas. Já a expiração fisiológica é passiva, ou seja, não é necessária a contração da musculatura abdominal[6]. No entanto, na presença de uma expiração ativa, como na tosse, a musculatura abdominal (reto do abdome, oblíquo interno, oblíquo externo, transverso do abdome) é ativada.

O diafragma é o principal músculo inspiratório, responsável por 70% do volume inspirado, e tem formato de cúpula com convexidade voltada para cima. Três regiões principais do diafragma são reconhecidas pela origem de suas fibras musculares: (a) as da região esternal originam-se anteriormente no processo xifoide do esterno; (b) as da região costal originam-se da caixa torácica inferior, dos últimos seis pares de costelas, e (c) as fibras da região crural originam-se das vértebras lombares superiores (L1 a L3)[7]. Todas as fibras se inserem no tendão central.

As unidades motoras do diafragma que compreendem as fibras do tipo I (cerca de 55% nos adultos) apresentam alta atividade enzimática oxidativa, têm propriedades contráteis mais lentas e são mais resistentes à fadiga. As unidades motoras que compreendem as fibras do tipo IIa apresentam altas atividades enzimáticas oxidativas e glicolíticas, exibem contração rápida e também são mais resistentes à fadiga. As unidades motoras que compreendem as fibras do tipo IIb apresentam alta atividade enzimática glicolítica e exibem propriedades contráteis mais rápidas, mas são mais suscetíveis à fadiga.

As fibras dos tipos IIa e IIb correspondem a 45% das fibras do diafragma nos adultos[7]. Essa porcentagem é uma das características peculiares do diafragma, comparado a outros músculos periféricos, pois é necessário um número maior de fibras resistentes à fadiga, em razão da contração involuntária constante, para manter a vida. Outras características únicas do diafragma são a abundância de capilares, com fluxo sanguíneo elevado, o que minimiza situações de isquemia, menor área de secção transversa e menor tamanho da fibra muscular, o que maximiza a contração[8].

A contração dos músculos esqueléticos, incluindo o diafragma e outros músculos respiratórios, começa com a transmissão neuromuscular, em que o potencial de ação do neurônio motor é transmitido à fibra muscular. Já foi claramente demonstrado que o diafragma é suscetível à falha de transmissão neuromuscular em pessoas idosas e sob diferentes condições fisiopatológicas[7], o que pode causar fraqueza muscular.

Contudo, apesar de ser o principal músculo inspiratório, o diafragma precisa contar com o auxílio dos outros músculos para garantir uma boa ventilação. Quando se inicia a inspiração, o diafragma desce, aumentando a pressão abdominal e, auxiliado pela ação dos escalenos, aumenta o diâmetro anteroposterior do tórax – ação chamada de "braço de bomba". Continua descendo e, auxiliado pela contração dos intercostais internos e externos, aumenta o diâmetro longitudinal do tórax. Finalmente, quando pousa nas vísceras, aumenta o diâmetro lateral do tórax – ação chamada de "alça de balde" (Figura 45.1). A "alça de balde" é auxiliada pelos músculos abdominais que, apesar de antagonistas, também apresentam ação sinergística com o diafragma, pois fixam as vísceras para que facilitem a ação do diafragma[8].

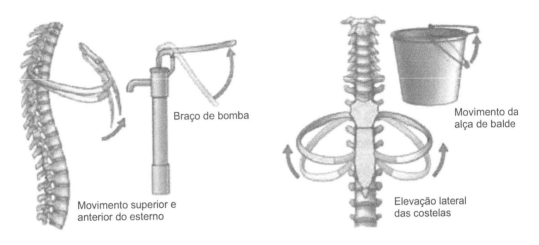

Figura 45.1 Movimentos de "braço de bomba" e "alça de balde" do tórax.

A fraqueza muscular diafragmática pode ocorrer sob uma variedade de condições e é refletida por uma diminuição na medida de força. Por exemplo, o músculo diafragma é geralmente mais fraco durante o desenvolvimento pós-natal precoce[9,10] e na velhice[11,12], em comparação com os adultos jovens. Da mesma maneira, a força específica do diafragma é reduzida após desnervação muscular[13,14], sob condições de sepse[15], hipotireoidismo[16] e tratamento com corticosteroides[17], os quais são muito usados por pessoas idosas com doenças crônicas.

Em condições de hiperinsuflação pulmonar, o músculo diafragma é cronicamente encurtado. Há, portanto, diminuição do número de sarcômeros em série, mantendo, assim, a sobreposição de filamentos grossos e finos. Essa adaptação de comprimento, que pode levar a uma diminuição da massa muscular, foi demonstrada em vários modelos de enfisema pulmonar[18,19], mas também pode ocorrer em pessoas idosas hígidas, uma vez que, ao envelhecer, as pessoas idosas apresentam um "enfisema senil", ou seja, acumulam fisiologicamente ar nos pulmões[20,21].

AVALIAÇÃO DA FORÇA MUSCULAR RESPIRATÓRIA

A avaliação da força muscular respiratória em pessoas idosas é primordial, uma vez que a fraqueza detectada pode explicar a dispneia, a dificuldade na respiração e a baixa tolerância aos esforços, seja em sujeitos saudáveis, seja nos que já apresentem alguma doença crônica, como distúrbios ventilatórios obstrutivos e/ou restritivos, cardiopatias, doenças neuromusculares, desnutrição e em pré e pós-operatório tardio[22].

As pressões respiratórias máximas (PRM) consistem na mensuração da força dos músculos inspiratórios e expiratórios por meio da pressão inspiratória máxima (PImáx) e da pressão expiratória máxima (PEmáx), respectivamente[23], método inicialmente descrito por Black e Hyatt[24], em 1969, em estudo no qual determinaram os valores normais das PRM de acordo com sexo e idade. Essas medidas dependem do esforço, do entendimento do examinado e do incentivo do examinador e são obtidas por meio de manovacuômetro analógico ou digital (Figura 45.2), um instrumento que promove a avaliação de maneira rápida, simples e não invasiva, mas não totalmente fidedigna.

O manovacuômetro é acoplado a um tubo rígido com dispositivo de fuga de 1 a 2mm para impedir a geração de pressão pelos músculos da face e o fechamento da glote[22]. Os manovacuômetros costumam ser graduados em centímetros de água (cmH_2O), e os analógicos devem alcançar a marca de pelo menos $250cmH_2O$ para evitar erros na leitura[22]. Essas medidas tornam possíveis a detecção de fraqueza muscular respiratória e o monitoramento do treinamento para melhorar o desempenho[25].

A PImáx é uma medida estática, determinada pela manobra de Müller, que exige que o avaliado realize uma contração máxima da musculatura inspiratória, partindo do VR até a capacidade pulmonar total (CPT), a fim de promover grande esforço isométrico da musculatura inspiratória. A explicação para essa forma de mensuração parte do princípio de que o comprimento do músculo respiratório está intimamente relacionado com o volume pulmonar. À medida que o volume pulmonar diminui, os músculos inspiratórios se alongam e os expiratórios se encurtam. Por isso, para uma relação comprimento-tensão dos músculos inspiratórios adequada, principalmente do diafragma, é preciso alongá-los através de uma expiração forçada até o VR de modo a otimizar a próxima inspiração.

Para a medida da PEmáx, também estática e isométrica, mas da musculatura expiratória, parte-se de uma inspiração máxima a partir da CPT até o VR[7].

A medida da PImáx deve ser conferida na posição sentada, com o uso de clipe nasal, com o bocal bem ajustado à boca do examinado, o qual é estimulado pelo examinador a expirar todo o ar até o VR, e a partir desse ponto o orifício do manovacuômetro será obstruído pelo

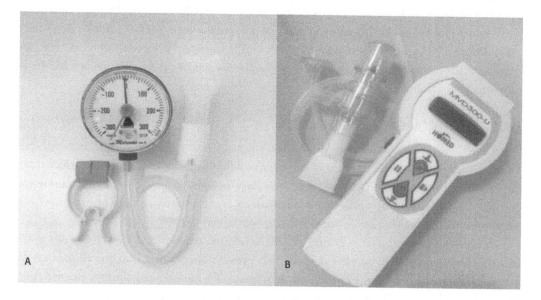

Figura 45.2A Manovacuômetro analógico + $300cmH_2O$. **B** Manovacuômetro digital – MV 300.

examinador, que incentivará o avaliado a realizar uma inspiração máxima sustentada por pelo menos 1,5 segundo. Devem ser realizadas no mínimo três manobras aceitáveis, com variabilidade menor que 10%, e selecionado o maior valor encontrado, visto no manômetro[5].

Para a medida da PEmáx, o procedimento é o mesmo, mas de maneira contrária, ou seja, é necessário que o paciente seja estimulado a realizar uma inspiração máxima até a CPT; o orifício será obstruído e o examinado realizará uma expiração máxima sustentada por 1,5 segundo.

Valores de referência para a população brasileira foram estabelecidos por diferentes autores, a maioria com amostra reduzida e grande discrepância entre os valores preditos. A proposta mais aceita atualmente é a de Pessoa e cols.[26], que seguiram de maneira mais apropriada os critérios internacionais:

$$PImáx (cmH_2O) = 63,27 - 0,55 \times idade (em\ anos) + 17,96 \times sexo + 0,58 \times peso (kg)$$
$$PEmáx (cmH_2O) = -61,41 + 2,29 \times idade - 0,03 \times idade^2 + 33,72 \times sexo + 1,40 \times CA$$

Onde:
CA: circunferência abdominal (cm)
Sexo: 1 – sexo masculino; 0 – feminino

Valores de PImáx abaixo de 70% do previsto são indicativos de fraqueza muscular inspiratória, sendo recomendado treinamento muscular inspiratório específico[27]. Convém considerar que, apesar do uso amplo e antigo da PImáx, esse parâmetro representa exclusivamente a força muscular inspiratória para uma estreita faixa de volume pulmonar (o VR)[5,28].

Em 2010, um grupo de pesquisadores ingleses lançou uma nova ferramenta para avaliação dinâmica da força muscular inspiratória, a qual possibilita uma análise ao longo de cada volume pulmonar através do fluxo produzido no sistema aberto, ou seja, de maneira não isométrica[29]. Essa proposta é considerada mais apropriada para medir o desempenho muscular inspiratório do que as avaliações isométricas[30], tornando possível compreender em que nível de insuflação pulmonar os músculos inspiratórios se mostram menos eficientes.

A pressão inspiratória dinâmica é uma medida não invasiva, sem resistência e de fácil aplicação[30]. Por meio de um dispositivo já validado, chamado POWERBreathe K-Series® (PowerBreatheK5, IMT Technologies Ltd., Birmingham, Reino Unido [Figura 45.3]), através de uma via aérea aberta, realiza-se uma inspiração máxima, com clipe nasal, do VR à CPT e com forte estímulo verbal do avaliador[29,30]. O ponto mais alto do gráfico pressão *versus* tempo é chamado *S-index* (Figura 45.4). O aparelho detecta o fluxo e, com um algoritmo matemático, estima a pressão muscular inspiratória dinâmica[29]. Convém programar intervalos de 30 segundos entre cada esforço máximo para evitar fadiga da musculatura envolvida[29] e com valor reprodutível (diferença < 10%) entre três esforços isolados.

Minahan e cols. demonstraram que não há equivalência entre os valores de PImáx e os de *S-index*[31], porém Areias e cols.[32] relataram que, embora não apresentem valores semelhantes, as duas medidas têm forte correlação e ambas são capazes de avaliar a força da musculatura inspiratória em indivíduos saudáveis.

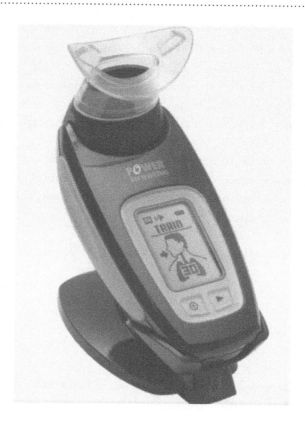

Figura 45.3 PowerBreathe K5.

A técnica de mensuração do *S-index* é muito semelhante à medida da PImáx, sendo necessário realizar uma expiração máxima até o VR e logo após uma inspiração máxima até a CPT, mas em circuito aberto, o que torna o exame mais confortável. Além do *S-index*, outros parâmetros podem ser avaliados pelo POWERBreathe K Series® (*software* Breathe-link®), como potência e resistência musculares, pico de fluxo inspiratório e energia, que são tão importantes quanto a medida da força muscular inspiratória dinâmica.

AVALIAÇÃO DA *ENDURANCE* MUSCULAR INSPIRATÓRIA

Por definição, *endurance* ou resistência muscular é a capacidade de sustentar um trabalho específico ao longo do tempo[5]. Essa avaliação é importante porque indivíduos podem apresentar boa força muscular inspiratória, mas baixa resistência para suportar determinado trabalho ou carga por tempo determinado, o que pode provocar alterações na funcionalidade. No entanto, até o momento não existe consenso sobre os testes e normas de avaliação da *endurance* muscular inspiratória.

O POWERBreathe K-series® é um dos recursos que medem a resistência muscular inspiratória em tempo real. Outros são o teste de hiperpneia e o de respiração inspiratória sob carga. O teste de hiperpneia é concebido para identificar a ventilação máxima sustentável (VMS), que é expressa como porcentagem da ventilação voluntária máxima

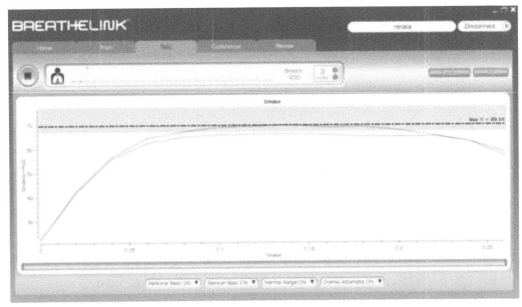

Figura 45.4 Avaliação do *S-index*.

(VVM), porém apresenta utilidade limitada para fornecer uma medida de alteração devido a aspectos como treinamento, fadiga e exacerbação de doenças pulmonares[27]. Já o teste de inspiração sob carga pode ser realizado com carga constante ou incremental e é o mais usado, começando com carga de 10% da PImáx, seguida de aumento de 10% da carga por minuto, até o indivíduo não ser mais capaz de executar a carga por no mínimo 30 segundos[33]. Esses testes sofrem a influência do padrão respiratório, o que pode ser um confundidor. Portanto, até o momento não há um teste que seja amplamente utilizado em virtude da dificuldade de ser fidedigno.

CONSIDERAÇÕES FINAIS

A musculatura inspiratória, por ser totalmente ativa na inspiração, pode sofrer consequências, como fraqueza e uso inadequado, a depender do padrão respiratório e da presença de patologias respiratórias crônicas. Por isso, é importante uma boa avaliação da força gerada, preferencialmente a dinâmica, para indicação adequada do treinamento muscular específico, visando a uma respiração com menos esforço e, consequentemente, a uma vida mais funcional.

Já a musculatura expiratória, por não ser ativada em uma respiração basal, não sofre tantas consequências quanto a inspiratória, o que explica o pequeno número de publicações a respeito de sua avaliação e treinamento. Em relação às medidas de *endurance* da musculatura inspiratória, não há testes padronizados, fáceis e de uso amplo para a população de adultos jovens ou pessoas idosas, o que torna ainda mais necessárias a realização e a publicação de mais pesquisas sobre o tema.

Referências

1. Enright PL, Kronmal RA, Higgins MW et al. Prevalence and correlates of respiratory symptoms and disease in the elderly. Cardiovascular Health Study Chest 1994; 106:827-34.
2. Romer LM, Polkey MI. Exercise-induced respiratory muscle fatigue: implications for performance. J Appl Physiol 2008; 104(3):879-88.
3. Meyer FJ, Borst MM, Zugck C, Kirschke A, Schellberg D, Kübler D, Haass M. Respiratory muscle dysfunction in congestive heart failure: clinical correlation and prognostic significance. Circulation 2001; 103(17):2153-8.
4. Gosselink R, De Vos J, van den Heuvel SP, Segers J, Decramer M, Kwakkel G. Impact of inspiratory muscle training in patients with COPD: what is the evidence? Eur Respir J 2011; 37(2):416-25.
5. American Thoracic Society, European Respiratory Society. ATS/ERS Statement on respiratory muscle testing. Am J Respir Crit Care Med 2002; 166 (4):518-624.
6. Flynn T. Thoracic spine and rib cage: musculoskeletal evaluation and treatment. Philadelphia: Elsevier Health Science, 1996.
7. Sieck GC, Ferreira LF, Reid MB, Mantilla CB. Mechanical properties of respiratory muscles. Compr Physiol 2013; 3(4):1553-67.
8. De Troyer A, Boriek AM. Mechanics of respiratory muscles. Compr Physiol 2011; 1:1273-300.
9. Sieck GC, Fournier M. Developmental aspects of diaphragm muscle cells: Structural and functional organization. In: Haddad GG, Farber JP, editors. Developmental neurobiology of breathing. New York: Marcel Dekker, 1991: 375-428.
10. Geiger PC, Cody MJ, Macken RL, Bayrd ME, Sieck GC. Mechanisms underlying increased force generation by rat diaphragm muscle fibers during development. J Appl Physiol 2001; 90:380-8.
11. Enright PL, Kronmal RA, Manolio TA, Schenker MB, Hyatt RE. Respiratory muscle strength in the elderly. Correlates and reference values. Cardiovascular Health Study Research Group. Am J Respir Crit Care Med 1994; 149:430-8.
12. Gosselin LE, Johnson BD, Sieck GC. Age-related changes in diaphragm muscle contractile properties and myosin heavy chain isoforms. Am J Respir Crit Care Med. 1994; 150:174-8. Published erratum appears in Am J Respir Crit Care Med 1994; 150(3):879.
13. Geiger PC, Cody MJ, Macken RL, Bayrd ME, Sieck GC. Effect of unilateral denervation on maximum specific force in rat diaphragm muscle fibers. J Appl Physiol 2001; 90:1196-204.
14. Sieck GC. Physiological effects of diaphragm muscle denervation and disuse. Clin Chest Med 1994; 15:641-59.
15. Wilcox P, Osborne S, Bressler B. Monocyte inflammatory mediators impair in vitro hamster diaphragm contractility. Am Rev Respir Dis 1992; 146:462-6.
16. Geiger PC, Cody MJ, Han YS, Hunter LW, Zhan WZ, Sieck GC. Effects of hypothyroidism on maximum specific force in rat diaphragm muscle fibers. J Appl Physiol 2002; 92:1506-14.
17. Lewis MI, Monn SA, Sieck GC. Effect of corticosteroids on diaphragm fatigue, SDH activity, and muscle fiber size. J Appl Physiol 1992; 72:293-301.
18. Kelsen SG, Supinski GS, Oliven A. Diaphragm structure and function in elastase-induced emphysema. Chest 1984.
19. Lewis MI, Zhan WZ, Sieck GC. Adaptations of the diaphragm in emphysema. J Appl Physiol 1992; 72:934-43.
20. Sharma G, Goodwin J. Effect of aging on respiratory system physiology and immunology. Clin Interv Aging 2006; 1(3):253-60.
21. Lee SH, Yim SJ, Kim HC. Aging of the respiratory system. Kosin Med J 2016; 31(1):11-8.
22. Vasconcellos JAC, Britto RR, Lopes RB. Avaliação da musculatura respiratória. In: Britto RR, Brant TCS, Parreira FV. Recursos manuais e instrumentais em fisioterapia respiratória. Barueri: Editora Manole, 2009: 13-22.
23. Rodrigues A, Da Silva ML, Berton DC et al. Maximal inspiratory pressure: does the choice of reference values actually matter? Chest 2017; 152(1):32-9.
24. Black LF, Hyatt RE. Maximal respiratory pressures: normal values and relationship to age and sex. Am Rev Respir Dis 1969, 99(5): 696-702.
25. McConnell AK, Copestake AJ. Maximum static respiratory pressures in healthy elderly men and women: issues of reproducibility and interpretation. Respiration 1999; 66(3):251-8.
26. Pessoa IMBS, Houri Neto M, Montemezzo D, Silva LAM, Andrade AD, Parreira VF. Predictive equations for respiratory muscle strength according to international and Brazilian guidelines. Braz J Phys Ther 2014; 18(5):410-8.
27. Hammond MD, Bauer KA, Sharp JT, Rocha RD. Respiratory muscle strength in congestive heart failure. Chest 1990; 98(5):1091-4.

28. Formiga MF, Campos MA, Cahalin LP. Inspiratory muscle performance of former smokers and nonsmokers using the test of incremental respiratory endurance. Respir Care 2018; 63:86-9.

29. Langer D, Jacome C, Charususin N, Scheers H, McConnell A, Decramer M. Measurement validity of an electronic inspiratory loading device during a loaded breathing task in patients with COPD. Respir Med 2013; 107(4): 663-5.

30. Minahan C, Sheehan B, Doutreband R, Kirkwood T, Reeves D, Cross T. Repeated-sprint cycling does not induce respiratory muscle fatigue in active adults: measurements from the Powerbreathe® inspiratory muscle trainer. J Sport Sci Med 2015; 14(1):233-8.

31. Romer LM, McConnell AK. Inter-test reliability for non-invasive measures of respiratory muscle function in healthy humans. Eur J Appl Physiol 2004; 91(2-3):167-76.

32. Areias, GS, Santiago LR, Teixeira, DS; Reis, MS. Concurrent validity of the static and dynamic measures of inspiratory muscle strength: Comparison between maximal inspiratory pressure and S-Index. Braz J Cardiovasc Surg 2020; 35(4):459-64.

33. Hill K, Jenkins SC, Philippe DL, Shepherd KL, Hillman DR, Eastwood PR. Comparison of incremental and constant load tests of inspiratory muscle endurance in COPD. Eur Respir J 2007; 30(3):479-86.

Capítulo 46

MONTREAL COGNITIVE ASSESSMENT

Bruno Costa Poltronieri
Cíntia Monteiro Carvalho
Yasmin Guedes de Oliveira
Erica Woodruff

INTRODUÇÃO

A demência é considerada uma condição de suma relevância no âmbito da saúde pública em virtude dos prejuízos que causa tanto na saúde como nas esferas econômica e social. Estima-se que existam atualmente pouco mais de 50 milhões de pessoas com demência no mundo[1]. No entanto, antes do quadro demencial, muitas pessoas apresentam uma condição intermediária entre o envelhecimento cognitivo biológico e a demência, classicamente conhecida como comprometimento cognitivo leve (CCL)[2] e mais recentemente denominada transtorno neurocognitivo menor[3].

Os critérios clínicos para determinação do CCL são: (1) queixa subjetiva da própria pessoa ou informante de déficit em uma função cognitiva; (2) prejuízo em um ou mais domínios cognitivos, considerando idade e escolaridade; (3) ausência de comprometimento da funcionalidade para as atividades básicas e instrumentais da vida diária, embora muitas vezes pessoas com CCL apresentem leves dificuldades para realizar tarefas complexas que antes costumavam executar; e (4) ausência de diagnóstico de demência[4]. Ainda não há consenso entre os pesquisadores e profissionais sobre esses critérios nem acerca dos instrumentos e pontuações de corte padrões, ainda que esses critérios sejam amplamente utilizados[2,4].

A taxa de conversão anual de pessoas com CCL para doença de Alzheimer (DA) varia bastante segundo as pesquisas científicas, havendo estudos que apontam de 12%[2] a 31% ao ano[5]. Nesse sentido, o acompanhamento e um rastreio cognitivo para diagnóstico precoce são de suma importância para melhorar o prognóstico. Contudo, para isso é importante que estejam disponíveis instrumentos de avaliação sensíveis e de apoio diagnóstico que possam ser manejados por diversos profissionais.

O *Montreal Cognitive Assessment* (MoCA) é um teste de rastreio cognitivo desenvolvido por Nasreddine e cols.[6] no Canadá e concebido para ser uma ferramenta de apoio diagnóstico de rápida aplicação, prático e sensível para rastreio dos pacientes que apresentam déficits cognitivos leves, geralmente não percebidos no Miniexame do Estado Mental[6].

METODOLOGIA

O MoCA é composto por itens que avaliam de maneira breve diferentes habilidades cognitivas, como atenção, orientação, linguagem, funcionamento executivo, habilidades visuoespaciais e visuoconstrutivas, abstração, memória de curto prazo e recuperação tardia. O tempo médio de avaliação é de aproximadamente 15 minutos, podendo variar de acordo com o grau de comprometimento do indivíduo.

Uma de suas vantagens é poder ser aplicado por qualquer profissional de saúde treinado, mas exige a inclusão de outras avaliações específicas para diagnóstico de demência e/ou identificação do subtipo de CCL. As propriedades psicométricas mostraram sensibilidade de 82,2% e especificidade de 92,3% para diferenciar Alzheimer de CCL[7].

Para obter o MoCA, o profissional deve acessar o *site* https://www.mocatest.org e fazer o registro. Desde 1ª de setembro de 2019 têm sido exigidos o treinamento e a certificação (o custo encontra-se descrito no *site*) para não haver chance de interpretação incorreta dos resultados do teste. Há no *site* a aba "MoCA test" com três opções: *digital tools*, *paper* e *terms of use*. *Paper* dá acesso a todas as versões do MoCA disponíveis nos idiomas que contam com tradução e/ou validação do instrumento. Para o português falado no Brasil, as versões disponíveis até o momento são: *MoCA Full* (versão amplamente utilizada de papel – versão 7.1), *MoCA Basic* (versão desenvolvida para pessoas com até 5 anos de escolaridade) e *MoCA audiovisual* (adaptada para ser realizada remotamente – versão 8.3). As demais versões, como *MoCA Blind/Telephone*, *MoCA 5 minute/Telephone* e *MoCA Hearing impairment*, ainda necessitam de tradução para o português, bem como de estudos de validação da versão brasileira. Além do instrumento, o profissional tem acesso ao manual do teste com as instruções para cada etapa.

Este capítulo aborda a versão em português 7.1 do *MoCA Full* e em seguida fornece uma breve descrição da versão audiovisual 8.3 com o objetivo de abordar alguns cuidados que os profissionais precisam ter no momento de utilização do teste.

O profissional deve explicar à pessoa idosa e ao acompanhante (caso esteja presente) a importância de realizar o teste em ambiente calmo e sem distrações, as quais podem interferir no desempenho. Essa também é a justificativa para que o cuidador não permaneça no ambiente no momento da testagem[8]. No ambiente de avaliação não deve haver relógios nem calendários, bem como qualquer outro objeto que possa dar pistas no momento em que são realizadas algumas tarefas. Em caso de déficit sensorial auditivo ou visual com correção, é necessário que a pessoa continue usando seus óculos e/ou aparelho auditivo.

Inicialmente, é importante registrar informações básicas, como nome completo, data de nascimento, idade, escolaridade, sexo e a data da avaliação. A aplicação deve ser iniciada na ordem exata de apresentação das tarefas na folha de teste (Figura 46.1).

374 Seção III • Instrumentos de avaliação – Medidas de desempenho baseadas na observação

MONTREAL COGNITIVE ASSESSMENT (MoCA)
Versão Experimental Brasileira

Nome:_____ Data de nascimento: __/__/__
Escolaridade:_____ Data de avaliação: __/__/__
Sexo:_____ Idade:_____

VISUOESPACIAL / EXECUTIVA		Copiar o cubo	**Desenhar um RELÓGIO** (11 horas e 10 minutos) (3 pontos)		**Pontos**

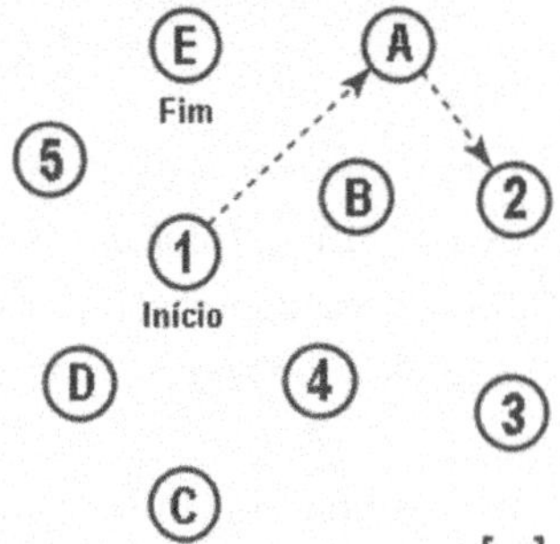

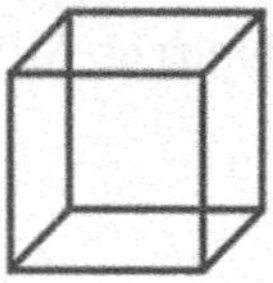

(E) Fim — (A)
(5)
(1) — (B) (2)
Início
(D) (4) (3)
(C)

[ ]   [ ]   [ ] Contorno   [ ] Números   [ ] Ponteiros __/5

NOMEAÇÃO

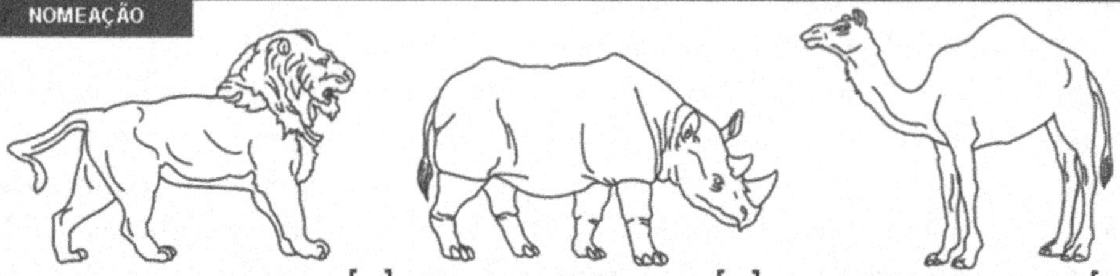

[ ]   [ ]   [ ] __/3

MEMÓRIA — Leia a lista de palavras / O sujeito deve repeti-la / Faça duas tentativas / Evocar após 5 minutos

	Rosto	Veludo	Igreja	Margarida	Vermelho	
1ª tentativa						Sem pontuação
2ª tentativa						

ATENÇÃO — Leia a sequência de números (1 número por segundo)

O sujeito deve repetir a sequência em ordem direta	[ ]	2 1 8 5 4	
O sujeito deve repetir a sequência em ordem indireta	[ ]	7 4 2	__/2

Leia a série de letras. O sujeito deve bater com a mão (na mesa) cada vez que ouvir a letra "A". Não se atribuem pontos se ≥ 2 erros.
[ ] F B A C M N A A J K L B A F A K D E A A A J A M O F A A B __/1

Subtração de 7 começando pelo 100 [ ] 93 [ ] 86 [ ] 79 [ ] 72 [ ] 65 __/3
4 ou 5 subtrações corretas: 3 pontos; 2 ou 3 corretas: 2 pontos; 1 correta: 1 ponto; 0 correta: 0 ponto

LINGUAGEM — Repetir: Eu somente sei que é João quem será ajudado hoje. [ ]   O gato sempre se esconde embaixo do sofá quando o cachorro está na sala. [ ] __/2

Fluência verbal: dizer o maior número possível de palavras que comecem pela letra F (1 minuto). [ ]_____ (N ≥ 11 palavras) __/1

ABSTRAÇÃO — Semelhança p. ex. entre banana e laranja = fruta [ ] trem - bicicleta [ ] relógio - régua __/2

EVOCAÇÃO TARDIA — Deve recordar as palavras SEM PISTAS

	Rosto	Veludo	Igreja	Margarida	Vermelho	
SEM PISTAS	[ ]	[ ]	[ ]	[ ]	[ ]	Pontuação apenas para evocação SEM PISTAS
OPCIONAL Pista de categoria						
Pista de múltipla escolha						__/5

ORIENTAÇÃO — [ ] Dia do mês [ ] Mês [ ] Ano [ ] Dia da semana [ ] Lugar [ ] Cidade __/6

© Z. Nasreddine MD www.mocatest.org
Versão experimental brasileira: Ana Luiza Rosas Sarmento.
Paulo Henrique Ferreira Bertolucci - José Roberto Wajman

(UNIFESP-SP 2007)

TOTAL
Adicionar 1 pt se < 12 anos de escolaridade. __/30

Figura 46.1 Versão completa do MoCA para a língua portuguesa (Brasil).

Na primeira parte da avaliação são investigadas as funções visuoespaciais/executivas, que incluem o teste de trilha alternada (1 ponto), cópia de cubo (1 ponto) e desenho do relógio (3 pontos). No teste de trilha alternada, o avaliado deve desenhar uma linha que conecte números e letras em ordem ascendente. Em seguida, é mostrado o desenho de um cubo, que deve ser copiado no espaço indicado na folha de teste da maneira mais precisa possível. O desenho precisa preencher os critérios descritos no manual. Para completar, o avaliado deve desenhar um relógio com todos os números e o horário estipulado no teste. Cabe manter a atenção, uma vez que a pontuação é estipulada com base em três etapas, e cada parte vale 1 ponto.

No teste de nomeação são mostradas as figuras de três animais que devem ser nomeados pelo avaliado. Cada animal nomeado corretamente soma 1 ponto, totalizando 3 pontos.

No item referente à memória é lida duas vezes uma lista com cinco palavras, as quais deverão ser repetidas pelo avaliado cada vez que o avaliador leia a lista. O avaliado deve ser avisado de que as palavras precisam ser lembradas ao final do teste.

No item atenção são aplicados os testes de *span* de dígitos – cinco números devem ser repetidos na ordem exata, no tempo de um número por segundo; em seguida, uma sequência de três dígitos deve ser repetida ao contrário. Esse item totaliza até 2 pontos. Na sequência do teste é apresentada uma lista de letras, e sempre que for lida a letra A o avaliado deve bater com a mão na mesa, sendo atribuído 1 ponto se houver no máximo dois erros.

Para finalizar o item referente à atenção, é solicitado ao avaliado que subtraia 7 de 100 e continue subtraindo do resultado encontrado até que o avaliador diga para parar. Cabe destacar que cada subtração é avaliada separadamente. Assim, se o avaliado comete um erro, mas depois subtrai corretamente, a pontuação é atribuída, sendo alcançados no máximo 3 pontos nesse item.

Para avaliação da linguagem, o avaliado é solicitado a repetir de maneira exata duas frases lidas pelo avaliador (uma de cada vez), sendo atribuído 1 ponto para cada frase repetida corretamente. Em seguida é aplicado o teste de fluência verbal, em que o avaliado deve dizer o maior número de palavras iniciadas pela letra F em 1 minuto.

Para avaliação da abstração, são apresentadas duas palavras e indagada qual a semelhança entre elas. A cada semelhança respondida corretamente é atribuído 1 ponto.

Na evocação tardia, o avaliado é solicitado a repetir as palavras (apresentadas no início da avaliação) que conseguir se lembrar, sendo atribuído 1 ponto para cada uma das cinco palavras lembradas corretamente.

O item orientação totaliza 6 pontos. Solicita-se ao avaliado que responda quais são a data e o nome do lugar em que está no momento da avaliação. Cada uma dessas informações respondidas corretamente conta 1 ponto.

INTERPRETAÇÃO DOS RESULTADOS

O MoCA foi desenvolvido como uma ferramenta de rastreio para detecção de déficits cognitivos. Sua pontuação varia de 0 a 30 – a pontuação mais alta indica melhor desempenho[9]. O ponto de corte originalmente estabelecido para detecção de perdas cognitivas foi de 26 pontos[6].

O teste é considerado bastante sensível para diferenciação entre CCL e DA[7,10], sendo normalmente sugeridos 18 pontos como ponto de corte para essa diferenciação. A pontuação média para a população com CCL é de 22 (podendo variar entre 19 e 25 pontos) e para a população com DA leve varia entre 11 e 21, sendo 16 a média de pontos obtidos por esse grupo populacional[11].

A severidade do comprometimento cognitivo pode ser classificada de acordo com a pontuação obtida no teste[12,13]: entre 18 e 25, sugere comprometimento cognitivo leve; entre 10 e 17, comprometimento moderado; abaixo de 10, severidade maior[11].

A alta acurácia diagnóstica do MoCA para CCL foi bem estabelecida em indivíduos com 12 ou mais anos de escolaridade[14-16], mas escolaridade mais baixa e a idade são fatores que influenciam o desempenho[17,18]. Dessa maneira, em indivíduos com baixa escolaridade, mesmo com a indicação de adicionar 1 ponto ao escore total quando eles têm menos de 12 anos de estudo, o ponto de corte originalmente estabelecido para detecção de déficit pode levar a uma alta taxa de resultados falso-positivos[14].

Em vista disso, Carson e cols.[19] propuseram um ponto de corte mais conservador (≤ 22 pontos). Nessa pesquisa, no entanto, a amostra consistiu em uma população com média de 8,9 anos de escolaridade, tornando esse ajuste ainda insuficiente para populações menos escolarizadas. Buscando abarcar uma população mais heterogênea em relação à escolaridade e à idade, um estudo brasileiro com 597 participantes cognitivamente saudáveis, com idades entre 50 e 90 anos, apresentou dados normativos ajustados para idade e escolaridade[20]. O estudo realizado no Brasil por Pinto e cols.[21] sugere pontuação estratificada de acordo com a escolaridade, pois a pontuação de corte padrão (26 pontos) aumenta as chances de resultados falso-positivos. Assim, os pontos de corte indicativos de CCL são < 21 pontos para pessoas com mais de 12 anos de escolaridade e < 20 pontos para aquelas com 4 a 12 anos de escolaridade[21].

Considerando ainda a relevância da escolaridade como fator de comprometimento do desempenho no teste, o *MoCA Basic* (MoCA-B) foi desenvolvido para facilitar a identificação de CCL em indivíduos com menos de 5 anos de escolaridade ou analfabetos[22]. A pontuação total do MoCA-B também é de 30 pontos, e um estudo realizado com uma amostra populacional tailandesa indica 24 como a pontuação de corte ideal para rastreio de CCL (com sensibilidade de 81% e especificidade de 86%)[23]. A versão brasileira do MoCA-B foi elaborada por Apolinário e cols.[20] e pode ser vista na Figura 46.2.

Por se tratar de um teste frequentemente utilizado na clínica, é possível a aplicação repetida do MoCA em curto tempo. Essa possibilidade também deve ser levada em consideração na interpretação dos resultados do teste, uma vez que é possível um efeito de aprendizagem, ou seja, o aumento da pontuação em função da maior familiaridade do indivíduo com os itens do teste[24]. Com intuito de diminuir o efeito de aprendizagem, alguns países desenvolveram diferentes versões do MoCA[24-26] para que sejam intercaladas nas avaliações realizadas ao longo do tempo (MoCA audiovisual [Versão 8.3]).

Capítulo 46 • *Montreal cognitive assessment* 377

MONTREAL COGNITIVE ASSESSMENT - BASIC
(MoCA-B)
Versão Brasileira

Nome _____
Sexo _____ Idade _____
Escolaridade _____ Data _____
Administrado por _____

FUNÇÕES EXECUTIVAS		PONTUAÇÃO
(figura de teste trail making com dados numerados de 1 a 6, início e final)		HORÁRIO DE INÍCIO _____ (/1)

EVOCAÇÃO IMEDIATA		TOMATE	SOFÁ	JOELHO	AZUL	COLHER	Não pontua
Realize 2 tentativas mesmo que a 1ª tenha sido bem sucedida	1ª tentativa						
	2ª tentativa						

FLUÊNCIA	Diga o maior número de **FRUTAS** que conseguir em 1 minuto	Nº _____	(/2)

1	2	3	4	5	6	2 pontos se ≥ 13
7	8	9	10	11	12	1 ponto se 8-12
13	14	15	16	17	18	0 ponto se ≤ 7

ORIENTAÇÃO	[ ] horário (± 2h) [ ] dia da semana [ ] mês [ ] ano [ ] local [ ] cidade	(/6)

CÁLCULO	Diga 3 formas de pagar por um produto que custa R$ 13: usando moedas de R$ 1, notas de R$ 5 e notas de R$ 10.	(/3)
	[ ] 1. .... [ ] 2. .... [ ] 3.	

ABSTRAÇÃO	A quais categorias essas palavras pertencem? (e.g. laranja-banana = frutas) [ ] trem-barco [ ] norte-sul [ ] tambor-flauta	(/3)

EVOCAÇÃO TARDIA		TOMATE	SOFÁ	JOELHO	AZUL	COLHER	(/5)
	Evocação livre	[ ]	[ ]	[ ]	[ ]	[ ]	
Pontos são atribuídos às evocações livres	Evocação com pista	[ ] tipo de legume	[ ] peça de mobília	[ ] parte do corpo	[ ] cor	[ ] utensílio de cozinha	
(1 ponto para cada item)	Reconhecimento	[ ] tomate/cebola/batata	[ ] mesa/sofá/cama	[ ] perna/joelho/braço	[ ] azul/marrom/verde	[ ] garfo/faca/colher	

PERCEPÇÃO VISUAL	tesoura	camiseta	banana	abajur	vela	3 pontos se 9-10 2 pontos se 6-8	(/3)
Identifique as figuras. Máximo de 60 segundos. *(folha de estímulos)*	relógio	xícara	folha	chave	colher	1 ponto se 4-5 0 pontos se 0-3	

NOMEAÇÃO	Identifique os animais. *(folha de estímulos)* [ ] zebra [ ] pavão [ ] tigre [ ] borboleta	(/4)

ATENÇÃO	Diga os números nos **círculos.** *(folha de estímulos)* 1 5 8 3 9 2 0 3 9 4 0 2 1 6 8 7 4 6 7 5	Nº DE ERROS _____ Não pontua se ≥ 2 erros	(/1)

	Diga os números nos **círculos e quadrados:** 3 8 5 1 3 0 2 9 2 0 4 9 7 8 6 1 5 7 6 4	Nº DE ERROS _____ 2 pontos se ≤ 2 erros	(/2) HORÁRIO FINAL
	(folha de estímulos) 1 5 8 3 9 2 0 3 9 4 0 2 1 6 8 7 4 6 7 5	1 ponto se 3 erros 0 ponto se ≥ 4 erros	_____

Adapted by : Daniel Apolinario MD
Copyright : Z. Nasreddine MD   Final Version November 30, 2015

PONTUAÇÃO TOTAL (/30)
Some 1 ponto se escolaridade < 4 anos + 1 ponto se analfabeto(a)

Figura 46.2A Versão básica do MoCA para a língua portuguesa (Brasil).

MONTREAL COGNITIVE ASSESSMENT - BASIC (MoCA-B)

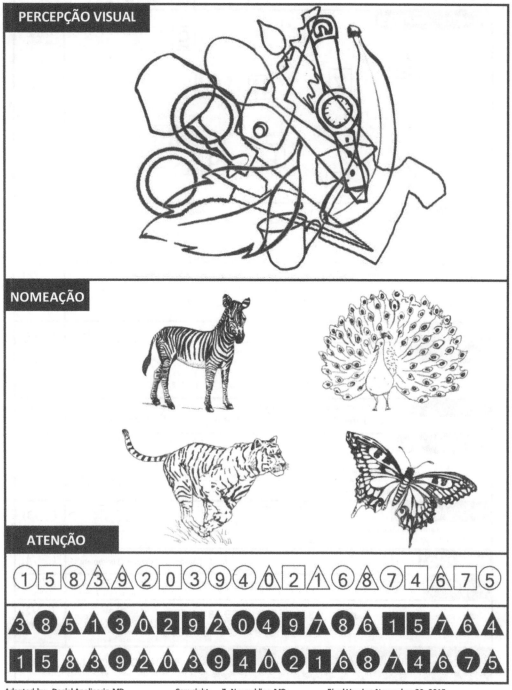

Figura 46.2B Versão básica do MoCA para a língua portuguesa (Brasil).

A utilização de instrumentos de rastreio cognitivo por videochamada para pessoas com restrição de mobilidade ou que residem em locais distantes é uma necessidade tanto da sociedade em geral como dos profissionais. No contexto pandêmico deflagrado pelo novo coronavírus, lançar mão de instrumentos que possam ser aplicados remotamente assume grande importância, uma vez que avaliações de rastreio cognitivo no formato remoto são escassas e o uso de ferramentas validadas e confiáveis no processo de avaliação é imprescindível[27].

O MoCA audiovisual é uma alternativa bastante difundida durante a pandemia e mesmo antes já contava com estudos de equivalência da versão presencial para audiovisual em pessoas com doenças de Parkinson, Huntington, DA e que tiveram acidente vascular encefálico (AVE)[28].

Atualmente, o MoCA versão 8.3 audiovisual vem sendo adaptado transculturalmente e validado para o português (Brasil), em tradução realizada por Carvalho e cols.[29]. Nessa adaptação estão sendo seguidos os critérios propostos por Guillemin e cols.[30]. Essa versão torna possível a aplicação do MoCA através de plataformas *online* de chamada de vídeo, utilizando computador ou *tablet*. A versão experimental do teste encontra-se disponível no *site* oficial com instruções detalhadas para sua execução e estímulos projetados em tela.

Antes de ser iniciada a aplicação do teste, é necessário orientar a pessoa idosa para que esteja em um ambiente silencioso e sem interrupções, tenha disponível uma folha de papel e caneta e utilize óculos ou aparelho auditivo, caso já faça uso; além disso, é importante certificar-se de que a pessoa idosa esteja visualizando corretamente a projeção dos estímulos.

Apesar da grande vantagem do MoCA audiovisual de possibilitar a avaliação remotamente, são apontadas algumas desvantagens em relação às avaliações realizadas no formato presencial, como a possível interferência em virtude da falha na conexão com a internet, comprometendo a clareza das informações.

CONSIDERAÇÕES FINAIS

O MoCA é um instrumento de rastreio cognitivo que vem sendo cada vez mais utilizado por ser sensível e específico para detecção de pessoas idosas com CCL; contudo, ainda não há um consenso acerca da pontuação de corte mais adequada para a população idosa brasileira.

É importante que, ao aplicar o teste, o profissional esteja atento ao ambiente e ao conforto do paciente durante a avaliação. Vale ressaltar que o MoCA, apesar de ser uma ferramenta importante, não exclui a avaliação clínica da equipe multiprofissional, sendo importante a adoção de outros testes e exames para um diagnóstico mais adequado.

Referências

1. Alzheimer's Disease International World Alzheimer Report 2018: The state of the art of dementia research: New frontiers. London: Alzheimer's Disease International, 2018.
2. Petersen RC. Mild cognitive impairment as a diagnostic entity. J Int Med 2004; 256(3):183-94.
3. Manual diagnóstico e estatístico de transtornos mentais: DSM-5. 5. ed. Porto Alegre: Artmed, 2014.
4. Albert MS, DeKosky ST, Dickson D et al. The diagnosis of mild cognitive impairment due to Alzheimer's disease: recommendations from the National Institute on Aging-Alzheimer's Association workgroups on diagnostic guidelines for Alzheimer's disease. Alzheimers Dement 2011; 7(3):270-9.

5. Bruscoli M, Lovestone S. Is MCI really just early dementia? A systematic review of conversion studies. International. Psychogeriatrics 2004; 16(2):129-40.

6. Nasreddine Z, Phillips N, Bédirian V et al. The Montreal Cognitive Assessment, MoCA: a brief screening tool for mild cognitive impairment. J Am Geriatr Soc 2005; 53(4):695-9.

7. Cecato JF, Montiel JM, Bartholomeu D, Martinelli JE. Poder preditivo do MoCa na avaliação neuropsicológica de pacientes com diagnóstico de demência. Revista Brasileira de Geriatria e Gerontologia 2014; 17(4):707-19.

8. Winograd M, Martins de Jesus MV, Uehara E. Aspectos qualitativos na prática da avaliação neuropsicológica. Ciênc Cogn 2012; 17(2):2-13.

9. Freitas S, Simões MR, Martins C, Vilar M, Santana I. Estudos de adaptação do Montreal Cognitive Assessment (MoCA) para a população portuguesa. Avaliação Psicológica 2010; 9(3):345-57.

10. Freitas S, Simões MR, Alves L, Santana I. Montreal cognitive assessment: validation study for mild cognitive impairment and Alzheimer disease. Alzheimer Dis Assoc Disord 2013; 27(1):37-43.

11. MOCATEST. Instruções para aplicação do MoCA, versão brasileira 7.1. Montreal: Instituto MoCA, 2009. Disponível em: https://www.mocatest.org/. Acesso em 03/03/2022.

12. Yang C, Wang L, Hu H, Dong X, Wang Y, Yang F. Montreal Cognitive Assessment: Seeking a single cutoff score may not be optimal. Evidence-based complementary and alternative medicine 2021; 2021:1-10.

13. Pan IMY, Lau MS, Mak SC et al. Staging of dementia severity with the Hong Kong Version of the Montreal Cognitive Assessment (HK-MoCA)'s. Alzheimer Dis Assoc Disord 2020; 34(4):333-8.

14. Cesar, KG, Yassuda MS, Porto FHG, Brucki SMD, Nitrini R. MoCA Test: normative and diagnostic accuracy data for seniors with heterogeneous educational levels in Brazil. Arquivos de Neuro-Psiquiatria 2019; 77(11):775-81.

15. Roalf DR, Moberg PJ, Xie SX, Wolk DA, Moelter ST, Arnold SE. Comparative accuracies of two common screening instruments for classification of Alzheimer's disease, mild cognitive impairment, and healthy aging. Alzheimer's Dement 2013; 9(5):529-37.

16. Luis CA, Keegan AP, Mullan M. Cross validation of the Montreal Cognitive Assessment in community dwelling older adults residing in the Southeastern US. Int J Geriatr Psychiatry 2009; 24(2):197-201.

17. Malek-Ahmadi M, Powell JJ, Belden CM et al. Age- and education-adjusted normative data for the Montreal Cognitive Assessment (MoCA) in older adults age 70-99. Neuropsychol Dev Cogn B Aging Neuropsychol Cogn 2015; 22(6):755-61.

18. Larouche E, Tremblay MP, Potvin O et al. Normative data for the Montreal cognitive assessment in middle-aged and elderly Quebec-French people. Arch Clin Neuropsychol 2016; 31(7):819-26.

19. Carson N, Leach L, Murphy KJ. A re-examination of Montreal Cognitive Assessment (MoCA) cutoff scores. Int J Geriatr Psychiatry 2018; 33(2):379-88.

20. Apolinario D, Dos Santos MF, Sassaki E et al. Normative data for the Montreal Cognitive Assessment (MoCA) and the Memory Index Score (MoCA-MIS) in Brazil: adjusting the nonlinear effects of education with fractional polynomials. Int J Geriatr Psychiatry 2018; 33(7):893-9.

21. Pinto TCC, Machado L, Bulgacov TM et al. Is the Montreal Cognitive Assessment (MoCA) screening superior to the Mini-Mental State Examination (MMSE) in the detection of mild cognitive impairment (MCI) and Alzheimer's Disease (AD) in the elderly? Int Psychogeriatr 2019; 31(4):491-504.

22. Apolinário D. Montreal Cognitive Assessment – Basic (MoCA-B) Instruções para aplicação e pontuação. Recuperado de <http://www.mocatest.org/wpcontent/uploads/2015/03/MoCA-B-Brazil-Instructions-PDF.pdf>. Acesso em: 12/03/2022.

23. Julayanont P, Tangwongchai S, Hemrungrojn S et al. The Montreal Cognitive Assessment-Basic: a screening tool for mild cognitive impairment in illiterate and low-educated elderly adults. J Am Geriatr Soc 2015; 63(12):2550-4.

24. Wong A, Yiu S, Nasreddine Z et al. Validity and reliability of two alternate versions of the Montreal Cognitive Assessment (Hong Kong version) for screening of Mild Neurocognitive Disorder. PLoS ONE 2018; 13(5):e0196344.

25. Bruijinen CJWH, Dijkstra BAG, Walvoort SJW et al. Psychometric properties of the Montreal Cognitive Assessment (MoCA) in healthy participants aged 18-70. Int J Psychiatry Clin Pract 2020; 24(3):293-300.

26. Chertkow H, Nasreddine Z, Johns E, Phillips N, McHenry C. The Montreal Cognitive Assessment (MoCA): validation of alternate forms and new recommendations for education corrections. Alzheimer's Dement 2011; 7(4):S157-S157.

27. Geddes MR, O'Connell ME, Fisk JD, Gauthier S, Camicioli R, Ismail Z; Alzheimer Society of Canada Task Force on Dementia Care Best Practices for COVID-19. Remote cognitive and behavioral assessment: Report of the Alzheimer Society of Canada Task Force on dementia care best practices for COVID-19. Alzheimer's Dement (Amst) 2020; 22;12(1):e12111.

28. Chapman JE, Cadilhac DA, Gardner B, Ponsford J, Bhalla R, Stolwyk RJ. Comparing face-to-face and videoconference completion of the Montreal Cognitive Assessment (MoCA) in community-based survivors of stroke. Journal of Telemedicine and Telecare 2021; 27(8):484-92.
29. Carvalho CM, Woodruff E, Poltronieri BC, Ribeiro PVS, Panizzutti R. Versão MoCA 8.3 em português adaptada para conferência audiovisual. Disponível em: <https://www.mocatest.org/>. Acesso em: 03/03/2022.
30. Guillemin F, Bombardier C, Beaton D. Cross-cultural adaptation of health-related quality of life measures: literature review and proposed guidelines. J Clin Epidemiol 1993; 46(12):1417-32.

Capítulo **47**

AVALIAÇÃO NUTRICIONAL

Sara de Souza Silva

INTRODUÇÃO

O envelhecimento humano desperta importantes reflexões quanto aos aspectos sociais, biológicos e nutricionais[1]. Esses aspectos estão fortemente associados a um nível maior de insegurança alimentar[2,3], piores condição de saúde e função física e ao uso reduzido dos serviços de saúde[4-6]. O declínio natural das funções fisiológicas, as restrições dietéticas decorrentes de doenças específicas e a polifarmácia reduzem a eficiência na absorção e no metabolismo de nutrientes[7]; além disso, problemas sociais, físicos e emocionais podem afetar o apetite ou a disposição para preparo dos alimentos e a alimentação adequada, tornando os padrões alimentares nesse grupo populacional importantes fatores de risco para o estado nutricional desses indivíduos[8,9].

Assim, a avaliação da pessoa idosa deve ser conduzida de maneira ampla e interdisciplinar. Nesse contexto se inserem a avaliação do estado nutricional, evitando a premissa de que as alterações nutricionais da pessoa idosa fazem parte do processo natural do envelhecimento[10].

ESTADO NUTRICIONAL

O estado nutricional expressa até que ponto as necessidades fisiológicas dos nutrientes estão sendo alcançadas[11] para manter a composição e as funções adequadas do organismo[12] como resultado do equilíbrio entre a ingestão e a necessidade de nutrientes[11].

Obesidade e desnutrição são dois problemas da atualidade. Por um lado, a desnutrição está mais fortemente relacionada com a mortalidade do que o excesso de peso, predispondo a pessoa idosa a infecções, deficiência na cicatrização de feridas, falência respiratória[13], insuficiência cardíaca, diminuição da síntese de proteínas no nível hepático com produção de metabólitos anormais, além de diminuição da filtração glomerular e da produção de suco gástrico[14]. Por outro lado, o sobrepeso e a obesidade são fatores de risco para doença isquêmica do coração, hipertensão arterial, acidente vascular encefálico, diabetes *mellitus* tipo 2, colelitíase e osteoartrite, além de alguns tipos de câncer (de mama pós-menopausa e de endométrio), problemas gastrointestinais (esofagite de refluxo, hérnia de hiato) e problemas psicológicos[14,15].

A grande questão relacionada com as alterações do estado nutricional de pessoas idosas (desnutrição, sobrepeso e obesidade) está associada à aceleração de seu declínio funcional e ao agravamento de suas limitações, ocasionando, assim, perda da independência e da autonomia[16].

AVALIAÇÃO NUTRICIONAL

As necessidades dietéticas da população idosa são influenciadas por seu estado de saúde, pela intensidade de sua atividade física, capacidade de mastigar, deglutir e digerir alimentos, eficiência no aproveitamento de nutrientes, alterações em seu sistema endócrino e estado nutricional[17]. As desordens nutricionais são mais prevalentes entre as pessoas idosas e estão relacionadas com alto risco de morbimortalidade[18].

A fim de identificar e suprir as necessidades individuais de pessoas idosas, a avaliação nutricional deve ser realizada com o objetivo principal de identificar aquelas com risco aumentado de apresentar complicações associadas ao estado nutricional para que possam receber terapia nutricional adequada[12,19-21], além de monitorar a eficácia das intervenções dietoterapêuticas[12,14,21].

Este capítulo detalha os métodos convencionais de avaliação nutricional tanto para a prática clínica como para os estudos epidemiológicos[21]. Os métodos objetivos incluem: (a) história clínica, (b) antropometria e (c) exames bioquímicos. Os subjetivos incluem: (d) exame físico, (e) avaliação subjetiva global e (f) miniavaliação nutricional da pessoa idosa (denominados métodos combinados).

Métodos objetivos

A história clínica tem papel fundamental e, do ponto de vista nutricional, alguns aspectos relevantes devem ser investigados de maneira geral ao se iniciar a avaliação nutricional de pessoas idosas. Algumas características estão descritas no Quadro 47.1.

Já a antropometria é um método universalmente aplicável, de baixo custo, não invasivo, que pode ser aplicado tanto no nível individual como populacional e reflete a composição corporal[22]. Compreende a tomada de medidas, como peso, altura, índice de massa corporal (IMC), dobras cutâneas e circunferência do braço e panturrilha, que são as mais utilizadas e adequadas nessa parcela populacional[8,14,22-24]. A circunferência muscular do braço (CMB) e a área muscular do braço (AMB) podem ser utilizadas como medidas adicionais de verificação do estado nutricional proteico, mas apresentam limitações em pessoas idosas de até 75 anos de idade. As medidas antropométricas amplamente coletadas são descritas a seguir.

Peso

A avaliação do peso corresponde à soma de todos os componentes de cada nível da composição corporal. Trata-se de uma medida aproximada das reservas totais de energia do corpo[25], sendo classificada como peso atual, habitual, ideal e ajustado (Quadro 47.2) e podendo ser aferida ou estimada. Na aferição, as pessoas idosas, descalços e usando roupas leves, devem ser orientadas a retirar objetos pesados, como chaves, cintos, óculos, telefones celulares e quaisquer outros objetos que possam interferir no peso total.

Quadro 47.1 Aspectos a serem investigados na anamnese clínica ao se iniciar a avaliação nutricional

Característica	Descrição
Perda de peso	É a mais frequentemente avaliada Investigar a maneira como se deu essa perda (contínua ou com recuperações) Avaliar a situação nas últimas 2 semanas Detalhada na seção sobre antropometria
Alterações do padrão alimentar	Investigar a duração (dias, semanas) Investigar o tipo (quantidade ou qualidade) Objetivo: investigar a presença de disfagia ou alterações do estado mental
Presença de sintomas gastrointestinais	Anorexia, náusea, vômitos e diarreia (pelo menos três evacuações líquidas por dia): importantes se presentes de maneira contínua
Avaliação da capacidade funcional	Investigar alterações de atividades físicas habituais do indivíduo
Demanda metabólica	Investigar situações que causam aumento dos requerimentos nutricionais
Antecedentes clínicos	Cirurgias prévias, doenças crônicas e suas complicações
Uso de medicamentos	Pode afetar o estado nutricional por diminuição do apetite, alteração ou diminuição do paladar, aumento do apetite, alterações de absorção de nutrientes
História dietética	Revisão dos padrões usuais de ingestão de alimentos utilizando técnicas especiais (p. ex., recordatório 24h – o mais utilizado)

Fonte: Acuña e Cruz[8]

Na estimação, duas fórmulas costumam ser utilizadas: a mesma utilizada para a população adulta, que leva em consideração quatro medidas, e uma específica para indivíduos com mais de 60 anos de idade e que considera apenas duas medidas antropométricas.

O peso pode sofrer interferência de edemas e visceromegalias, bem como de amputação de membros; portanto, após sua definição, seja por aferição direta, seja por estimação, deve ser realizado o ajuste do peso obtido de acordo com essas condições. A avaliação do estado nutricional de acordo com o peso é necessária em razão de mudanças recentes (percentual de perda de peso), assim como da proporção entre o peso atual e o ideal, definido como percentual de adequação.

Altura

A altura também pode ser aferida ou estimada e representa o principal indicador corporal geral e de comprimento dos ossos[26]. A aferição deve ser realizada com a pessoa idosa de pé – em caso de pessoas idosas acamadas e cadeirantes, podem ser utilizadas a fórmula de estimativa da altura e a envergadura dos membros superiores (Quadro 47.3).

Índice de massa corporal

Calculado por meio da razão entre o peso e a altura ao quadrado, o IMC é amplamente utilizado na avaliação nutricional de pessoas idosas. Apesar das críticas e questionamentos, seu uso é recomendado pela Organização Mundial da Saúde (OMS) em virtude de suas vantagens, como baixo custo, facilidade de aplicação, pequena variação intra e interavaliador, além da associação a doenças cardiovasculares, diabetes, alguns tipos de câncer e mortalidade[8,9,27] (Quadro 47.4).

Quadro 47.2 Parâmetro de peso para avaliação antropométrica

Classificação do peso corporal	Definição		
Atual	Aferido ou estimado no momento da avaliação		
Usual/habitual	Peso costumeiro, geralmente aferido		
Ideal/desejável	Calculado pelo valor do IMC ideal × altura^2		
Ajustado	Peso ideal corrigido quando adequação do peso < 90% ou > 115% Peso ajustado = (Peso ideal – Peso atual) × 0,25 + Peso atual		

Estimado	Fórmulas para estimativa do peso de pessoas idosas:
	  Homem branco = (AJ × 1,1) + (CB × 3,07) – 75,81
	  Homem negro = (AJ × 0,44) + (CB × 2,86) – 39,21
	  Mulher branca= (AJ × 1,09) + (CB × 2,68) – 65,51
	  Mulher negra= (AJ × 1,5) + (CB × 2,58) – 84,22		

Adequado	% adequação= Classificação:		
	< 70	Desnutrição grave	
	70,1 a 80	Desnutrição moderada	
	80,1 a 90	Desnutrição leve	
	90,1 a 110	Eutrofia	
	110,1 a 120	Sobrepeso	
	> 120,1	Obesidade	
Mudança	Fórmula para cálculo da porcentagem de perda de peso: %PP = Classificação da gravidade da mudança de peso		
	Tempo	Perda significativa (%)	Perda grave (%)
	1 semana	1 a 2	> 2
	1 mês	5	> 5
	3 meses	7,5	>7,5
	6 meses	10	>10

Quadro 47.3 Estimativa da estatura para pessoas idosas acamadas ou cadeirantes

Método	Cálculo
Por fórmula	Homem branco = 78,31 + (1,94 × AJ) – (0,14 × idade) Homem negro = 79,69 + (1,85 × AJ) – (0,14 × idade) Mulher branca = 82,21 + (1,85 × AJ) – (0,21 × idade) Mulher negra = 89,58 + (1,61 × AJ) – (0,17 × idade)
Envergadura dos braços	Distância entre o meio da fúrcula esternal e a ponta do dedo médio, medida com o braço levantado e posição horizontal para o lado Altura= [0,73 × (2 × ½ envergadura dos braços)] + 0,43

Circunferência de panturrilha

A medida da circunferência da panturrilha deve ser realizada na perna esquerda, com fita métrica inelástica, em sua parte mais protuberante. Deverá ser considerada adequada uma circunferência ≥ 31cm, e medidas abaixo desse valor são classificadas como depleção de tecido muscular[28].

Seção III • Instrumentos de avaliação – Medidas de desempenho baseadas na observação

Quadro 47.4 Ponto de corte para classificação do índice de massa corporal de pessoas idosas

Classificação	Referência		
	SISVAN (2011)	Lipschitz (1994)	OPAS (2002)
Baixo peso	< 22,0	< 22,0	< 23,0
Adequado ou eutrofia	> 22,0 e < 27,0	> 22,0 e < 27,0	> 23,0 e < 28,0
Sobrepeso	> 27,0	> 27,0	> 28,0

Nota: SISVAN: Sistema de Vigilância Alimentar e Nutricional/OPAS: Organização Panamericana de Saúde.
Fonte: SISVAN (2011); Lipschitz et al., 1994; OPAS, 2002.

Dobra cutânea tricipital (DCT)

A gordura subcutânea corresponde a 50% da gordura armazenada no corpo, podendo refletir de maneira acurada o conteúdo de gordura corporal com base na relativa constância da espessura da gordura[19,20]. A região do tríceps é o local mais frequentemente utilizado por ser o mais representativo da camada subcutânea de gordura[29,30]. A DCT aferida é comparada a padrões de referência do percentil 50, levando em consideração a idade (Quadros 47.5 e 47.6).

Quadro 47.5 Padrões para dobra cutânea tricipital em pessoas idosas e circunferência do braço (cm) segundo o Third National Health and Nutrition Examination Survey – NHANES III (1988-1994)

Percentis	Padrões para dobra cutânea					
	Faixa etária					
	Homens			Mulheres		
	60 a 69	70 a 79	≥ 80	60 a 69	70 a 79	≥ 80
10	7,7	7,3	6,6	14,5	12,5	9,3
15	8,5	7,9	7,6	15,9	14,0	11,1
25	10,1	9,0	8,7	18,2	16,4	13,1
50	12,7	12,4	11,2	24,1	21,8	18,1
75	17,1	16,0	13,8	29,7	27,7	23,3
85	20,2	18,8	16,2	32,9	30,6	26,4
90	23,1	20,6	18,0	34,9	32,1	28,9
	Padrões para circunferência do braço					
5	28,4	27,5	25,5	26,2	25,4	23,0
15	29,2	28,2	26,2	26,9	27,4	25,5
25	30,6	29,3	27,3	28,3	27,4	25,5
50	32,7	31,3	29,5	31,2	30,1	28,4
75	35,2	33,4	31,5	34,3	33,1	31,5
85	36,2	35,1	32,6	36,5	35,1	33,2
90	37,0	36,1	33,3	38,3	36,7	34,0

Quadro 47.6 Classificação do estado nutricional segundo adequação da dobra cutânea tricipital e circunferência do braço (%)

Classificação	DCT (%)
Depleção grave de massa adiposa	< 70
Depleção moderada de massa adiposa	70 a 80
Depleção leve de massa adiposa	80 a 90
Massa adequada	90 a 110
Excesso de massa adiposa	110 a 120
Excesso elevado de massa adiposa	≥ 120
Classificação	**CB (%)**
Depleção grave de massa muscular	< p10
Depleção leve de massa muscular	p10 a p15
Massa adequada	p15 a p75
Massa aumentada	p75 a p95

Circunferência de braço

Associada à medida de DCT, a circunferência de braço torna possível calcular a CMB e a AMB, área de músculo sem osso, que são correlacionadas à massa muscular corporal total e consequentemente ao estado nutricional proteico[12,14,26,30-32]. Também é comparada a padrões de referência do percentil, sendo a classificação determinada pelo grau de adequação da medida. Os padrões de referência e a tabela de classificação da CMB e da AMB encontram-se no Quadro 47.5.

Exames laboratoriais

Os parâmetros bioquímicos são definidos como medidas objetivas do estado nutricional, tendo como vantagens a confirmação das deficiências nutricionais e a identificação precoce de problemas nutricionais antes que sinais ou sintomas e/ou sintomas clínicos nutricionais de deficiência e/ou excesso de nutrientes sejam percebidos pelo paciente e pelo profissional de saúde[30], além de possibilitar o acompanhamento das intervenções nutricionais ao longo do tempo[33]. A seguir são apresentados os exames laboratoriais mais frequentemente usados para avaliação do teor nutricional de proteínas[8,9,24,34].

Exames hematológicos

Os exames mais utilizados para avaliação nutricional são os que analisam o teor de hematócrito (HT) e hemoglobina (HB), cujos valores de referência dependem da idade e do gênero[8,9,24,34]. Trata-se de um índice sensível, mas pouco específico para caracterizar desnutrição, podendo sofrer alterações em casos de perda sanguínea, estados de diluição sérica e transfusões sanguíneas. HT reduzido está relacionado com as anemias[8,34].

A desnutrição é classificada de acordo com os seguintes valores de HB e HT: para homens, a partir dos valores de HB (g/100mL), considera-se desnutrição leve quando acima de 12, moderada entre 12 e 10 e grave quando abaixo de 10; para as mulheres, leve quando acima de 10, moderada entre 10 e 8 e grave quando abaixo de 8. Os valores de HT (%)

que indicam desnutrição leve em homens estão acima de 36; a desnutrição é considerada moderada quando entre 36 e 31 e grave quando abaixo de 31. Para as mulheres, os valores são: leve quando acima de 31, moderada entre 31 e 24 e grave quando abaixo de24.

Albumina

A albumina é a proteína de síntese hepática mais abundante do plasma e dos líquidos extracelulares[28,33], devendo ser avaliada quando não há inflamações. Os resultados dessa avaliação podem estar comprometidos em casos de reação aguda ao estresse, doença hepática, enteropatia com perda proteica, síndrome nefrótica, exercício extenuante e hemodiluição. Além disso, sua vida média longa (3 semanas) a torna pouco sensível às rápidas variações do estado nutricional[12,20,28,33,35]. Embora a meia-vida longa da albumina seja um fator limitante, sua análise é recomendada em virtude da estreita relação com o aumento da morbidade[35], bem como com complicações clínicas e mortalidade quando em baixas concentrações[34]. Os valores de referência para determinação do teor de albumina são apresentados no Quadro 47.7.

Transferrina e pré-albumina

A transferrina e a pré-albumina apresentam meia-vida de 7 a 8 dias e de 2 a 3 dias, respectivamente. A primeira é uma betaglobulina transportadora de ferro que tem sua utilização comprometida por reação aguda ao estresse, doença hepática, enteropatia por perda proteica, síndrome nefrótica e hemodiluição, além de estar reduzida em caso de sobrecarga de ferro[19,28,33]. A pré-albumina é uma proteína de transporte de hormônios tireoidianos existente na circulação[19,28,33], e os fatores que limitam seu uso incluem sua redução nas doenças hepáticas, na inflamação e na infecção e seu aumento na insuficiência renal. Quando usados isoladamente, esses elementos são considerados pouco confiáveis como índices para determinação do estado nutricional[20]. Os valores de referência para transferrina e pré-albumina também são mostrados no Quadro 47.7.

Índice creatinina-altura (ICA)

O ICA avalia a massa muscular com base no fato de 98% da creatinina estarem localizados nos músculos[33] e é calculado a partir da dosagem da creatinina na urina de 24 horas, a qual deve ser rigorosamente coletada, o que pode limitar sua utilização em virtude da

Quadro 47.7 Parâmetros bioquímicos para avaliação do estado nutricional proteico

Parâmetro	Albumina (g/dL)	Transferrina (g/dL)	Pré-albumina (mg/dL)	Contagem total de linfócitos (mm³)
Normal	> 3,5	> 3,5	20	> 2.000
Depleção leve	3,0 a 3,5	3,0 a 3,5	10 a 15	1.200 a 2.000
Depleção moderada	2,4 a 2,9	2,4 a 2,9	5 a 10	800 a 1.199
Depleção grave	< 2,4	< 2,4	< 5	< 800

dificuldade de coleta em pacientes com insuficiência renal ou em uso de diuréticos, além da dieta onívora, exercício físico, atrofia muscular, entre outros[20,33,36]. A excreção de creatinina esperada em 24 horas está relacionada com a altura dos indivíduos:

$$ICA \% = \text{Creatinina na urina em 24 horas} \times 100 \ / \ \text{Creatinina ideal em 24h}$$

O valor médio é de 18mg/kg para mulheres e de 23mg/kg para homens. O estado nutricional pode ser classificado por meio da adequação percentual do ICA (depleção leve: 80% a 90%; moderada: 60% a 80%; grave < 60%).

Contagem total de linfócitos (CTL)

A CTL reflete indiretamente o estado nutricional por medir a reserva imunológica momentânea, a qual se encontra diminuída na desnutrição e na imunossupressão[28,33]. As limitações para sua utilização estão relacionadas com a diminuição causada por infecção viral, quimioterapia, radiação e uso de drogas e com o aumento decorrente de necrose tecidual e outros tipos de infecção[37]. A fórmula para CTL é:

$$CTL = \% \text{ Linfócitos X Leucócitos}/100$$

Balanço nitrogenado (BN)

O BN torna possível monitorar a adequação da terapia nutricional[33], avaliando o equilíbrio entre a ingestão e a excreção urinária de nitrogênio[19,33]. Quando a ingestão é suficiente para cobrir as perdas, o balanço é positivo; caso contrário, o balanço será negativo (presença de fístulas, traumas, sepse, queimaduras etc.). Os limites para seu uso são dieta, estado de hidratação, doenças renais, imprecisão da coleta, queimaduras extensas e dificuldade em estimar ingestão de proteínas[33].

O cálculo do BN baseia-se no fato de aproximadamente 16% da massa proteica serem constituídos de nitrogênio e a perda ocasionada por suor e fezes, mais o nitrogênio não proteico, ser de aproximadamente 4g/dia. O BN é igual ao nitrogênio (N2) ingerido menos o excretado. Tem-se que:

$$N^2 \text{ ingerido} = \text{Proteína dieta(g)} \ / \ 6,25$$
$$N^2 \text{ excretado} = [\text{Ureia urinária 24h} \times \text{volume urinário 24}] \times 0,47 + 4g \text{ de perdas não mensuráveis (fecal + suor +}$$
$$N^2 \text{ não proteico})$$

Colesterol sérico

A hipocolesterolemia (CT < 150mg/dL) tem sido descrita como índice prognóstico em desnutrição, possibilitando a determinação do aumento da morbidade e do tempo de hospitalização[20,33]. Níveis aumentados de colesterol são considerados fatores de risco para doença coronariana[30]. A partir dos 20 anos de idade, os valores de CT (mg/dL) são classificados como elevados (> 240), limítrofes (entre 200 e 239), desejáveis (< 200) ou baixos (< 150).

Métodos subjetivos

Dentre as ferramentas subjetivas utilizadas na avaliação nutricional de pessoas idosas destacam-se o exame físico, a Avaliação Subjetiva Global (ASG) e a Miniavaliação Nutricional (MAN) da pessoa idosa – as duas últimas definidas como métodos conjuntos de avaliação nutricional.

O exame físico é realizado para detecção de deficiências nutricionais, devendo ser minucioso para identificação de sinais de carências específicas de nutrientes. A inspeção geral deve coletar informações úteis, como, por exemplo, sinais de depleção nutricional, perda de massa muscular, presença de edemas em membros inferiores, região sacral e ascite e coloração de mucosas, palidez da anemia, entre outros aspectos relacionados com o estado nutricional dos micronutrientes[12,31,38,39].

A ASG era inicialmente direcionada para avaliação do risco nutricional em pacientes cirúrgicos e mais tarde passou a ser utilizada em pessoas idosas, englobando alterações da composição corporal e funcionais[40]. Simples, de baixo custo e não invasiva, é considerada o melhor método para iniciar a avaliação nutricional da pessoa idosa em razão de sua rapidez, facilidade de aprendizagem e por ser validada[9,41,42].

O questionário é composto por anamnese dirigida e exame físico simplificado, abordando questões relativas a mudanças no peso habitual, alterações nos hábitos alimentares e sua duração, presença de sinais e sintomas gastrointestinais (náuseas e vômitos, diarreia e anorexia), além da avaliação da capacidade funcional[43]. A classificação segundo a ASG consiste em: A – bem nutrido; B – suspeita de desnutrição ou moderadamente desnutrido; C – gravemente desnutrido[43].

Entre as limitações para o uso dessa ferramenta estão o nível de consciência do paciente, o fato de ser subjetiva e baseada unicamente em critérios qualitativos, sua precisão diagnóstica depender de treinamento do observador e a dificuldade em acompanhar a evolução dos pacientes devido à ausência de critérios quantitativos[43,44]. Por isso, é recomendada como ferramenta complementar aos métodos convencionais utilizados para diagnóstico nutricional de idosos[9] (veja o Anexo 1).

A MAN da pessoa idosa é uma ferramenta validada e utilizada com o objetivo de facilitar a triagem e o diagnóstico nutricional de pessoas idosas sob risco de desnutrição[45]. Trata-se de um método prático, não invasivo, de rápida aplicação e que apresenta uma escala confiável, sendo capaz de detectar melhor o risco e um quadro precoce de desnutrição, além de apresentar alta correlação com outros parâmetros nutricionais[44,45,48]. A MAN é composta de medidas e questões práticas e dividida em quatro dimensões: (1) medidas antropométricas, (2) avaliação global, (3) avaliação dietética e (4) autoavaliação[8,9,46]. As pessoas idosas são classificados conforme escores: eutróficos (MAN > 23,5), em risco de desnutrição ($17 \geq$ MAN $\leq 23,5$) ou desnutridos (MAN < 17)[9,44-47] (veja o Anexo 2).

CONSIDERAÇÕES FINAIS

A avaliação nutricional de pessoas idosas é uma importante ferramenta na prática clínica e na pesquisa científica. Na assistência, deve ser realizada de rotina, preferencialmente de modo longitudinal e não isoladamente, combinada à anamnese clínica e aos exames bioquímicos. Não há um método considerado padrão ouro, e a mensuração do estado nutricional exige uma análise conjunta dos diversos métodos existentes para se obter um diagnóstico global e uma análise acurada do estado nutricional.

Referências

1. Salgado JM. Nutrição na terceira idade. In: Brunetti RF, Montenegro FLB. Odontogeriatria: noções e conceitos de interesse clínico. São Paulo: Artes Médicas, 2002: 62-70.
2. Marín-León L, Segal-Corrêa AM, Panigassi G, Maranha LK, Sampaio MFA, Pérez-Escamilla R. A percepção de insegurança alimentar em famílias com idosos em Campinas, São Paulo, Brasil. Cadernos de Saúde Pública 2005; 21(5):1433-40.
3. Gollub EA, Weddle DO. Improvements in nutritional intake and quality of life among frail homebound older adults receiving home-delivered breakfast and lunch. Journal of the American Dietetic Association 2004; 104:1227-35.
4. Lima-Costa MF, Barreto S, Giatti L, Uchôa E. Desigualdade social e saúde entre idosos brasileiros: um estudo baseado na Pesquisa Nacional por Amostra de Domicílios. Cadernos de Saúde Pública 2003; 19(3):745-57.
5. Harris NG. Nutrição no envelhecimento In: Mahan LK, Escott-Stump S. Alimentos, nutrição e dietoterapia. São Paulo: Roca, 2005.
6. Bales CW, Ritchie CS. The elderly. In: Shils ME. Modern nutrition in health and disease. 10. ed. Philadelphia: Lippincott Williams & Wilkins, 2006.
7. César TB, Wada SR, Borges RG. Zinco plasmático e estado nutricional em idosos. Revista de Nutrição 2005; 18(3):357-65.
8. Acuña K, Cruz T. Avaliação do estado nutricional de adultos e idosos e situação nutricional da população brasileira. Arquivos Brasileiros de Endocrinologia & Metabologia 2004; 48(3):345-61.
9. Silveira EA, Lopes ACS, Caiaffa WT. Avaliação do estado nutricional de idosos. In: Kac G, Sichieri R, Gigante DP. Epidemiologia nutricional [online]. Rio de Janeiro: Editora FIOCRUZ/Atheneu, 2007: 105-25. ISBN 978-85-7541-320-3. Disponível em: https://static.scielo.org/scielobooks/rrw5w/pdf/kac-9788575413203.pdf.
10. Ferreira LS, Marruci MFN. Ações preventivas na terceira idade. In: Jacob Filho W, Gorzoni ML. Geriatria e gerontologia: o que todos devem saber. São Paulo: Roca, 2008: 63-83.
11. DeHoog S. Avaliação do estado nutricional. In: Mahan KL, Escott-Stump S. Krause: Alimentos, nutrição & dietoterapia. 9. ed, São Paulo: Roca, 1998: 371-96.
12. Jeejeebhoy KN, Detsky AS, Baker JP. Assessment of nutritional status. JPEN 1990; 14(5):193S-6S.
13. McWhirter JP, Pennington CR. Incidence and recognition of malnutrition in hospital. Br Med J 1994; 308:945-8.
14. Organização Mundial da Saúde. Manejo da desnutrição grave: um manual para profissionais de saúde de nível superior e suas equipes auxiliares. Genebra, 2000.
15. World Health Organization. Obesity: Preventing and managing the global epidemic. Report of a WHO consultation on obesity. Geneva, 1998.
16. Smith LC, Mullen JL. Nutritional assessment and indications for nutritional support. Surg Clin North Am 1991; 71(3):449-57.
17. Anderson L, Dibbe MV, Turkki PR, Mitchell HS, Rynbergen HJ. Satisfazendo as normas nutricionais. In: Anderson L, Dibbe MV, Turkki PR, Mitchell HS, Rynbergen HJ. Nutrição. 17. ed. Rio de Janeiro: Guanabara, 1988: 189-206.
18. Ravaglia G, Morini P, Forti P. Anthropometric characteristics of healthy Italian nonagenarians and centenarians. Br J Nutr 1997; 77:9-17.
19. Smith LC, Mullen JL. Nutritional assessment and indications for nutritional support. Surg Clin North Am 1991; 71(3):449-57.
20. Jeejeebhoy KN. Nutritional assessment. Clin Nutr 1998; 27(2):347-69.
21. Baxter YC, Waitzberg DL, Peres G. Métodos não-convencionais; estudo dietético e medida da qualidade de vida. In: Waitzberg DL. Nutrição oral, enteral e parenteral na prática clínica. 3. ed. São Paulo: Atheneu, 2000: 305-19.
22. Najas M, Pereira AI. Nutrição. In: Freitas, Py, Cançado, Doll, Gorzoni. Tratado de geriatria e gerontologia, Rio de Janeiro: Guanabara Koogan, 2002: 838-45.
23. Sampaio LR. Avaliação nutricional e envelhecimento. Rev Nutr 2004; 17(4):507-14.
24. Tramontino VS, Nuñez JMC, Takahashi JMFK, Santos-Daroz CB, Rizzati-Barbosa CM. Nutrição para idosos. Revista de Odontologia da Universidade Cidade de São Paulo 2009; 21(3):258-67.

25. Hall G, Wendin K. Sensory design of foods for the elderly. Ann Nutr Metab 2008; 52(1):25-8.
26. Lohman TG, Roche AF, Martorell R. Anthropometric standardization reference manual. Champaign: Human Kinetics Books, 1988.
27. World Health Organization (WHO). Obesity: preventing and managing the global epidemic of obesity. Report of the WHO Consultation. Geneva: WHO, 1997.
28. Brasil. Ministério da Saúde. Secretaria de Atenção à Saúde. Departamento de Atenção Básica. Orientações para a coleta e análise de dados antropométricos em serviços de saúde: Norma Técnica do Sistema de Vigilância Alimentar e Nutricional – SISVAN / Ministério da Saúde, Secretaria de Atenção à Saúde, Departamento de Atenção Básica. – Brasília: Ministério da Saúde, 2011. 76 p.
29. Charney P. Nutrition assessment in the 1990s: Where are we now? Nutr Clin Pract 1995; 10:131-9.
30. Gibson RS. Nutritional assessment: A laboratory manual. Oxford: Oxford University Press, 1993.
31. Waitzberg DL, Ferrini MT. Exame físico e antropometria. In: Waitzberg DL. Nutrição oral, enteral e parenteral na prática clínica. 3. ed. São Paulo: Atheneu, 2000: 255-78.
32. Heyward VH, Stolarczyk LM. Avaliação da composição corporal aplicada. 1. ed. São Paulo: Manole, 2000.
33. Bottoni A, Oliveira GPC, Ferrini MT, Waitzberg DL. Avaliação nutricional: exames laboratoriais. In: Waitzberg DL. Nutrição oral, enteral e parenteral na prática clínica. 3. ed. São Paulo: Atheneu, 2000: 279-94.
34. Santos ACO, Machado MMO, Leite EM. Envelhecimento e alterações do estado nutricional. Geriatria e Gerontologia, Rio de Janeiro, 2010; 4(3):168-75.
35. Shils ME, Olson JA, Moshe S. Nutrition in health and disease. 8th ed. Baltimore: Williams & Wilkins, 1994.
36. Klein S, Kinney J, Jeejeebhoy K et al. Nutrition support in clinical practice: Review of published data and recommendations for future research directions. JPEN 1997; 21:133-56.
37. Acuña Cruz Correia MIT. Avaliação nutricional subjetiva. Rev Bras Nutr Clin 1998; 13:68-73.
38. Stallings VA, Hark L. Nutrition assessment in medical practice. In: Morrison G, Hark L. Medical nutrition and disease. Cambridge: Blackwell, 1996: 3-30.
39. Albert MB, Callaway CW. Clinical nutrition for the house officer. Baltimore: Williams & Wilkins, 1992.
40. Barbosa-Silva MCG, Barros AJD. Avaliação do estado nutricional subjetiva: Parte 2 – Revisão das suas adaptações e utilizações nas diversas especialidades clínicas. Arq Bras Gastroenterol 2002; 39(4):248-52.
41. Maduro IPNN, Queiroz D, Silveira GVV et al. Detecção precoce da desnutrição hospitalar: o papel do médico assistente e a eficácia da avaliação subjetiva global. Rev Nutr 2008; 1(2):57-61.
42. Irving GF, Olsson BA, Cederholm T. Nutritional and cognitive status in elderly subjects living in service flats, and the effect of nutrition education on personnel. Gerontology 1999; 45(1):532-8.
43. Barbosa Silva MCG. Avaliação subjetiva global. In: Watitzberg DL. Nutrição oral, enteral e parenteral na prática clínica. 3. ed. São Paulo: Atheneu, 2000.
44. Pereira CA. Avaliação nutricional na terceira idade. In: Magnoni D, Cukier C, Oliveira PA. Nutrição na Terceira Idade. São Paulo: Sarvier, 2005.
45. Vellas B, Guigoz Y, Garry PJ et al. The Mini-Nutritional Assesment (MNA) and its use in grading the nutritional state of elderly patients. Nutrition 1999; 15(2):116-22.
46. Coelho AK, Fausto MA. Avaliação pelo nutricionista. In: Maciel A. Avaliação multidisciplinar do paciente geriátrico. Rio de Janeiro: Revinter, 2002.
47. Guigoz Y, Lauque S, Vellas BJ. Identifying the elderly at risk for malnutrition: the Mini Nutricional Assessment. Clinics in Geriatric Medicine 2002; 18(4):737-57.
48. Guigoz Y. The Mini Nutritional Assessment (MNA®). Review of the literature: what does it tell us? Journal of Nutrition, Health & Aging 2006; 10(6):466-87.

Anexo 1 – Avaliação Subjetiva Global

Avaliação Subjetiva Global do Estado Nutricional

(Selecione a categoria apropriada com um X ou entre com valor numérico onde indicado por "#")

A. História

1. Alteração no peso

   Perda total nos últimos 6 meses: total = #_____ kg% perda = #_____

   Alterações nas últimas 2 semanas: ___ aumento   ___ sem alteração   ___ diminuição

2. Alteração na ingestão alimentar

   ___ sem alteração

   ___ alterada – duração = #____ semanas

   tipo: ___ dieta sólida subótima___ dieta líquida completa ___líquidos hipocalóricos ___ inanição

3. Sintomas gastrointestinais (que persistem por > 2 semanas)

   ___ nenhum ___ náusea ___ vômitos ___ diarreia ___ anorexia

4. Capacidade funcional

   ___ sem disfunção (capacidade completa)

   ___ disfunção – duração = #____ semanas

   tipo: ___ trabalho subótimo   ___ ambulatório   ___ acamado

5. Doença e sua relação com necessidades nutricionais

   diagnóstico primário (especificar): _____

   demanda metabólica (estresse):

   ___ sem estresse   ___ baixo estresse   ___ estresse moderado   ___ estresse elevado

B. Exame físico (para cada categoria, especificar: 0 = normal, 1 = leve, 2 = moderado, 3 = grave)

   # ___ perda de gordura subcutânea (tríceps, tórax)

   # ___ perda muscular (quadríceps, deltoide)

   # ___ edema tornozelo

   # ___ edema geral

   # ___ ascite

C. Avaliação subjetiva global (selecione uma)

   ___ A – bem nutrido

   ___ B – moderadamente (ou suspeita de ser) desnutrido

   ___ C – gravemente desnutrido

Anexo 2 – Miniavaliação nutricional do idoso (MAN)

Apelido: _____ Nome: _____

Sexo: _____ Idade: _____ Peso, kg: _____ Altura, cm: _____ Data: _____

Responda à seção "Triagem", preenchendo as caixas com os números adequados. Some os números da seção "Triagem". Se a pontuação obtida for igual ou menor que 11, continue o preenchimento do questionário para obter a pontuação indicadora de desnutrição.

Triagem

A. Nos últimos 3 meses houve diminuição da ingesta alimentar devido à perda de apetite, problemas digestivos ou dificuldade para mastigar ou deglutir?
0 – diminuição grave da ingesta
1 – diminuição moderada da ingesta
2 – sem diminuição da ingesta ☐

B. Perda de peso nos últimos 3 meses
0 – superior a 3kg
1 – não sabe informar
2 – entre 1 e 3kg
3 – sem perda de peso ☐

C. Mobilidade
0 – restrito ao leito ou à cadeira de rodas
1 – deambula, mas não é capaz de sair de casa
2 – normal ☐

D. Passou por algum estresse psicológico ou doença aguda nos últimos 3 meses?
0 – Sim   2 – Não ☐

E. Problemas neuropsicológicos
0 – demência ou depressão grave
1 – demência ligeira
2 – sem problemas psicológicos ☐

F. Índice de Massa Corporal – peso em kg/(estatura em m
0 – IMC = 19
1 – IMC ≥ 19 a 21
2 – IMC ≥ 21 a 23
3 – IMC ≥ 23 ☐

Pontuação da triagem ☐☐
subtotal máximo de 14 pontos
12 a 14 pontos: estado nutricional normal
8 a 11 pontos: sob risco de desnutrição
0 a 7 pontos: desnutrido
Para uma avaliação mais detalhada, continue com as perguntas G a R

Avaliação Global

G. O doente vive em sua própria casa (não em instituição geriátrica ou hospital)
1 – Sim   0 – Não ☐

H. Utiliza mais de três medicamentos diferentes por dia?
0 – Sim   1 – Não ☐

I. Lesões de pele ou escaras?
0 – Sim   1 – Não ☐

J. Quantas refeições por dia?
0 – uma refeição
1 – duas refeições
2 – três refeições

K. O doente consome:
• pelo menos uma porção diária de leite ou derivados (leite, queijo, iogurte)   sim☐ não☐
• duas ou mais porções semanais de leguminosas ou ovos   sim☐ não☐
• carne, peixe ou ovos todos os dias   sim☐ não☐
0,0 – nenhuma ou uma resposta "sim"
0,5 – duas respostas "sim"
1,0 – três respostas "sim" ☐,☐

L. O doente consome duas ou mais porções diárias de fruta ou produtos hortícolas?
0 – Sim   2 – Não ☐

M. Quantos copos de líquido (água, suco, café, chá, leite) o doente consome por dia?
0,0 – menos de três copos
0,5 – três a cinco copos
1,0 – mais de cinco copos ☐,☐

N. Modo de se alimentar
0 – não é capaz de se alimentar sozinho
1 – alimenta-se sozinho, porém com dificuldade
2 – alimenta-se sozinho sem dificuldade ☐

O. O doente acredita ter algum problema nutricional?
0 – acredita estar desnutrido
1 – não sabe dizer
2 – acredita não ter problema nutricional ☐

P. Em comparação com outras pessoas da mesma idade, como o doente considera sua própria saúde?
0,0 – pior
0,5 – não sabe
1,0 – igual
2,0 – melhor ☐,☐

Q. Perímetro braquial (PB) em cm:
0,0 – PB = 21
0,5 – PB ≥ 21 a 22
1,0 – PB ≥ 22 ☐,☐

R. Perímetro de perna (PP) em cm:
0 – PP = 31
1 – PP ≥ 31 ☐

Avaliação global (máximo 15 pontos) ☐☐,☐
Pontuação da triagem ☐☐,☐
Pontuação total (máximo 30 pontos) ☐☐,☐

Avaliação do estado nutricional
24 a 30 pontos ☐ estado nutricional normal
17 a 23,5 pontos ☐ sob risco de desnutrição
<17 pontos ☐ desnutrido

Índice remissivo

A

Activity Card Sort, 96
Albumina, 388
Altura do idoso, avaliação, 384
Assoalho pélvico
- dinamometria, 313
- impacto do envelhecimento, 343
- músculo
- - eletromiografia e biofeedback, 334
- - exame das funções sensoriais e motoras, 319
- - ultrassonografia, 343
- observação e palpação digital, 304
- perineometria, 311
Atividades avançadas da vida diária (AAVD), 94
Atividades básicas da vida diária (ABVD), 94
Atividades de vida diária (AVD), 111
- conceitos, 111
- considerações, 116
- índice de independência (índice de Katz), 112
- medida de independência funcional (MIF), 113
- tipos, 111
Atividades instrumentais da vida diária (AIVD), 94
Avaliação da condição física e funcional do idoso, 2- 49
- abrangente, tomada de decisão, 11
- - considerações, 18
- - estrutura, 11
- - força muscular respiratória, 365
- - método e modo de administração, coleta de dados e análises, 16
- - seleção das ferramentas certas, 13
- atividade e aptidão física, 74
- considerações, 8
- cuidados, 9
- desempenho, 7
- estrutura conceitual para avaliação do desempenho e da capacidade, 5
- fatores pessoais que determinam a seleção de instrumentos para avaliação, 9
- nutricional, 382
- propósitos, 5
- questões especiais, 8
- sarcopenia, 20
- significado, 3

B

Balanço nitrogenado, 389
Braço, circunferência, 387

C

Caminhada de seis minutos, teste, 250
Capacidade do idoso, avaliação, 5
- locomotora, 44, 47
Ciclos da marcha, 35
CMOP-E, 85
Colesterol sérico, 389
Comprometimento cognitivo leve (CCL), 372
Contagem total do linfócitos, 389
COPM (medida canadense de desempenho ocupacional), 87

D

Declínio da mobilidade, 44, 47
Demência, 372
Desempenho do idoso, avaliação
- físico, 5, 7, 23
- medidas físicas, 205
- - conceitos, 206
- - considerações, 212
- - limitações, 209
- - seleção dos instrumentos, 208
- - utilização, 206
- - viés, 211
- muscular, avaliação com dinamômetro isocinético, 214
- - coleta de dados, 214
- - considerações, 221
- - procedimento após a chegada do examinado, 216
- - propriedades clinimétricas, 220
- - variáveis de interpretação, 217
- ocupacional, medida canadense, 85
- - breve histórico, 85
- - considerações, 91
- - instrumentação, 86
- - medidas psicométricas, 89
- - objetivo, 85
- - potencialidades de uso, 86
- - resultados, interpretação, 91

Desnutrição, 382
Diafragma, 364
Dinâmica muscular respiratória, 363
Dinamometria do assoalho pélvico, 311
Dobra cutânea tricipital (DCT), 386
Dor em idosos, 27, 147
- avaliação, 27
- conceituação, 27
- considerações, 31
- escala de descritores verbais, 149
- exercícios, 30
- mecanismos, 28
- medida, 147
- musculoesquelética, 133
Dual energy X-ray absorptiometry (DXA), 20

E

Eletromiografia e biofeedback dos músculos do assoalho pélvico, 334
Endurance muscular inspiratória, 368
Ergoespirometria, 355
- considerações, 360
- metodologia, 355
- resultados, interpretação, 356
Escalas
- avaliação de fragilidade de Edmonton, 189
- faces de dor, 140
- - considerações, 144
- - instruções de uso, 143
- - metodologia, 141
- - resultados, interpretação, 144
- Tampa de cinesiofobia, 133
- - considerações, 138
- - instruções de uso, 136
- - metodologia, 135
- - resultados, interpretação, 136
Estado nutricional do idoso, 382
European Working Group on Sarcopenia in Older People (EWGSOP), 20
Exames hematológicos, 387
F
Faces de dor, 140
FallSensing, 258
- considerações, 263
- metodologia, 258

F

Força muscular do idoso, avaliação, 22
Função muscular respiratória, medidas, 363
- considerações, 369
- dinâmica dos músculos, 363
- endurance muscular inspiratória, 368

G

Gordura subcutânea, 386

H

Hematócrito, 387
Hemoglobina, 387
Hipocolesterolemia, 389

I

IASP (Associação Internacional para o Estudo da Dor), 147
ICOPE (Integrated Care for Older People), 47
Idoso
- avaliação da condição física funcional, 2-49
- - abrangente, tomada de decisão, 11
- - - considerações, 18
- - - estrutura, 11
- - - método e modo de administração, coleta de dados e análises, 16
- - - seleção das ferramentas certas, 13
- - desempenho, 7
- - estrutura conceitual para avaliação do desempenho e da capacidade, 5
- - fatores pessoais que determinam a seleção de instrumentos de avaliação, 9
- - propósitos, 5
- - questões especiais, 8
- - significado, 3
- aptidão física, 74
- desempenho ocupacional, medida canadense, 85
- dor, 27
- marcha, 34, 223
- mobilidade, 42
- nutrição, 382
- sarcopenia, 20
IMMEA (índice de massa muscular esquelética apendicular), 20
Índice
- Barthel, 68
- - considerações, 72
- - interpretação dos resultados, 72
- - metodologia, 71
- creatinina-altura (ICA), 388
- Katz, 112
- marcha dinâmica, 228
- massa corporal, 384
- massa muscular esquelética apendicular (IMMEA), 20
Inventário breve de dor (SF-Brief Pain Inventory), 128
- metodologia, 129
IPEQ (Incidental and Planned Exercise Questionnaire), 175

K

Katz, índice, 111

L

Life-Space Assessment, 168
- considerações, 172
- metodologia, 169
- resultados, interpretação, 171
Linfócitos, contagem total, 389
Lista de identificação de papéis ocupacionais, 97
Lombar, dor, 29

M

Manovacuômetro, 366
Marcha do idoso, 34
- alterações, 37
- ciclos, 35
- dinâmica, índice, 228
- sensores inerciais vestíveis para análise, 235
- velocidade, 223
Massa muscular do idoso, avaliação, 22
Medidas de desempenho
- baseadas em relato, 53
- - avaliação baseada em evidência, 55
- - conceitos, 53
- - considerações, 58
- - definições, 53
- - taxa de resposta, confiabilidade e validade, 55
- - tipos de desfechos relatados, 54
- - vieses, 57
- físicas, avaliação, 205
- ocupacional, medida canadense, 85
- - breve histórico, 85
- - considerações, 91
- - instrumentação, 86
- - medidas psicométricas, 89
- - objetivo, 85
- - potencialidades de uso, 86
- - resultados, interpretação, 91
MIF (medida de independência funcional), 113
Mobilidade em idosos, 42
- avaliação, 45
- capacidade locomotora, 44
- considerações, 47
- declínio, 44, 47
Montreal Cognitive Assessment (MOCA), 372
- considerações, 379
- metodologia, 373
- resultados, interpretação, 375
Músculos
- assoalho pélvico
- - eletromiografia e biofeedback, 334
- - exame das funções sensoriais e motoras, 319
- - metodologia, 321
- - resultados, interpretação, 321
- - ultrassonografia, 343
- respiratórios, 363
- - considerações, 369
- - dinâmica, 363
- - endurance muscular inspiratória, 368
- - força muscular, avaliação, 365

N

Nutrição do idoso, avaliação, 382
- albumina, 388
- altura, 384
- balanço nitrogenado, 389
- braço, circunferência, 387
- colesterol sérico, 389
- considerações, 390

- contagem total de linfócitos, 389
- dobra cutânea tricipital (DCT), 386
- estado nutricional, 382
- exames hematológicos, 387
- índice creatinina-altura (ICA), 388
- índice de massa corporal, 384
- métodos, 383, 390
- miniavaliação nutricional do idoso (MNA), 394
- panturrilha, circunferência, 385
- peso, 383

O

Obesidade, 382
Observação visual do assoalho pélvico, 304
Ossos, comprimento, 384

P

PACSLAC (Pain Assessment Checklist for Senior with Limited Ability to Communicate), 147
PAH (perfil da atividade humana), 74
- considerações, 83
- doenças neurológicas,82
- procedimentos para uso, 75
- propriedades de medida e de aplicabilidade clínica, 80
Palliative Performance Scale-PPSV2, 195
Perineometria, 311
Peso do idoso, avaliação, 383
Physiological Profile Assessment, 265
- considerações, 271
- metodologia, 266
- resultados, interpretação, 271
POMA (Performance-Oriented Mobility Assessment), 160
- considerações, 165
- metodologia, 163
- resultados, interpretação, 165
Pré-albumina, 388
Pressão vaginal/anal, 311
Pulmões, 363

Q

Queda hospitalar (STRATIFY), 273
Questionários
- active Australia, 184
- atividade física planejada e incidental, 175
- dor de McGill, 126
- incapacidade de Roland-Morris, 6

R

Rastreio de casos de sarcopenia, 20

S

SARC-F, 118
- considerações, 123
- metodologia, 119
- resultados, interpretação, 122
Sarcopenia, 20
- considerações, 25
- desempenho físico, avaliação, 23

- força muscular, avaliação, 22
- massa muscular, avaliação, 22
- rastreio dos casos, 21
Sensores inerciais vestíveis para análise da marcha, 235
- aplicações clínicas, 239
- considerações, 240
- instrumentalização, 237
- princípios de funcionamento, 236
- propriedades de medida, 238
Short Physical Performance Battery, 289
- aplicação, 291
- considerações, 300
- metodologia, 292
STRATIFY – risco de queda hospitalar, 273
- considerações, 276
- metodologia, 274
- resultados, interpretação, 275

T
Teste
- almofada (Pad test), 328
- - escolha do teste, 330
- - interpretação, considerações, 331
- - metodologia, 329
- - propriedades clinimétricas, 330
- atividade de vida diária Glittre, 61
- - considerações, 65
- - interpretação dos resultados, 63
- - metodologia de uso, 62

- caminhada de 6 minutos, 250
- - considerações, 255
- - metodologia, 251
- - resultados, interpretação, 253
- sentar e levantar da cadeira, 279
- - considerações, 285
- - metodologia, 280
- - resultados, interpretação, 285
TGlittre, 61
Timed up and Go – TUG Teste e TUG modificado, 242
- adaptações do teste, 244
- considerações, 247
- instruções para o teste, 243
- preparação do ambiente, 243
- resultados, interpretação, 244
Transferrina, 388

U
Ultrassonografia dos músculos do assoalho pélvico, 343
- considerações, 353
- interpretação e aplicabilidade clínica, 348
- metodologia, 345

V
Velocidade de marcha, 223

W
WOMAC (Western Ontario and McMaster Osteoarthritis Index), 154